1. p 394 et 5 feuillets
2. De la goutte par Dariot p
3. Medicamens par Dariot i

LA GRAND CHIRVRGIE DE PHILIPPE AOREOLE THEOPHRASTE PARACELSE

grand Medecin & Philosophe entre les Alemans,

TRADVITE EN FRANCOIS, DE LA version Latine de Iosquin d'Alhem Medecin d'Ostofranc, Et illustrée d'amples annotations, auec figures de certains instrumens propres pour remettre les membres rompus, & les contenir estans remis en sorte qu'on les puisse visiter chacun iour, sans que l'os se desplace.

Par M. Claude Dariot Medecin à Beaune.

PLVS

Vn discours de la goutte & causes d'icelle, auec sa guerison.

Item III. Traictez de la preparation des medicamens, auec vne table pour l'intelligence du temps propre au recueil, composition & garde des herbes, fruicts & semences.

Nouuellement mis en lumiere par ledit DARIOT.

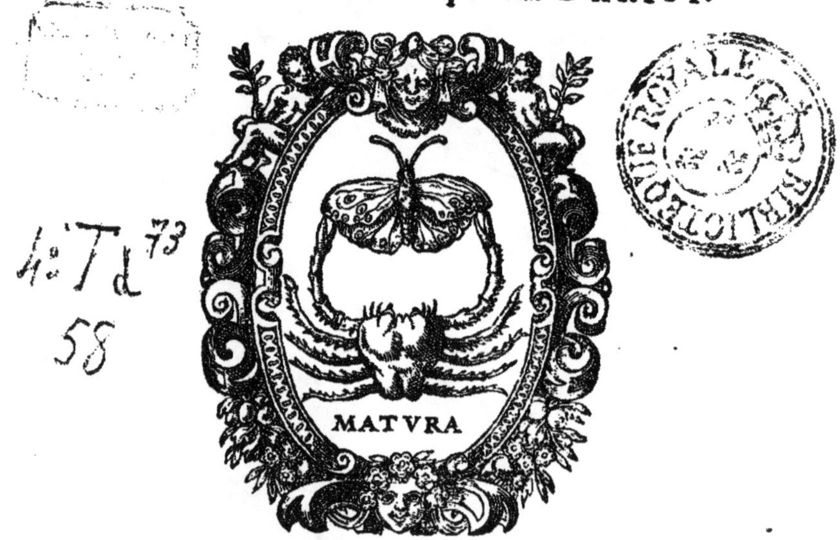

A LYON,

POVR ANTOINE DE HARSY.

M. D. XCIII.

Auec Priuilege du Roy.

A TRES-ILLVSTRE PRINCESSE MADame la Duchesse d'Elbœuff.

MADame toute la trouppe des Theologiens dit & prononce d'vn commun accord, que Charité est l'accomplissement de la Loy : d'autant que Dieu qui l'a donnée, luy mesme l'a reduite en ce sommaire, cõprenant ces deux poincts, assauoir, Aymer Dieu de tout son cœur, & son prochain comme soy-mesme. La loy dõc ne cõmande que d'aymer, c'est à dire d'auoir charité en recõmandatiõ, ou d'estre Charitable. Mais ceste amour ou charité n'est & ne gist pas seulemẽt (cõme a escrit ce S. Docteur S. Iean Chrysostome) à aymer celuy duquel on est aimé, ou bien celuy duquel on reçoit seruice agreable, ou celuy duquel on recoit du bien: ni aux seules paroles & promesses, ni aux salutatiõs, ains au soin ou souci & aux effects: cõme à deliurer les personnes de necessité & pauureté, secourir les malades, retirer les personnes de danger, & leur assister au besoin. On peut donc conclure qu'elle est (comme disent nos S. docteurs) la fontaine, source & racine de tous biens, & dire que toutes les vertus qu'on puisse donner & attribuer à vne personne seront vaines & sans aucun fruict ni effect, si charité n'y est entremeslée. Or la subuention & secours qu'on faict aux malades, semble estre la plus recommendable entre toutes les œuures charitables : parce qu'il y a plus de personnes qui peuuent assister & secourir les pauures, consoler les affligez, visiter & soulager les prisonniers ou autrement oppressez qu'il n'en y a de ceux qui peuuent guerir les malades. La charité donc qui s'exerce à cela(d'autant que ceux qui le peuuent fai-

re sont plus rares que les autres) semble estre plus recommandable. Ce seul obiect, qui doit inciter ceux que Dieu a appelez à la cognoissance de la Medecine: mais principalement à l'exercice d'icelle, à trauailler diligemment pour trouuer moyen de soulager & guerir les malades tost seurement, & le plus doucement que faire se peut: cela di-ie, m'a tousiours incité, des qu'il a pleu à Dieu me dõner quelque cognoissance d'icelle, de recercher les secrets de nature, & les moyens pour atteindre & paruenir à ce but le mieux & le plus droit qu'il me seroit possible. Quoy faisant, ayant au mesme temps receu cest honneur d'estre appellé au seruice de feu de treshonorable & tresheureuse memoire ma treshonoree Dame & maistresse Ma Dame la Grand vostre Mere, l'ame de laquelle iouit à present de la bien-heureuse vision de Dieu auec les saincts Anges, où elle reçoit le salaire promis à ses tres-renõmees vertus & charitez. Ie fus alors encores d'auãtage solicité par elle à telle recerche (comme elle estoit Dame autant accomplie en toutes perfections & vertus qu'il s'en trouuast de son temps) mesmement à celle des secrets de Paracelse: qui m'occasionna de faire amas de tant de liures des siens, & de tous ceux qui auoyent escrit & traicté de pareille doctrine, que i'en peu recouurer pour lors: & entre autres, la grand Chirurgie dudict Paracelse m'estant tombée entre les mains, m'a semblé, apres l'auoir plusieurs fois leue & releue, contenir grande partie de ce que ie cerchois, pour le regard du soulagement de ceux qui sont blessez ou autrement affligez d'vlceres de quelque sorte, façon & nature qu'elles soyent: mais notamment plus specialement & facilement, pour donner secours aux blessez en toute sorte. Mais comme cest autheur a escrit ses liures fort couuertement vsant de termes difficiles, paroles obscures & figurées, notammẽt en la partie où il traicte des Vlceres: & qu'en l'exposant & faisant entendre, on faict pareillemẽt ouuerture à l'intelligẽce de ses autres liures. Pour en pouuoir retirer le profit que luy-mesme a desiré, n'ayant eu autre

but

but que de (charitablemēt) descouurir ses secrets pour le soulagement, profit & vtilité des pauures malades: & parce aussi qu'il y a plusieurs Chirurgiens qui sont desireux de cognoistre ceste doctrine & en recueillir le fruit, lesquels sont non seulement ignorans le langage Alemand, mais aussi n'ont pas grande cognoissance de la langue Latine. Afin que tant les doctes que moins sçauans puissent recueillir & tirer quelque profit & contentement de ceste dicte Chirurgie: ie l'ay mise & traduicte du Latin en nostre langage Frãçois, ce que ie n'ay faict de mot à mot, ains parafrastiquement, suyuant toutefois en tout & par tout l'intention de l'autheur le mieux qu'il m'a esté possible selon la raison de l'art: car celuy qui l'a traduicte d'Alemand en Latin y a laissé des passages fort obscurs & difficiles, comme luy-mesme l'a confessé, si toutesfois c'est luy qui a faict les annotations en marge. I'en ay adiousté des autres auec fort amples expositions pour esclaircir & faire entendre toute ceste doctrine. Les Chirurgiens donc qui charitablemēt voudront tost guerir les pauures malades blessez ou affligez d'Ulceres, y verront assez de remedes fort propres & commodes & qui ne seront mal-aisez à aprester, de façon que i'espere que les doctes y trouueront quelque contentement, & les moins sçauans y auront dequoy faire leur profit. Or d'autant que telles œuures sont non seulement vtiles au public, ains fort propres pour les maisons des grãds Seigneurs & Dames esquelles à cause de la multitude des seruiteurs qui y sont & autres leurs subiets, il y a tousiours quelqu'vn qui en a besoin: specialemēt en celles où la charité est fort pratiquée au soin & solicitude des malades, cõme elle est en la vostre (Ma Dame) estant issue de ces tant genereux, vertueux & charitables Pere & Mere, qui l'ont eu (& l'a encores graces à Dieu mondit Seigneur vostre pere) en telle & si singuliere recommãdation, qu'il a tousiours postposé son profit & vtilité, à celuy du public, ayant secouru les pauures en toutes façons, specialement les malades: desquels i'ay veu madite

Dame vostre mere estre si soigneuse, qu'elle n'espargnoit aucune chose à leur secours. Pour ceste raison (Ma Dame) ie m'asseure, d'autant que (comme a escrit nostre deuantdit Sainct docteur Chrysostome) disant que la Charité ou Amour est es hommes, ce que l'humeur est es herbes & aux arbres : car dict-il tout ainsi que les herbes naissent de l'humeur & croissent par icelle, ainsi les hommes sont par amour : puis il adiouste, que l'humeur monte des racines en l'herbe, mais elle n'est point renuoyée de l'herbe en la racine, ains est transportée en la semence en haut : ainsi la charité est transmise & portee des pere & mere aux enfans. I'espere donc di-ie (ma Dame) qu'ayant receu de Dieu (par le moyen & ministere de mesdicts tres honorez Seigneur & Dame vos pere & mere) ceste source, fontaine & mere de toutes vertus, laquelle vous practiquez & faictes practiquer au soin & solicitude qu'auez des pauures malades, & qu'estes à present femme & compagne d'vn prince tresillustre & genereux qui en a pareil soin que vous : que prendrez en bonne part la hardiesse que i'ay prinse de vous dedier ce mien labeur, que i'ay pensé ne pouuoir offrir à autre qui l'acceptast de meilleur cœur que vous, qui representez celle à laquelle ie l'auois voué auec mon treshumble & perpetuel seruice, pour estre ministre & executeur de ses tant charitables desirs au soulagement des malades. Acceptez donc (Ma Dame) s'il vous plaist, ceste petite Pite que vous offre de son tresor & de tout son cœur, celuy qui n'ayant plus ample moyen, s'est aussi voué pour iamais.

Vostre treshumble tresobeissant & tresfidele
seruiteur Claude Dariot.

AV LECTEVR BENEVOLE, Claude Dariot Medecin à Beaune desire heur & toute felicité.

CE n'eſt pas de maintenãt que ceux auſquels Dieu a fait la grace de paruenir à la cognoiſſance de quelque ſcience qui n'eſtoit pas cognue du vulgaire, l'ont tenue ſecrette & cachée, pour en retirer & auoir eux ſeuls l'honneur, & quelquefois le profit. Car les Hebrieux, qui ont eſté les premiers inſpirez & appellez tant en la cognoiſſance de Dieu qu'es autres ſciences: la tenoyent tellement ſecrette qu'elle eſtoit ſeulement enſeignée de pere à fils, & a eſté ainſi portée long temps, & gardée en la memoire auant que d'eſtre redigée par eſcrit. Et meſmes encores (s'il faut croire ce qui eſt eſcrit au 14. chapitre du 4. liure d'Eſdras, ou bien du ſecond liure Apocrifé attribué ou intitulé du nom dudit Eſdras) des le tẽps qu'elle a eſté eſcrite, elle fut diuiſée en deux parties. Car il eſt là dit, qu'Eſdras receut commandement de publier les premiers liures qu'il auoit eſcrits (ou fait eſcrire aux cinq perſonnages qu'on luy commanda de prendre auec luy) tant aux dignes qu'aux indignes: mais qu'il gardaſt les ſeptante derniers, pour les bailler aux ſages de ſon peuple, parce (dit-il) que la ſource d'intelligence, la fontaine de ſapience, & le fleuue de ſcience eſt en iceux. Ceſte ſcience qu'ils enſeignoyent ainſi de pere en fils, qui depuis a eſté nommée cabale ou tradition a touſiours eſté cachée entre-eux fort long temps: meſme quand ils en ont voulu enſeigner quelques traicts, ç'a eſté en caracteres ou lettres Hieroglifiques prinſes de la figure des animaux, des plantes ou des Elemens ſelon la proprieté d'iceux. Mais des que Pitagore, Platon & quelques autres furẽt en Egypte pour apprendre la Philoſophie de leurs Preſtres & docteurs, ils en raporterent quelques ſecrets, leſquels ils redigerent par eſcrit, comme ont fait pluſieurs autres tant Poëtes qu'Orateurs. Toutefois la plus part d'eux l'ont faict comme ne l'ayans faict: parce qu'ils ont caché & enueloppé leurs secrets & leur science en des fables & paroles figurées, ou superflues, afin de n'estre entendus que par ceux qui auroyent esté enseignez en leur escole, ayans ceste opinion enracinée en leur entendement, que celuy estoit profane & meschant qui les enseignoit & descouuroit sinon à ceux qui estoyent bien experimentez & cognus en estre dignes. Il ne se faut donc pas esmerueiller si Paracelse ayant voyagé par plusieurs & diuers pays, ayant esté instruict en leur doctrine par le moyen de laquelle il a descouuert & aprins plusieurs beaux & excellens remedes pour guerir les maladies, & pour conseruer la santé: les a cachez en les escriuant sous des termes & paroles obscures & diuerses. (signifians neantmoins mesme chose) lesquelles il a prinses & choisies (pour la plus part) des Philosophes plus secrets, qu'on a nommés Alchymistes par derisiō. Toutefois il s'est encores beaucoup obligé ses successeurs de n'auoir emporté sesdicts secrets auec luy en mourant, ains de les auoir escrits, veu le tort que luy faisoyent les ignorans de son temps, qui portoyēt le nom & tiltre de Medecins, comme il est aisé à le colliger & iuger par ses escrits, esquels il inuectiue souuent contre-eux les nommāt & appellant faux & ignorans Medecins. Or est-ce chose plus commune qu'il ne seroit à desirer, d'autant que la science n'a point de plus grād ennemi que plus vn homme est ignorant, plus il est arrogant, & presume neantmoins tant de soy-mesme, qu'il estime tous les autres ignorans à son regard. Si ceux auec lesquels il a frequenté eussent esté vuides & exempts de ce vice, ils l'eussent honoré, & essayé d'aprendre de luy: ce qu'ils n'ont faict ains l'ont chassé en luy faisant le pis qu'ils ont peu: ce qui la incité à inuectiuer ainsi contre-eux & à estre iniurieux. Toutesfois ie croy que les lecteurs iugeront bien que cela ne s'adresse aux docteurs sçauans & bien experimentez medecins & chirurgiens, & qu'eux mesme le iugeront aussi & le cognoistront, sçachās & cognoissans bien que de nostre temps mesme il s'en trouue encores assez d'ignorans, qui blasment ceux qu'ils deuroyent honorer, pensans par ce moyen s'acquerir l'os, reputation & practique. Chose qui aduient bien souuent: car le vulgaire qui est ignorāt (principalement en medecine) se laisse aisement tromper par tels ignorans babillars, & prometteurs de guerison à toute personne, & à tout propos, sans iugement, raison ni cognoissance de cause, encores que bien souuent le mal soit incurable, au

moins

moins par ses remedes. I'eusse ne volôtiers retranché de ma traduction plusieurs mots picquans & iniurieux qui sont en ceste Chirurgie, craignant que par iceux les Medecins & Chirurgiens, qui sont gens de bien & d'honneur, n'en fussent scandalizez offencez & rebutés de la lecture d'icelle : toutefois ie ne l'ay ose faire craignant le blasme, & me suis contenté d'aduertir le lecteur à ce qu'il considere que tels propos ne s'adressent qu'aux mauuais Medecins & Chirurgiens, & non aux bons lesquels il honore tousiours. Esperant donc que telles paroles ne donneront aucun scandale & n'offenceront les gens de bien : Ie diray qu'ayant esté quelquefois stimulé (comme i'ay dit ailleurs) à recercher ces secrets pour en faire part au public, & m'estant pour ceste occasion mis à lire & relire les liures des Philosophes qui auoyent escrit de ceste matiere auant Paracelse, & puis apres tous ceux des siens que i'ay peu recouurer : il a pleu à Dieu en fin de m'en ouurir & descouurir quelque cognoissance, laquelle i'ay tousiours desiré de communiquer au public, tant pour le profit & soulagement des pauures malades, que pour l'ornement de nostre medecine, afin que les coureurs & (comme on dit communement) les empiriques, ne nous soyent plus mis & proposez au deuant, ni qu'on nous die, qu'ils guerissent les malades qui sont delaissez par les Medecins : lesquels (coureurs di-ie) vont par le pays auec quelques remedes, qu'ils ont aprins ou desrobez à ceux qui en auoyent la vraye cognoissance, desquels remedes toutefois, ils ne sçauent pas bien vser, parce qu'ils n'ont aucune cognoissance de la nature du corps humain, de ses causes ni de ses actions ou effects, & encores moins des maladies sous le nom desquelles il faut tousiours comprendre toutes leurs causes & effects. S'il aduient donc quelquefois que leurs remedes profitent à aucuns, c'est d'auanture & par hasart : car pour vn à qui ils font du bien, ils nuisent & font dommage à plusieurs autres. A cest effect, parce que ceste Chirurgie qu'il surnomme grande, contient presque tous ses principes & fondemens, lesquels bien entendus, rendent ses autres escrits plus aisez & faciles, ioint qu'il y a en icelle de tresbeaux enseignemens & bons remedes lesquels (par ce moyen) demeuroyēt obscurs, cachez & inutiles. Pour ceste raison (di-ie) i'ay essayé de la traduire & mettre en nostre langue Françoise, afin que tous nos Chirurgiens en puissent faire leur profit : en quoy faisant ie ne me suis pas astraint aux mots ains au sens, l'ayant tournee parafrastiquement pour la plus part, afin de la rendre plus facile & intelligible, suiuant le propre naturel de nostre langue. Quoy faisant i'ay tousiours suiui (en tout & par tout) l'intention de l'Autheur, qui a esté cause que n'ay osé (comme i'ay dit) oster les mots qui me sembloyent ne seruir de rien, & estre du tout inutiles. Mais parce qu'encores que ie l'ay traduicte en sorte qu'on la pourra facilement entendre. Neantmoins, l'obscurité des termes & mots inacoustumez desquels il vse, & les principes qu'il suit en tirant ses similitudes du grand monde & les accommodant ou raportant au petit, la rend encores si difficile, que celuy qui ne sera bien versé en la Philosophie chymique n'y pourra rien entendre. Pour ceste raison i'y ay adiousté des expositions ou amples annotations es lieux plus dificiles, esquelles ie declaire le plus facilement qu'il m'est possible, tant ses principes que le reste de sa doctrine. I'en ay mis en marge en quelques endroits, lesquelles sont marquées de petites croix, pour l'intelligence de quelques mots & remedes, qui sont diuersement nommez en autres endroits & diuers lieux. I'espere donc que ceux qui voudront prendre la peine de lire ces traictés Chirurgiques auec mes annotations, trouueront que la doctrine dudit Paracelse n'est esloignée de raison, & auront puis apres facile intelligence de ses liures. Priant le lecteur de receuoir & prendre en bonne part ce mien labeur que i'ay mis en lumiere pour le bien & vtilité publique, & pour prier, voire stimuler ceux ausquels Dieu a plus distribué de ses dons & graces qu'à moy, de departir partie du talent qu'il leur a donné, à ceux qui desirent de cognoistre la verité des secrets de nature, de peur qu'eux ne l'ayant faict profiter il leur soit osté comme à mauuais seruiteurs, & soit donné à d'autres. Nous y auons descrit vne sorte d'aneaux ou instrument pour remettre les os des bras & des iambes rompus en leurs places, & les y contenir, lesquels nous estimons estre ceux desquels parle nostre autheur au quatriesme chapitre du troisiesme traicté du premier liure, duquel il n'a faict aucune description. Si ce ne les sont ie prie ceux qui en ont cognoissance de les manifester pour l'vtilité publique.

I'estime

I'estime toutefois que nostre inuention ne sera trouuée du tout inutile & sans fruit. Que si ie cognois que mon labeur soit agreable & bien receu : ie mettray peine (s'il plaist à Dieu me prolonger vtilement & commodement la vie) desclarcir le reste de sa doctrine, si ie ne suis deuancé par autre qui le sache mieux faire que moy, ce que ie desire tres-ardemmment pour la gloire de Dieu & ornement de nostre art. A Beaune le tresieme iour d'Aoust. 1588.

PREFACE DE THEOPHRASTE Paracelse sur le premier traicté de sa grand Chirurgie.

DEs *ma ieunesse (humain lecteur) i'ay trauaillé le plus diligemment qu'il m'a esté possible à recercher la vraye source & fontaine de la sacrée medecine, pour sçauoir s'il estoit raisonnable qu'elle fust contee & mise au rang des Arts ou non: à quoy faire plusieurs raisons m'ont incité. Premierement, l'incertain euenement de ses operations, desquelles aucuns se sont mal trouuez, autres n'en ont raporté aucun soulas ni profit, & autres en sont morts: ce qui n'est aduenu en vne seule maladie, ains presques en toutes: de sorte qu'en ce temps, il ne se trouue Medecin qui puisse seulement guerir vn mal de dents, non pas vn moindre. Auec ce considerãt les escrits des anciens, ils se trouuent fort simples. Et toutesfois ceux qui en font profession, encores qu'ils soyent pleins d'ignorance, ne laissent de marcher arrogamment par les grandes villes & citez, & aux cours des Rois & Princes, parez de riches vestemens, ayans aussi leurs doigts parez de bagues d'or & pierres precieuses: & neãtmoins ils delaissent les plus riches qui n'ont faute d'or ni d'argent sans les pouuoir guerir. Estant donc solicité par ces raisons, i'ay commencé de penser plus profondemẽt à ceste affaire: quelquefois se presentoit à moy ceste opinion, que tout ce qu'on disoit de la medecine estoit fabuleux, & que c'estoyent comme cautelles pour espuiser l'argent des bources, tellement que ce qu'on estimoit de la guerison des maladies, ne prouenoit que de la foy & de certaines superstitions, en sorte que i'ay souuent quitté ceste estude, & puis l'ay remise sus: mais cognoissant mon ignorance, & me defiant à ceste occasion de ma propre opinion, i'ay iugé qu'il ne m'y failloit*

pas

pas arrester, ains qu'il failloit diligemment considerer qu'elle estoit celle des autres. Parquoy ayant voyagé par la France, l'Alemaigne & l'Italie, & visité les vniuersitez pour sçauoir leurs preceptes & fondemens, il m'a semblé toutesfois qu'il n'estoit encores loisible de m'arrester à leurs opinions pour plusieurs causes: mais ayant marché plus outre, & trauersé l'Espagne, Portugal, Angleterre, Dannemarc, Pologne, Lituanie, Prussie, Hongrie, Trãssiluanie, voire visité presque toutes les nations de l'Europe i'ay diligemment cerché & me suis enquis non seulemẽt des Medecins, ains aussi des Chirurgiens, maistres d'estuues, femmes, mages, Alchymistes, aux monasteres & maisons nobles & ignobles, quels estoyent les meilleurs & plus excellens remedes, desquels ils vsoyent & auoyent vsé pour guerir les maladies. Mais ce faisant ie n'ay esté que plus incité à croire que la Medecine estoit incertaine, inconstãte & defendue, ayant opinion que c'estoit illusion diabolique, tellement que ie la quittois entierement pour m'addonner à suiure autre estat, iusques à ce que lisant ceste sentence de Iesus Christ qui dit en l'Euangile, les sains n'auoir besoin de Medecin mais les malades: i'ay lors commencé d'entendre, qu'il ne se pouuoit faire suyuant ces parolles de Iesus Christ que cest art ne fust, voire certain, ferme, veritable & perpetuel: & qu'en luy il ne faloit attribuer aucune chose à l'aduenture, à la superstition ni au Diable. Parquoy ayant derechef reprins puis delaissé ce que i'auois autrefois ouy des professeurs d'icelle, & ce que les anciens en auoyent laissé par escrit: i'ay cognu que la vraye source de medecine, & la racine d'où elle procedoit, n'auoit esté cognue par aucun d'eux & ne l'auoyẽt escrite, & qu'ils s'estoyent arrestez aux ruisseaux seulement, sans monter iusques à la source, de façon qu'eux-mesmes n'entendoyent pas ce qu'ils enseignoyent en leurs escoles, ni ce qu'ils disputoyent pour les malades en leurs consultations, n'ayans aucune cognoissance des remedes propres à guerir leur mal: mais biẽ ay recognu qu'il n'y auoit autre chose en eux qu'orgueil & ambition, de façon qu'à bon droit ie croy qu'on les peut appeller (auec l'Apostre) parois blanchies. Estant donc poussé & solicité, à cercher la source & fontaine de la vraye medecine, i'en ay faict l'essay en Chirurgie, parce que iusques à ceste heure i'ay creu & apprins, qu'elle estoit plus certaine qu'aucune autre partie de medecine. Or combien que ie ne me pourrois pour ceste heure promettre rien de certain pour du tout la repurger : car les vieux retiennẽt fermes leurs erreurs, & combatent fort & ferme pour la defence d'iceux : toutefois i'ay ferme esperance qu'à l'aduenir, les ieunes quittans ces fables, & erreurs, reprendront la vraye medecine. Mais cependãt il me semble qu'il ne sera inutile d'aduertir, que la coustume de laquelle vsent quelques Medecins & ignorans Chirurgiens en † consultant pour les malades, est sans fruict. Car il est si cler qu'il est cognu d'vn chacun, qu'il se trouue peu de Docteurs maintenant qui puissent guerir vne simple playe, cõbien qu'ils se qualifient & se font surnommer Docteurs en toutes les deux medecines. Parquoy puis que l'art est parfaict de soy, ie di que ces consultations de Medecine ne sont aucunement necessaires : car tout ainsi que l'Architecte doit aprendre son art parfaictement & non pas en demander conseil, d'autant qu'il aura beau demander conseil, s'il ne le scait iamais il ne bastira vn edifice. Ainsi le Medecin pourra guerir les malades par son experience & scauoir & non par ces consultations. Or i'ay embrassé cest art en ce liure, auquel il n'importe si i'vse d'vne rude façon de parler : car la Medecine n'est pas l'art qui enseigne à bien parler, ains celuy qui guerit les Maladies. Mesprisans donc les paroles, mettez peine d'entendre la chose : car ie dedie ce mien labeur à tous les Medecins en general, tant aux doctes, qu'aux ignorans : parce que ie scay qu'il en y a des doctes qui ont des remedes particuliers, & n'entrepren pas de leur apprendre quelque chose : si quelquefois ie suis trop vehement à l'encontre d'aucuns

† Il ne veut pas condamner les bonnes cõsultatiõs faictes par gens doctes & expers, car au contraire il les requiert quelquefois comme il le declaire au vij. chap. de ce premier traicté : mais il se moque de celles qui sont faictes par les ignorans.

cuns

cuns, comme cela n'accrochera pas les doctes, ainsi les ignorans, soudain se sentiront taxez & reprins. I'exhorte & prie vn chacun de trauailler & mettre peine à esclarcir & orner la medecine. Ie les admonneste aussi de marcher ayans tousiours la crainte de Dieu deuant leurs yeux, & iamais ils ne seront destituez de remedes. Finalement cerchez la perfection de vostre art d'autant que Dieu la creé parfaict, & par ce moyen toutes vos œuures viendront & seront raportées à la louange & gloire du nom de Dieu, Amen.

Extraict du Priuilege du Roy.

PAR grace & priuilege du Roy, il est permis à Antoine de Harsy libraire de Lyon d'imprimer ou faire imprimer, & exposer en vente ce present liure intitulé, La grand Chirurgie de Philippe Paracelse, &c. Et vn discours de la Goutte, auec trois discours de la preparation des medicaments, mis en lumiere par M. Claude Dariot Medecin à Beaune. Et sont faictes deffences à tous Libraires, Imprimeurs & autres de ce Royaume, d'en imprimer ou faire imprimer, vendre ou distribuer sinon de ceux qu'aura imprimé ou faict imprimer ledit Antoine de Harsy, & ce pour le temps & terme de dix ans cõsequutifs à compter du iour que ledit liure sera paracheué d'imprimer. Et ce sous peine de confiscation desdicts liures & amende arbitraire ainsi qu'il est plus à plain contenu audit priuilege, &c.

Par le Roy en son conseil.

Signé De Fouries.

SONNET.

Le cerueau n'eust iamais Antycire propice
Qui mi-partit l'estat de la santé du corps,
Assignant au Barbier la breche de dehors,
Et la ruine interne au Medical office.
Soit que le mal caduc menace vn edifice
Par defauts naturels, ou violents efforts
Un Architecte seul fournit-il pas alors
D'emplastre & de remede à la playe & au vice?
L'antiquité moderne, aueugle charpentier,
Dissipa ce bel art en vn triple mestier
Que ta docte pratique auiourd'huy nous rassemble.
Quel honneur, DARIOT *en as-tu merité,*
Sinon ainsi qu'Homere autrefois a chanté
Qu'vn homme tel que toy en vaut plusieurs ensemble?

PREMIERE

PREMIERE PARTIE DE LA grand Chirurgie de Paracelse laquelle traicte de la cognoissance & guerison des Playes, qui est diuisée en trois Traitez.

Le Premier Traité contenant les choses qui apartiennent au Chirurgien.

Quelle cognoissance doit auoir le Chirurgien, & quel iugement il doit donner quand vne playe luy est monstrée la premiere fois.

CHAPITRE. I.

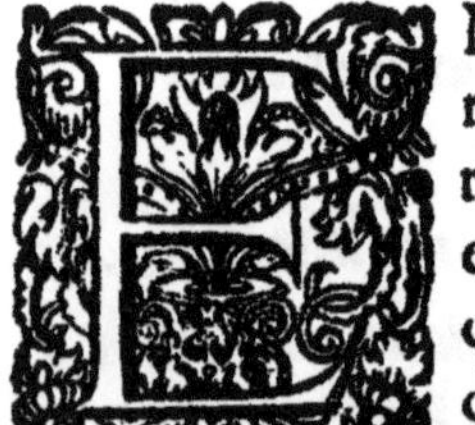

NTRE plusieurs choses desquelles le Chirurgien doit auoir cognoissance, la premiere & principale est, que quand vne playe luy est presentée pour la traiter, incontinent qu'il la voit, il doit cognoistre sa nature, afin qu'il puisse asseurement predire la possibilité ou impossibilité de sa guerison, de peur qu'à son grand deshonneur & de son art, il ne promette chose impossible: ou bien que voulãt faire quelque chose outre la puissance de nature, elle n'y resiste, nõ sans grãd dãger du malade. Car le Medecin doit considerer la force & vertu de nature, & l'auoir pour reigle de ses predictions: d'autant que si nous entreprenons quelque chose outre & par dessus sa puissance, nous trauaillons en vain & perdons nos peines: & si au contraire nous promettons moins qu'elle ne peut, il y a double peril: car nous ne secourons pas le malade comme il faut (en quoy nous luy faisons tort, non pas à nature) ou bien nous descouurons nostre ignorance, faisant paroistre que n'auons pas entendu ni aperceu la puissance de nature.

Parquoy il est necessaire que le Medecin considere & ait Le Medecin doit

Tousiours cõsiderer trois choses.

esgard à la puissance de nature, de l'art & de soy-mesme, or ces trois ne peuuent subsister l'vn sans l'autre, tellement que si l'vn d'eux defaut, les autres ne peuuent rien.

Souuienne-toy donc que nature est tousiours semblable à soy-mesme, & qu'elle n'endure iamais d'estre forcée par le Medecin, ains au contraire qu'elle a tel commãndement & authorité sur l'art, qu'il faut que luy & toy, vous accommodiez à sa volonté. Tu donneras donc ordre d'auoir les remedes qui luy sont conuenables & qu'elle ne reiette point, pour les luy appliquer au besoin : car il est desia ordonné que tu dois suiure nature, & non pas elle toy. Parquoy le grand mistere consiste en la cognoissance de nature & du remede à elle conuenable: d'autant que ce sont eux qui guerissent soudainement.

Prognostiez generaux des playes.

Tu n'entreprendras iamais donc de guerir & restituer le membre qui sera entierement couppé: mais celuy qui ne le sera qu'en partie, non pas du tout, se pourra restituer, non toutesfois en telle façon qu'il n'en reste quelque incommodité. La Paralisie qui prouient de la playe des nerfs, ne se guerit iamais, tout ainsi que les playes mortelles ne recoiuent gucrison. Garde toy d'entreprendre telles guerisons, car ces promesses & entreprinses sont ridicules: & te suffise, ayant consideré la playe, de cognoistre ce que nature peut auec l'ayde & le benefice de l'art: duquel ie n'escry pas les preceptes particuliers cõme sont ceux qui enseignent à glutiner, d'autant qu'on les aprẽt mieux par vsage que par escrit: mais sur tout ie desire que tu ayes souuenance de n'endommager nature par ton ignorance. Car tu ouyras souuent des Chirurgiens qui se vantent de pouuoir remettre le nez qui aura esté trouué en la neige trois iours apres auoir esté couppé, ou bien les doigts, & autre chose admirable. Et me souuient qu'estant en certain lieu, ie vis vn barbier qui remit & attacha auec certain ciment, l'oreille d'vn à qui elle auoit esté couppée, dequoy plusieurs s'esmerueilloyent, mais la gloire & renommée dudit barbier ne dura guere qu'elle ne fust tournée en blasme & moquerie: car le troisieme iour elle tomba lors qu'elle commença de suppurer, tellement que le barbier fut faict la fable du peuple. Mais qui pourroit approuuer vne telle iactance? Ie requiers & desire entre autres vertus au Medecin, qu'il s'estudie à estre veritable, qu'il soit industrieux & inuentif, & qu'il aye vne honeste grauité: que sa parole de mesme soit amiable & familiere à la nature, par laquel-

le il

le il se face croire & entendre à ceux qui en sont capables, chose que ie ne pense estre en doute à aucun.

Il est aussi besoin d'auoir la cognoissance des signes, des accidens qui iournellement suruiennent aux playes, afin de cognoistre & se garder du mal duquel on est menacé par les signes & accidens : car si le corps de ceux qui sont en santé est subiect à tant d'accidens, que faut-il penser & estimer de ceux qui sont desia malades? Ne voyons nous pas souuent les membres blessez tomber en atrophie & sideratiõ, autrefois que les blessez tombent en Apoplexie ou Epilepsie? Si donc tu ne les preuois pour les empescher & destourner, tu porteras grand dommage au malade, & t'aquerras grand deshonneur par ton ignorance: car nous voyons bien souuent aduenir plus de mal par le mauuais soin du Medecin, & mespris des accidens que par la blessure, toutesfois tu pourras facilemẽt euiter ces maux ayant cognoissance desdits signes & accidens. Mais il ne suffit pas d'auoir vne simple cognoissance, telle que peuuent auoir les forgerons & autres artisans en leur art, ains la cognoissance absolue prouenant de science est requise : car il ne te faut pas entremettre à l'exercice de ton art iusques à ce que tu l'ayes: parce que ni l'opinion, ni la iactance, ni la contention, ni l'arrogance y dominent & ont la vogue, ains la seule cognoissance & science. Toutesfois ç'a tousiours esté aux arts vne ancienne peste, qu'on exerce la pratique auant que cognoistre la theorique, & au regard des Chirurgiens ils sont quasi reputez maistres des qu'ils sont mariez.

La cognoissance des signes est necessaire.

La permission & licence qu'on donne aux malades est tant cogneue qu'il n'est ia besoin d'en parler, veu que nous experimentons iournellement que tous les meilleurs remedes en sont diffamez, & la diligence du Medecin est cõfuse & aneantie par la desobeissance des malades, comme au contraire nous voyons quelquefois le Medecin estre releué de peine par leur obeissance. Parquoy sois soigneux de rendre le malade obeissant, car il vaut mieux (pour son profit) qu'il se pleigne que toy: que si tu ne le fais, quelque fois tu seras cõtraint de l'amignotter en luy permettant choses desquelles il ne peut vser sans peril, qui sera cause que tu en pourras estre reprins & taxé d'ignorance. Faut encores noter, que l'homme contient en soy diuerses causes de maladies, qui sont cachées, desquelles la puissance est tournée en effet per legeres occasions, & pour lesquelles empescher la faute sera moindre en grande, qu'en petite obseruation. Veu donc que les playes sont subiectes à tant d'accidés, pour ceste raison, on les doit quasi toutes craindre comme mortelles. Car le temps des maladies, leur nature & le temperament, tendent à la fin. Tu prendras donc soigneusement garde à toutes choses qui tendent à la perfection methodique de ton art: à quoy faire t'aydera la lecture du chapitre suyuant, auquel tu aprendras la raison des accidens auant que tu commences la guerison : parce que ie ne desire pas que tu sois encores aprenti quand on te presente vne playe pour la guerir, mais que tu ayes desia aprins & saches ce qui peut profiter & nuire: d'autāt qu'il a esté permis vne fois à vn, d'aprendre sur les malades & experimenter les remedes, il faut donc que tu aprennes de luy, & ne faire point de nouuelle experience, de peur qu'on ne die de toy comme on fait d'vn autre, que tu ayes aprins ta science, & fait tes experiences par la mort d'autruy.

Methode de guerir les playes & de ce qui peut aider & nuire.

CHAP. II.

Il nomme Baulme ce que Galen appelle humeur radical.

IL faut sçauoir premieremēt quelle est la cause efficiēte de la guerisō des playes : parce qu'elle peut mōstrer elle seule, qu'elle est leur propre & cōuenable remede. Scaches dōc que le corps humain contient en soy son propre Baulme radical né en luy & auec luy, & nō seulemēt tout le corps le cōtient mais aussi toutes ses parties, assauoir la chair, les os, les nerfs & toutes les autres parties ont chacune le sien propre, lequel a la puissance de guerir les playes & pointures des nerfs & toutes sortes de solution de continuité : ce que tu dois ainsi entendre. Le Baulme naturel des os, recolle les os rompus: celuy qui est en la chair, guerit les playes qui sont faictes en la chair : ainsi chacune partie du corps contient en soy la cause efficiēte de sa guerison, c'est à dire son Medecin naturel, qui conioinct & attache ensemble les parties qui estoyent separées. Parquoy que le Chirurgien se souuienne, que ce n'est pas luy qui guerit les playes, mais que c'est le propre Baulme naturel, qui est en la partie mesme.

mesme. Ce ne seroit donc pas faute legere, si le Medecin s'attribuoit la guerison: car l'office du Chirurgien est d'auoir soin de conseruer nature en la partie offencée, & garder que la playe ne soit point irritée par les causes externes, tellement que la puissance curatrice du Baulme ne soit point empeschée, ains qu'elle estant aydée par l'industrie du Medecin puisse faire son office sans empeschement aucun: & qu'on puisse iustement dire, que le Chirurgien est seur & bon gardiateur du Baulme naturel: & parce nous dirons que le Chirurgien est la garde & defence de la nature du Baulme radical, à l'encontre de l'action des elemens exterieurs. Car la nature des elemens est telle, qu'où ils rencontrent nature foible & debile, ils luy font violence: & aura bien faict son deuoir le Medecin, s'il a empesché leurs actions: cepẽdant, nature ayant son Baulme libre & sans empeschement fera heureusemẽt son action, rengendrant la chair ou le nerf ou autre substance qui defaut en la partie blessée, & le fera principalemẽt si elle est aidée par conuenable traictement & ligature. Ce qui sera rendu plus clair par vn exemple. On ne dira pas que l'homme engendre la chair, la graisse, le sang ni les mouelles: aussi peu est-il raisonnable de dire qu'elles s'engendrent de la viande: mais nature a vne puissance nourrissiere & croissante par le moyen de laquelle elle le faict, & toutefois ces puissances sont conseruées par le boire & par le manger: tout ainsi qu'on ne dict pas que la pluye ni la terre engendrent le bois, mais l'arbre: & toutefois l'arbre ne peut durer sans la terre & sans la pluye. Nous declairons la guerison des playes par l'exemple de la terre: le Baulme guerit les playes, mais s'il n'est nourry & entretenu, il ne fera iamais son action. La necessité donc de nourriture a engendré la partie de medecine qui cõtient la reigle du boire & du mãger. Mais ce Baulme requiert encores vne autre nourriture, qui luy est donnée par les medicamens mis & apposez sur la playe, moyennant laquelle il guerit plus soudainement & mieux: par ce que le medicament est nourriture conuenable audit Baulme. Il semble donc, q̃ tout l'art cõsiste en ce, que le Medecin administre à nature sa nourriture cõuenable: de laquelle si elle est priuée: la playe empire incõtinent & y suruiẽt des accidens: car elle pourrit, & reiette des puantes vapeurs, qui signifient la faute qui est en la nourriture: mais ce n'est pas assez de nourrir la playe, si on ne la tient nette, car la force &

Office du Chirurgiẽ.

Qu'il faut nourrir le Baulme naturel.

vertu du Baulme se pert à cause de la pourriture. Il faut noter qu'il y a deux sortes de matiere purulante, l'vne prouient de la pourriture de la playe, qui est veritablement nommée Apostume ou Pus, l'autre est l'excrement de l'aliment medicamenteux qu'on met sur le mal: car apres que le Baulme de la partie offencée a retiré sa nourriture du medicament qui a esté appliqué, il chasse & laisse le reste comme excrement, duquel le medicament est accompagné comme les autres viandes. Le Chirurgien donc doit ici aprendre, qu'il ne se doit engendrer aux playes, aucune Apostume ni pourriture, ains excrement seulement: d'où il paroistra combien est damnable le † precepte, qui enseigne qu'il faut faire suppurer les playes. Ie desire aussi que cy apres les Chirurgiens quittent leur commune façon de coudre les playes, & de les couurir apres cela de blãcs d'œufs auec bol ou farine, parce que telle façon est entierement contraire à nature: c'est donc folie de s'y arrester veu que nature requiert seulement que la playe soit preseruée de pourriture, & aydée par medicamens cõme a esté dict, pour estre dechargée de ces excremens chacunefois qu'on la visite. Cela suffira touchant la cause efficiente de la guerison des playes, & des choses qui y peuuent ayder: le reste sera comprins entre celles qui nuisent. Toutefois on sera aduerty, que les medicamẽs qui n'engẽdrent point d'excremẽt, ne doiuent estre reputez medicamens, ains plustost venins: parquoy scachez que si apres auoir appliqué vn medicament, on ne void point d'excrement en le leuant, il est dãgereux d'en vser. Exerce toy donc premierement à les cognoistre, s'il y en vient ou non, parce que i'ay bien souuẽt veu des Chirurgiens, ausquels la putrefaction & puanteur des playes estoit fort agreable, & qui se promettoyent choses bonnes quand ils l'aperceuoyent, mais la fin couronne l'œuure. Tu retiendras donc de moy ceste reigle, que toutes & quantefois que tu trouueras la playe, puante comme vne vlcere putride, que vous ne faites profit toy ni la playe ni le medicament. Parquoy le Medecin doit auoir la cognoissance des medicamens, afin de scauoir qui sont ceux qui engendrent des excremens, & ceux qui n'en engendrẽt point, qui sont les bons & les mauuais, d'autant qu'il fait par hasart tout ce qu'il fait sans ceste cognoissance. Mais si la guerison vient d'hasart, qu'ils dient tant qu'ils voudront ces mots qu'ils ont aprins en leur vie, Excrement & Sanie, veu qu'ils

† La plus part des Chirurgiẽs tient ceste reigle, contre l'aduis de Galien, car ils appliquent ordinairemẽt leurs digestifs en toute playe.

Le Medecin doit cognoistre les medicamens.

qu'ils ne sauent rien outre cela. Ie vous admoneste donc de trauailler plustost à cognoistre les playes, & de considerer la cause interne de la guerison d'icelles, à ce que les teniez nettes par dehors, & les defendiez des iniures & outrages des elemens exterieurs: car c'est la vraye methode de les guerir.

Qui sont les playes mortelles, & celles qui ne le sont pas: & qui sont celles esquelles la Paralisie est à craindre.

CHAP. III.

IL est aussi necessaire & conuenable de sçauoir de bonne heure, iuger & cognoistre, quelles sont les playes mortelles, & celles qui ne le sont pas, & celles ausquelles la paralisie est à craindre, afin de le predire: & faut encores considerer, iusques à quād & iusques où, le membre pourra estre remis en son premier estat. Dequoy tu prendras les preceptes suyuans.

Premierement il est certain que le membre qui est entierement couppé, ou tellement qu'il ne tient plus qu'à la peau, ne se guerit iamais. Toutefois le iugement des playes profondes sera tel: le diametre du bras (pour seruir d'exemple) estant diuisé en dix parties, si le bras est couppé outre le neufieme point, on ne s'en pourra iamais aider encores qu'on le fit reprendre: mais il y aura plus d'esperance de salut, si la profondeur de la playe n'atteint iusques au neufiesme point, ains que elle ne penetre qu'au huictieme ou au septieme ou encores moins.

Les playes qui sont en parties charnues sont sans peril, sinon à cause des arteres & tendons, qui rendent quelquefois les playes mortelles, ou amenent resolution de la partie offencée. *Playes en la chair.*

Les playes qui sont au trauers des muscles, menaçent aussi aucunefois la partie de resolution, si elles ne sont soigneusement traitées. *Playes trauersieres.* Celles des parties nerueuses ne sont iamais cause de Paralisie, si ce n'est par la faute du Medecin: *Playes des nerfs.* car le nerf couppé, ni le ligament, ni le tendon, n'est point cause de resolution comme estant nerf, ligament ou tendon, ains par faute qui a esté cōmise en la faço̅ de viure, administration des medicamens, ou autrement. Celles qui sont aux ioinctures se guerissent aisemẽt, pourueu qu'il ni ait point de perte d'os, toute- *Playes des ioinctures.*

fois il les faut soigneusement garder à ce qu'inflammation & flegmon n'y suruienne, parce que si cela aduenoit, il osteroit l'esperance d'vne entiere guerison. Mais s'il y a des os perdus, la playe ne sera pas sans danger, & si au lieu de l'os perdu il s'y engendre de la chair, le mal est desesperé, & faut necessairement que le mẽbre tombe en resolution. Pour donc raporter en vn mot le prognostic de telles playes, faites en picquant ou en couppant, qu'elles soyent longues, de trauers ou profondes, on empesche aisement que resolution ou conuulsion n'y suruienne, pourueu qu'on aye de bons remedes en main, lesquels ne se trouuent pas dedans les pots ni les boëtes des Chirurgiens, car ils font plus de dommage au malade que de profit auec ceux qu'ils ont, parquoy ie ne les ay pas laissé, & quitté leur façon de guerir sans cause, pour en suiure vne meilleure, moyennant laquelle ie donne remede à ces maux.

Playes de teste.

D'auantage, les playes qui sont faictes en la teste, amenent aussi aucunefois des grans & perilleux accidens, comme sont Apoplexie, mort soudaine, Epilepsie, perte ou diminutiõ des sens & de la parole, Manie & Phrenesie : mais cela n'aduient en tous, ains selon le naturel de ceux qui sont blessez desquels la guerison se change, à raison du sexe, du temps, des complexions, de la nature & proprieté d'iceux, & des medicamens desquels on vse.

Playes des yeux & des oreilles.

Faut aussi noter que les playes des yeux, des oreilles & de la langue, n'excitent point d'Apoplexie ni Paralisie, mais que ce sont playes simples, lesquelles ne se guerissent pas toutefois si elles ne sont fort petites.

Playes en la vessie.

La playe faicte en la vessie est mortelle, parce qu'elle ne se peut reprendre.

Du cœur, de la poictrine & des boyaux.

Si le cœur & la poictrine sont blessez: l'esperance de guerison en est ostée : mais les playes des boyaux ne sont pas mortelles, encores qu'elles soyent incurables, par ce que leur actiõ se peut transporter autrepart par le Chirurgien industrieux: ce qui ne se doit faire (toutefois) sans distinction, parce que la situation change aucunement le iugement.

Playes de la rate.

Les playes & pointures de la rate, ne sont mortelles ni perilleuses : car tout le mal qui y peut estre, se peut empescher par le moyen de la section de veine.

De la vessie du fiel.

Celles qui sont faites en la vessie du fiel, sont toutes contraires, car sans doute elles sont mortelles, voire d'vne mort miserable.

Mais

Playe des Poulmons.

Mais celles des Poulmons ne sont curables, encores qu'elles ne soyent mortelles, ains elles se changent en Fistule, en toux, & grande difficulté de respirer, & en autres affections semblables.

De l'estomach.

Quand l'estomach est blessé, encores que la playe soit mortelle sans doute, toutefois on vit encores longuement, mais il y a difference pour raison du lieu où est faicte la playe, car celle qui est faicte à costé & par derniere, est fort mauuaise, mais celle du deuant est plus mortelle.

Du foye.

Celles du foye suiuent, lesquelles (encores qu'elles soyent incurables) sont plustost cause de longues maladies que mortelles, parce qu'elles vont tousiours en empirant, & rendent presque tousiours le corps sec & tabide.

Playes des reins.

Celles des reins respondent à celles du foye, sinon qu'elles sont moins mortelles, mais toutefois elles sont perilleuses parce qu'elles destruisent & ruinent la puissance des reins.

Des Emunctoires.

Les playes aussi qui sont faictes aux emunctoires & d'eschargeoirs des parties nobles sont mortelles, & tuent plustost ou plus tard, selon la dignité de la partie à laquelle sert ledit emunctoire.

Playes cachées.

Quant aux playes cachées, si elles sont fort cachées & au profond du corps, il est difficille d'en iuger, parce qu'elles ne sont apparentes: car quelquefois il aduient qu'on guerit les grandes playes, & au contraire qu'on meurt de celles qu'on pensoit estre sans danger: ce qui aduient à cause de la dignité des parties offencées, parce que les playes de la poictrine & du ventre qui penetrent profondemẽt, ne sont pourtant mortelles quelquefois, parce qu'elles peuuẽt auoir penetré obliquement sans offencer aucune des parties nobles.

Playes en la teste.

Les playes de la teste (soyent grandes ou petites) sont perilleuses: car puis que la teste contient en soy diuerses causes de maladies, qui peuuent estre irritées, il ne se faut pas esmerueiller si quand elle est blessée elles produisent leurs effects, principalement si la nature de l'offence, les forces & les medicamens y consentent: mais si elles penetrent iusques à la substance du cerueau, toute esperance de guerison est ostée. Celles aussi qui sont faictes aux iointures, cependant que les membres sont tendus & en action, sont plus difficiles à guerir, que celles qui leur sont faictes durant qu'ils sont en repos, voire elles ſont quelquefois mortelles & bien ſoudainemēt. Il y a pluſieurs autres ſortes de playes outre celles qui ont eſté recitées, deſquelles le Chirurgien expert pourra faire iugement ſuiuāt ce qui a eſté dit. Toutefois la folle perſuaſion d'experience, trompe ſouuent honteuſement les perſonnes dequoy il eſt bō ſoy garder, parce que l'opinion de telles gens eſt ſouuent cauſe de la ruine des maladies. Faut encores outre ce conſiderer que le temps, l'heure du iour, l'influence des corps cœleſtes, le mouuement & la nature font quelquefois mortelles les playes, qui eſtoyent fort aiſées à guerir de ſoy : car l'homme à toute heure eſt expoſé à mille dangers & inconueniens, deſquels on ne peut aprendre tout à vn coup la cognoiſſance, ains la faut acquerir petit à petit.

Que doit craindre principalement le Chirurgien aux playes, & quel empeſchement donnent les influences du Ciel.

CHAP. IIII.

LEs Chirurgiens doyuent auoir cognoiſſance de ce qui eſt principalement à craindre aux playes. Car encores que quelquefois elles ſemblent aiſées à guerir, toutefois il ne laiſſe pas d'y auoir du danger à cauſe de la multitude des accidens auſquels elles ſont ſubiectes. Car celles qui ſont faictes à vn homme durant le temps qu'il eſt eſmeu de colere, ſont plus perilleuſes & difficiles à guerir, & renuerſent la methode curatiue, par ce que la colere n'a point de remede autre que ſa conſomption, mais quand elle eſt grande elle eſt difficilement attrempée. Ainſi quand les femmes groſſes ſont bleſſées, elles ſont en danger d'auorter & d'endurer de grans maux en deliurant, & leur ſuruient bien ſouuent à ceſte occaſion, des tranchées de ventre & des conuulſions. Ceux qui ſont coleres de nature, les meſfians, les enuieux, les Saturniques & les Martiaux ſont ſubiects aux meſmes accidens. Il y a des perſonnes qui ont vn regard malin & veneneux, par lequel ils peuuent exciter aux playes des accidens perilleux, comme il appert es femmes qui peuuent infecter par leur regard, comme nous voyons auſſi qu'on donne par la ſueur & l'aſſouflement des poiſons & maladies. S'il aduient donc que telles choſes ſe rencontrent, il les faut oſter auant que de commencer la gueriſon.

Playes faites à vn qui eſt eſmeu de colere.

Playes des femmes enceintes.

D'aucuns qui nuiſent par le regard.

D'auan-

D'auantage, les playes qui sont faictes à ceux qui ont n'agueres beu & mangé, sont plus tardiues à guerir, principalement s'il a mangé des viandes difficiles à cuire, cōme seroit la chair de Porceau & autre semblable: car parce qu'il faut que la viande soit cuite & distribuée par tout le corps, il est manifeste qu'elle peut nuire.

La chair de Porceau nuit aux blessez.

Au reste, par ce que ceux qui sont blessez, sont quelquesfois subiets à des maladies hereditaires ou periodiques comme pourroyent estre, conuulsion, Epilepsie ou autre: il y faut diligemment prendre garde des le commencement, afin de les empescher parce que si elles suruenoyent, nature pourroit succomber estant opprimée par elles, ou pour le moins la guerison seroit retardée. Il ne faut pas aussi entreprendre de guerir vne playe qui sera ioincte à autre maladie, comme à Atrophie, Fistule, Cancer, où vlcere: qu'on aye premierement osté ce qui requiert toute la diligence du Medecin. Parquoy tu considereras diligemment le mal & les accidens, de peur que tu ne te perdes & le malade auec toy: car si tu ne preuoy ces choses, tu t'apresteras vn grand mal. Et te garde d'entreprendre aucune chose outre les forces de nature, de peur que tu ne faces nō pas vne playe d'vne playe, mais quelque plus difficile & mauuais mal. Il estoit aussi besoin de monstrer, combien & auec quelle efficace les influences cœlestes besoignent ici bas, mais par ce que ceste dispute est longue & difficile, ie la laisse aux Astronomes. Si les influences cœlestes peuuent raporter la peste cy bas, qui doutera qu'elles ne puissent nuire aux playes? Parquoy si le docte & diligent Chirurgien a consideré la disposition du ciel & situation des Astres, & qu'il l'aye trouuée malheureuse, il pourra predire au malade le peril: au reste, qu'il iuge que c'est temerité de vouloir combatre les Astres & aller au contraire, sinon que leur disposition fust changee, par ce que les medecines seruent de peu, si elles ne sont plus puissantes que le mal. Que le Medecin considere donc diligemment la force du mal, & la puissance des Medicamens, pour les conferer l'vn à l'autre, d'autant que les iugemens sont perilleux à cause de l'inconstance & muableté du subiect, assauoir de l'hōme. Il aduient aussi souuent, que les playes acquierent malignité d'elles mesme, tout ainsi que la terre qui n'est pas tirée en sa saison engendre des grilets, & le bois qui est couppé hors de son temps se vermolit & pourrit. Or si telles choses adue-

Il faut preuoir les maladies hereditaires.

Qu'il faut considerer les influances.

La malignité suruient aux playes sans cause euidente.

noyent aux playes, souuienne toy que ces dispositions ne se peuuent oster par autres remedes, que secrets & specifiques, qui ont puissance de conseruer les playes & les guerir, comme il y a des herbes & semences (que nous cognoissons) qui empeschent la generation des grillons & pourriture des bois. Tu vseras donc de ces specifiques outre la commune façon de guerir : parce qu'il aduient souuent qu'encores qu'on vse de remedes propres & conuenables, les playes neantmoins ne laissent pas d'empirer, tout ainsi que l'iniure du teps est quelquefois cause que les bois ne rebourgeonnent point apres qu'ils ont esté couppez, dequoy on ne peut donner la cause, sinon à la conuersion du ciel, & du Soleil. Or combien que cela aduienne rarement, il se fait pourtant quelque fois.

Le Chirurgië ne doit ignorer l'Astronomie.

Pour ces causes donc, il seroit bien expedient, que le Chirurgien fust versé en Astronomie, craignant qu'il ne luy aduienne comme il faict à quelques cousturiers, lesquels ont bien aprins à faire des habits de toute sorte, mais ils ne peuuent changer leur façon.

Quels medicamens sont propres, tant aux playes fresches, qu'à celles qui sont enuiellies.

CHAP. V.

IL est aussi necessaire de sçauoir la façon de traicter & bander les playes soyēt vieilles ou nouuelles: car comme le bandage conuenable est merueilleusement profitable aux vieilles, aussi celuy qui est mal à propos nuit aux fresches. Premierement donc il faut garder qu'il n'aduienne point d'accident aux fresches, car autrement tu ne feras pas peu de mal à celuy qui est blessé: dequoy i'ay tout expres faict cest aduertissemēt en ce chapitre, à raison de quelques Chirurgiens sots & mal aprins qui se vantent n'auoir besoin de ces admonitiõs, & que sans elles ils guerissent bien les playes: mais quand ce qu'ils dient seroit vray, ils ne raportent pas en compte les maux & douleurs qu'ils ont fait souffrir aux blessez, ni combien de fautes ils ont faict auant que d'en venir à chef.

Faute des Chirurgiés vulgaires lesquels ne [illegible]

Leur façon de guerir est telle. Quand on leur presente vne playe fresche, soudain ils la couurēt d'vn restraintif d'vn blāc d'œuf, & cōmandēt qu'on n'y touche plus de trois iours apres, c'est c'est leur premiere faute qui ne doit estre cachée ni endurée: Quāt à toy, tu ne coudras point les playes (de peur que tu ne tombes en ceste faute) mais tu leur donneras leur conuenable nourriture, ainsi qu'il sera enseigné au secōd traicté. Et si on te presente vne vieille & sale playe, tu la nettoyeras premieremēt des pourritures & puanteurs, car la guerison des playes sordides est differente de celle des nettes en ce seul point. Tu les traicteras chacun iour deux fois assauoir de douze en douze heures, soit qu'elles fussent ia nettes, ou qu'on les nettoye, obseruant diligemment les heures, parce que douze heures passees, la nourriture & action de tout medicament est affoiblie, d'où aduiēt que ce temps passé, la playe puis apres empire peu à peu si le medicament n'est rafreschi: parce qu'apres que le medicament a faict son action, il ne defend plus la playe contre l'iniure des Elemens. Tu suiuras donc ceste façon des le cōmencement de la guerison iusques à la fin: toutesfois quand tu seras paruenu au tēps qu'il faut clorre & cicatriser la playe: il suffira de changer le remede de 24. heures vne fois: cependant ie t'admonneste de ne te fier trop en toy-mesme. La seconde faute des Chirurgiens est qu'apres que les trois iours sont passez que le blanc d'œuf est consumé & le restraintif biē sec, ils le leuent, & remplissent la playe d'onguent composé de poix, de cire, de suif & d'huyle meslez ensemble, y adioustans quelquefois de l'Encēs, du Mastic, du Verdet, de la gomme & autres semblables, qui ne cōuiennent aucunement aux playes, parce qu'ils eschaufēt trop. Outre-ce il sont si mal cuits & aprestez, que la playe n'en peut retirer aucune nourriture, sans que ie die q̄ par leur trop grande force d'attirer, ils subuertissent les puissances naturelles d'où puis apres suruiennēt inflāmatiōs, enflures, herpes, grādes chaleurs, douleurs piquātes & plusieurs autres maux. Parquoy si vne playe t'est presentée qui soit accompagnée de ces maux, y ayant appliqué les medicamens qu'ils nomment mondificatifs, tu la banderas commodement: mais il faut qu'ils soyent tels, qu'ils contregardent la temperature naturelle de la partie blessée. Tu gueriras par ce moyen les playes perilleuses qui ne sont du tout mortelles. Or puis que les playes sont tantost mortelles & tantost curables à raison du sexe, de la temperature, du temps & des accidens: pour ces raisons, ie iugeray tousiours droictement toutes les playes estre mortelles, & parce aussi qu'il est difficile

Il faut penser les playes de xij. en xij. heures.

Secōde faute: ceste seconde faute dure tousiours, car la plus part vse tousiours de digestifs, contre le precepte de Galē, lesquels ils ne composent de telles gresses & rasines ains de iaunes d'œufs & d'huyle rosat ou autre.

de faire iugement de la santé : car nous voyons bien souuent vne playe estre salutaire en l'vn, qui sera mortelle en l'autre; & que les accidens suruiennent à cachette. Toutesfois ie dis sans exception que les playes qui penetrent dedans la substance du cerueau, & qui sont au cœur, en l'orifice de l'estomach, en la vessie, aux menus boyaux, au dernier de la teste & en l'aspre artere, sont mortelles: celles qui sont faites aux Poulmõs, au foye & autres semblables parties, sont aussi mortelles, mais la mort n'aduient pas si soudainement ni sans meslinge d'autres maladies. Les playes aussi de la vessie du fiel & celles de l'estomach, des arteres & de la veine porte, sont aussi mortelles: cõme de mesme sont celles qui sont faites aux muscles transuersallement, & es membres pendant qu'ils sont tendus & en action, combiẽ que i'acorderay volontiers qu'elles sont moins perilleuses. Si ceux aussi qui sont comme contrefaicts & qui ont les veines, les nerfs, les arteres, voire les entrailles hors de leurs places & situatiõs naturelles (cõme on le void quelquefois) sont blessez, ils se trouuent plus mal & guerissent plus dificilement. Si les maladies mortelles comme sont l'Apoplexie & autres semblables, sont coniointes auec les playes, elles tuẽt bien soudainement. Les influences cœlestes, les soudaines terreurs, la mutation des temps & la negligence du Medecin, aydent aussi les autres causes de mort.

Propres accidens des playes.

Des parties genitales.

Faut noter cependant que Phrenesie suruient souuent aux blessures du cerueau, l'aueuglemẽt à celle des nerfs optiques, & surdité à la pointure du dedans des oreilles. Celles des mẽbres seruans à la generation, si elles ne sont mortelles elles causent sterilité. Les ioinctures blessées en trauers, sont souuent suiuies de resolution: mais si elles le sont autrement, on les guerit sans grãd peine auec remedes conuenables. S'il aduint que le Baulme des tendons & ligamens se perde, ou qu'Atrophie soit ioincte aux playes, la partie tombe en resolution. Il y a aussi plusieurs sortes de playes, qui peuuent exciter Paralisie, comme celles qui sont faites à la racine des ligamẽs & autres infinies, lesquelles encores qu'elles ne soyent pas telles de leur nature, toutesfois elles sont faites telles par l'ayde du temps, des heures & accidẽs, dequoy le Medecin doit auoir cognoissance, encores qu'il luy soit impossible d'y resister biẽ souuẽt. Au contraire, on pourra empescher plusieurs resolutions, par application de remedes propres & conuenables: comme si au.

Phleg-

Phlegmon, apres auoir posé les mõdificatifs, & l'emplastre cõtre les pointures, par dessus, puis du vinaigre rosat sur ledit phlegmon tout le temps de la guerison, sans changer de remede, & reiettant l'onguent blanc duquel on vse communemẽt.

Les Chirurgiens faillent encores pour la troisiesme fois, en vsant de leurs mauuais onguens, d'autant que par ce moyen, ils font couler les glaires des articles. Où cela donc t'aparoistra, reiette leurs boites & leurs onguens, parce que le temps & la necessité requierent autres remedes : puis incontinent apres, tu bassineras la playe auec vinaigre rosat pour moderer la chaleur, & mettras par dessus l'emplastre contre les pointures afin de reprimer la defluxion. Apres que l'intemperature & la defluxion serõt cessées, alors tu commenceras de mondifier la playe, & acheueras finalement de la guerir, auec ledit emplastre contre les piqueures. Il y a encores des fautes (outre les predites) qui sont communes tant aux Chirurgiens que Medecins : mais nous-nous sommes cõtentez d'annoter ce peu, afin que tu les puisses mieux cognoistre & les euiter pour raison du grand peril qui y est. Ie desire encores que tu scaches, qu'il ne se peut ni doit faire aucune guerison par putrefaction : parquoy les playes se doiuent guerir par choses qui resistent à la pourriture, d'autant que les remedes qui guerissent les playes, representent le Sel. Or le Sel est vn certain Baulme exterieur, lequel se doit preparer & extraire des choses qui cõtiennẽt la nourriture de la partie blessée, soit des entrailles, des nerfs, des os ou des iointures. Voila nostre diuine methode sans laquelle il est impossible, qu'aucun acquiere honneur en Medecine.

Tierce faute des Chirurgiens.

Il faut garder la pourriture en guerissant les playes.

Des accidens qui aduiennent aux playes à raison du temps & des mouuemens cœlestes.

CHAP. VI.

IL est tant manifeste qu'il n'est besoin de demonstration pour le faire croire, que les tournoyemens du ciel nous amenent diuerses maladies : & ne seruiroit de rien de raconter, cõment les corps mesmes de ceux qui sont en santé en sont tachez & infectez, en sorte qu'il est impossible d'euiter leurs actions d'autant que leurs effects sont admirables, lesquels si ceux qui sont en santé ne peuuent fuir & euiter, qui doutera que ceux qui sont blessez n'y soyent aussi subiects. Mais ces choses ne sembleröt pas croyables à celuy qui ne les aura pas experimẽtées. Notez donc que cõme le ciel peut exciter la fieure en vn corps sain, qu'il la peut aussi faire aux playes, & qu'icelles fieures auront leur retour & paroxisme en rigueur & en chaleur, tout ainsi que les tierces ou quotidienes, & n'abandonneront iamais le malade que la playe ne soit guerie. Que le Chirurgien dõc ne die pas que ces affections sont accidẽs des playes, ains que ce sont vrayes fieures. Nous sçauons que de la memoire des hommes il est aduenu, qu'aucuns ayans esté blessez en temps de peste, ont esté surprins d'icelle sans sentir autre mal que la playe & sans enflure ni charbon, desquels aucuns ont vescu seulement deux iours, & les autres vn peu d'auantage. La fieure putride suruient aussi à quelques playes, mais icelles sont presque tousiours mortelles. Nous auons veu pendant qu'estions aux armées que quãd il suruenoit des peaux aspres sur la langue qui se communiquoyent au gosier des malades de fieures ardentes Epidemiques, qu'il en suruenoit de telles aux playes de ceux qui estoyent blessez. Or comme ces choses n'aduiennent que rarement, elles ne sont aussi gueries que par remedes specifiques, comme les playes pestilentielles, par remedes pestilentiaux, & les causauniques par remedes semblables. On a aussi obserué quelque fois, qu'il suruient aux playes vn flux de sang, mais non pas d'vn sang naturel, ains de certaine matiere qui resemble à du sang, lequel ne se peut arrester par aucuns remedes. Toutefois comme la dissenterie Epidemique regnoit en ce temps, de laquelle les deiections representoyent ce sang & gardoit les mesmes periodes, on y a appliqué les remedes specifiques de la dissenterie, & a esté par ce moyen ce sang arresté & gueri. Le Chirurgien doit donc diligemment obseruer & prendre garde à ces accidens, car encores qu'ils aduiennent peu souuent, si est-ce qu'ils sont aduenus, & pourront encores aduenir quelquefois. I'ay souuenance qu'on me presenta vn seruiteur du nombre de ceux qui trauaillent és mines, lequel ayant vne playe, estoit iournellement surprins de rigueurs trois ou quatre fois, auec conuulsions tantost d'vne part, tantost d'vne autre : lequel fust gueri apres que ie luy eu faict prendre de la liqueur de Vitriol, parce que ie croyois que c'estoyent paroxismes d'Epilepsie. Or ay-ie voulu ramener ceste histoire, pour monstrer aux Chirurgiens

La fieure suruiẽt aux playes par le Ciel.

Prunella.

Dissenterie de playes.

Histoire memorable.

Que le Chirurgiẽ doit

rurgiens qu'ils doiuent demander le conseil des Medecins en tels accidens : car combien qu'il seroit bien requis que le Chirurgien fust exercé en la cognoissance d'iceux, il est toutefois meilleur de prendre le conseil du Medecin, pour euiter le dãger qui pourroit aduenir par ignorance. D'auantage, il suruiẽt des affections aux playes, desquelles la source & le fondement n'est pas en elles, ains en tout le corps, telles que seroyent Phrenesie, Epilepsie & autres : nous ne dirons donc pas qu'elles soyent accident des playes, mais maladies, d'autãt qu'elles demeurent apres que la playe est guerie. Il faut donc prendre le conseil & aduis de la Medecine, afin de guerir ces maux: toutefois parce que iusques à present il ne s'en est point ou peu trouué, il faut toutefois faire toute la diligence qu'on pourra pour en trouuer, si on veut auoir tel soin qu'il faut auoir des malades. Et certes les Chirurgiens ne meritent & ne doiuent porter le titre de Chirurgiens, qu'ils n'ayent premierement veu & gueri tels accidens, afin que si souuent ils ne soyent contrains de recourir au Medecin : car quand ils prouiennent de la playe, c'est le deuoir du Chirurgien de les guerir. Celuy donc ne doit pas estre nommé Chirurgien, qui a seulement aprins de coudre & bander les playes, coupper ou faire ronger & manger la chair auec medicamens corrosifs & bruslans, ains celuy qui les peut guerir entierement, & oster la source & racine de tous les accidens qui peuuent suruenir à raison d'elle.

Des maladies interieures qui se meslent auec les playes, desquelles le Cancer, la Fistule, & le N[illegible] me tangere s'engendrent.

CHAP. VII.

NOVS deuons sçauoir que les causes qui excitent petit à petit au corps humain les Fistules, Chancres, vlceres rongeantes, Gangrenes & vlceres malignes: sont & demeurent cachées au profond d'iceluy : & que si elles s'arrestent & prenent lieu en quelque partie où elles veullent produire leurs effects, s'il aduient cependant que ceste partie soit blessée par couppure ou picqueure, alors elles se manifestent & ioignent auec la playe, d'on luy aduient malignité grande & telle qu'elle ne se peut

Comment il faut guerir les playes châcreuses & Fistuleuses.

guerir ni fermer auec les plus excellens remedes vulneraires. En ce cas dõc puis que la playe n'est simple, ains est châcreuse ou fistuleuse: il n'y faut vser d'vn simple remede propre aux playes, mais de celuy qui peut guerir les chancres & les fistules & playes ensemble. Il y a des medicamens qui ont la force de consumer ces maux deuant qu'ils soyent paruenus à leur perfection: mais s'ils ont ia atteint leur estat & perfection, il faut mespriser & laisser du tout la playe pour auoir esgard du tout à eux & leur appliquer des remedes propres à les guerir, parce qui'ils ne peuuent estre traitez ensemble, d'autant qu'ils requierent les remedes contraires l'vn à l'autre, & qu'il faut auoir tousiours premierement esgard à ce qui est le plus dangereux. Parquoy il n'est pas seulement requis que le Chirurgien sçache guerir les playes, mais aussi les enfleures & vlceres, comme chancres, fistules, Noli me tangere, & autres vlceres malignes, de peur que quelquefois ils ne soyent contrains de quitter la guerison qu'ils ont entreprinse, à leur grand deshonneur & danger du malade: ou bien qu'il ne leur souuienne quelque fois qu'en telles guerisons il failloit peruertir l'ordre acoustumé. Outre ce il faut obseruer que quand la chair croist trop abondamment es playes, qu'elle y croist comme des champignons ou esponges, & quand le mauuais & inexpert Chirurgien (qui ne trauaille gueres souuent sans dommage) la veut oster, tantost il la retranche, & tãtost il la faict consumer par des medicamẽs corrosifs: quoy faisant (q̃ ie ne peux dire sans facherie) ils ne font autre chose que tourmenter les pauures malades, d'autant que c'est vn Hydre & que pour vn il en [illegible]oit deux. Il faut donc vn peu plus profondement cercher la cause de la naissance de ces chairs spongieuses. Il y a certaines verrues, lesquelles estans couppées, renaissent tost apres plus grãdes & en plusgrãd nõbre quelles n'estoyent parauãt, tellemẽt que plus souuẽt qu'on les couppe ou qu'on les faict ronger aux medicamens corrosifs, tãt plus elles croissent & multiplient. Il faut donc penser & croire que ces champignons & esponges desquelles nous auons parlé, sont de semblable nature: car la racine de telles verrues estant vnefois offencée, il est vray semblable que nature (trop curieuse d'engendrer la chair) reiette ces chairs spongieuses & chãpignons. Il aduient aussi quelque fois (mais rarement) qu'il croit de sẽblable chair sur ou aupres de la cicatrice des playes

enco-

encores qu'elle ne soit fermée recentement ains que ce soit de long temps, mais comme qu'il en soit il est manifeste que cela prouient des verrues. Ce mesme mal se descouure quelquefois sous espece de Schirre ou d'Oedeme, lequel encores qu'il soit moins perilleux, ne laisse pas (toutesfois) de requerir vn maistre expert pour le cognoistre, & luy appliquer le remede conuenable. Ie dy ceci tout expres afin qu'on se garde de ces asnes, lesquels encores qu'ils n'ayent iamais veu tel mal, se glorifiét neantmoins de le pouuoir guerir, mais pour ce faire, ils vsent de remedes pestiferes & pernicieux. Or ces maux & accidens qui sont ioints auec les playes, sont tant differens l'vn de l'autre, & donnent telle compassion à ceux qui les contemplent, & requierent telle diligence pour les guerir, qu'il ne se peut presque dire ni expliquer. Parquoy si tu ne peux encores estre docteur & maistre, toy qui te veux faire nommer Chirurgien, ne sois point paresseux, car tu es ia demi docteur.

Des playes qui sont faictes par couteaux ou armes empoisonnées.

CHAP. VIII.

COMBIEN que l'époisonnement des armes aye esté condamné de tout temps & reputé pour deshonorable, la malice des hommes toutesfois, est si grande qu'elle ne quitte pas ce malefice: tellement que par ce moyen ils affligent & tourmentent les autres leurs ennemis non seulement de playes, ains aussi de tourmés insuportables: parquoy il est besoin d'escrire les remedes pour les secourir. Il y a beaucoup de façons d'infecter les armes, qu'il vaut mieux taire que reciter. Les ennemis empoisonnent les espées, coutelas, lances, iauelots & autres armes offensiues: mais les instrumens domestiques sont infectez & empoisonnez, quand ils sont employez à l'vsage pour lequel ils sont faicts, comme (pour exemple) quand on vse de la faulx, en s'eschauffant elle retire la nature des herbes & autres choses qu'elle couppe, assauoir des Renes, Serpens, Aragnes, Souris, Soterelles & autres: le Soc de la charrue retire de mesme le venin de la terre qu'il couppe. Il faut donc considerer

Les armes s'empoisonnent en beaucoup de sortes.

Les instrumens mecaniques qui font les playes venimeuses.

diligemment ces choses pour s'en garder : car encores qu'en les forgeant & passant sur la meulle ils en perdent quelque chose, toutefois il y en reste tousiours. Il y a contraire raison és instrumens desquels se seruent les charpentiers & autres qui taillent & trenchent le bois, car ils retirent plustost du bien que du mal en le couppant. Quant au verre, il ne peut infecter la playe (encores qu'il soit venimeux de sa nature) s'il ne demeure dedans. Les fuseaux dequoy les femmes se seruent & les autres instrumens qu'on manie souuent, sont infectez d'vn venin fort contagieux aux playes, qui leur a esté acquis par le frequent maniement. Les Pierres & les metaux n'ont point de venin, combien que ie ne niérois pas que le fer ne peust aussi infecter n'estant pas bien purgé. Il n'est pas besoin que nous escriuions ici les remedes & moyens pour retirer les venins, parce (qu'au second traicté) nous le ferons en son lieu. Mets donc peine à les cognoistre, car si tu ne le fais, & que tu continues d'vser des remedes vulgaires, tu seras contraint finalement (mais trop tard) de recourir à ceux-ci. Il faut aussi diligemment considerer, si les accidens viennēt par communication de venin ou autre cause, parce que le iugement en est quelquefois difficile à cause de la ressemblāce des signes. Les maux donc qui sont faicts par les armes qui ont esté empoisonnées artificiellement, sont plus grans que s'ils prouenoyēt d'auanture : car elles excitent des chaleurs bruslantes, des phlegmons, decoloration de la partie, pointure des costez, & principalement si ce sont arquebusades : mais pour les adoucir, tu verseras quelque huyle froit dedans la playe. Les accidens des autres sont plus doux, sinon que les armes ayent esté empoisonnées par des Aragnes ou Crapaux venimeux, desquels le venin ait esté communiqué à la playe. Or pour les guerir, tu suiuras les reigles & enseignemens qui seront escrits au troisiesme traité, & lerras cependant leurs onguens comme inutiles, lesquels ils gardent en leurs boites d'airain.

Du verre

Instrumens manuels des femmes.

Comment les malades se gastent par le boire, manger, l'exercice & conionction aux femmes. CHAP. VIII.

COMBIEN que le Medecin face tout ce qui est necessaire & que la raison requiert pour guerir les malades, il aduient (toutefois) souuent que la guerison est entierement peruertie par leur desobeissance, telle-

Qu'aporte l'intēperāce des malades.

tellement que les playes qui estoyẽt aisées à guerir ont quelquefois esté suiuies & accompagnées de Paralisie, autre fois le membre blessé tombe en attrophie, & autrefois beaucoup d'autres accidẽs aduienent, voire bien souuent la mort: parquoy le Medecin doit bien soigneusement considerer ces accidens, afin d'en predire les perils & en faire entendre la cause: car nous voyons bien souuent que nature est tant irritée & excitée par la licence que les malades se donnent, qu'elle ne faict iamais son deuoir puis apres, ains ne faict que s'esgaier & ne se peut contenir en ses limites. Et pour exemple, si quelqu'vn a abusé des femmes estant blessé & malade, le membre blessé en est tellement enflammé, qu'il en est rendu disposé à toute espesse de mal, mais principalement si la situation de la playe y conuient & consent. En faisant donc distinction des choses tu cognoistras le moyen comment il faut resister à ces accidens. Nous auons veu que pour l'abus des femmes, il a fallu retrancher le membre qui en auoit esté offencé & tombé en Gangrene, sideration ou bien ayant esté comme bruslé: & d'autres sont morts tost apres, les autres ont esté surprins de fieures mortelles, les autres sont tombez en cõuulsion, & autres apres auoir esté par ce moyen tourmentez par vn Erisipel le vniuersel en sont finalement morts. Quand donc tu verras ces accidẽs qui prouiennẽt de luxure, aye souuenãce qu'on ne les peut apaiser par aucuns remedes iusques à ce que leur furie soit passée, parquoy il ne les faut pas irriter, ains les faut laisser iusques à ce qu'ils s'apaisent eux-mesmes, mais apres il faut traiter la playe auec plus grand soin & vigilance qu'au parauant.

L'vsage des femmes est dãgereux à vn blessé.

Le trauail & exercice immoderé du membre offencé n'est pas si perilleux ni subiect à si grãds dangers, & toutefois il n'en est pas du tout exempt, car il peut exciter des phlegmons ou inflammations, lesquelles (par succession de temps) peuuent estre suiuies de fieures accidentales, Gangrenes, Atrophie, ou resolution du membre. Tu donneras donc ordre à ce que le malade, tienne en repos le membre offencé, craignant que le mespris d'vn petit mal, n'en face venir vn gand. Ayes aussi soin de la nourriture du malade, afin que le boire & le manger luy soyent conuenablement administrez, craignant que le malade ne tombe en quelque mal par trop grande repletion, qui est ordinairement pernicieuse aux playes. Car lors que nature est affligée de quelque mal, elle n'en veut pas estre di-

Que rapor te l'immoderé exercice.

Il ne faut pas diuertir la nature de la cure du mal.

uertie, ains desire d'estre soulagée afin qu'elle puisse vaincre le mal: mais si elle est empeschée de ce faire elle s'irrite, & (par maniere de dire) entre en furie par tout le corps, par le moyen de laquelle, fieures, inflammations, grandes douleurs & autres accidens aduiennent au corps. Pour ces raisons donc (assauoir pour euiter ces accidens) que le Medecin permette au malade de faire, nõ pas ce qu'il voudra, mais qui est vtile pour sa santé. I'ay encores souuenance que par l'immoderé vsage des femmes, i'ay veu aduenir de plus grans maux, assauoir Apoplexie, Syncope mortel, Epilepsie & Hydropisie, lesquels on n'a peu apaiser par aucuns remedes, ains s'en est ensuiuie la mort.

Qu'il faut choisir les viandes pour les blessez.

D'auantage les malades requierent vne grande diligẽce du Medecin pour le regard de ce qu'on leur donne manger & boire: car si les playes sont gueries par l'vsage des viandes & bruuages vulneraires, qui empeschera qu'elles n'empirent si on donne au malade choses contraires? veu que nature va tousiours de mal en pis. Parquoy les Chirurgiens qui ne se soucient pas de la façon de viure des malades, & leur permettent de faire tout ce qu'ils veulent, sont dignes de punition: veu que le temps & autres occasions amenent tant de perils, que bien souuent leur plus grande diligence ne suffit pas pour empescher les accidens ausquels les malades sont subiects.

Des accidens qui suyuent la temperature & complexion du corps.

CHAP. X.

Les vns sont plus aisez à guerir que les autres.

LE Medecin en toutes ses ratiocinatiõs & desseins doit auoir memoire, qu'il y a des corps qui sont plustost gueris des playes & des vlceres que les autres: partant ceste consideration est le but de la soudaine ou tardiue guerison. Car (afin d'esclarcir ceste doctrine par exemple) tout ainsi qu'vn bois se couppe & graue plus aisement l'vn que l'autre, que l'vn est plus dur l'autre plus tendre, & l'autre a plus de nœus & rameaux, lequel (toutesfois) ne laisse d'estre nettoyé & poli par l'industrie de l'ouurier, comme sont aussi les pierres precieuses & autres: il faut faire pareil iugemẽt des corps humains: car puis qu'ainsi est que nous sommes nez & engendrez de terre, qui contient

en

en elle le dur & le tendre, l'espez & le menu ou subtil, & que le semblable engendre son semblable : qui doute que nous ne soyons differens l'vn de l'autre, comme la matiere dont nous sommes issus est diuerse? Les Chirurgiens doyuent donc y prendre garde, à ce qu'ils cognoissent si le corps qu'ils veulẽt traicter est facile ou dificile à guerir, tout ainsi que le charpentier cognoist que les nœus du tillot sont plus aisez à oster, que ceux du sapin. Il y a des corps qui sont si tendres & delicats de nature, que les moindres playes leur sont mortelles, qui ne feroyent point de peines à vn autre corps : parquoy il faut diligemment considerer la diuersité des natures. C'est cy la cause qui m'a incité & contraint de cercher des remedes nouueaux ayant quitté les vulgaires car encores qu'ils soyẽt quelquefois profitables à vn, il s'en trouuera bien dix apres ausquels ils ne seruiront de rien : ie vous admoneste donc que en les quittant vous preniez ceux qui sont escrits au traicté suiuant : parce que vous aurez vn chaussepied (comme on dit) à tous souliers. Encores donc qu'aucunefois les playes semblent estre difficiles & rebelles au traictement, toutefois vous cognoistrez qu'elles obeiront toutes à ces remedes & seront gueries. Ie desire encores d'auantage, que le Chirurgien aye des propres remedes aprestez pour toutes les parties du corps: par ce que les empiriques ont toute gastée la Medecine en appliquant à vne partie du corps les remedes qui ont gueri vne playe en vne autre partie: mais ces bonnes gens en mesprisant mes remedes se defendent, disans qu'auant que ie fusse on guerissoit les playes. Ie ne nie pas qu'on ne l'aye fait deuant moy mais ie dy que de mile blessez q̃ i'ay traicté auec mes remedes en vne armée apres vne grãde bataille, il n'y en a pas vn (autãt que nature le peut permettre) qui ait esté frustré de son attente, ou que i'aye perdu : ou eux au contraire en ont à grand peine gueri vn de vingt : à ceste cause i'ay opinion que ce mien dessein sera aprouué par les gens sages. I'ay donc voulu mettre en lumiere cecy pour faire cognoistre aux hommes la difference qui est entre la vraye & fausse Medecine : car la vraye a esté le passé en tel honneur qu'elle pourroit estre de present: & ont de mesme les hommes esté tant offencez par la fausse, comme ils sont maintenant, mais ils ne la cognoissent pas. Et ne faut pas dire que l'antiquité la rende meilleure, car liuroye vaudroit autant que le fromẽt, d'autãt qu'ils vienẽt & naissent

Il reiette les remedes vulgaires.

ensemble, & toutefois il n'y a homme tant stupide & hebeté qui ayme mieux l'iuroye que le froment. I'ay donc deliberé de le faire cognoistre, afin que (puis qu'ainsi est qu'on aprent aussi tost le vray que le faux) les hommes puissent finalement commencer & aprendre d'aymer la vraye Medecine.

Des playes qui sont faictes aux femmes durant qu'elles ont leurs purgations lunaires.

CHAP. XI.

Les menstrues sortẽt par les playes quelquefois.

LA diuersité & grandeur des accidens qu'il me souuient auoir veu aduenir aux femmes qui ont esté blessées pendant le temps qu'elles auoyent leurs purgations lunaires, m'admoneste d'en annoter quelque chose qui pourra estre vtile &delectable à sçauoir: I'ay veu le sang mẽstrual sortir à vne femme blessée, non pas par le lieu à ce destiné, ains par la playe mesme. I'en ay veu d'autres ausquelles Epilepsie, Conuulsiõs & autres accidẽs estoyẽt suruenus, qui n'ont iamais cessé qu'auec lesdites purgatiõs mẽstruales, & que la matrice n'aye esté remise en son lieu sans plus mõter ni descẽdre. Il aduient à aucuns des phlegmons, douleurs de teste, dificultez de respirer & des nosées, par le moyen desquelles la playe est plus dificile à guerir: mais si tu veux remedier à ces maux, faits premierement que le flux menstrual soit remis en son ordre naturel, afin que les medicamens puissent puis apres mieux faire leur action. Faut encores retenir, q̃ les femmes ont vne espece de cholere ou courroux, durant lequel si elles sont blessées, tous ces accidens leur aduiẽnẽt beaucoup plus perilleux, car elles sont surprinses de cõuulsiõs vniuerselles, par le moyẽ desquelles la matrice est aussi offencée, & ainsi naist double mal, chacun desquels est accõpagné de grans accidens: car la Paralisie suit les conuulsions, & la suffocation de matrice son esmotion. Par ce dõc que ces maux trauaillent plus aigrement les enuirõs de la playe, faut sçauoir qu'il est expedient de prendre premieremẽt conseil d'arrester la matrice & d'oster les cõuulsions: mais pour ce faire il est besoin de recourir au cõseil, nõ pas vers ceux qui sont Medecins de titre (parce qu'il se vend par argent) ains à ceux qui le sont par longue experiẽce. Il estoit bien besoin d'escrire ici les remedes, mais outre ce qu'ils ne se peuuent rendre en nostre langue, ils requierẽt vn traicté particulier. Parquoy laissons main-

tenant

tenant cest affaire. Et notõs plustost que si le flux de sang ou le phlegmon sont ioincts auec les maux deuant-dits, s'ils ne sont mortels, au moins ils font & rendent les playes fort difficiles à guerir. Tu t'en donneras donc diligemment garde, & obseruceras que si tu ne les peus empescher, qu'au moins tu ne failles d'en predire l'euenement.

Les signes des playes auec leurs significations.

CHAP. XII.

TOVS les accidẽs qui doyuẽt suruenir aux playes, se cognoissent par quelques signes qui les precedẽt. Parquoy l'office & deuoir du Chirurgien sera de predire ce qui est monstré par eux : car l'office du Medecin est de guerir le mal benignemẽt, seuremẽt, le plus diligẽment qu'il pourra. Si dõc cela n'aduiẽt les choses estãt duëment faites, c'est vn certain argumẽt qu'il doit suruenir quelque chose; & voulons monstrer en ce chap. comment il se pourra cognoistre. Car ie tiẽ que la partie de Medecine qui traicte des signes est vn grand secret, dequoy toutesfois les Chirurgiẽs anciẽs n'ont pas traicté fort amplemẽt, non plus que les Medecins. Nous descouurirons donc fidelement ce qu'en auons experimenté par longue exercice : parce que c'est chose louable & qui ne doit estre reputée à vice à aucun, d'adiouster ses inuentions, à celles des anciens.

Signes que le membre doit seicher.

Quãd les bras ou les iambes & cuisses sont blessées, s'il suruiẽt (à cause de la douleur) vn phlegmõ au pres de la ioincture de l'aisselle (la playe estant au bras) au pres de la hanche (le pied estant blessé) & que les douleurs & defluxions croissent la nuit & sur le soir, & que la constitution du temps se change lors, ou que la Lune soit plaine ou nouuelle, tu iugeras que le membre blessé seichera apres que la playe sera guerie.

Enflures aupres des playes.

Pareillement, quand la playe semble estre preste à se reprendre & coller ou glutiner, s'il suruient des enflures aupres d'elle, soit tirant à l'extremité du membre, ou en haut contre la iointure, lesquelles s'endurcissent peu à peu, & ne se consumẽt point, ains demeurent apres que la playe est fermée, & par ce moyen au lieu qu'elles estoyẽt accident sont faites propres & essentielles maladies: il faut craindre qu'il ne s'y face vn acces pire q̃ la playe: par le moyẽ duq̃l il s'y engẽdre vne vlcere, voire q̃ l'os se gaste & vermolisse ou q̃ tout le mẽbre se corrõpe.

Flux des glaires. Si aussi les glaires commencent à couler quand le membre est blessé, c'est chose certaine qu'il deuiendra tabide, & ne se pourra guerir s'il ne s'engendre autant de ladite matiere qui a coulé, qu'il s'en est perdu & consumé, autrement le membre deuient sec tout ainsi que faict l'arbre couppé.

Veilles & inquietudes. Les playes qui empeschent le dormir, excitent les veilles & inquietudes, tourmentent le malade par punctions continuelles, & principalement quand il est sans cesse alteré desirant tousiours de boire, sont mortelles, pourueu toutesfois que ces accidens ne soyēt point excitez par la malice des medicamēs, parce que ie ne parle ici que de ce qui aduient par l'impuissance de nature, & non par la faute du Medecin. *Conuersiō des yeux.* D'auātage quād les yeux se conuelhissent en se retirant d'vn ou d'autre costé, que la langue begaye, l'ouye est corrompue, & que le malade est fort tardif à parler, c'est signe mortel. Si les playes aussi sont souuēt humides, n'engendrēt point d'apostume, & ne se reprenent pas, ains demeurent tousiours en mesme estat, c'est signe certain qu'elles se conuertiront en Fistule, ou Cancer, ou autre playe maligne: pourueu toutesfois qu'il n'y ait point de battement de cœur, & qu'auec ce ne soit ioincte vne foiblesse de tous les membres: par ce que ce sont signes mortels: cōme seroit si la playe se portoit bien & se guerit, mais que le corps se portast mal & fust languissant. *Signes de Phrenesie.* Si les blessez ont vn regard cruel & afreux, renuersent les yeux en la teste, ont la parole audacieuse & vehemente, sont fort agiles de leurs membres, ont la fieure & grāde chaleur en la teste, ils sont menacez de Phrenesie, de manie ou autre offence en la partie raciocinatrice du cerueau, selon la diuersité & complexion du malade. *Grincemēt des dents.* Le grincement des dents menace le malade de quelque accident mortel, s'il est conioinct auec quelque alienation d'entendement: pourueu toutesfois que ladite strideur ne prouienne de vermine. *Signes d'Epilepsie.* Mais quand tu verras de l'escume à l'entour de la bouche, accompagnée de grande difficulté de respirer auec ronflement, & que les yeux tournent en la teste auec conuulsion des ioinctures, di hardiment que l'Epilepsie ne tardera gueres qu'elle ne surprenne le malade. S'il semble à celuy qui est blessé, qu'on luy serre ou prenne les membres, & que cela ne viene de songe ou de crainte, il signifie amas d'apostume. Quand il suruient des enflures qui sont tardiues à guerir, cela monstre que le membre perdra bien tost le sentiment.

ment. S'il aduiét que l'estomach soit desuoyé & s'enleue, auec nosée ou vomissement ioincts à grande & immoderée alteration, c'est signe que les nerfs & les veines couppees sont hors de leur place. Il resteroit encores à reciter plusieurs autres semblables signes, mais il suffit d'auoir redigé les principaux chefs par memoire, lesquels suffiront pour cognoistre & preuoir tous les accidens qui doyuent aduenir, toutefois les fondemens de ceste consideration sont, aprendre & experimenter.

Comment il faut traicter les playes desesperées, & celles qui ont esté mal gueries ou traictées.

CHAP. XIII.

Combien que nous eussiős proposé en ce traicté de parler des playes fresches & recentes seulemét, toutefois puis qu'il s'en presente beaucoup d'enuieillies, il nous a aussi pleu d'en faire vn chapitre. Car si on considere la façon de laquelle vsent ces barbiers & Medecins de cheuaux, on s'esmerueillera commét il est possible qu'ils puissent seulement guerir vne egratignure, tant s'en faut qu'ils puissent guerir vne bien grande playe. Quand donc on nous presentera ces vieilles playes gastées, nous considererons premierement, assauoir si elles sont ainsi par accident qui leur soyent aduenus, ou bien si c'est par la faute du Medecin, car ce sont les deux moyens qui rendent mauuaises les playes. Si donc la malice vient du mal mesme, & que le Chirurgien ne le cognoisse, il pert le malade par son ignorance : mais si elle ne vient du mal, il faut qu'il aye esté rendu tel par l'ignorant de son art. Où cela donc aduient cerche diligemment la cause de sa faute. Mais si la playe a esté gastée par la conionction d'vn autre mal, tu aprendras la façon de le guerir dedans nos autres traictez de Chirurgie. Tu pourras aussi si bon te semble regarder les autres escriuains & faux Medecins, ausquels (toutefois) ie pense & croy qu'il faut auoir bien peu d'espoir, parce qu'ils se trouuent rarement accompagnez de l'effect de leur promesse, veu que Dieu a voulu que Guerison fust l'effect de la Medecine, & qu'ils ne la donnent pas. Or ie veux ici enseigner vne chose qui n'a encore esté dite ni declairée par aucuns des anciens (que i'ay tout expres voulu metre en ce chapitre) parce qu'aussi elle part de nostre

L'vsage du Sel de Reagal inuenté par Paracelse.

escolle & doctrine: c'est assauoir qu'il y a vn medicament vniuersel pour tous ces maux qui prouiennent de maladies conioinctes ou compliquées, comme sont le Cancer, la Fistule & autres semblables, qui est le Sel du reagal cõme alkali, duquel toutefois ie ne veux ici enseigner la façon, mais qu'il t'en souuienne, car si tu desires de la sçauoir, tu la trouueras escrite en son lieu: tu gueriras auec luy toutes Fistules & carcionome, les vlceres malignes, & Noli me tangere: item tu feras tomber entierement la chair superflue & les champignons qui suruiennent aux playes, & les consolideras entierement. Puis dõc que ie suis le premier inuẽteur de ce remede, à bõ droit i'en ay fait memoire en ce chapitre qui est propre & commode: car il ne m'est deshoneste ni inciuil de me vanter de ce qui est de mon inuentiõ par le moyen de mes grãdes experiences, d'autãt que ie sçay que i'ay en ce passé ceux qui ont esté deuant moy. Parquoy ie ne me suis pas immeritoiremẽt & sans cause ni raison attribué ce droit, de publier les secrets de nature. Ma grãde experiẽce me cõtraint à me vanter quãd ie voy que ces docteurs Chirurgiens & barbiers sans aucune experiẽce & auec moins d'vsage traictent les maladies malheureusement, voire ruinẽt & perdent entierement les malades: ils ont plusieurs marteaux ces forgerons, mais ils n'en sçauẽt pas vser. Dequoy sert la marguerite deuant les porceaux, puis qu'ils ne sçauent faire autre chose que manger? Ie publie & presche l'Alchymie qui prepare les Medecines secretes par lesquelles on guerit les maladies qu'on tient pour desesperées: puis dõc qu'ils en sont ignorãs, ils ne doiuẽt estre appellez ni Chymistes ni Medecins. Car les remedes sont entre les mains & en la puissance des Alchymistes ou des Medecins: si en celles des Medecins les Alchymistes les ignorent: mais si c'est en celles des Alchymistes, les Medecins ne l'ont pas aprinse & ignorent les remedes par consequent: comme meritent-ils donc d'estre louez? Ie iugeray plustost que celuy est digne d'estre loué & honoré, qui sçait reduire les remedes & les amener auec la nature d'iceux à ce point, qu'ils soyent propres & conuenables pour ayder le corps affligé, c'est à dire qui sçait separer le mauuais & inutile d'auec le bon, pour le prendre seulement en reiettant le mauuais, & qui en cognoist (outre ce) la vertu & efficace: car il semble qu'il est impossible de separer la preparation des remedes d'auec la science; c'est à dire que la Medecine soit separée de l'Alchymie

Louanges de l'Alchymie.

L'alchymie ne doit estre separée de la Medecine.

mie, puis qu'elle enseigne de preparer les remedes : & si quelqu'vn entreprent de les separer l'vne de l'autre, il ne sera autre chose qu'obscurcir la Medecine, qui seroit vne grãde folie veu q̃ les fondemẽs de la Medecine, seroyẽt reuersez. Toutesfois ie ne pense pas qu'il me faille dõner beaucoup de peine pour vous faire entẽdre la verité & certitude de ce q̃ ie dis: i'aduerti seulemẽt qu'õ prene garde à la force & puissance des remedes de ces faux Chirurgiens, par le moyẽ desquels ils gastent premierement les playes, puis apres qu'ils les ont gastées ils changent leurs remedes & en experimentent maintenant vn, tantost vn autre, tourmẽtans ainsi les pauures malades miserablement, mais finalement voyans que tous leurs remedes ne profitent pas, & la maladie estant hors d'espoir de guerison, ils les laissent pauurement mourir. Or c'est assez parlé pour ce coup des maladies meslées & compliquées: Retournons maintenant à considerer les fautes du Chirurgien. Le Chirurgien donc faict empirer les playes en y appliquant des remedes qui ne sont pas propres, c'est assauoir pour auoir tranché la chair, ou appliqué le feu, ou bien par ses onctions ou applications de medicamens corrosifs, & autre art ou façon semblable & pestifere, lesquels tu reietteras auec tous les autres remedes veneneux des Chirurgiens, par l'vsage desquels le mal a coustume d'empirer, & garderas les preceptes, cautelles & admonitions touchant la purgation & consolidation des playes, qui sont escrites au second traicté. Or à Dieu soit gloire eternellement par la grace duquel i'ay trouué & inuenté ces medicamens, dequoy aussi ie luy rens graces de quelque façon que ie les aye finalement trouuez. Puis dõc que ie suis Medecin Chymiste, faisant profession des deux assauoir de l'Alchymie & de la Medecine, qu'il me soit permis de reprendre & descouurir les fautes qui se commettent en la guerison & cure des maladies, & de reietter tels pestiferes & meschãs remedes en en restablissant d'autres meilleurs en leur place, à quoy faire ie suis incité par le grand desir & ardente volonté que i'ay d'ayder & secourir les hommes. Or i'enseigneray (moyennant la grace de Dieu) au second liure de cest œuure les preceptes & remedes pour guerir les playes tant simples qu'autres qui ont esté gastées par mauuais traictement, desquels tu pourras vser, diminuer & faire perdre la iactance de ces docteurs & faux Medecins: car i'en ay gueri beaucoup de playes qui auoyent esté

Paracelse est Medecin Chymiste.

mal traictées par eux & delaissées comme desesperées.

La façon de coudre les playes, & comment il ne le faut pas faire auec l'aiguille, ains auec medicamens.

CHAP. XIIII.

IL faut aussi descouurir & mõstrer leur ignorance & folie, laquelle ils manifestent assez en la couture des playes, pour la reietter entierement : quittant donc les aiguilles desquelles ils se seruẽt pour cest effect, ne sois point paresseux d'aprendre à mieux faire. La coustume de coudre les playes (dient-ils) est fort ancienne, tellement qu'on ne sçait quel en a esté le premier autheur: mais considerez vn peu ie vous prie la grande raison, la folie est aussi anciene que la sagesse, il ne faut donc pas reietter la folie : qui ne riroit oyant ceste raison? L'argument qui veut defendre & excuser la faute par l'antiquité est bien froit. Car quãd on dit, la folie est aussi ancienne que la sagesse, cela ne touche & apartient aucunement à l'homme sage: assauoir si le fils suiura la folie de son pere? Mais passons outre. Si tu coux vne playe, saches que la cousture ne sert de rien : parce qu'elle pourrit bien tost & tombe: & si tu recoux derechef, derechef elle tombera, & seras en fin contraint de laisser la playe ouuerte: car elle retourne & demeure tousiours en mesme estat, soit que tu la couses ou non: & n'y aura autre difference en ne cousant point, sinõ que les malades sont plus tourmentez par ces coustures vulgaires qu'autrement : parquoy ie te prie de laisser & quitter ceste folie de laquelle il viẽt tant de maux (que ie ne sçaurois maintenant reciter) comme sont douleurs, defluxions sur la partie offencée & autres. Mais afin que soyez munis de bonnes & fermes raisons touchant la couture des playes, ie desirerois que gardissiez ces fondemẽs: assauoir que nature cout & reserre iournellement la playe par le fonds & au dedans, la colant, & consolidant tant qu'elle peut, & poursuit ainsi petit à petit, iusques à ce qu'elle paruienne aux leures & extremitez d'icelle, & soit entierement recollée & consolidée, tout ainsi qu'vn charpentier ou menuisier qui ioint & colle deux pieces de bois ensemble. Et quant à la cicatrice, elle la faict aussi petite & deliée que si tu l'eusses cousue auec du fil de cordonnier. I'ay souuenance d'auoir vne fois esté present à la cure d'vne playe, ou i'oyois les barbiers qui disoyent

L'ancienneté n'excuse pas les fautes.

La façon de coudre les playes est incommode.

Nature cout les playes d'elle mesme.

ditoyẽt & concluoyẽt de la coudre auec du filet de cordonnier & des sayes de porceau, parce qu'ils craignoyent que la soye ne fust pas assez forte: par où on peut iuger & cognoistre l'ignorance & stupidité de tels personnages. Mais quant à toy, voici que tu feras : dõne ordre à ce q̃ tu sois fourni de bõs remedes suiuant nos preceptes, & en vsant comme l'auons enseigné tu laisseras faire nature, & tu luy verras coler & faire reprendre les nerfs, ligamens, tendons, la peau, & la chair, sans y faillir, pourueu que tu y appliques nos remedes legitimes. Si tu ne fais ceci, tu ne meriteras iamais d'estre appellé Chirurgien, ains porteras le nom de celuy qui s'estudie d'estre contraire à nature, tellement que si les malades ne reçoiuent plus d'ayde que de toy, ils n'vserõt iamais de ton conseil sans peril & dommage. Car le propre de nature est de desirer la guerison qui se faict auec delice, plaisir & sans douleur, d'autant qu'elle cognoist qu'ainsi faire se peut, tellement qu'elle a horreur d'entrer entre les mains de ces gehenneurs & tyrans. Ie resprouue donc (pour ces causes) la façon de coudre les playes, non seulement comme estant estrangere & aliene de l'art, mais aussi parce qu'elle excite des douleurs & fluxions : & suis bien marry qu'on aye tenu vne telle œuure faicte sans artifice, entre les secrets de l'art : mais s'en est de mesme que du iugement faict sur le regard des vrines, où c'est qu'on a plus d'esgard au gain qu'à la raison : si donc on n'auoit point d'esgard au gain & profit, on banniroit & chasseroit aisement de l'art ces miserables coutures. Mais si au lieu de ces coutures, on vsoit de poudres glutinatoires, ou d'eaux assemblnates & collantes, desquelles nous parlerons au traicté suiuant, desquelles aussi la preparation est artificielle & l'operation admirable, on ne gueriroit pas seulement aisement les playes, mais aussi de plus grans maux, qu'eux estiment & reputẽt estre incurables. Toutefois on a tousiours plus faict de cas des faux enseignemens, que des veritables, parce que les faux sont embellis & couuers de babil, sous lequel, le vulgaire pense que l'art & la science soyent cachez; & par ce moyen ils ont finalement mis les faux remedes au lieu des bons.

Comment il faut traiter & bander les playes. CHAP. XV.

ENCORES (qu'au second traicté) nous voulions escrire la façon d'appliquer les remedes des le commencement de la guerison iusques à la fin: toutefois la commodité s'estant ici rencontrée, nous declairerons le moyen qu'il faut tenir & garder à traicter les playes. Quand donc tu les voudras traiter au commencement, tu les rempliras premierement d'huyle, ou de Baulme, ou d'õguent vulneraire, qui soit tiede ou moderement chaut, en mettant dedans la playe les herbes ou fleurs qu'on aura faict macerer dedans l'huyle: puis apres ayant mis par dessus de l'emplastre contre les pointures, tu la banderas diligemment, & oindras l'entour de la playe auec les mesmes remedes, sinon que tu le vueilles estuuer d'huyle, & vinaigre rosat, meslez ensemble, ou bien de vinaigre rosat tiede tout seul. Tu cõtinueras à faire ainsi huict ou neuf iours durant, selon que la playe sera grande ou petite, & changeras le remede en le reiterant de douze en douze heures. Ces choses estans bien faictes il ne se faut pas beaucoup trauailler d'auantage, sinon que la playe fust fort grande, ou que le tendon ou ligament fussent offencez, à l'occasion dequoy on deust craindre qu'il n'y suruint des accidens: car alors il en faut auoir plus de souci, afin que tu y remedies & les empesches par ton industrie. Quand la playe est faicte en piquãt, comme seroit vn coup d'estoc, il faut ietter auec vne syringue quelqu'vne desdites huyles dedans la playe, & la traiter au reste cõme il a esté dict. Le premier traitemẽt doit estre faict exactement, par ce (qu'alors) la necessité le requiert. Les playes de la teste seront traictées en ceste façon: il faut tremper vne piece de linge mol & doux, ou du cotton, dedans l'huyle vulneraire chaut, puis faut remplir ledict linge ou cotton trempé des fleurs ou de l'herbe qui a esté macerée en ladite huyle, & puis faut mettre dedãs la playe iusques au fond ledict linge ou cottõ ainsi apresté, (mais garde toy d'vser ici de Baulmes c'est à dire d'huyles distillées) ce faict tu mettras l'emplastre par dessus, puis banderas: mais garde toy bien de toucher aux membranes du cerueau (qu'on appelle meres) en mettant le linge dedans la playe, parce que l'atouchement d'icelle est chose sacrée. Or les emplastres ausquels les gõmes & la Litarge entrent, sont propres à la teste, & non pas ceux qui reçoiuent la resine, Colophone ou le Camphre en leur composition. Les playes sont presque toutes la tierce partie gueries par ceste methode & façon de guerir, & par ces remedes dans neuf iours, car nous diuisons la guerison en trois, c'est assauoir commencement, milieu, & fin. Apres que le blessé a vn peu reprins

Comment il faut traiter les playes de teste.

Emplastres capitaux.

ses

ſes forces, on peut vſer de Baulme au lieu d'huyle,& toucher la playe auec vne plume trépée dedãs ledict Baulme, puis faut mettre l'emplaſtre deſſus, continuant ainſi à la traicter, iuſques à tant que les nerfs & ioinctures qui auoyent eſté deſcouuertes, ſoyent recouuertes. Apres il faut venir au dernier traictement ou appareil, qui ſe faict auec les ſeuls emplaſtres contre les pointures, & ſe continue iuſques à ce que la playe ſoit du tout cicatriſée & fermée. Ceſte façon de traicter les playes m'eſt commune & familiere en celles des os,& des nerfs & autres ſemblables, deſquelles la gueriſon eſt hors deſperance à ceux qui les traictent autrement. Mais ſi elles ne ſont pas fort perilleuſes,l'vne des façons ſuſdictes ſuffira pour leur gueriſon: car ſi au commencement on les traicte comment il faut & auec propre remede,il ne faut puis apres auoir crainte d'aucun peril ni accident. Il y a encores des autres remedes, c'eſt aſſauoir des poudres,potions vulneraires, ſublimez,diſtillez & autres ſemblables,de l'vſage deſquels nous parlerons en ſon lieu.

De certaines maladies qui ſuruiennent à ceux qui ont eſté gueris de playes.

CHAP. XVI.

COMME i'accorde aiſement que guerir vne playe c'eſt le propre de l'art, ie dis auſſi qu'il luy eſt requiſe vne plus grande perfection pour la guerir,& empeſcher qu'apres ſa gueriſon il ne ſuruiẽne aucun mal à celuy qui auoit eſté bleſſé, par l'ordonnance d'vne bonne & conuenable façon de viure. Comme (pour exemple)la ſcarification ou la ſeignée faict ſecours à nature quãd elle eſt opprimée,& ſi on ne la faiſoit il ſuruiendroit d'autres maladies: ainſi aux grãdes playes eſquelles on ne voit pas des ſcarifications ſeulement, ni vne ſimple ouuerture de veine,ains vne playe fort profonde, il ſe faut garder d'exciter ni donner occaſion à quelque mal que ce ſoit, ce qu'on fera ſi on deſcharge nature par la playe, (tout ainſi qu'on empeſche les maladies par la ſeignée) qui ſe fera ſelon que tu le pourras cognoiſtre par ton induſtrie,ayant touſiours eſgard au temps & à l'occaſion: car autremẽt il ſuruient preſque touſiours aux playes interieures des tumeurs &des abſces.Il faut auſſi noter, q̃ vn grãd flux de ſang eſt quelquefois cauſe d'vne difficulté de reſpirer, autrefois de l'hydropiſie & autres enflures,& fait biẽ

Quelsmaux apporte le flux de ſang.

souuent changer la temperature & complexion des malades. Autrefois aussi le Vertigo ou tournoyement de teste, foiblesse d'estomach & autres semblables affections, suruiénent à ceux qui sont blessez : desquels ils serõt preseruez, si tu les aduertis (apres que leurs playes sont gueries) de tenir & garder (en leur commencement) vne bonne regle & façon de viure. Or combien que cela apartienne aux medecins : il n'en ont toutefois pas dit vn mot, parquoy c'est temps perdu d'en cercher quelque chose en leurs liures. Tu scarifieras donc les lieux commodes & enuirons de la partie blessée, ou feras la seignée de mesme pour empescher ces accidens : & feras boire de la liqueur de Cichorée & de Germandrée pour mondifier le sang, car elles sont propres pour oster tout le vice qui est en luy. Mais n'est ce pas chose digne d'obseruatiõ, q̃ les playes sont souuẽt le remede & guerison de quelques grandes maladies qui s'engendroyent, mais principalement, si (quand la playe a esté faite) il y a eu quelque grande veine qui aït esté couppée : car si la seignée est tant recommandée à cest effect, pourquoy ne seront ces playes le remede de la plenitude? I'ay cognu vn homme de labeur qui estoit sourd de long temps, lequel recouura l'ouye par le moyen d'vne playe qui luy fut faite d'auẽture en vn tumulte, où il eust l'oreille emportée auec vne piece de chair de sa ioüe. Nous auons aussi veu que ceux qui auoyent la veuë foible & debile, & autres qui auoyent esté long temps affligez de la fieure quarte sans pouuoir estre gueris par aucuns remedes, lesquels l'ont esté par le moyen des playes qu'ils ont receues. Nous auons encores veu en vne armée en laquelle la peste & la fieure ardẽte s'estoyent mises, que ceux qui ont esté blessez sont eschappez, & les autres sont morts. Pareillement nous auons prins garde, que si ceux qui estoyẽt subiets à auoir des Erisipelles, ont esté blessez, ils en ont esté deliurez & les ont euadé. Nous auons encores veu ceux qui estoyent subiets aux goutes, en auoir esté gardez quelques années par le moyen des playes, desquelles ils auoyent esté gueris. Parquoy le Medecin doit considerer & obseruer tant le profit & vsage des playes, que le dommage qu'elles peuuent faire : car il aduient bien souuent, que celle qui est pestiferée & dangereuse de soy, est rendue vtile & salutaire par accident.

La Chicorée & Germandrée nettoyent le sang.

Les playes, remedes d'autres maux.

Surdité guerie par playe.

Fieure quarte guerie par la playe.

Que c'est qu'il faut obseruer aux playes à raison des lieux.

CHAP. XVII.

OVTRE les lieux que nous auons nommez cy dessus, esquels les playes sont perilleuses: celles qui sont faites es parties qui seruent à la generation, sont les plus perilleuses de toutes, parce qu'elles sont fort doloreuses. Il les faut toutefois traicter de mesme que les autres, sinõ qu'elles requierẽt des sedatifs de douleur, lenitifs, & appaisans les inflammations, lesquels se feront de farine de febues cuite en vin & vinaigre, laquelle estant souuẽt reschauffée sera mise sur la playe en forme de cataplasme, iusques à ce que la douleur cesse ou soit appaisée & adoucie: ou bien tu prendras de la terre des fours & l'aprestera de mesme comme la farine, puis l'appliqueras tant pour apaiser les douleurs, que pour defendre la partie des defluxions ausquelles ces parties sont subiectes. Si la douleur ne cesse par ces remedes. Pren des fleurs de Camomille & de Bouillon blanc (*id est verbasci*) de chacune vne poignée, lesquelles tu feras cuire en suffisante quãtité d'huyle d'Oliue, puis fais vn cataplasme que tu appliqueras chaut sur la partie blessée. Si la douleur ne cesse encores pour ce remede, tu auras recours à l'hieble cuite en vin & appliquée en forme de cataplasme, comme à ton souuerain remede. Si la bource est tellement offencée que le contenu sorte dehors: il est difficile à retenir, & toutefois il se retient auec la terre seellée, mais non pas ceste vulgaire qu'on trouue es boutiques des Apoticaires qui est faicte de la premiere terre grasse qu'on rencontre, ains de celle singuliere que ie cognois. D'auantage parce que les playes du Peritoine & des boyaux se reprennent difficilement (comme cy deuant a esté dit) il faudra les continuer auec flutes ou caneles d'argent, & s'il ce peut faire par ce moyen (comme il a esté faict quelquefois) il faut bien esperer de la santé: toutefois la maniere de le faire s'aprendra mieux par exercice que par escrit. Quand le gros boyau (qu'on nomme intestin droit) sort dehors par le moyen d'vne playe, il se guerit assez aisement par la mesme façon. Il se trouue des Chirurgiens qui se vantẽt à merueille en tels accidens, & se glorifient disans, qu'il ne feront pas cela seulement, mais aussi qu'ils remettront les membres qui sont entieremẽt couppez, comme le nez, les oreilles,

Cataplasme contre la douleur des parties genitales.

Vsage de l'hyeble.

voire les doigts qui auroyent esté retrãchez trois iours auparauant. Toutefois puis qu'ils ont le temps & loisir de mentir pour n'estre empeschez à autre chose qui ne leur pardonneroit? Mais puis qu'ils ne guerissent pas les moindres maux, ie me persuade qu'en parlant de guerir les grans ils content des fables. Ie sçay combien il en faut croire, l'ayant aprins par experience, mais passons outre. L'herbe que nous nommons Basilic, & les Latins apres les Grecs Ocymum cuite dedãs le vin, est mise sur la teste blessee auec heureux succés, cõme y sont aussi appliquees la Lauende, Mariolene, & la Sauge, à raison de la perturbation & alienation d'entẽdement, du Vertigo & des syncopes. Est aussi besoin de sçauoir que les Polmons, le Foye, la Rate, & les Reins doiuent estre soustenus & nourris par l'or potable, qui doit estre gardé tout apresté par tous les Medecins, puis que le Medecin qui ne l'a ne doit point estre estimé. I'en cognois certes la preparation, & l'ay, toutefois il n'est pas besoin de le publier maintenant, mais possible que le temps le reuelera.

Conclusion du premier traicté.

PVIS que (iusques ici) i'ay expliqué les theoremes & preceptes que le Chirurgien doit sçauoir & cognoistre de la Medecine, hors la formule des remedes & sans lesquels le Medecin rẽportera peu de profit & vtilité des ordonnances (qu'ils appellent), ie veux derechef repeter ce que nous auons dict en la preface : car i'ay là remarqué comment i'auoye quelquefois pensé (ayant esté induit à ce par la persuasion des maistres,) que les preceptes & fondemens de la Medecine vulgaire estoyent entiers & veritables, & depuis i'ay derechef commencé de m'en ennuier. Toutefois ayant finalement recognu leur imperfection, ie n'ay rien eu tant en recommandation, ni à quoy ie me soye tant delecté, qu'a repurger ce lossec ou sentine, & à remettre la Medecine en sa premiere beauté. Mais quand ie considere mon entreprinse, ie cognois bien que ces faux Medecins ne l'aprouueront iamais : mais au contraire quand ie voy qu'il n'y a aucune esperance de pouuoir retirer d'eux quelque fruit, ie suis tant plus incité à ne point endurer d'estre vaincu par eux. Ie ne veux pas nier pourtant qu'il n'y ait des nobles esprits entre nos Alemans & qui sont personnages de de grand entendement, & que s'ils se vouloyent mettre à trauailler en cest art, leur labeur ne seroit pas inutile, ains pourroyent faire quelque chose de grand. Mais certes ie suis marry qu'ils sont gastez & corrompus par ces estudes desquelles l'vsage est de nul profit aux hommes. Que si ces hommes eussent consideré plus diligemment l'vsage de la Medecine, ils y eussent plus trauaillé. Car si le deuoir de charité nous oblige principalement à nostre prochain, y a il œuure plus grande pour monstrer nostre amour & dilection enuers nostre prochain, que si nous luy rendons ce qu'il a le plus cher, assauoir la santé? Ie les exhorte donc de prendre & embrasser la Medecine, afin qu'ils l'arrachent & retirent finalement des mains de ces Tessaliens, qui l'ont ainsi villainement brouillée, & qu'ils quittent & delaissent ces estudes inutiles qui ne sont commandées de Dieu ni de nature, mais qu'ils aprenent à exercer les choses, plus propres à la charité Chrestiene: car que sont autre chose ces estudes (qu'ils appellẽt d'humanité) q̃ vanité, desquelles on ne raporte point de fruit, & en est l'vsage nul tãt à eux qu'aux autres, voire n'est autre chose que cõme le son d'vn Haubois, qui resiouit aucunement l'esprit quand on l'entend, mais on n'en faict plus cas apres qu'il est cessé? Toutefois nous estudiõs tousiours plustost & plus diligemmẽt en ces sciences fardées, pource qu'elles plaisent & aplaudissent les oreilles du peuple. *Vanité des lettres humaines.*

De là est aduenu que l'estude de la Medecine est demeuré en friche par tãt d'années, tellemẽt qu'aucun n'y peut vaquer sans mespris: voire mais ces moqueurs se moquent bien de Dieu mesme qui a dit de sa bouche sacrée, que les malades auoyent besoin de Medecin, voire mesprisent toute la doctrine de l'Euangile. Parquoy ie retourne derechef à ceste opinion, qu'il ne faut establir la Medecine en la doctrine d'aucun, parce que presque tous ces doctes obtiennent la chaire de mensonge & d'erreur, ce que ie dis de ceste vulgaire doctrine Scholastique & fardée. Toutefois ce tesmoignage de l'escriture me console qui dit expressement, que le Medecin a esté creé de Dieu: parquoy ie ne desire plus l'aide de ces flateurs & babillars pour repurger la Medecine, mais l'œuure parfaicte de ces hommes de bon cœur (qui marchent en integrité & rondeur de cõscience) me suffit. Mais i'entens que tout ainsi que plusieurs se meslent de prescher l'Euangile qui se iactent tous du nom de Dieu, & toutefois il n'y a que ceux qui ont *D'où est venu le mespris de la medecine.*

esté appellez pour cultiuer la vigne qui le facent auec fruit, car les autres sont comme porceaux & bestes sauuages, qui ayans rompu la haye sont entrez en la vigne pour la degaster, dequoy ils receuront leur salaire en son temps: qu'ainsi il y a beaucoup de Medecins, mais le nombre des bõs & fideles est bien petit: car il n'y a porceau qui n'aye gasté ceste pauure vigne. De là est aduenu que certains Moines apostats, qui s'estoyent acoustumez à ne rien faire que grand chere & paillarder, quand ils ont veu qu'il ne failloit presque sçauoir autre chose que biẽ babiller pour faire la Medecine vulgaire, ils s'y sont entremeslez pour auoir moyen de continuer leur bonne chere : & par ce moyen la tressacrée science de Medecine, a esté vn champ fertile pour tous ceux qui estans paresseux vouloyent viure grassement sans rien faire. Mais non seulement les Apostats, ains aussi les bourreaux & autres gẽs de neant (au rang desquels l'homme de bien auroit honte d'estre mis) se sont entremis en cest art, à raison du profit qu'ils y ont pensé faire. Toutefois cela ne doit point faire perdre cœur au Medecin: car si les Prophetes ont eu de faux Prophetes pres d'eux, & les Apostres des faux Apostres, qu'ils ont esté contrains de souffrir, si le Medecin endure les faux Medecins, il ne luy doit point estre reputé à mal, & qu'il remette en memoire la sentence de Iesus Christ qui dit, Nul ne vient à moy si mon pere celeste ne le tire. La Medecine est creée de Dieu, le malade va au cõseil où Dieu le cõduit: car il y a deux sortes de malades & deux sortes de Medecins, assauoir des bons & des mauuais, desquels chacun cerche son propre Medecin : cependant toutefois ils sont meslez ensemble & viennent de mesme, tout ainsi qu'on voit rarement le froment qu'il ne soit meslé auec le leuil & autre mauuais grain, mais que cela suffise, & poursuiuons l'autre traicté.

Fin du premier traicté.

SECOND

SECOND TRAICTE DES playes contenant

LA PREPARATION ET GEnerale application des remedes & gueriſon des playes.

❦

PREFACE DE PARACELSE SVR le ſecond Traicté de la premiere partie de ſa grand Chirurgie.

La charité enuers le prochain commande, que celuy qui veut mettre en lumiere & publier quelque choſe, le face ſans fart ni tromperie, mais qu'il le face lire & voir eſtant fondé & apuié ſur l'experience treſcertaine, gardant auſſi telle moderation, qu'il ne ſoit trop long ni trop bref en diſcours, de peur que la longueur ne faſche, & la brieueté n'obſcurciſſe: car nous voyons que les chãps qui ne ſont pas labourez, ou bien qui le ſont trop, ne raportent point de fruit. Pour donc rendre louables les eſcrits, il ſe faut garder de l'exces & du defaut, parce qu'à faute de ceſte obſeruation, les œuures ſont rendues vicieuſes ou inutiles dequoy les eſcrits de quelques barbares nous ſeruirõt de preuue ſuffiſante, leſquels ont eſcrit la gueriſon de toutes les maladies du corps des la teſte iuſques aux pieds, mais en cela ils n'õt faict autre choſe que meſler le faux & le vray enſemble, & rendre (par ce moyen) tout confus: car puis qu'ils n'ont pas tant eſcrit pour l'vtilité publique que pour gagner la beneuolence & l'oreille du peuple, ils ont rempli leurs liures de choſes, deſquelles ils n'ont pas experimenté la dixieme partie. Aucuns me pourront blaſmer & calomnier de ce que ie n'vſe point de l'authorité des Medecins ſcolaſtiques, comme ſi ſans cela ie ne merite pas le nom de docte: veu toutefois que tant qu'ils ſont ſoyẽt Italiens ou Alemans ne ſont pas dignes de me deſchauſſer. Mais ie peus bien affermer voire meſme deuant Dieu, que ie n'ay n'ay rien escrit estant fondé sur mon labeur & experience, que ie ne puisse aisemēt prouuer. C'est donc merueille du nombre des froilons ou crabrons que i'ay irritez. Ils veulent que i'aprouue ce que ie fay en aleguant leurs escrits, combien que ie ne soye iamais paruenu à chef de mes desseins par ce moyen: car parce que leurs escrits sont farcis & plains de mensonges, ie n'escriroye autre chose, d'autant qu'à grand peine on y trouuera vn theoreme qui ne soit fardé ou qui ne se cōtredise soy-mesme. Et pour en dire ce qu'il m'en semble, ie iuge que tous leurs escrits ne sont que cōsultatiōs douteuses, esquelles ils ne prouuēt aucune chose ni par raison ni par experience, de sorte qu'vn aueugle pourroit veoir, que les grandes reigles & canōs d'Auicene, de Mesué, & les commentaires des autres barbares (qui sont presque reputez saincts par le vulgaire) ne contiennent & sont remplis d'autre chose que de mensonges, & y a peu de verité en eux. Plusieurs d'eux escriuent des maladies par centenes, encores qu'à grand peine ils en ayent veu des dixenes, tant s'en faut qu'ils les ayent gueries. doy-ie donc prendre sur eux mon fondement? Me les doy-ie proposer pour exemple & les ensuiure? veu que ie voy leurs sectateurs ne faire à grand peine cas de dix cures, de cent qu'ils ont escrites, & que de cent cēturies de consultations, à peine cinq d'icelles ont profité: & qu'ils ne sont fondez & apuyez que sur leur beau dire orgueilleux, dequoy l'Italie est mere nourrisse. D'où est aduenu qu'ils ont prins ceste authorité, de pouuoir faire dire & escrire tout ce que bon leur semble pour orner leurs inuentions. Mais ils ont le Diable pour maistre, lequel, puis qu'il est orateur, comment n'ornera-il leur entendement de paroles allechantes & attirantes? Toutefois le fol est mal-heureux, qui tient ces paroles pour verité? C'est vne grande louange & vertu à tous, non seulement Medecins, ains aussi Croniqueurs & hystoriens, d'auoir la verité en recommandation, sans laquelle il vaudroit mieux n'auoir point escrit: toutefois l'occasion de men-

Pourquoy il n'alegue point d'autheritez.

Qu'il faut estre veritable en tous escrits.

tir est grande, puis que le vulgaire ayme mieux les tenebres que la clarté. Mais pour retrācher ceste difficulté mon iugement sera tel. L'escriture dit Que la lettre tue & que l'esprit viuifie, il y a donc difference entre l'esprit & la lettre, l'esprit contient la seule verité, d'où aduient que celuy qui escrit la verité seulement, il ne peint pas de lettre, ains la verité qui de soy est inuisible, laquelle nous pouuons neantmoins receuoir & comprendre par parole ou par escrit. La lettre donc en l'escriture, est, quand quelqu'vn escrit le mensonge non pas la verité: donc il s'ēsuit que la lettre tue, cest à dire le mēsonge: parquoy que ceux qui escriuēt, escriuēt la verité, autremēt ils sont meurtriers. Or la peine des meurtriers a esté ordōnée & establie de Dieu, assauoir dānatiō eternelle. Proposons nous dōc d'ēsuiure les Prophetes & Apostres, qui ont escrit la source de verité en brieueté intelligible, & n'ont escrit autre chose, que ce que la bouche diuine leur auoit cōmandé d'annoter. A leur exemple donc proposons-nous la verité, puis que desirons de parler simplement, & nous gardons que la curiosité de gloire & d'honneur ne nous face parler vainement: car s'ils ont bien sceu escrire vn si grand bien sans fard, il ne nous sera pas impossible en moindre chose. Ie n'ignore non plus ce que Iesus Christ a dit à ses Apostres, Apres que ie seray monté de ce monde au ciel, ie vous enuoyeray le Sainct Esprit, qui vous enseignera toutes choses. Or s'il nous enseigne (cōme certes il n'en faut pas douter) il n'enseignera rien que verité, mais la verité est contente de peu de paroles, & simples, qui ne sont pas plaisantes au monde, ne regardant qu'au fard & à la pompe. Parquoy si vous voyez quelque discours superbe & magnifique qu'on die estre procedé du S. Esprit, ne le croyez pas: car si la quantité de parole faisoit la verité, nous seriōs contrains de dire & cōfesser que nostre Seigneur Iesus Christ n'auroit pas dit ni enseigné tout ce qui est requis. I'ay raporté ces lieux de l'Escriture, pour monstrer que la Medecine qui gist en la lettre

qui

qui tue & au babil seulement, n'a rien de certain, & que tout n'est qu'auanture. Mais quand ie tasche de separer la lettre de l'esprit, on me tient & repute pour fol, & possible non sans raison. L'Occean est grand, duquel il semble estre impossible de sortir à la nage. Ils disent qu'il ne faut pas ietter la marguerite deuant les porceaux, ni donner les choses sainctes aux chiens, & tirent vne consequence, il ne faut donc pas publier la verité par escrit. Ils disent bien car ils sont porceaux indignes de ceste perle, d'autãt qu'ils ont pour fondemẽt la lettre qui tue, & est pleine de mensonge, mais c'est comme s'ils disoyent que nous ne deuons pas ensuiure Iesus Christ, lequel a voulu que la verité fust escrite par les Euangelistes, & preschée par les Apostres à tout le monde, à laquelle si (estans baptisez) nous croyons, nous serons sauuez. Parquoy si nous auons vne fois separé les porceaux d'auec les brebis, nous ne nous laisserons pas tant espouuanter par eux, que n'escriuions la verité aux autres. Cy suit donc le second traicté de nostre œuure, lequel contient les remedes & medicamens auec lesquels nous enseignerons de guerir les playes faictes tant de tranchant que d'estoc, & ce autant que nature le peut permettre. Et si quelque fois vous rencontrez nos compositions s'accorder auec les ordonnances & receptes des anciens, ne pensez pas pourtant que ie les aye transcrites d'eux : mais parce que des le commencement du monde la Medecine a tousiours esté apuyée sur vn ferme fondement, nous le tenons (comme tu le pourras voir) où les autres l'ont brouillé de fables, si ce n'est par tout, c'est au moins pour la plus part: car au lieu où ils n'auront pas corrompu la Medecine, il ne se faut pas esmerueiller si nous sommes d'accort. Qu'il me soit donc permis (estant exercité en beaucoup d'experiences) de raconter les fautes de la Medecine, & remarquer la faute des autres. Toy cependant, apren les remedes suiuãs & t'y exerce, en mesprisant le fard & eloquence des paroles qui ne seruent de rien en l'art : & ce faisant tu se-

Argumẽt du second traicté

ras Medecin parfaict.

La diete ou façon de viure des blessez.

IE croy que personne ne doute que l'indue administration des choses naturelles est perilleuse à celuy qui est blessé, puis que nous experimentons tous les iours, qu'elle n'est pas seulement nuisante aux malades, mais aussi à ceux qui sont en bonne santé. Parquoy puis que nous voyons que la conuenable façon de viure guerit les playes, nous ne pouuons nier que celle qui n'est conuenable ne leur nuise: & toutefois la bonne façon de viure sans les remedes conuenables & propres ne fera pas grand chose qui soit digne de louange, non plus que feront les remedes sans la legitime façon de viure, mais il faut qu'ils soyent tousiours ioincts ensemble. La diete & façon de viure que les faux Medecins constituent en l'vsage de tisane, formentée, & aux potages, doit à bon droit estre reiettée, parce qu'encores que nature soit entiere, elle aborre telle façon: à plus forte raison donc elle le fera quand elle sera offencée: parquoy il faut obseruer les forces de la puissance Concoctrice ou Digestiue, pour ordonner la façon & regime de viure. Ainsi si quelqu'vn est blessé durant le temps qu'il est yure, tu ne luy donneras presque rien à manger, iusques à ce qu'estant bien desenyuré son estomach soit bien net, tu le tiendras donc iusques au trois ou quatriesme iour, auec vne fort estroicte faço de viure, te contentant de luy donner des orges mondez seulement. Mais si celuy est blessé qui est sobre & n'est point rempli de cruditez, tu le nourriras de viandes qui engendrent bon suc, & nourrissent beaucoup, parce que la puissance Concoctrice est en luy forte & entiere: où l'yurongne a deux maux, & est blessé doublement: car il a la playe, & les parties naturelles qui sont offencées. Or il ne se faut pas arrester à ne donner que certaines viandes au malade, par ce qu'il les faut quelquefois changer, d'autant que le changement est agreable au malade, voire n'y a pas danger, de leur permettre quelquefois d'vser vn peu des vian-

Il faut nourrir les blessez diuersement.

Chair de Porceaux nuit aux blessez.

des qui sont vn peu mauuaises, pourueu toutesfois que ce ne soit chair de Porceau, d'Oison, de Canars & autres oiseaux de riuiere, desquels la chair est dommageable aux blessez. Il te faut donc prendre garde soigneusement à ceci, assauoir de leur donner peu à manger & plus souuent, gardant bien qu'ils n'endurent fain ni soif, & qu'ils ne soyent par trop remplis: car ie ne parleray ni de la fain ni de repletion, mais la Soif se fait à raison du Foye, qui est incité & contraint d'atirer l'humidite, parce qu'il fournit & enuoye le sang pour nourrir la playe. Il ne faut donc pas defendre le boire aux blessez, puis qu'il leur est tant necessaire: car la Soif est comme vn certain remede, & pour ceste raison nature l'excite presque tousiours afin de receuoir le remede. Mais qu'aucun soit peu ou fort blessé, il ne le faut iamais exciter de boire ni manger, sinon qu'il fust aduenu que l'estomach eust esté refroidi à raison de la playe, & qu'à ceste occasiō il eust perdu l'apetit de mãger: car en ce cas il le faudroit nourrir de viandes chaudes, comme de ius de chair & auenat. Il faut encores considerer en la façon de viure outre ce qui a esté dit cy dessus, l'aage & la nature du malade, la bonté ou malice des viandes, & le temps propre pour les donner. Et au regard du boire qu'on donne aux blessez, il y faut auoir vn peu plus d'egard, parce que les malades sont plus pressez de soif que de fain. Car le Foye qui est la source de l'alteration, est plus affligé que l'Estomach qui est le lieu de la fain: d'autant que le flux de sang qui se faict par la playe, communique au Foye principalement, non pas de mesme à l'Estomach: car combien que l'actiō de l'Estomach soit presque tousiours debilitée aux blessez, & que le Foye s'en ressente puis apres: toutesfois puis que ce boire demeure fort peu dedans l'Estomach, il ne faut pas craindre qu'il luy face dommage, puis que nous cognoissons mesme assurement que le Foye en est soulagé: car le boire estant alteré & changé dedans le Foye pour la nourriture de la playe, luy

Quel boire est propre aux blessez.

est puis apres renuoyé pour en estre nourrie. Si donc le boire est propre à engendrer beaucoup de sang, nous craindrons moins que dommage en aduienne. Parquoy que chacun Chirurgien sache le chois des bruuages, es lieux ausquels il veut exercer la Medecine. Au reste, tu admonesteras le malade de tenir en repos, principalement, son membre blessé, & se garder des changemens de l'air. S'il aduient que la playe soit conioincte auec quelque mal, comme Conuulsions, Epilepsie, & douleurs de Coliques comme nous auons dit au premier traicté, il faudra euiter la chair de Cabril, & les Oeufs si la fieure y est, & ainsi des autres. Il est permis d'assaisonner leurs viandes auec quelques aromats ou distillations, & les temperer auec eau de Canelle ou de Girofle: & sera profitable de faire cuire la chair sans eau en double vaisseau (comme est ce qu'on nomme communement bain marie) en la forme qu'on fait l'eau de chair que on surnomme restaurans: voire elles se peuuent cuire en double vaisseau comme a esté dit auec eau & vin (pour corroborer le foye & l'estomach:) & peu d'eau de Canelle ou de Girofle. Et faut noter, qu'il vaut mieux nourrir le malade, de viandes humides au commencement, que de seiches, & que les malades s'en trouuent mieux: car il est plus expedient d'auoir esgard au Foye (en ce temps) qu'à l'Estomach. Mais il ne faut pas oublier que les forts bruuages, l'vsage d'eau de Vie, & autres semblables, sont contraires aux grandes playes de teste, & partant qu'il n'en faut pas vser, mais faut vser d'eau dedans laquelle on aura faict tremper du pain auec vn peu de Canelle.

Le repos est vtile au mēbre blessé.

Comment on remedie au Ventre constipé, à la supression d'vrine, & au vomissement de ceux qui sont blessez.

Le Ventre est constipé pour cinq raisons.

LE Ventre se constipe & reserre aux blessez, pour diuerses raisons: car nature est aucunefois tellement affoiblie par la trop grande perte de sang, qu'elle n'a pas la puissance de chasser & pousser dehors les excremens: autrefois la constipation prouient d'auoir esté lon temps couché: d'auantage pource que l'apetit se diminue ou se pert, la concoction en est offencée, & est manifeste qu'à ceste occasion il s'engendre moins d'excremens, outre ce, que les fieures & inflammations qui suruienent, dissipent & consument les excremens. D'auantage il est tout euident qu'en vne grande alteration on boit beaucoup, & que le boire engendre peu d'excremẽs. Si le ventre est constipé pour ces raisons, tu ne te trauailleras pas beaucoup à l'amolir, deuant le trois ou quatriesme iour, sinon que les malades en ressentissent quelque compression en la poictrine, & alors il suffira d'vser de quelque Suppositoire: que si les Suppositoires n'esmeuuent, tu pourras donner de la pulpe de Casse, ou de l'Electuaire de suc de rose, ou du Diaphœnicon ou de la Benedicte laxatiue, & ne faut pas mespriser les Apozemes & decoctions en infusions de feuilles de Sené, de racines de Polipode & autres semblables, desquelles ie n'escri la composition, parce qu'elles sont notoirement & vulgairement cognues. Tu ne te trauailleras pas de contraindre & forcer nature auec Clisteres & autres semblables remedes, parce que tu ne feras iamais tant par force, que nature pourra faire de soymesme, pourueu qu'elle ne soit du tout affoiblie: parquoy ie t'admonneste de n'estre point trop soudain à esmouuoir & stimuler le Ventre. Il suruient aussi quelquefois aux blessez vn Vomissement de la viande, mais parce qu'il n'est pas perilleux, & que le plus souuent, il cesse apres que nature a reprins ses forces, il ne requiert & desire pas guerison particuliere: de peur toutefois que tu ne sois sans remede. Prens vne poignée de Leuain & le fais cuire en forme d'Emplastré ou de Cataplasme auec suc de Mente, tiré en l'arrousant de vinaigre, durant qu'on la pile au mortier, puis le mettras sur l'Estomach, & quand il sera refroidi tu le feras reschaufer auec ledit suc, pour le remettre, & l'y lerras l'espace de trois heures apres le repas. Il aduient aussi quelque-

Vomissement suruient aux blessez.

Remede pour la suppreßion d'Vrine.

† Il seroit expedient de passer le sachet sur la regiõ des Vreteres & sur le Perinée ou Entrefesson qui est plus proche de la vessie, parce qu'aucunefois l'vrine y est retenue

fois que l'Vrine est retenue, & pour y remedier.

℞ Pren des Pierres qui croissent dedans les testes des Escreuices, & les reduis en poudre subtile, pour les faire boire auec suc ou eau de Raifort, & s'ils ne pissent pour ce remede.

℞ Pren du Safran autant qu'il en faut pour faire vn sachet, lequel tu poseras sur les † reins : ou bien tu feras de la poudre de Glans de Chesne seichez, & la feras boire auec ledit suc ou eau de Raifort : mais ce suffise pour maintenant de la guerison de ces accidens, d'autant qu'ils se guerissent auec la playe.

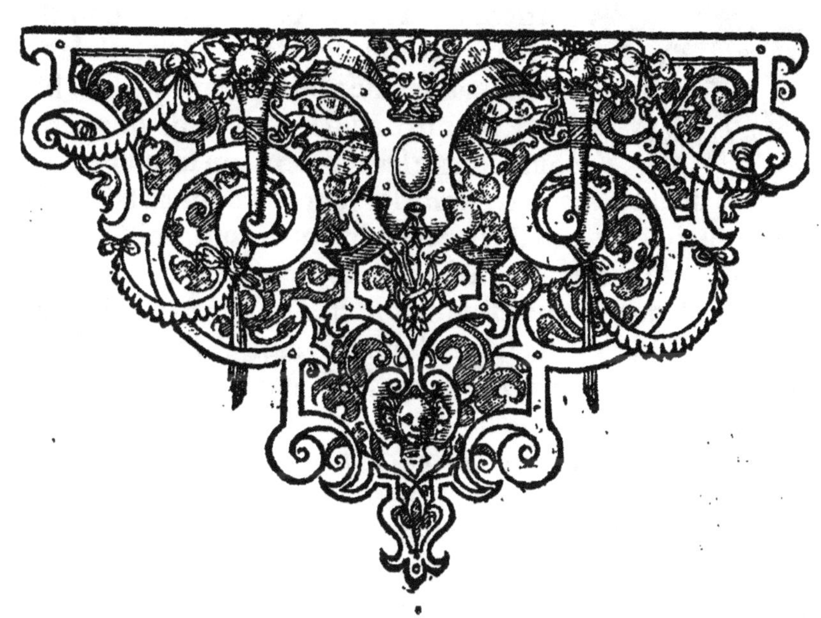

SECOND TRAICTE DE LA grand Chirurgie de Paracelse auquel est enseignée la composition des remedes, tant pour les playes, que pour les Arquebusades.

Preceptes generaux de la composition des remedes.

CHAPITRE I.

AYANT iusques ici traicté des choses qui apartiennent à la Theorique, & cognoissance de la guerison des playes, & escrit la forme & maniere de nourrir ceux qui sont blessez,& monstré aussi le moyen de donner secours contre les accidens qui suruiennent : il semble qu'il est temps d'escrire les remedes pour ce faire. Mais auant que d'en venir-là, il me semble qu'il faudra obseruer ceste methode generale touchant la composition des remedes. Tout ainsi que l'Ame est inuisible en l'homme, sans laquelle toutefois l'homme n'est pas homme : ainsi il faut considerer que le medicament a son corps, qui contient vne certaine puissance agente, laquelle est comme son ame, qui encores qu'elle ne soit point sans corps (car necessairement elle agit & faict son action par le moyen d'vn corps) toutefois le corps du medicament ne sert de rien, sinon autant qu'il est subiect à ceste puissance actiue. Or puis qu'il faut par necessité que ceste puissance actiue soit accompagnée d'vn corps qui la contienne, il semble qu'il faille establir deux corps aux medicamens, assauoir vn pur, & l'autre impur, & que l'impur soit le subiect de l'autre, & qu'il le continue: parquoy l'Art de la preparation ou composition des medicamens sera fondé en leur separation. Mais la separation ne se faict pas sans corruption du corps, qui est puis apres suiuie par vne subtile & artificielle preparation de laquelle nous parlerons en son lieu. Toute-

La vertu du medicament est son ame.

Le medicament opere en quatre sortes.

I.

Le pur estant separé de l'impur.

II. *Sans aucune separation.* fois il y a des medicamens qui doiuent estre appliquez & mis en vsage sans aucune corruption ni separatiõ du corps,mais ils requierent vne particuliere mixtion.Il en y a d'autres qui font mieux leurs actiõs par le moyẽ d'vn autre corps, qu'ils ne font au leur propre,parquoy il faudra changer & transporter dedãs ceux qui leur sont propres. Finalement il y a des medicamens qui n'ont aucune force ni actiõ d'eux-mesmes,mais ils acquierẽt des facultez admirables par le moyẽ de l'industrieuse preparatiõ.Ces choses semblẽt estre nouuelles & n'ont pas esté cognues par les anciens:toutefois ce n'a esté sans grande hõte & dõmage:car eux ne cõsiderãs pas que la force & vertu d'aucũs medicamẽs est rendue non seulemẽt meilleure, ains celle d'aucuns consiste entierement en la separation du pur d'auec l'impur,d'autres en plus subtile & artificieuse preparation,& d'autres en meslinge auec l[e]s autres corps,qui reçoiuent leurs natures & facultez:ils ont tasché de reparer leur faute en meslant ensemble deux ou trois medicamẽs ou plus pour en faire vne cõposition:mais iamais ils ne viẽdront à chef de leurs desseins, pendant qu'ils laisseront en leurs cõpositions le pur auec l'impur ensemble.Le Medecin donc tienne ceci pour precepte general,& sçache par quel moyen & preparation il pourra reduire son medicament en sorte qu'il parface toutes ces actions: parce q̃ l'ignorãt de ce doit plustost estre estimé Porcher que Medecin. Ayãt obserué & mis en memoire ceste reigle,il faut derechef noter qu'il y a diuers degrez de chaleur (qui est l'instrument de toutes preparations)car autre est la chaleur du Soleil,autre celle du feu, autre celle du fien, & autre celle qui est innée & naturelle, & leurs operations aussi & actions toutes diuerses:comme si on mettoit à la chaleur du Soleil vn medicament dedãs vn vaisseau de verre,sa force seroit autre que s'il auoit esté preparé au feu de charbon,ou au fien,& au contraire.Ainsi combien que l'eau & le sable eschauffez agissent tous deux par la chaleur externe,ils le font diuersement toutefois. Parquoy afin q̃ tu puisse donner à chacun medicament sa chaleur propre & peculiere, tu noteras & retiendras diligemmẽt ces differences: car par ce que les anciens les ont mesprisees, & se sont contentez d'vne seule chaleur,ils ont tout confondu & meslé ce dessus dessous.Garde toy donc de faire ainsi, mais mets au Soleil ce qui requiert sa chaleur pour sa preparatiõ,& au feu,ou four de reuerbere,ce qui le desire & requiert. Quel-

Marginal notes: III. *Incorporez en autre corps.* IIII. *En ce qui n'aist de la preparatiõ.* *Le feu est instrument des preparations.*

qu'vns

qu'vns des anciens Medecins ont esté enseignez par les Alchymistes, lesquels ne laissent & quittent pas du tout ce qu'ils ont aprins, mais parce qu'ils n'õt pas biẽ sceu les fondemẽs de l'art, ils ne traictent pas les choses en leur lieu cõme il seroit requis. Quant à nous, nous traicterons maintenant de la preparation des remedes qui sont necessaires pour la guerison des Playes, car le reste le sera en son lieu: cependant ie t'admoneste de laisser les sottes preparations des Apoticaires.

Comment il faut aprester les Bruuages ou Potions Vulneraires.

CHAP. II.

LA force & vertu des Potiõs vulneraires est, qu'elles peuuent (auec l'ayde de nature) guerir toutes les playes faictes d'estoc ou de taille: car combien que nature seule guerisse les maladies, toutefois elle parfaict plus aisemẽt son œuure, si elle est aydée & secourue par vn Medecin qui luy soit ami & feal: parce qu'il faut que les remedes soyẽt familiers à nature. Mais entre les secours qu'on luy peut donner, ceux sont fort louez & aprouuez qui sont en Bruuage: car puis qu'il y a des vegetaux en nature, qui guerissent les playes, si on les trãsporte & reduit en autre corps, & que puis apres on les applique, il n'y a certes meilleur forme q̃ de les rẽdre en bruuage, afin qu'ils puissent faire leurs effects: d'autant que nature reçoit le bruuage cõme si c'estoit nourriture, & ne reiette pas la vertu medicamentale qui y est meslée. Or combien que ces Potiõs & bruuages Vulneraires ayent esté de toute ancienneté en vsage, il se trouue bien peu toutefois de tous les anciens, qui les ayent bien aprestez, encores qu'ils les preparassent de bons simples, ains le faisoyent salement à leur mode, non auec telle diligence qu'elle y est requise. Faut aussi noter que ces bruuages ne sont pas medicament seulement, ains que c'est aussi nourriture. Parquoy on pourra par mesme moyen aprester des viandes vulneraires, qui ce fera si on faict cuire auec les viandes les mesmes remedes qu'on met aux potions: toutefois parce que souuent les blessez ont l'estomach debilité, & que les viandes sont plus tardiues à estre distribuées par l'habitude du corps que les bruuages, pour ceste cause on les laisse. Mais quant à moy ie les aprouueray tousiours, pourueu que l'estomach les puisse supporter & cuire. La diuersité des Bruuages Vulneraires depend de la diuersité des medicamẽs desquels on les cõpose, & de tels il en y a pres de cẽt desquels on n'en prent seulemẽt cinq ou six pour faire vne potion, desquels il faut trāsporter la force dedans vn autre corps, assauoir dedans le vin, (que nous prenons pour exemple) mais il faut choisir les meilleurs, d'autant que les vns font leur operation plus tost, les autres plus tard, & les vns mieux que les autres. Il vient encores vn autre profit des potiõs vulneraires, & ont vn autre vsage, car elles resistẽt aux maladies qui estoyẽt prestes à venir: d'autāt qu'elles conseruẽt la naturelle tẽperature du corps, & corrigẽt toutes les intẽperatures: outre ce, elles nourrissẽt nature en telle façõ, qu'elle ne desire presque autre chose, ce qu'aucũ ne pourra faire par quelque autre medicament qu'il applique exterieuremẽt: parquoy le Medecin doit prẽdre peine à les biẽ cognoistre & aprester. I'ay veu des effects admirables qui sont aduenus de leur vsage outre ceux qui sont cottez cy apres. Il me souuient qu'estāt à Belgrade, i'y vis vn certain Tracien ou Vualach qui guerissoit toutes playes fussent d'estoc ou de taille par vn seul Bruuage donné vne fois seule: toutefois quand i'en ay faict l'essay, ie n'ay pas trouué qu'il fust tousiours profitable en tous lieux, & en tout temps. Estant aussi en Croacie, i'y ay veu vn certain Iuif, lequel guerissoit toutes les pointures qui n'estoyent point encores accompagnées d'accidens mauuais, en faisant boire le ius de certaine herbe. A Stockholme aussi en Suede, il y auoit vne Damoiselle qui consolidoit toutes les playes, en donnant par trois fois à boire d'vne certaine Potion vulneraire qu'elle faisoit, excepté (toutefois) les playes des nerfs, & celles esquelles il y auoit des os rompus: mais que le Medecin ne se contente pas seulement de cestes cy (parce qu'elles sõt propres aux playes simples & parties charnues seulemẽt) ains qu'il en cerche de meilleures & plus certaines. No⁹ auons toutefois prins garde à vn certain Magicien, qui guerissoit les os rõpus & les playes des nerfs auec telles Potiõs: mais l'ayant diligemment regardé & consideré, nous auons veu & cognu qu'il ne le faisoit pas par ces potions seulement, ains par applications de remedes exterieurs, desquels nous parlerons en son lieu. Or auant que i'escriue la forme des Potiõs, ie veux noter par ordre, les simples desquels elles se composent, du moins ie cotteray ceux auec lesquels tu pourras guerir toutes playes de quelque sorte qu'elles ayent esté faictes.

Sanicu-

Sanicula alba	Sanicle blanche.
Sanicula siluestris	Sanicle sauuage
Alchymilla	Pied de lion
Dracunculus	Serpentine
Ophioglossum	Herbe nommée Langue de serpent
Sapo	Sauon
Senecta serpentis.	La depouille du serpent
Trifolium	Trefle
Consolida media	Consolde moyene
Telephium	Reprinse
Baucia	Espece de Pastenades sauuage
Limonium & Pirolla	Limoine ou Bette de pré grande & petite
Mumia	Mommie
Sperma ceti	Sperme de Balene
Noctua	Choue ou Hibou
Terra sigillata vera	La vraye terre séellée
Rhabarbarum	La Rhabarbe
Buxi folia	Feuilles de Buis
Ciclamen	Pain de Porceau
Periclimenum	Cheurefeuille
Tuber	La Truffe
Aristolochia	Aristologe ou Sarrasine
Agrimonia	Agrimoine
Symphitum maius	La grand Consolde
Rercicaria	Culrage
Beta alba	Bette blanche
Beta rubra	Bette rouge
Plumę caudę pauonis	Plume de la queuë du Paon
Politricum	Politric iaune ou d'Apulée
Ros solis	L'herbe nommée Rosée du Soleil
Lilium conualium	Grand Muguet.

Encores qu'il y ait beaucoup d'autres simples outre ceux qu'auons mis en memoire, qui pourroyent seruir au mesme vsage: toutefois ceux cy suffiront & faut sçauoir qu'il y en a trois entr'eux, desquels si on boit le ius, il guerit toutes playes & pointures. D'auantage il en y a deux entr'eux, desquels l'vn ou l'autre estant premierement trempé en eau fresche, & puis appliqué sur la playe, il la guerit plustost qu'il n'est pourri. L'vn d'entreux (encores) beu par trois fois guerit & consolide toutes les playes & oste leurs accidens: mais ceste admirable cognoissance de nature, ne se peut acquerir que par labeur: car elle est si secrette qu'elle ne se doit point rediger par escrit. D'auantage, il en y a entre ceux qu'auons recité, qui consolident les playes des boyaux, tout ainsi que celles qui sont faictes en la chair. Parquoy il est besoin d'aprendre & experimenter, & trauailler diligemment en la recerche de ces secrets, d'autant que ie te ferois tort si ie t'enseignoye tout. Ie te vay donc declairer les façons des Bruuages vulneraires, lesquels feront (si tu as bien aprins) que tu te pourras nommer Medecin, à bon droit, & au profit des malades.

La façon de les aprester, tant par les anciens que modernes.

CHAP. II.

LEs anciens faisoyẽt leurs Potions vulneraires de vin, dedans lequel ils faisoyẽt cuire des herbes, & medicamens propres à cest effect, les faisans cuire iusques à la cõsummation de la tierce partie du vin: mais c'estoit sans grande raison, parce que le vin pert entierement son gout, sa force, & vertu par la coction. Pour donc conseruer & garder les vertus entieres sans en rien perdre, il faudra mettre le vin dedans vn flaccon de verre ou autre vaisseau qui ferme bien proprement, auec les remedes desquels voulons auoir la vertu: puis ayant bouché & luté diligemment les ioinctures de la couuerture du vaisseau, auec ledict vaisseau, nous ferons tout cuire en double vaisseau: ainsi il ne se perdra (non seulement) rien de la substance ni des forces du vin, mais au contraire, toute la vertu des herbes & medicamẽs passe, & entre dedans le vin. Ceste nostre preparation doit estre plus gracieuse, pource qu'elle n'excite point de tourment & tranchées de ventre, ni de nosées comme font les autres, mais principalement si elles sont faictes de vins austeres & rudes. Pour les faire donc il faut choisir du bon vin blanc, viel, & subtil, & laisser le rouge, gros & espes, parce que il ne recoit pas aisement la faculté & qualité des medicamens qui sont mis dedans, à raison de son espesseur. On pourra aussi aprester lesdites Potiõs au tẽps des vẽdanges, sans faire aucunemẽt cuire ni chauffer le vin, c'est assauoir en mettant dedãs le moust les simples desquels on veut auoir & retirer la vertu, & les y laisser cependant que le vin est eschaufé: puis il les faut

Forme de cuire les Potions vulneraires.

oster

oster trois mois apres, & en remettre de tous frais en leur lieu iusques à ce que le vin aye entierement prins leur qualité : on pourra vser de ce vin sans autre preparation, au lieu de potion vulneraire. Mais il aduient quelquefois, que nous sommes desourueus de vin, & n'en pouuons recouurer, ou autrefois que les malades n'en boiuent point, ou bien que le vin leur faict mal tout incontinent, comme pourroit estre celuy qui seroit blessé en la teste : alors il faudra preparer les Potions auec herbes pilées & mises en vn vaisseau biẽ couuert pour les faire cuire en double vaisseau comme a esté dict : car elles se fondent & resoluent en liqueur de laquelle on vsera pour potion, mais parce qu'elle est presque tousiours mal plaisante, nous y adiousterons vn peu de Canelle, tant pour la rendre plus amiable au goust, que pour fortifier l'Estomach & viuifier les forces. Ces trois susdictes façons pourroyent suffire en toute chose, toutefois il en reste encores vne quatriesme, non moins excellente q̃ les premieres: assauoir, quand au lieu des herbes, on faict cuire leur suc auec des Aromats en double vaisseau. Nous rendrons aussi la nourriture medicamentale par mesme moyen, si nous faisons cuire la chair de Mouton, de Poules, ou Poulets en double vaisseau, auec suffisante quantité d'eau ou de vin, & des herbes vulneraires, & que nous preparions des gelées du ius : car ceste façon de nourriture aide merueilleusement à consolider & reprendre les playes.

Gelées medicamentales.

Exemples des Potions vulneraires.

℞ Fueilles de Sanicle, de Peruanche, de Centaurée & de Betoine ana m. j. Consolde realle m. ß. Agrimoine m. ij. fay cuire comme a esté dit.

Autre.

℞ Langue de serpent m. ij. Pied de lion m. ij. petite Peruanche m. j. Cheurefeuille m. j. ß. Rhabarbe. ℥. j. Rhapontic. ℥. iij. le tout soit cuit comme a esté dit.

Autre.

℞ Racine d'Angelique ℥. ß. Mumie ℥. j. Sperme de baleine ℥. ij. Glans de chesne ℥. ij. feuilles de Reprinse m. ij. Pain de porceaux ℥. ij. des deux Limoines ana m. iij. fay cuire en double vaisseau auec suffisante quantité de vin, auec lequel tu pourras mettre la tierce partie d'eau si bon te semble.

Il y a encores vne autre façon, c'est assauoir, qu'on peut faire tremper & macerer long temps les herbes, dedans des eaux distillées, & cuire puis apres en double vaisseau.

Comme

℞ eau distillée de Limoine l. j. ß. feuilles de Limoine m. j. pied de Lion & Peruanche ana m. ß: il les faut mettre cuire en vaisseau couuert comme il a esté dit.

On fait encores des potions vulneraires en autre façon par l'Art Chymique, en la sorte qu'on faict l'huyle blanc de grains de Geneure, c'est assauoir, si on y mesle des herbes vulneraires en le faisant, car il a vne certaine faculté & puissance pour consolider & guerir les playes, qui est cachée dedans lesdictes Bayes: ceste façõ est tresexcellẽte, mais puis que n'auõs pas deliberé d'enseigner ici l'art Chymique, nous escrirõs vne façõ aisée pour faire les potions vulneraires de grains de Geneure.

Comme

℞ Bayes de Geneure pilées grossement l. ij. feuilles des deux Limoines, de Cheurefeuille & Sanicle blanche ana m. ß. Langue de serpent m. j. ß. racines de Consolde & Sarrasine ana ℥. ß. feuilles de Cultage ℥. iiij. il faut tout distiller en vaisseau de verre, puis il faut remettre toutes cesdictes racines, herbes & Bayes, tremper dedans ladicte eau distillée auec vn peu de canelle, & faire cuire le tout en double vaisseau comme a esté dict.

On faict aussi vne graisse de fleurs vulneraires auec celle de l'Aspic, cõme on faict l'huyle dudit Aspic, laquelle est profitable aux playes si on en prẽt vn peu tãt en viãde qu'ẽ bruuage.

Exemple.

℞ Fleurs d'Aspic m. j. fleurs de Millepertuis m. iiij. fleurs de Bouillon blãc m. ij. fleurs de Betoine, de petite Centaurée & de Prunella, ana m. ß. il faut faire comme on a de coustume.

Autre general.

℞ Racine de grand Consolde ℥. ij. Sarrasine ℥. iij. Cane aromatique ℥. j. Glayeul ℥. ß. feuilles de Peruanche m. iiij. Sanicle blanc m. ß. Mirouers des plumes des queues de Paon. ʒ. ij. Mirrhe, Mastic, Encens, Mumie ana ℥. ß. Rhabarbe ʒ. vj. le tout soit cuit en vin ou en suc ou eau distillée de Limoine, ou eau commune, ainsi que la necessité le requerra, comme a esté dict. Or ce qui a esté dit de la forme & façõ de faire les potiõs vulneraineraires, suffira, pour faire cognoistre que celles qu'on tient preparées en diuers lieux, sont inutiles pour auoir esté mal apprestées. Mais combien qu'elles soyent fort bonnes & profitables, il se trouue toutefois peu de remede qui soit moins mis en vsage par les Chirurgiens, que cestuy-cy, en partie à cause de la negligence, & en partie pour l'ignorance de la preparation d'icelles: combien qu'on ne le deuoit pas ignorer, attendu le grand profit qu'on en recoit, & l'esperance qu'on a en elles de la guerison des piqueures. Leur dose se iuge par les forces du malade, & la leur propre.

La façon de preparer les Onguens pour les playes.

CHAP. III.

L'EXPERIENCE nous enseigne & apprent, que les Ongués ont esté en vsage de tout temps pour la guerison des playes: car les anciens en parlent souuent, sans sonner aucun mot des autres remedes: parce que celuy des Onguens a tousiours esté domestic & familier, de façon qu'il s'en rencontroit peu qui n'en eust de reserue en sa maison. Or en ce temps-là ils n'auoyent que deux choses pour leur donner corps, assauoir le miel & le beurre: qui ont esté choisis entre autre matiere par le vulgaire, par ce qu'ils ont veu & cognu que les mouches & les vaches mangent & ont pour leur nourriture familiere, toutes sortes d'herbes & de fleurs, pensans (non sans raison) que la vertu de tant de sortes d'herbes & de fleurs demeurast ausdits miel & beurre. Mais par succession de temps quand les Medecins ont embrassé l'Art sophistique, ils ont commencé à mespriser lesdicts beurre & miel pensans qu'ils fussent trop rustiques & communs, & ont mis en leur places des choses qui ont plus de fard, & apparat, mais d'vtilité beaucoup moins. Toutefois i'exhorte & admoneste les Medecins, qu'ils ne mesprisent pas ce dequoy les anciens vsoyent, ains au contraire qu'ils delaissent les compositions fardées des faux Medecins & les fuient cóme peste. Et afin que ie face de ma part autant que ie pourray, que les façons des anciens demeurent & soyent gardées: ie mettray en memoire quelques formules de leurs compositions: mais s'il aduient que ie n'y mette pas ce que les Grecs, Arabes, Maures & Ægyptiens

Vsage des Onguens anciens.

Matiere qui donne corps aux Onguens.

Inuention des anciens recommandée.

y mettent, ie ne voudroye pas pourtant qu'elles fussent aussi tost reiettées : car si elles ne sont meilleures, elles seront au moins pareilles en bonté & force. Quand aux matieres qui donnent corps à l'onguent assauoir le beurre ou le miel, il est permis de les prendre l'vn pour l'autre, selon que le temps & l'occasion le requerront.

Exemple.

℞ Beurre de May tout frais l. j. feuilles de Plantain, des deux Limoines, des Bettes auec la racine ana m. j. Langue de serpent m. iij. il faut batre les herbes & racines en vn mortier & les mesler auec le beurre, puis faut tout mettre au soleil en vn vaisseau de verre, & les y ayant laissé quelques mois, il les faut couler & passer par vn linge pour les garder & en vser en necessité.

Autre.

℞ Beurre de May l. iij. racine de grand Consolde. l. j. Langue de serpent l. j. ß. Vers de terre bien purgez. l. ß. Sarrasine fresche quar j. il faut tout battre ensemble, & les reduire en forme de paste laquelle tu mettras au Soleil, ou la feras pourrir au fien, ou tu la pourras garder en quelque lieu frais, pour faire separer l'humidité. On r'encontre ordinairement beaucoup de telles compositions, mais ces deux suffiront pour guerir toutes sortes de playes. Mais afin que ces compositiõs soyent preseruées de pourriture, il sera bon de lauer quelquefois le beurre en eau sallée, ou bien adiouster vn peu de sel à la composition. On peut bien aussi quelquefois composer vn Onguent d'vn seul remede ioinct auec le corps, comme de Miel & de Langue de serpent ou fleurs de Millepertuis : de Beurre & de racine de Sarrasine ou de grand Consolde : lesquels seront choisis selon la region & varieté du ciel. Iusques ici nous auons escrit la façon des anciens, cy apres suit vne nouuelle façon qui n'est pas moins excellente & qui a esté premierement inuentée & mise en vsage par nous. Il faut prendre des racines & herbes prescrites, celles qu'on voudra, qu'il faut choisir estãs encores vertes : puis les faut piler en forme de paste, & les mettre dedãs vn vaisseau, dedãs lequel on versera du vin par dessus les herbes tant qu'il les surpasse vn peu : ce faict ayãt fermé le vaisseau, tu les feras cuire en double vaisseau l'espace de dix heures, lequel temps passé il les faut retirer pour battre derechef

Nouuelle composition d'Onguens par l'autheur.

tout-ensẽble,& les couler (apres) par le drap,& y adiouſtãt des rayõs de miel frais ou de beurre autãt qu'il en faut, il faut tout mettre biẽ meſlé enſemble dedãs vn vaiſſeau, & le cuire comme deuant: eſtans cuits faut derechef couler le tout,& preſſer auec les preſſes à ce propres & commodes: finalement tout eſtant mis dedans vn vaiſſeau de verre, il le faut mettre au Soleil,iuſques à ce qu'il aye prins bonne forme, pour apres eſtre ſerré & gardé, pour en vſer quand on en aura beſoin : tu auras vn Onguẽt, auquel tu te pourras biẽ fier pour guerir les playes qui ſont dificiles à guerir. Pour la compoſition tu pourras choiſir comme plus excellens,la racine de grand Conſolde & celle de Sarraſine, les feuilles de Langue de ſerpent & de Limoine auec les vers de terre. L'induſtrie des anciens eſt admirable en la recerche des remedes conſeruans l'humaine nature : parce que chacun d'eux a mis en vſage quelque ſimple peculier, de ceux qui croiſſoyent en ſon pays, d'où eſt aduenu qu'aucũs ſe ſont ſeruis des Gommes,pour donner corps à leurs Onguẽs en laiſſant le miel & le beurre. Mais cõme il y a diuerſes reſines, l'vne a eſté plus ou moins agreable que les autres: parquoy afin que tu puiſſes auſſi cognoiſtre, tant la diuerſité que la façon,nous en dõnerons quelques formules par maniere d'Exẽples. Il ne ſe trouue en Alemagne que deux nobles & excellentes reſines, c'eſt aſſauoir celle du Larix, & celle du Sapin. De celle du Larix on en faict vn Onguent tel que s'enſuit.

℞ Reſine de Larix.l.j.iaunes d'Oeufs xx.il les faut bien battre & meſler enſemble, en ſorte qu'il ſe face vn Onguent iaunatre, auquel faut meſler, ℥.ß.de poudre de la racine de grand Conſolde,& ℥.j.de celle de Sarraſine,auec ʒ.vj.de farine d'Orge,& meſler & incorporer bien tout enſemble,pour faire Onguent parfaict à guerir toutes playes.

Autre de Reſine de Sapin.

℞ Reſine de Sapin l. j. il la faut fondre peu à peu & la nettoyer des ordures qui y ſont meſlées, apres adiouſtez y vn peu de mouelle de Veau,de la racine de grand Conſolde ou des Vers de terre autant qu'il te ſemble qu'il y en ait aſſez, le tout ſoit bien pilé enſemble & meſlé dedans vn mortier chaud, pour faire Onguent pour les playes. Les autres ne ſe contentans pas de ceſte façon,preparoyent leurs Onguens de Reſine & de Cire fondue auec l'huyle, & en y adiouſtant des herbes

& des racines, mesloyent tout ensemble : mais parce que tels sont plus propres aux vlceres qu'aux playes, nous remettrons a en parler en autre lieu: nous dirons (cependant) que nous auons volontiers laissé la Cire, parce qu'elle a peu de force à dõner corps à l'onguent. Ie sçay bien que ce qu'auons dit des Onguens, troublera beaucoup de personnes : car c'est merueille que les idiots & ignorans sont plus heureux en leurs cures, que ne sont beaucoup de Medecins : toutefois ce ne sont pas vrays ains faux Medecins qui ont esté trompez par leur subtilité, veu que nous pouuons mieux faire en simplicité, qu'ils ne font par leurs finesses: d'où aduient que les paysans & rustiques guerissent les playes plus heureusement, parce qu'ils n'vsent que de simples, au lieu que quand les Medecins veulent plus subtillement cercher autres remedes, ils tombent d'vne faute en l'autre, mais ils faillent principalement en l'aprest des remedes, qui (toutefois) deuroit estre vniquemẽnt obserué.

Des Huyles & Baulmes pour guerir les playes.

CHAP. IIII.

Alchymistes inuenteurs des Baulmes.

LEs Huyles sont en vsage de plus long temps que les Baulmes, & en est la composition plus simple, car pour faire les Baulmes, il faut estre versé en Alchymie, parce que les Alchymistes en sont les premiers inuenteurs. Mais les Huyles vulneraires ont esté mises en vsage par les anciens Medecins il y a long temps, d'autant que n'agreans point la forme des Onguens, ni le corps qu'on leur donnoit auec le miel, ils ont pensé trouuer vne meilleure forme & plus cõmode, & ont essayé à ceste occasion si l'huyle pourroit point aussi receuoir les puissances & vertus des fleurs, herbes & racines, ce qu'ils n'ont point tenté vainement & sans fruit : car ils ont trouué par experiẽce qu'il se faisoit plus commodement auec les huyles, qu'auec le miel: de façon qu'il a esté tellement vsité en peu de temps, que les autres remedes ont esté laissez & mesprisez. Or quand on veut vser des Huyles, il faut lauer premierement la playe, puis verser l'Huyle dedans, & apres la bander. Nostre sauueur Iesus Christ faict mention de ceste façon de guerir en la parabole Euangelique du Samaritain qui auoit esté blessé, qui est vn grand argument de la bonté & ancienneté de cest art. Depuis

D'où viẽt le frequent vsage des Huyles.

les

les Alchymistes attribuans plus de vertus aux Huyles distillées qu'à celles qui ne le sont pas, ont laissé les simples & non distillees, pour les preparer par distillation, & estans distillées les ont nommees Baulmes à cause de l'artifice: toutefois combien que ie sçache qu'elles ont plus de force que celles qui ne le sont pas, i'ay neantmoins aprins par experience, que la façon vulgaire de distiller des Alchymistes, ne doit estre approuuée, à cause du meslinge des briques cassées auec leurs huyles & simples, & qu'au lieu de ce meslinge il faut prẽdre les huiles distillees par la cornue seulement sans admixtion de brique, ni de sable, ni autre matiere semblable: obseruant diligemmẽt que quãd les Esprits cõmenceront à sortir, ou bien que la couleur de l'huyle se changera en rougeur, qu'il faut alors cesser, craignant qu'on n'imprime en l'huyle, autre couleur, odeur, ou mauuaise saueur. Ils ont aussi failli en tirant l'huyle de Terebentine, car celuy qui est distillé à leur mode, est plus chaut qu'il n'est besoin pour engendrer la chair es playes: si tu le veus donc aprester, tu le feras comme nous auons dit qu'il failloit distiller les huyles, & tu auras vn Baulme tresnoble pour guerir les playes des nerfs. On a voulu essayer à faire le mesme en distillant les gommes, la cire, les resines & autres: mais ç'a esté sans fruit. Ainsi donc il y a quatre sortes de ces remedes, assauoir l'Huyle simple, & l'Huyle distillée, la Terebentine simple, & la distillée, desquelles façons nous donnerons vn formulaire de chacune par maniere d'exemple.

Huyles distillées nommées Baulme.

Faute en distillant les Huyles.

L'huyle vulneraire de Terebẽtine mauuaise.

Huyle & Terebentine simple pour les playes, lesquelles on pourra aussi distiller.

℞ Du corps (c'est à dire de l'huyle ou de la Terebentine) l. j. fleurs de Camomille, de Roses rouges, de Prunella (ou Brunella) ana m. j. fleurs de Millepertuis m. iij. fleurs de Centaurée & de Chelidoine (ou Esclaire) ana m. ß. toutes ces choses meslées ensemble, soyent mises dedans vn vaisseau au Soleil l'espace de deux mois. On fait merueilles à guerir les playes par le moyen de ceste Huyle sans aucune douleur. Tu pourras remettre dedans ceste mesme Huyle l'année suyuante des herbes & fleurs nouuelles, car tu feras vn medicament par ce moyen qu'on ne pourra iamais assez louer.

Autre.

℞ Feuilles de Langue de serpent, du petit Limoine (c'est à

dire Pirola) d'Agrimoine & de Sanicle ana m. j. fleurs de Millepertuis m. ij. racine de grand Consolde m. ß. Vers de terre biẽ purgez le nombre de C. huyle ou Terebentine autant qu'il en faut pour tout tremper: il faut tout mettre au Soleil en vn vaisseau, pour les y laisser pourrir autant de temps qu'il sera besoin comme a esté dit, puis apres tu en pourras vser en ta necessité: on peut adiouster de la Mumie à ces huyles, auec du Mastic, de l'Encens & de la Mirrhe, mais il faut garder moyen & mediocrité en ceci, parce que les huyles recoiuent aisemẽt la vertu des fleurs & se conioignent à elles, mais entre les fleurs, celles de Millepertuis ont de grandes vertus: aucuns y iettent du Verdet, de la Limaille de fer & autres semblables qui me desplaisent pour certaines raisons, parquoy ie t'admoneste de t'en garder.

Il faut aussi noter, que si on prent la semence de ces herbes, & qu'on la quasse, puis qu'on la mette dedans ces huyles, & qu'on les tienne l'hyuer en lieu chaut, qu'on les rẽdra beaucoup plus excellentes.

Exemple d'vn Baulme vulneraire.

℞ Huyle d'Oliues l. ß. Terebentine quar. j. fleurs de Millepertuis autant qu'il en faut pour remplir l'huyle & la Terebentine, fleurs de Bouillon blanc le tiers des fleurs de Millepertuis, bon vin blanc. l. ij. quar. j. il faut tout faire cuire ensemble iusques à ce que le vin soit cõsumé, apres il faut laisser pourrir le tout au Soleil l'espace d'vn mois ou deux. Asseure toy que tu n'vseras iamais de ce baulme sans vn effect admirable. Or tout ainsi qu'on a inuenté & trouué diuers remedes en diuerses saisõs & à diuerses fois: ainsi la façõ de faire le Verni a enseigné aux hõmes vn remede singulier. Car ceux q̃ le faisoyẽt l'experimẽterẽt pour guerir les inflãmations des mãmelles, & d'autres vlceres malignes: d'où est aduenu qu'ayant mis dedãs les herbes predictes, & fleurs vulneraires, ils l'ont appliqué heureusemẽt pour guerir les playes. Mais parce q̃ ceste façon est de substance plus crasse & plus espesse, il est besoin de les laisser plus long temps au Soleil, afin que la force & vertu des herbes penetre dedans le Vernis: toutefois il n'est pas plus mauuais que les premiers, s'il est long temps laissé en coction & putrefactiõ, y ayant adiousté le Mastic, l'Encens, & la Mirrhe. Il faut aussi obseruer, que si le Verni estoit cuit & fait de

Vsage du Vernis pour les playes.

huyle

huyle vulnerairé, auec vin, Ambre, & Mastic, qu'il en seroit beaucoup plus excellẽt. Les hommes aussi (auec le temps) ne se contentans point de ces matieres & remedes, ont meslé les mouelles auec les herbes vulneraires, & les ont tant laissees au Soleil, qu'elles ont esté cõuerties en substance oleagineuse: quoy faisans, les vns ont plꝰ estimé vne mouelle, les autres vne autre, iusques à ce qu'ils ont trouué par experience, que l'Humaine estoit la meilleure, & apres celle de Cerf, au defaut de laquelle ils ont eu opinion que celle de Veau deuoit estre preferee. Ils ont essayé de mesme auec heureux succes, de reduire en huyle la graisse des animaux, entre lesquelles l'humaine tiẽt le premier rang, laquelle est suiuie par celle de Chapon ou de poulle, parce qu'ils l'ont cognue n'estre inutile: mais quant à celle des poissons, ils n'en ont point trouué qui fust profitable, que celle d'vn poisson que les Alemans nomment Asche & les Latins Thimalus, de laquelle on faict vne excellente huyle pour les playes. I'ay encore souuenance, que si le Verni est fait d'huyle, ou Terebentine distillée, que tu le trouueras meilleur. Ie n'escri pas d'auantage touchant les formules des Baulmes, & des Huyles, scachant bien que i'ay escrit les plus excellentes: que si tu en desires d'autres, tu en pourras faire à ta fantasie selon le besoin & la necessité, pourueu que tu gardes les predites reigles.

Vsage de la graisse & mouelle humaine.

La guerison des playes par Mondificatifs.

CHAP. V.

PVIS qu'ainsi est que nature mesme tient en soy caché le Baulme qui guerit les playes, tellement qu'il semble ne rester autre chose pour la parfaicte cure d'icelles, sinon les tenir nettes: il ne sera possible inutile d'en traiter quelque chose. Car nous voyons que les chiens guerissent leurs playes, en les leichant: qui ne se faict pour autre raison, sinon qu'ils les nettoyent en les leichant: en quoy ils ont esté ensuiuis par aucuns du temps passé, qui guerissoyent leurs playes (principalement celles des mains) en les leichant souuent. Mais les hommes estans deuenus plus delicats par succession de temps, ont commencé d'aborrer le leichement: au lieu duquel il les ont lauées d'vrine, & par ce moyen ont facilement gueri les playes des parties charnues: toutefois par ce que l'vrine causoit vne puã-

Les chiens guerissent leurs playes en les leichant.

Diuers mõdificatifs. L'vrine.

teur es playes, à raison de laquelle ils estoyent contrains de les remuer souuent : la paresse leur a fait laisser l'vrine, & prendre le vin en son lieu, lequel (encores qu'il ne soit point à mespriser) n'est pas suffisant pour guerir les grandes playes : parquoy ils ont eu recours à l'eau salée , laquelle ils ont appliquée auec profit, tant aux hommes qu'aux bestes: mais elle n'a guere duré non plus que les autres remedes, car les mondificatifs suiuans ont esté mis en son lieu. Premierement, ils ont faict cuire quelques herbes vulneraires dedans le vin , y meslant vn peu de sel, puis apres ils ont laué la playe de ceste decoctiõ, puis ont mis vn bournal de miel pilé & conquassé, par dessus en forme d'emplastre. Les autres les ont lauées & gueries auec eau alumineuse , dedans laquelle ils faisoyent fondre vn peu de couperose : autres les guerissent en les lauant de suc de Plantain, ou de Chelidoine , y adioustant vn peu de sel : car il y a beaucoup d'herbes auec le suc desquelles les playes sont consolidees. Le vulgaire des Arabes les guerit auec du miel meslé auec vn peu de sel. Or combien que ces façons de guerir soyent vn peu longues , elles sont toutefois plus agreables au peuple, parce qu'elles sont hors de tout danger: & pour ceste raison il mesprise la vulgaire façon des mauuais Medecins. Il y a encores des autres remedes, qui peuuent nettoyer les playes par vne plus secrette nature, comme fait la Culrage qui guerit la playe par la faculté de son sel, si on la met dessus , apres l'auoir lauée en eau courante: mais nous parlerons d'elle plus amplement , au chapitre des operations celestes.

Le vin. *Eau salée.* *La Culrage guerit les playes par oculte proprieté.*

Ces remedes semblent estre contemptibles , combien que leurs operations ne le soyent pas , & feras plus auec eux bien souuent, qu'auec ces magnifiques & longues ordonnances des Sophistes Medecins. Toutefois il te souuiendra en ceci , que la façon de guerir, de laquelle nous auons parlé en ce chapitre, est seulement propre es playes , qui ne sont pas accompagnées de grans ni fascheux accidens , ou bien en celles qui ne sont pas fort grandes , ou bien que l'estans , elles soyent en vn corps robuste & bien composé.

Des

Des Emplastres contre les piqueures tant pour guerir les playes que lesdites piqueures.

CHAP. VI.

COMBIEN qu'il soit (presque tousiours) besoin d'auoir les medicamens des pays estranges pour cõposer des Emplastres, nous en pouuons toutefois faire & composer des bons en nostre pays: d'autant que toutes les cõtrees & regiõs de la terre, sont tellemẽt cõposees & raportees l'vne à l'autre (par la grace de Dieu) que l'vne satisfaict aisement au desaut de l'autre. Nous auõs dõc maintenãt deliberé d'en escrire la cõposition, parce qu'encores que les autres medicamens desquels nous auons cy deuant parlé, soyent suffisans pour guerir toutes sortes de playes: toutesfois nous auons cognu, que les emplastres ont vne certaine force & vertu pour resister aux accidens. Mais parce qu'aucuns de nos simples n'y resistent moins que les estrangers, nous les auõs escrit en vn liure de nostre petite Chirurgie: & ne voulons ici que parler seulement des emplastres pour les piqueures. Or tout ainsi que cy dessus nous auons raporté l'inuention de plusieurs remedes aux artisans nous leur deuons aussi beaucoup en l'inuention des emplastres: car les potiers de terre, ont enseigné premierement la vertu de la Litarge, comme les mareschaux ont fait celle du Safran de fer, & les fondeurs & forgerons d'airain, celle de l'Escaille d'airain ou de cuiure. Les Alchymistes ont aussi aprins & experimenté choses merueilleuses en cest affaire, comme au Minium & en la Ceruse & autres choses qu'il n'est besoin d'escrire ici. Les philosophes qui sont venus apres & ont bien osé entreprendre d'escrire la vertu de ces simples, & entreprendre les compositions: ont premierement basti des emplastres d'huyle & de cire, mais parce qu'ils ont cognu qu'il n'y auoit pas grãde force, ils y ont puis apres meslé des autres medicamens, assauoir le Minium, la Ceruse, la rouille de fer, l'escaille d'airain, la Litarge & autres semblables, desquels ils ont composé des Cerats: puis apres n'estans pas encores contens de ces choses, ils y ont adiousté les gommes & la pierre d'Aimant (qu'ils scauoyent auoir la puissance d'attirer) auec les poudres qui engendrent la chair, comme celles qui sont fai[illegible] cens, de Mastic, de Mirrhe & autres semblables: [illegible]

Que l'experience des artisans nous a aprins.

petit à petit procedé si auant, & de mieux en mieux, iusques à faire des guerisons miraculeuses, par le moyen de leurs emplastres. Mais la malice des sophistes & faux Medecins a finalement esté telle, qu'elle les a tous corrompus & falcifiez: & afin qu'on le cognoisse mieux & qu'on iuge de leur malice plus aisement: nous escrirons la façon que les anciens tenoyẽt à composer leurs emplastres: car ils ne meritent pas d'estre plus longuement celez ni cachez, par ce que le Medecin a esté creé de Dieu pour la santé des malades: non pas pour reserrer & amasser les tresors, (qui est le propre des faux Medecins) mais retournons aux emplastres. La façon plus commune des anciens à faire les emplastres a esté telle.

℞ cire l.j. poix grecque quar.j. il les faut faire fondre ensemble, puis pendant qu'ils sont encores vn peu chaux, & non du tout refroidis, il faut ietter dedans, la poudre de cornaline, de coral blanc & rouge, d'aimant & pierre de plomb (qu'on nomme molibdena) ana ℥.ß. Ambre, Mastic, Encens ana ʒ.vj. Mirrhe, Mumie ana ℥.j.ß. puis y adioustant ℥.j. de Terebentine, il faut tout bien mesler ensemble, & remuer iusques à ce que tout soit refroidi, finalement il les faut malaxer auec huyle du poisson Thimalus, puis en former des billes pour les garder. Tu pourras vser heureusement de cest emplastre non seulement aux playes, mais aussi aux vlceres malignes.

Autre.

℞ cire vierge & poix grecque ana l.j. Terebentine quar. j. il les faut fondre à petit feu, puis verser dedans poudre de Mastic ℥. iij. Ambre ℥.j.ß. apres il les faut laisser sur le feu l'espace d'vn quart d'heure, puis y adiouster poudre de Mirrhe & d'Encens ana ℥.ß. Mumie ℥.ij. Aloes Hepatic ℥.j.ß. Camphre ℥. ß. il faut bien mesler & remuer le tout iusques à ce qu'il soit refroidi, puis apres le malaxer auec huyle de poisson predict, pour apres le garder à son vsage, car il est excellent pour guerir les pointures.

Autre qui est propre pour retirer les balles du corps, les pieces de fer, & les dars ou fleiches.

℞ Cire l.j. colophone, poix noire ana quar.j. il les faut faire fondre à petit feu, puis y adiouster, gomme ammoniac ℥. ij. bdelliũ ℥. j. poudre d'aimant ℥.v. Ambre ℥. iij. tout estant meslé ensemble il le faut malaxer auec huyle d'œufs & le garder pour

pour son vsage: tant pour les maladies extremes & deplorées, que pour consolider & glutiner les playes qui auroyent esté mal traictées. Il y a encore vne autre façon de composer les emplastres, outre ceste cy, assauoir quand on mesle d'autres medicamens auec les cerats, & qu'on les reduit en emplastres comme s'ensuit.

℞ Cire, Litarge, huyle cõmun ana l.j. il faut faire vn cerat, au quel il faut adiouster, gomme ammoniac & bdellion ana ℥.ß. galbanum & oppoponax ana ʒ. vj. il faut dissoudre les gommes auec le vinaigre, puis les couler par vn linge, & les cuire puis apres iusques à ce qu'elles soyent reduites en bonne espesseur, & estant meslées auec le cerat susdit & bien incorporées, tu y adiousteras de la poudre de pierre de plomb, de coral rouge & blanc & d'aimant ana ℥.j. ß. Encens, Mastic ana ℥.j. Turbentine ℥. iij. huyle d'anet ℥. ß. & forme ton emplastre selon l'art, ou

Comme il faut purger les gommes.

℞ Oppoponax quar. j. il le faut purger cõme il a esté dit & le mesler auec le cerat, puis pren de la Mumie ℥ iij. Sarrasine ℥. ij. Mastic, Encens, & Mirrhe ana. ℥. ß. Turbentine quar. j. huyle laurin ℥. j. Camphre ʒ. ij. il les faut malaxer auec huyle de Camomille & former l'emplastre. ou

℞ Ammoniac purgé ℥. v. sang de dragon ℥. ij. Colophone ℥. iij. poix des basteaux ℥. j. Encens & Mastic ana ʒ. vj. Mirrhe ℥. j. Turbentine ℥. iiij. il les faut malaxer auec huyle laurin.

Nous auons (iusques ici) monstré si facilement, tant l'inuention des emplastres, que la façon de les composer en deux sortes, & si brieuement, qu'il est aisé à chacun (en reiettant les mauuaises compositions faictes par les faux Medecins) d'en composer à sa volõté de meilleurs que les leurs. Quant à moy i'ay asseurement esprouué par long vsage, que l'emplastre qui suit est excellent entre les autres.

Emplastre vsuel de l'autheur.

℞ Cire vierge, huyle vulneraire de nostre composition ana l.j.ß. litarge d'or. l.j. plomb bruslé & laué l.ß. fais cerat, auquel tu adiousteras du vernis preparé auec les herbes (duquel auons ci deuant † parlé) l. ß. Terebentine quar. j. il y faut mesler les poudres & les gommes de l'vne des susdictes compositions & malaxer le tout auec Baulme vulneraire pour former l'emplastre selon l'art. I'ay approuué par longue experience plusieurs autres emplastres pour les pointures, desquels nous gardons la description, iusques à nostre second traicté de la cure des vl-

† Chapitre IIII.

ceres, parce qu'ils ne sont si propres à guerir les playes que les vlceres. Il estoit aussi bien besoin d'escrire quelques emplastres pour les playes qui ont esté gastées par mauuais traictement, mais par ce que nous en traictons amplement en la petite Chirurgie, nous renuoyons là le Studieux lecteur. Au reste il faut obseruer que les playes qui ne sont gueries par ces remedes, ne se peuuẽt guerir par autres, pourueu toutefois qu'elles soyent gueriſſables: car la Medecine ne promet ni entend de faire choses impossibles: comme (pour exemple) nous scauons qu'il est impossible de tirer par le moyen des emplastres ni autres remedes les balles d'arquebuse, ni les fers des d'ars, flesches & iauelots qui sont cachez au fond du corps, & sont fort esloignez du droit chemin de la playe: il se faut donc bien garder de l'entreprendre. Or ce qui a esté dit des emplastres suffise: car ie peux bien promettre au Medecin, qu'il ne faudra iamais auec ceux-ci, de paruenir à la fin qu'il pretend. Mais scaches que pour composer mes emplastres, i'ay ceste coustume, que ie fay premierement cuire l'espace de dix heures, assez grande quãtité de Litarge auec Verni iusques à ce qu'elle soit reduicte en masse, laquelle puisse estre mise en poudre, puis ie prepare mon Cerat auec elle, & apres, mes emplastres en la façon que i'ay dit.

Des poudres vulneraires.

CHAP. VII.

Es poudres vulneraires ont esté receues & mises en vsage le temps passé à l'imitation & exemple des Serpens, qui ont esté souuent veuës par les hommes se r'assembler & faire reprendre leurs parties couppées par le moyen de quelques herbes, qui à ceste occasion ont esté surnommées Serpentines. Depuis ayans reduit ces herbes en poudre, ils ont pensé qu'elles seroyent propres pour consolider les parties deioinctes & couppées, estans induits à ce, par assez legere & puerile raison, pour n'auoir pas fait distinction des choses: car les parties de l'homme, n'ont pas en elles separement, le commencement & fondement de vie & de mouuement, comme nous voyons qu'ont les reptiles en diuerses parties. Ioint qu'il est à presumer que les Serpens se guerissent elles-mesme ou en se leichant, ou en mettant ces herbes machées sur leur playe: car nature

nature les a douées de vertus qui sont admirables. Et encores que les Empiriques ayent tasché fort curieusement de les ensuiure, ils ont toutefois perdu leurs peines: d'autant que le vif n'a point de communion ni participation auec le mort: toutesfois, cependant que les hommes se sont trauaillez à ces recerches, ils ont trouué que la despouille du Serpent a vne bien grande force pour guerir les playes: tellement qu'on pourroit coniecturer que le serpent se guerit plustost par sa despouille, ou autre qualité & vertu cachée, que par les herbes, puis qu'il est aduoué que c'est le Baulme de nature qui guerit les playes. Les Empiriques fondez sur cest argument, ont attribué à ceste despouille la vertu de coudre les playes, d'autant qu'ils ne cognoissent point d'autre herbe : mais ne se contentans pas de ceci, ils ont encores faict nouuelles experiences: car en ce temps-là, on n'vsoit encores point de fil ni d'esguille à la couture d'icelles: toutefois apres qu'ils eurent receu la façon de les coudre, & eurent cognu qu'elle estoit inutile, ils ne cesserent de cercher d'autres remedes, qui eussent la force de serrer les leures de la playe, & les tenir ioinctes, en les retirant l'vne contre l'autre, tellement qu'en fin ils sont venus à chef de leurs desseins, car ils ont trouué des poudres & sucs d'herbes ayans telle force, qu'en retirant les leures de la playe, les retenoyent ioinctes l'vne contre l'autre, & aidoyent nature à les faire reprendre. Il faut donc estimer ces poudres fort puissantes en ce fait-ci, puis que par leur moyen nature reprent & consolide les playes au fond, au milieu & au dessus tout ensemble, ce qu'elle ne sçauroit faire par le moyen des potions vulneraires, des huyles, onguens ni des emplastres, ains commence au fond seulement & vient au dessus par le milieu. Toutesfois il faut noter en l'vsage d'icelles, qu'encores que leur operation soit fort soudaine (car il n'y a aucun autre remede qui le soit tant) qu'il se faut toutefois garder d'en vser, lors que la playe sera accompagnée de quelque grand accident, comme phlegmon, fieure, enflure, durté, flux de sang & autres, parce que l'action du medicament seroit empeschée par eux. En ce cas donc il faut laisser l'vsage des poudres vulneraires, ou bien il faut premierement remedier aux accidens. Or il y a trois sortes de telles poudres : car ou elles restreignent, en deseichant, comme fait le Bol d'Armenie, ou elles restreignent pour autre cause comme fait l'Accassia, c'est à dire le suc de prunelles sau

Despouille du serpent pour les playes.

Excellẽce des poudres vulneraires.

uages, qui est tire auant qu'elles soyent meures: ou elles conioignent & attachent les leures de la playe comme glus ou colle, ainsi que faict la gomme Tragacant. Mais il ne faut pas considerer seulement la base & fondement ou matiere principale de ces poudres, ains aussi les autres ingrediens qui corrigent, & qui donnent nourriture au baulme naturel.

Exemple.

I ℞ Bol d'Armenie vray & fin quar. j. fondez le en eau d'Alũ, puis retirez l'eau par distillatiõ, & fondez derechef le Bol auec ladite eau, puis la redistillez apres, & faites cela tãt de fois, que le Bol demeure en forme d'huyle au fond du vaisseau: faites le seicher au Soleil, puis le reduisez en poudre & le meslez auec ℥.j. d'Encẽs, ℥. ß. de pierre Cornalline en poudre, & ʒ.ij. de mumie, le tout estant reduit en poudre subtile, il en faut mettre sur la playe chacun iour deux fois. Ceste poudre est bonne pour guerir la playe & pour empescher tous les accidens deuant dits. L'huyle de Bol, celuy de Plomb, celuy de Safran, de Fer, & d'Arain ou Cuiure brullé, sont de telle efficace qu'il est impossible de le dire, principalemẽnt pour empescher les accidens.

Autre.

II. ℞ suc de prunelles sauuages, & de galles vertes, autant de l'vn que de l'autre, il les faut faire cuire iusques à ce qu'ils soyent reduits en forme d'Electuaire: apres iette dedans poudre de racine de grand consolde la huictiesme partie, il les faut faire cuire en eau d'Alun, & finalement les faire seicher au Soleil, pour apres les reduire en poudre. Tu n'vseras iamais de ceste poudre sans emplastre, parce qu'il est à craindre qu'il ne
III. suruienne quelque accident. Quant à ce que nous auons dit du Tragacant (pour exemple), nous auons dit la verité: car il est impossible qu'il se puisse reduire en ceste façon de poudre. I'ay souuent vsé du ciment ou mortier des massons auec heureux euenement, en l'apliquant sur la playe en forme d'onguent, mais il faut qu'il soit fait cõme celuy des Ægyptiens, c'est assauoir qu'il puisse faire son action en l'humidité & en l'eau. I'y ay acoustumé de prendre de l'huyle vulnetaire faict auec huyle de lin, (au lieu de l'huyle de lin simple) & du Coral blanc brullé au lieu de chaux. Il y a d'autres poudres lesquelles encores qu'elles ne soyent pas fort artificielles toutefois

pource

pource qu'on en peut vser au lieu des autres, i'en escriray quelques formules : car ie ne pren pas plaisir à escrire beaucoup de receptes.

℞ Encens, Mirrhe, & Mastic ana ℥. ß. Coral rouge ʒ. ij. Aloes hepatic. ℥. ij. poudre de la susdicte description, le pois des autres assauoir ℥. iij. ʒ. vj. faits vne poudre de tout.

Autre.

℞ suc de prunelles sauuages, de galles vertes, de Sanicle, de peruanche & de langue de serpent ana ℥. v. il les faut faire seicher au Soleil, & y adiouste (pendant qu'ils seichent) gomme Ammoniac purgé ℥ ij. le tout estant sec soit reduit en poudre. Quand on vsera de ces poudres, il faut recommander au malade vne maniere de viure qui deseiche, & qu'il s'abstienne de boire tant qu'il pourra. Quant aux autres simples qui reserrent les playes, parce qu'ils sont quasi tous aprestez chymiquement, nous les reseruons, pour en parler en lieu commode.

De la guerison des playes, par operations celestes.

CHAP. VIII.

LES premiers Astronomes auoyent inuenté quelques arts Chirurgiques, moyennãt lesquels ils faisoyent merueilles pour la guerison des playes par vne vertu celeste. Mais apres la mort des anciens sages Mages, ils ont esté tellement perdus, qu'à grand peine en reste-il quelque trace. Or l'art des celestes impressions estoit, de transferer l'action influãte en quelque substance corporelle, dedans laquelle elle se fist paroistre par ses effects. Comme (pour exemple) la semence de la Rose, contient les vertus & la nature de la Rose, & toutefois elle n'est pas encores Rose, mais apres qu'elle sera semée en terre & aura produit, alors elle monstre & produit la Rose. Il y a aussi des vertus & actions celestes qui ont esté semées par les premiers Mages dedans les pierres Peantides & Camayeulx, d'où puis apres elles sont creues, tout ainsi que l'arbre ou l'herbe croit de la semence qui a esté semée en terre. Ceste est l'Astronomie des anciẽs Perses & Ægyptiens, par laquelle ils ont semé & engraué es pierres, les vertus celestes. Il ne faut donc pas dire incontinant, que telles choses n'ont point de puissance:

car si nous croyons que le ciel nous enuoye la peste, & autres maladies, pourquoy ne croirons nous & espererons qu'il nous peut aussi communiquer ces benignes & fauorables vertus? Si le ciel agit aussi & faict ses actions aux corps humains, pourquoy ne pourra-il d'arder ses vertueuses fleiches iusques dedans les pierres? Plusieurs sont touchez par ces fleiches & iauelots celestes, qui les pourroyent facilement euiter s'ils estoyẽt sages & auoyent la cognoissance de leur bonté ou malice, & comme ils pourroyent euiter leur malice, ils pourroyent aussi communiquer leur bonté à quelques corps, qui en retiendroyent entierement toute la vertu & influence. De là est aduenu qu'on a trouué des pierres en Ægypte, lesquelles donnoyent certaines maladies à ceux qui les portoyent: & s'en trouuoit d'autres (au contraire) qui les guerissoyent. Ainsi nous auons veu des Peantides, dedans lesquelles estoyent engrauez des archers, lesquelles auoyent vertu contre les dars: & d'autres esquelles estoyent engrauées des espées, qui estoyent bonnes contre les playes. Nous sçauons aussi que les Mages, ont rendu vertueuses les pierres pour guerir les fieures: & ne l'ont pas seulement fait contre les maladies, ains aussi contre les playes & accidens qui leur pouuoyent suruenir, comme flux de sang, de glaires, conuulsions & epilepsie. Mais comme l'vsage en a esté frequent en ce temps-là, & estoyent en credit & reputation, ainsi la sophisterie des faux philosophes estant accreuë petit à petit, on les a laissez & ont cõmencé d'estre en mespris, pour metre des choses pueriles en leur place. Or les pierres qui sont encores de reste, lesquelles ont esté preparées par les anciens, ne sont plus de si grande vertu qu'elles estoyent, parce que la situation & influence des Astres sont maintenant toutes autres qu'elles n'estoyent lors, parquoy il les faudroit aprester de nouueau.

Pierres vertueuses en Ægypte.

On trouue de grãs amas & rapsodies en Medecine, Astronomie & choses naturelles, qui ont esté desia delaissées par les anciens, mais ce ne sont que pures fables & paroles sans raison: il eust esté meilleur de remettre en leur place cest art qui est de plus grand vsage, & a plus d'asseurance: mais c'est chanter à l'oreille des sours. Or parce que l'art des Mages estoit secret & incognu aux philosophes vulgaires, auec ce qu'ils n'engendroyent pas des vertus aux pierres seulement, ains aussi aux paroles, lesdicts Mages ont commencé d'estre nommez par vn

nom

nom odieux, a sauoir Enchanteurs: car plusieurs qui en estoyent ignorãs, & neantmoins s'attribuoyent le nom de l'art, ont adiousté des croix & des exorcismes à leurs operations artificielles: de là est aduenu, que le vulgaire a commencé, d'attribuer la force & vertu de l'art magique, aux exorcismes, caracteres, prieres, signes de croix & autres choses friuoles. Mais la verité du faict est bien autre: car la cõstellation sous laquelle on apreste les pierres & qu'on escrit les paroles, est celle qui donne la force & non pas l'exorcisme. Par ceste occasion, les sorcieres & enchanteresses sont tombées en l'erreur où elles sont. Or nous monstrerons par exemple, comment Dieu donne & distribue les puissances & operations aux choses en diuerses façons. On peut rendre quelqu'vn des simples qui croissent en terre, tel par preparation, que ce sera vn remede general pour toutes maladies, qui sera donné apres en sa propre substance. Il y a aussi au ciel vne vertu medicale qui nous est communiquée en trois sortes. Premierement par les corps terrestres, comme par la Culrage, ou par les pierres comme par la Peantide, ou le camayeul: Secondemẽt par paroles escrites ou prononcées, & toutefois l'escriture ne donne pas force à la parole, ni la terre à la Culrage, ains la seule influence celeste. En tiers lieu, les Astres font leurs actions par nostre foy si elle s'accorde auec leurs influences: & ne faut pas que tu penses qu'il y ait aucun enchantement: car c'est la naturelle action du ciel, laquelle est toutefois diuerse & contraire aux actions elementaires. Mais nous auons parlé assez amplement de toutes ces choses en nostre liure de Magie. Parquoy nous ne nous deuõs plus tant esmerueiller, puis q̃ nous ne niõs pas q̃ ces choses ne se fassent outre nature: il est aussi manifeste q̃ la Cornaline ne raporte & ne prend pas ces vertus de la terre, mais qu'elles y sont plantées par le ciel: les vertus aussi de l'ongle du pied d'Elan, celles de la corne de Licorne, du Saphir & de plusieurs autres choses, ne doiuent estre attribuées à autre chose que aux influences celestes. Et de là on peut recueillir la solution de ce doute, c'est assauoir, pourquoy vn mesme remede appliqué à diuers corps en mesme maladie, n'a autãt d'effect en l'vn qu'en l'autre. Car toutes les maladies ne sont pas celestes: parquoy quand elles sont elementaires, il y faut appliquer les remedes elementaires: mais quãd elles sont enuoyees du ciel, il y faut appliquer les celestes. Ceci monstre aussi pourquoy tant d'experiences cõtre la peste profitent à bien peu de gens, car

Pourquoy la p[illegible] n'est [illegible] par tant d'[illegible].

ou c'est le mal qui agit si fort & violemment, ou c'est le remede qui ne combat pas contre le ciel , ains agit seulement autant qu'il peut selon sa temperature & composition elementaire. Il faut donc que le Chirurgien mette peine à ce qu'il aye cognoissance des vertus qui sont transmises du ciel dedans les pierres, herbes, racines & semences: & non seulement d'eux, ains aussi des caracteres & paroles car les bales d'arquebus & les fers des dars & fleiches qui sont cachez dedãs le corps sont tirez dehors par leur moyen & par vn artifice admirable , qui ne l'auoyent peu estre par aucun autre remede. Que l'opinion donc du vulgaire qui dit que c'est art est enchantement & superstition , & qu'il est defendu , ne t'empesche point & face crainte. Ie ne veus pas nier qu'on ne doiue hair les charmeurs & faiseurs de signes , car ie desire qu'ils soyent chassez & bannis de l'art , parce qu'il est manifeste que le Raifort faict son action sans coniuration ni aucun charme. Or nous auons bien voulu raporter ce peu de choses pour le bien & vtilité publique, lequel encores qu'il soit cõtraire à l'opinion cõmune, est toutefois vray & parfaict. Car tout ce qui est parfaict est de Dieu qui a creé toutes choses & sans lequel rien n'a estre.

Des sublimations & distillations qui sont propres à guerir les playes.

CHAP. IX.

NOVS auons opinion qu'il n'y a personne qui doute , que l'Alchymie n'aye esté inuentée , pour refaire & rabiller les defaux de nature. Car encores qu'elle nous fournisse de beaucoup de bons & excellẽs remedes, elle en a toutefois produit les vns qui sont crus & imparfaicts, à la perfection desquels il faut vser de separation, par le moyẽ de laquelle le pur soit separé & deliuré de l'impur , afin qu'il puisse parfaitement puis apres mõstrer sa force & puissance. Nous desirons donc que le Chirurgien aye telle cognoissance de cest art , (duquel estant ignorant il ne merite pas le nom de Chirurgien) ainsi que le tincturier doit sçauoir aprester sa teinture , & le conroyeur son encre. Car c'est de grande importance , de sçauoir comment les medicamens s'aprestent, & comment on les pourra conduire iusques au plus haut degré, pour parfaire leurs actions: d'autant qu'il ne faut pas prendre la chose comme elle est, ains comme

elle

elle doit estre c'est assauoir parfaicte:par ce que Dieu ne veut pas que la Medecine soit ainsi negligemment maniée : il a biẽ creé les remedes,mais il veut que nous les aprestions:puis qu'il a commandé que nous mangissions nostre pain,en la sueur de nostre corps. Parquoy que le Chirurgien ne reiette pas l'Alchymie.

Puis donc qu'ainsi est qu'il faut preparer les medicamens, il faut noter, que combien qu'il y ait plusieurs façons de les preparer, que deux d'icelles (toutefois) suffiront pour la guerison des playes, c'est assauoir,la sublimation & distillation.Car encores que par le moyen des reuerberations, calcinations, & solutions, les medicamens soyent rendus beaucoup plus puissans : toutefois par ce que tels secrets se raportent à d'autres guerisons, il les faudra escrire autre part. I'en mettray ici toutefois quelques descriptions, mais en petit nombre, parce qu'elles sont encores peu vsitées & que peu de gens en ont faict experience. Et cependant que les Medecins se contenteront de la preparation des Apoticaires, iamais ils ne feront chose qui leur raporte grand louange. Les Alchymistes de mesme encores qu'ils facent des experiences merueilleuses toutefois ne feront iamais rien qui vaille auec leurs remedes (combien qu'ils soyent excellens) qu'ils n'ayent aprins de cognoistre les maladies. Il faut dõc que la Medecine & l'Alchymie soyent conioinctes ensemble, si on en veut esperer quelque fruit.Note donc diligemment les paroles suiuantes. L'Antimoine a vne force & vertu admirable, pour guerir les playes qui sont cõioinctes auec chancres, Fistules, Noli me tangere: & ayant la cognoissance de ce secret ie n'ay pas eu crainte de le publier: car ie ne pense pas qu'il y ait vn plus noble remede, plus excellent, ni plus certain en ces affections que luy. Mais parce que la practique se reduit par escrit difficilement, ie t'admoneste d'aprendre la façon de l'aprester, des Alchymistes, parce qu'il ne seroit pas honeste de mascher ce qui le seroit desia. Tu verras que d'vne liure d'Antimoine ils en tireront deux onces d'excellent huyle. Ils prenent donc trois liures d'Antimoine & autant de Sel gemmé calciné, lesquels estans bien puluerisez ils mettent ensemble dedans vne cornue lutée,& les distillẽt en *Atanor* (c'est à dire à feu violent) l'espace de trois iours & trois nuicts,& en sort l'huyle d'Antimoine qui sera fort rouge, & tresexcellent secret de l'Antimoine lequel

Les Medecins doiuẽt aprendre l'Alchymie & les Alchymistes la Medecine.

Distillatiõ d'Antimoine.

ne sera iamais assez loué pour la guerison des playes desesperées. Toutefois il n'en faut pas vser si les chācres, ou fistules, ne sont ioints auec elles. Nous auons aussi experimenté que le Cuiure acquiert tant de vertus par sublimatiō, qu'on le pourroit balancer à l'Antimoine : & se prepare ainsi. Il faut calciner le Cuiure auec le Mercure, apres il faut emboire la chaux auec eau de separation, puis apres qu'elle aura esté seichée, il la faudra mesler auec deux fois son pesant de sel commun, pour apres la sublimer au reuerberatoire, & il sublimera vne poudre verte, legere & subtile, laquelle estant mise sur les playes, & apres qu'on mette par dessus, l'emplastre contre les pointures, elle guerit toutes les playes, encores qu'elles fussent accompagnées de plusieurs accidens. Il y a plusieurs metaux & mineraux qui ont de pareilles vertus, lesquelles toutefois ne sont pas cognues, à cause de l'ignorance de la preparation. Or chacun peut aisement iuger, qu'elle honte c'est au Medecin qui les ignore. De là certainement, il est aduenu que la Medecine a esté en mespris, & que les Medecins ont esté reputez mauuais & trompeurs. Il est donc besoin que chacun s'arreste sur ce point, & se propose la perfection de son art, se persuadāt qu'il y pourra paruenir en estudiant & trauaillāt diligemment. Mais qu'il s'acquiere de l'experience auant toute chose, car s'il en est defourni, l'art & l'artiste seront en mespris. Or ils s'acquerront l'experience, non pas en l'art qui enseigne ces brouilleries, mais en preparation de remedes excellens, tels que sont le Cuiure & l'Antimoine desquels auons parlé auec ce ils apprendront la façon de le iustement appliquer: car c'est vne honte d'auoir des remedes excellens desquels on ne sache pas l'vsage.

Sublimatiō du Cuiure.

Comment il faut arrester le flux de sang des blessez.

CHAP. X.

CELVY qui voudra arrester le flux de sang à vn blessé, il doit considerer auant toute chose la cōplexion & nature du malade, le lieu des veines, le temps, l'heure, la colere & la disposition de la playe: par ce que si ces choses doiuent estre cōsiderées au flux de sang d'vn homme sain, combien plus en celuy qui est malade? Car il aduient souuent qu'il sera impossible d'arrester le flux du sang: & s'il aduiēt qu'aucun se veuille efforcer de l'arrester par force, il excitera

excitera quelque accident qui sera pire que le flux de sang. Par quoy il se faut du tout arrester à considerer la vertu naturelle en tels euenements. Il faut donc que le Medecin garde ceste maxime commune qui est receue entr'eux, c'est assauoir que l'effect cesse la cause estant ostée. Si le flux de sang donc est ex cité par colere ou par luxure, il faut premierement apaiser l'v ne & l'autre, puis que nature refuse les remedes en telles dispo sitions. Si le mouuement en est cause, il faut commander le re-pos, si c'est la repletion, il faut euacuer le corps: & faut tousiours ainsi admener le corps à contraire disposition: tout ainsi que si les constellations en estoyent cause, il les faudroit laisser premierement passer auant qu'apliquer le remede. Car si ces causes ne sont premierement ostées, il pourra aduenir que le flux de sang sera mortel, d'autant que personne ne guerira celuy qui ne veut pas estre gueri, comme aucun n'apaisera la colere de celuy qui ne la voudra remettre, & ainsi des autres. Mais ceci sera mieux esclarcy par vn exẽple. S'il aduient qu'vn homme soit blessé estant yure, les fumées luy montent alors plus copieusement en la teste, & par ce moyen les veines qui y sont se remplissent, tellement qu'il est rendu plus furieux par ce moyen : cependant (toutesois) il n'y a personne qui puisse guerir ceste yurongnerie: ainsi par consequent, il sera bien difficile de guerir vn flux de sang qui prouiendra d'iurongnerie. Les Chirurgiens doiuent bien considerer ces choses, craignãt qu'il ne leur aduienne, de promettre quelque chose, qui soit impossible à l'art & à nature. On doit donc colliger de ce qui a esté dict, qu'il ne faut iamais arrester le sang, ni entreprendre de l'arrester, quand il prouiendra de l'vne des susdictes causes: car ni les preseruatifs & billets qu'on pent au col, ni les caracteres, ni les cauteres, ni les ligatures, ne profitent de rien en ceci. Et encores qu'il s'arreste quelquefois par tels moyens, faut noter qu'on est menassé de quelque plus dangereux accidẽt, comme de Phtisie, ou Paralisie du membre. Car si la seigneé mal faicte en vn homme sain, amene quelquefois ces accidens ou semblables, pourquoy ne pourrons nous croire que le mesme se faict aux blessez? Toutefois quand il aduiẽt qu'vne playe seigne, & qu'aucun des maux qu'auons allegué n'est present, il sera permis d'arrester le flux, ce qu'on ne fera toutefois, que la playe n'aye rendu assez de sang, que tu apren-dras ou deuras auoir aprins par longue experience. Et afin que ie dic sommairement comment, & en quel temps il le faut arrester, scaches que toute la mesure gist au medicament qui est mis sur la playe pour la guerir, soit huyle, onguent, emplastre ou baulme: car s'il est bon & legitime il arrestera lors le flux de sang, qu'il aura assez coulé: d'autant que les choses qui sont faictes par art sont salubres, mais celles qui sont faictes par crainte sont dangereuses.

Il aduient aussi bien souuent que celuy qui est blessé, & a le flux de sang est replet, & lors il ne s'arreste point, que la plenitude qui est dedans les vaisseaux ne soit euacuée, ce qui aduient souuent aussi en celuy qui est de temperature chaude. Il n'est pas difficile ni perilleux en ces cas de l'arrester, & où il ne se voudroit arrester, il le faudroit forcer, d'autant que de deux maux (assauoir la mort, & le danger des accidens) il faut choisir & elire le moindre: car on donnera plus aisement remede contre les accidens que contre la mort. Mais il faut (auant toute œuure) conseruer les membres en chaleur, & les defendre des iniures de la froidure de l'air, & tenir tousiours la playe couuerte de l'emplastre contre les pointures, car il peut empescher les accidens, & temperer le sang, afin qu'il s'arreste plus facilemẽt. Il faut aussi noter q̃ si les varices ou veines autrement repliées se viennent à ouurir d'auãture, qu'il ne faut pas penser seulement à arrester le sang, par ce que par ceste euacuation, nature se purge & descharge de beaucoup de mauuaises humeurs. En obseruant les conditions premises, si l'art commande d'arrester vn flux de sang, ie t'admonneste d'auoir grande espérãce es emplastres pour les pointures, encores que tu ayes en main beaucoup de remedes qui arrestent le sang. Tu seras finalement aduerti de ne te iamais fort tourmenter du flux de sang qui aduient à vn corps bien temperé, veu que (sans doute) nature retient d'elle mesme le sang qui luy est vtile.

Cy suiuent les simples qui arrestent le sang.

1 Le Safran de fer fort subtil & reuerberé.

2 Le Cuiure bruslé, apresté comme le Safran de fer.

3 La Farine folle des molins, mise dedans la playe auec le sang bouche l'ouuerture des veines.

4 Les Poils de lieure, principalement ceux qui sont sous la queuẽ.

5 La Mousse qui croist sur la teste des morts.

6 La Cornaline pendue au col ou portée en la main.
7 La Cendre des renes & grenouilles.
8 La Pierre sanguine.
9 Les Remedes qui guerissent la dissenterie.
10 La Lene ou le Cotton mis sur la playe dedans vne coquille de noix & attachée.

Si le sang ne s'arreste par ces remedes, principalement par les deux premiers, à grand peine s'appaisera il iamais: parquoy il ne faut rien essaier plus outre, ains faut attendre qu'il s'arreste soy-mesme. Cependant il ne faut pas mespriser les operations celestes qui se font par caracteres, qu'il sera permis dessaier aux extremitez, ou les autres remedes ne profitent pas. Il faut encores diligemment obseruer, si lors que tu veux arrester le flux de sang, tu vois point qu'il veuille couler aux parties interieures & s'y retirer, car si tost que tu t'en aperceuras, cesse incõtinẽt de l'arrester & le laisse couler, de peur qu'il ne face quelque Absces es parties interieures. Or ce qui a esté dit de l'arrest du flux de sang suffise, attẽdu mesme qu'il se peut faire pour les remedes glutinãs, auec le consentement de nature.

Comment il faut arrester le flux des glaires blanches.

CHAP. XI.

CE flux des glaires blanches aduient aux playes pour deux raisons, car ou il est excité par la luxure & desobeissance des malades, ou par la faute que le Chirurgien commet tant en l'administration des remedes, qu'à la façon du traictement & ligature de la playe. Si donc nous ostons ces causes, ou que nous les corrigions le flux sera aisement retranché: mais s'il est desia aduenu on l'arrestera cõme le sang ainsi que l'auons cy deuãt monstré: car si on bãde la playe cõme il faut apres qu'on y aura appliqué les remedes propres & conuenables, nature retournera (aisement) d'elle-mesme à son office & sera remise en son premier estat. Tu pourras aprendre de ceci quels sont les remedes & medicamens qui meritent d'estre appellez Chirurgiques, assauoir ceux là qui ne sont pas seulement propres à consolider les playes, mais aussi qui peuuent empescher qu'aucuns accidens & defluxions n'y suruiennent. Ie n'escri pas toutes les experiences & formes de remedes, par le moyen desquels ce flux est empesché par ce qu'õ les trouue escrits en diuers lieux,& parce aussi qu'on est trompé en la plus part, ioint que ie pense qu'il se faut plus asseurer aux huyles, onguens & emplastres vulneraires. Pour le regard des causes & accidẽs de ce flux, il faut iuger comme de celles du flux de sang : parquoy tu dois auoir mesmes considerations, & specialement auoir esgard à la puissance naturelle: car nous auons autrepart escrit le reste, qui peut apartenir à cest affaire. Quant au prognostic de ce flux, s'il n'est arresté au commencement & deuant qu'il soit paruenu en sa force, le membre deuiendra sec ou tombera en paralisie. Or ne t'esmerueille pas si i'escri de ceci briefuement, & que ie n'enseigne pas la façon cõment ie le traicte, par ce qu'elle seroit dangereuse n'estant pas bien entẽdue ni considerée, car elle consiste entierement es medicamens, parquoy fay q̃ tu en sois fourni, car auec eux, tu feras tout : mais si tu ne les as, tu feras plustost mal que biẽ au malade. Parquoy ne sois point tant soigneux des particulieres experiences qui peuuent arrester ce flux, mais bien muni toy de ceux, lesquels peuuent non seulement le faire, ains aussi guerir entierement la playe.

Cõment il faut appaiser les accidẽs qui suruiennent aux playes, assauoir Chaleur, Froidure, Phlegmon, Enflure, Durté, Decoloration de la partie, & Chair surcroissante.

CHAP. XII.

NOVS auons (iusques ici) assez souuent parlé des accidens qui suruiennent aux playes : maintenãt il faut mõstrer comment on les pourra euiter, ou bien comment il les faut appaiser. Car les playes qui semblent estre les plus benignes & moins dangereuses, en les regardant & considerant, tellement que les mal experts Medecins, les iugeroyent incontinent estre sans danger: neantmoins elles sont presque tousiours iointes & accompagnées d'vne disposition, par le moyen de laquelle elles sont prestes de tomber en pis. Car l'harmonie vniuerselle du corps estant offencée, il n'est certes pas credible que les speciales & particulieres demeurent saines & entieres : parce que (pour exemple) si aucun irrite plusieurs de ceux qui sont en vn bãquet, celuy qui le faict est cause de rompre toute l'assemblée, & met en colere vn chacun de ceux qui y assistent:

ainsi

ainsi le couteau gaste & corrõpt l'harmonie & tẽperature tant de tout le corps, que des membres en particulier: car tout ainsi que ceux qui estoyent au banquet ont esté excitez à courroux, ainsi les parties du corps ont esté esmeues & fremissent d'elles mesmes par ce coup. Mais il faut croire comme qu'il en soit & de quelque part qu'il vienne, qu'il y a de la malice conioincte à chacune playe, encores (qu'autremẽt) il semble qu'elles soyent sans accidens. Puis qu'ainsi est dõc qu'il y a vne certaine malice innee auec ces commotions, laquelle se communique aisement à la playe, il ne sera pas inutile d'en annoter brieuement quelque chose, afin qu'on en puisse defendre la playe. Or encores que ceste malignité soit diuerse, il n'est ia besoin toutefois d'en faire autre distinction, mais suffira de la cognoistre en general. Elle se cognoist dõc par frequente & diligente obseruation, & ne se peut enseigner par escrit ou autre meilleure forme de la cognoistre. Il y a trois gẽres d'accidens ausquels il faut reduire tous les autres comme à certains chapitres, assauoir, Phlegmon†, Spasme ou conuulsion, & Chair surcroissante: lesquels suruiennent aux playes qui sont faictes par force & violence, & à celles aussi qui sont faictes tout expres, comme celles qui le sont par les couppeurs & arracheurs de pierres de la vessie, & couppeurs d'hernies ou relaxations: car ces parties sont dangereuses, tant à raison de leurs temperatures que du lieu. Or la chaleur & froidure se raportent à l'intemperature ainsi qu'au chef principal: apres lesquelles suiuẽt la durté & decoloration de la partie: pour toutes lesquelles il ne faut qu'vne façon de guerir qui doit estre comprinse en la generale guerison de la playe. Mais combien que ladite cure aye esté diuersemẽt traictée par les autres, il y a toutefois presque tousiours faute en leur progres. Nostre façon est excellẽte qui se faict par le Hiosciame, le Pauot ou le Leul qui est l'Iuroye. Et combien que le Hiosciame aye grande force cela n'importe pas & n'empesche que ie ne prenne les autres en son lieu, selon la condition du malade, l'occasion, & les remedes. Ie scay bien que ces nostres mitigatifs & lenitifs de douleurs plaisent à peu de personnes, mais ie ne m'en soucie pas beaucoup, car i'ay aprins par experience, que nature ne peut estre r'apaisée sans eux: d'autant qu'elle ne requiert en ces accidens quasi autre chose que le repos, & que les douleurs soyent apaisées: parquoy afin que tu aides à nature, tu dois faire

† Ou intẽperature.

Cure de l'intemperature.

Le sommeil apaise les douleurs. dormir le malade en luy prouoquant le sommeil, parce qu'il apaise les douleurs: tout ainsi que nous voyons en ceux qui sont yures, que l'yurongnerie les endort. La reigle donc de guerison sera telle, qu'il faut mettre en repos le membre blessé, & endormir le corps. La forme donc du remede sera telle.

Epitheme apaisant les douleurs. ℞ racines de hiosciame autant qu'on voudra, il les faut mettre pourrir au soleil dedans du vin-aigre rosat, & en faire epitheme, il faut trẽper des linges dedãs & les apliquer chauts sur le lieu de la douleur, les remuant & remettant tousiours iusques à ce q̃ la douleur soit cessée. Ie recõmande le Hiosciame, parce que i'ay cognoissance de sa vertu, toutefois ceux qui voudront vser d'autres anodins en son lieu, le pourront faire.

Cure de la conuulsion. Le spasme ou conuulsion dequoy auons parlé & qui est souuent ioinct auec les playes se pourra guerir par les medicamens qui confortent les nerfz, entre lesquels l'huyle de Terebentine tient le premier lieu (mais c'est celuy qui distille le premier) & l'huyle d'oliue: desquelles il faut bien frotter la partie malade & celles d'alentour.

I'ay aussi parlé cy dessus de la chair surcroissante, non pas que ie croye qu'elle desire particuliere guerison, mais afin de monstrer la faute que les autres y commettent, car puis qu'elle n'a pas vne disposition ferme & parmanente, veu qu'elle se faict de soy-mesme ou par la force du medicament, ou bien à cause de la trop grande plenitude du malade, & qu'elle s'en reua & consume de mesme: il n'est ia besoin de la faire consumer par remedes particuliers: ce que toutefois les faux & mal aprins Chirurgiens, entreprenent & font assez follement, auec leurs medicamens corrosifs, desquels les actions sont violentes & ennemies de nature comme leur nature est maligne. Aucuns vsent d'Alun bruslé pour cest effect, les autres de Vitriol cru ou calciné, les autres d'Orpiment, & aucuns de Mercure sublimé. Mais ces bourreaux font cela afin qu'en rongeant & mangeant la chair, ils aportent vne telle malignité à la playe, que puis apres elle ne se guerisse iamais ou auec grande dificulté. Quant à moy en ces affaires, & quand tels accidens aduiennent, assauoir quand la chair surcroit aux playes, ou que quelque autre accident leur suruient soit de plenitude ou autre cause, ie cõseille que tu les ostes par les receptes & moyẽs ordonnez en ce liure: car ainsi faisant tu n'affligeras le malade par douleur aucune, & ne le mettras en peril. Le reste des accidens

cidens est comprins sous ces reigles & se guerissent suiuant elles, ou bien celles qui sont comprinses aux dixiesme & onziesme chapitres.

Du chois des medicamens, ensemble la façon de les appliquer.

CHAP. XIII.

L'VSAGE des medicamens ne gist & consiste pas seulement en leur legitime administration, & à bander ou penser les playes en temps commode: mais aussi au chois artificiel des meilleurs & plus excellens, dequoy encores qu'en ayons parlé çà & là, parce que nous ne l'auons pas faict expres, nous y auons dedié ce chapitre. Tu cognoistras dõc en ceste façõ si le remede faict profit ou nõ. Apres auoir appliqué le medicamẽt sur la playe, s'il y suruient douleur ou autre accident outre ceux qui necessairement luy aduiennent, scaches qu'il faut oster le medicament tout incontinent. Il ne le faut pas faire toutefois sans distinction: car il suruient souuent des douleurs & autres accidens à cause de la ligature qui est mal faicte: parquoy il ne faut pas lors oster le medicament aussitost, ains faut attendre le temps propre pour desbander la playe (qui est de douze heures) afin de r'acoutrer la ligature & bandage: car il est besoin, que le Chirurgien pouruoye aux douleurs, sur tous autres accidens & les empesche: parce qu'elles signifiẽt tousiours quelque chose de mauuais. Nous auons aussi dit souuentefois iusques ici, qu'il faut empescher la generation du pus & la puanteur aux playes, qui ne se pourra autrement faire que par medicamens. Parquoy si nous voyons qu'ils s'engendrent, nous prendrons argument de là qu'il faut acroistre la force du medicament: parce que le pus & la puanteur viennent, de ce que le medicament est surmonté par le mal. Si donc on voit que la playe empire au lieu qu'elle deuoit amender, il faut penser de changer le medicament: car quand on aperçoit es playes que ces changemens se font, c'est vn signe certain qu'il y suruiendra des accidens, d'où nous entrerons en soupçon, que si le medicament ne faict bien son action, qu'il suruiendra quelque mal. Il faut donc noter & mettre diligemment en memoire, qu'on peut hardiment vser des huyles vulneraires, d'autant que leur vsage est tousiours suiui d'heureux succes & euenement en ces affections. Les potions vulneraires ont aussi sem-

Comment on cognoist si le remede est profitable.

La douleur est tousiours mauuais signe.

D'où prouiennent la pourriture & puanteur es playes.

blables effects, principalement quand elles seront faictes & aprestées, auec simples qui soyent anodins, & qui regardent & soyent propres à toutes les parties du corps. Les onguens aussi ont des operations qui ne sont pas vulgaires, mais il se faut souuenir de traicter la playe de douze en douze heures quād on en vsera, combien qu'autrefois il le faudra faire de huict en huict. Or ceci sera vn precepte general en toutes formes de remedes, assauoir qu'il faut oster les remedes qu'on verra estre contraires à la playe, & s'il aduient qu'elle aye besoin d'estre rafreschie, il faut mesler les refrigerans auec les autres medicamens. Car cōbien que (ce que ie peus vrayement dire) les plus excellens remedes de l'Europe soyēt escrits en ce traicté: ils ne peuuēt toutefois estre si generaux qu'il n'aduienne quelque chose aux playes aucunefois qu'ils ne pourront apaiser: car il apert que les refrigerans sont presque necessaires en tous. D'auantage ie ne veus pas nier que la nature des vns ne soit plus obeissante & submise aux huyles vulneraires, celle des autres aux onguens, des autres aux emplastres, des autres es baulmes, des autres aux sublimations & distillations, & des autres, aux impressions celestes: parquoy il faut diligemment considerer la nature des malades, & ne faut pas si tost iuger puis que tel remede a profité à vn tel, il profitera donc à cestuy: car tout ainsi que la tēperature des hōmes est diuerse, Dieu a aussi creé diuers remedes ausquels le Medecin doit prendre garde. Il faut faire pareil iugement touchant le temps propre à appliquer les remedes, & la disposition des malades à les soufrir & porter, considerant tousiours l'vnion & conuenance du mal auec le remede, & de la nourriture auec le medicament: l'heur aussi & la ioye qu'aporte l'empeschement de pourriture, puanteur & generatiō des vers es playes. Le reste touchant cest affaire se fera commodement en son lieu. Il faut donc ici noter trois chefs. Premierement la conuenance & accort du medicament auec le malade. Secondemēt le temps & la façon de traicter & bander les playes, pour le regard de leurs excremens. Tiercement, De preuoir à la pourriture, puāteur, douleur & autres accidens. En ces trois points gist & consiste tout ce qui est à faire, tellement qu'il n'est pas besoin d'en faire plus ample declaration. Reste seulement vne chose qui doit estre notée, assauoir, que s'il s'engendre de l'apostume, ou pourriture aux playes & pointures profondes &

Qu'il faut mesler des refrigerās auec les medicamēs

Trois choses à considerer en l'aplicatiō des remedes.

I II III

creu-

creuses, qu'il la faut nettoyer auec vn lauement faict de vin, de Mirrhe, & de sel cuits ensemble, lequel on iettera auec vne Syringue dedans la playe : mais il faut que le malade tienne pendant le membre blessé, apres qu'on aura faicte l'iniection, afin que l'Apostume, ou pourriture, puisse sortir plus aisemẽt, craignant qu'elle ne ronge les parties internes : toutesfois l'experience (qui est maistresse des sciences) en monstrera assez l'artifice.

Lauemẽt pour les playes pourries.

Comment on cognoistra les playes qui sont salubres ou insalubres.

CHAP. XIIII.

IL me semble que la consideration de ce que fortune ou aduenture peuuent aporter aux playes, n'est point aliene & hors le deuoir du Chirurgien. Car le tour ou la rouë de fortune, est assuiettie au mouuemẽt des Cieux, des Signes, & des Astres, tellement qu'elle reçoit toutes leurs operations, soit qu'ils marchent droit & tirent en auant, ou bien en reculant arriere, & bonnes ou mauuaises. Nous nous mouuons pareillement en ce terrestre globe tour à tour d'vn mouuement contraire à cestuy-là, tellement que nous rencontrons des choses variables & diuerses, par le moyen desquelles nous sommes alterez & changez. Or ce mouuement est autre que le mouuement des Astres. Parquoy si quelqu'vn est blessé & qu'il suruienne quelque mauuaise fortune, la playe en sera plus dangereuse : car tout ainsi que nous voyons que le vent est plus contraire à ceux qui sont valetudinaires, qu'à ceux qui sont en bien bonne santé, ainsi les constellations nuisent plus aux malades qu'aux sains. Or nous appellons fortune l'Euenement de telle constellation, ou bien nous le nommons infortune, parce que ces choses ne sont pas necessaires, ains aduiennẽt comme d'auanture, comme si le bien aduenoit aux bons, ou le mal aux mauuais, ou le biẽ mesme aux mauuais fortuitemẽt ou d'auanture. Car les blessures qui sont faictes sous les cõstellatiõs des Gemeaux, de la Vierge ou du Capricorne sont tresdangereuses : celles le sont moins qui sont faictes sous le Taureau & le Lion, puis apres sous le Mouton, les moins perilleuses de toutes sont soubs les Verseau, Poissons, & le Cancre : mais les

Les signes du Ciel bons & mauuais.

moins dangereuses & plus salubres sont celles qui sont faictes soubs les Balances, le Scorpion & Archer. Ainsi les heures des Planettes qu'on surnomme inegales sont diuerses au regard de la bonté ou malignité d'icelles: car l'heure du Soleil est la plus salubre de toutes, apres celle de Iupiter, puis celle de Venus, apres celle de Mercure, puis celle de Mars: mais celles de la Lune & de Saturne sont fort perilleuses. Et au regard du cours de la Lune, les playes qui sont faictes apres le renouuellement d'icelle, sont plus perilleuses si elles sont au dessous des hypochondres, que celles qui y sont faictes quand elle est plene: mais celles qui sont faictes au dessus du diaphragme sont meilleures la Lune croissant, que quand elle decroit. Celles aussi qui sont faictes la nuit, sont plus perilleuses que celles qui le sont le iour: & celles d'apres midi que celles de deuāt midi. Au regard des mois de l'An, la grande malice est aux mois de Mars, Auril, & Aoust: aux mois de May & Iuillet, il y a plus de seurté: les autres sont mediocres. Or il faut noter ces conditions pour ceste raison, assauoir, d'autant qu'elles rendent les playes tresperilleuses, qui d'elles mesmes estoyent douces & sans danger. Toutesfois ces infortunes se pourront aisement euiter, en vsant (à propos) des remedes que nous auons escrits en ce traicté. Mais au contraire si tu poursuis à vser des vulgaires desquels vsent les faux & ignorās Medecins & Chirurgiens, non seulement tu n'euiteras pas ces maux, ains aussi en attireras de plus grands. Aprens donc (par exemple) comme la fortune ou infortune aduient à cause du temps. Le voyageur est exposé au bien & au mal durant le temps qu'il est en chemin, & est contraint de les receuoir encores qu'il ne le voulut pas, lesquels toutefois ne luy aduiendroyent pas s'il n'estoit en chemin. Semblablemēt les Astres, le temps & le mouuement se presentēt à nous, selon que nous sommes surprins, & que marchons sous eux, d'où viennent les douleurs, les accidēs & autres maux, ausquels il est besoin que le Chirurgien soit fort atentif, afin qu'il ne confonde aucunement ses affaires, & que quelquefois il n'expose en moquerie les remedes fort excellens. Car celuy ne merite pas le nom de Chirurgien, qui guerit seulement vne playe, mais bien plustost celuy qui sçait empescher tout ce qu'il preuoit deuoir aduenir à la playe, ou qui peut oster les accidens qui sont desia aduenus. Mais cependant que le vulgaire ne prent pas garde à

Heures planetaires

ceci,ils ont tout raporté à la faculté de medecine, tellement qu'on croit, qu'il n'y a que les Medecins qui ayent ceste cognoissance,& qui puissent remedier à tels accidens : mais tant s'en faut que ces Medecins le cognoissent,qu'ils ne monstrent en façon aucune par escrit ni par œuures qu'ils soyent Medecins,afin que ie ne parle point cependant des Chirurgiens ni des Barbiers.

Comment il faut fermer & cicatriser la playe en façon qu'elle ne ser'ouure point apres.

CHAP. XV.

LA playe simple qui est en partie charnue, est fort aisement reprinse & consolidée,mais celle qui est faicte es parties nerueuses, & en celles qui sont prochaines des os,se reprend plus difficilement. Il est encores plus difficile de la bien guerir, & pouuoir empescher les accidens qui luy peuuẽt suruenir: car c'est de là qu'on peut remporter le nom de parfaict Medecin. Mais parce que nous auons (iusques ici) parlé de beaucoup d'accidens qui leur aduiennent, nous traicterons maintenant des choses qui empeschent que la playe ne soit fermée & cicatrisée:soit qu'ils aduiennent en la cicatrisant ou apres. Car l'art a puissance de fermer vne playe en telle façõ, qu'il n'y suruiendra apres,atrophie,ni chair superflue, comme champigneux, & ne se r'ouurira aussi, & ne s'y fera fracture aucune : dequoy nous descouurirons nos secrets pour le bien & vtilité publique,puis qu'il n'y a aucun qui en ait parlé iusques à ceste heure. Il faudra donc premierement prẽdre garde à quelque chose,en l'administration des remedes, quoy fait il ne faudra plus craindre que telles choses aduiennent. Quant à ce qui touche la generation des champigneux, nous en auons suffisamment escrit ci deuant, où nous auons dit que leur cause est en la racine des verrues,sur lesquelles,ou desquelles nous auons veu naistre des mousserons pesans plus d'vne ou deux liures, de la guerison desquels, nous auons traicté alleurs en beaucoup d'endroits, mais singulierement en nostre petite Chirurgie. *Chap. xiij.* Toutefois, puis que nous voulons ici enseigner à guerir les playes & les accidẽs qui leur aduiẽnent, il est aussi besoin d'en escrire vn precepte. Si donc quelqu'vn est blessé sur des varices ou pres d'icelles, il faudra lauer leur racine auec quelque lauement, puis apres mettre dessus les plumaceaux trempez au dict lauement, & la bander apres. Ledict lauement sera fait, de sel Armoniac qui aura esté sublimé premierement quelque fois auec tartre & resout en eau sur le marbre en lieu froit & humide puis apres. Et ne crain pas la malice & acrimonie du sel armoniac, car il pert toute son acrimonie estant ainsi apresté tellement qu'il est fait remede tressingulier pour ce mal par ce moyen, si tu en vses donc, tu fermeras & consolideras tresheureusement la playe. Mais il faut encores que i'admoneste ici les Chirurgiens, de prendre souuent & diligemment garde à la playe, afin qu'ils puissent tousiours estre certains & asseurez des choses qui y peuuẽt aduenir. Car comme nous auons souuent dit, l'art ne gist & ne consiste pas seulement à guerir, ains aussi à preuoir & predire ce qu'on voit aduenir. Il aduiẽt aussi souuent que les playes qui ont esté fermées & cicatrisées, se rõpent & r'ouurẽt d'elles mesme, d'où puis apres chãcres, Noli me tangere & Fistules leur aduiennent : lesquels toutefois serõt aisemẽt ostez, si la playe est lauée d'huyle verte de Vitriol auãt qu'ils soyent creuz & ayent prins viues racines : car ceste huyle arrache & chasse dehors par pourriture ou apostume qu'on dit (pus) toute la racine du mal, & desracine entieremẽt tout chancre, vlcere maligne & herpetique : mais la source & origine du mal, est quelquefois mal aisement cognue, toutefois elle ne peut pas estre cachée long temps à l'expert Medecin. Or n'aye crainte d'vser de l'huyle verte de Vitriol, car c'est le seul remede pour guerir les chancres, fistules & vlceres malignes, c'est vn secret duquel celuy qui ignore la vertu n'est pas digne d'estre appellé Medecin. Il suruient aussi quelquefois aux playes (apres qu'elles sont gueries) des defluxiõs periodiques, qui trauaillent le patient selon la mutation des temps, & le cours de la Lune, & mettent le membre en atrophie, si elles ne sont diuerties, ou bien le font cheoir en paralisie, ou gouttes ordinaires : mais nous les euiterons aisement, puis qu'en guerissant la playe nous cognoissons par signes euidens qu'ils veulent venir, parce qu'ils croissent ou diminuent quasi tousiours selon le mouuement de la Lune : nous les empescherons donc si les preuoyans nous purgeons le corps auec pillules Artetiques, ayant esgard à la personne malade, & que nous iettions de l'huyle de briques dedãs la playe si les douleurs viennent à croistre & augmenter. Ie pense auoir

Lauement pour les chairs superflues & fangeuses.

Preuision, prediction, & guerison font le Medecin excellent.

uoir assez amplement deduit tous les moyens pour resister aux accidens qui suruienent aux playes, comme ie l'ay aprins par experience, car ie n'ay rien mis pas escrit iusques à ceste heure, que ie n'aye experimenté estre vray & trescertain, par long vsage: toutefois nous auons principalement enseigné en ce present chapitre, comment il faut garder qu'vne playe ne se r'ouure apres qu'elle est consolidée: car i'ay souuent admonesté les Chirurgiens d'y prendre garde, mais ils m'ont presque tousiours respondu qu'ils ne s'en soucioyēt pas beaucoup parce que nouueau gain leur reuiendroit s'il se faisoit nouuelle playe, se glorifians ainsi follement en leur malice.

Comment se doyuent traicter les playes qui sont faictes par les dars & fleiches ou iauelots, & en quoy elles different des autres.

CHAP. XVI.

COMBIEN que nous ayons (iusques ici) assez amplemēt discouru des pointures, toutefois puis que les playes qui sont faictes par les dars & iauelots, ont ce propre, qu'à cause de leur trop grande pro fondité, on a grand peine de voir & descouurir le fond de la playe: il faut aussi donner à entendre le moyen de remedier à ceste dificulté: car encores que les emplastres pour les piqueures, ayent grande force, toutefois puis qu'il y a beau coup de differences de telles playes, il ne faut faire les choses sans distinction, car autrement il en pourroit aduenir de grās dangers. Parquoy si telle playe se presente d'auanture, il la faudra secourir par deux remedes: premierement par les emplastres & potions vulneraires, puis apres par lauement qui sera ietté dedans auec la Syringue, qui sera faict de Vin, d'Eau, de Miel, d'Alū & de Sel. Au regard du pois des simples qui se mettēt en ce lauemēt, tu les changeras selō la necessité & diuersité si tu es Medecin, parquoy il n'est pas besoin d'en alōgir ce discours. Or il faut reiterer ce lauement, iusques à ce qu'on le voye sortir de la playe tout pur, quoy faict il faut ietter quelque huyle vulneraire dedans la playe auec la Syringue, puis mettre l'emplastre contre les pointures par dessus, & en fin la bander. Mais il faut bien remarquer que les pierres des Escreuisses (données en bruuage) ont vne merueilleuse force, non seulement en ce mal, ains aussi pour empescher toutes enflu-

Lauement pour les playes de iauelots.

Vertu des pierres de Escreuices.

res. Qu'il te souuienne donc de suiure ceste methode, en traictant les playes profondes, qui sont faictes d'estoc ou de dars, soit en partie charnue ou mesme es ioinctures des os. Toutesfois les caracteres faicts sous les influences des Astres, gueriroyent plus aisément ces playes, encores qu'elles penetrassent iusques aux intestins. Il faut bien aussi auoir esgard à la façon de coucher le malade pour le faire reposer, car s'il tient haut le membre blessé, il fera regorger la matiere purulente, ce qui n'aduiendra pas s'il tient le membre bas, mais specialement l'ouuerture de la playe. Parquoy il faut tousiours tenir bas le membre blessé, c'est assauoir que le fond de la playe soit en haut & l'ouuerture en bas: car la guerison sera plus aisée par ce moyen, excepté toutesfois quand tu ietteras dedãs la playe du baulme ou de l'huyle vulneraire, en ce cas tu commanderas que le membre soit tenu en sorte que le fond de la playe soit bas & l'ouuerture haute. Mais outre tous les predicts accidẽs, il y en a vn qui aduient aux playes faictes par iauelots qui est plus dangereux que tous les autres qui sont communs es autres playes: assauoir la debilitation ou foiblesse des forces naturelles, qui est plus grande en ces playes ici qu'aux autres: parquoy il faut estre plus soigneux & diligent à ordonner vne bonne façon de viure, & restaurer les forces, principalement s'il y a quelque puanteur en la playe, ou commencement de gangrene, ou qu'on voye que ses leures soyent descolorées, ou bien que nous craigniõs qu'vlcere ne se mesle auec elle. Il faut donc estre diligẽt à dissoudre le sang engrumé & coagulé, & à lenir ou tenir le ventre mol. Et quãt à ce qui est requis pour la guerison des playes profondes, il se colligera de la methode & façon generale de guerir les playes, moyennant laquelle tu gueriras facilemẽt toutes sortes de playes en la suiuant: car l'art de Medecine a esté creé de Dieu aussi parfaict qu'aucun autre quel qu'il soit. Et s'il aduient quelquefois qu'il ne vienne pas à la fin où il tend, ce n'est pas la faute de l'art, ains celle du subiect: tout ainsi que quand vn artisant fent & couppe vn bois noueux & qu'il ne se rencontre pas droit, ce n'est pas la faute de l'ouurier, ains du bois qui est raboteux.

Caracteres constellez.

Il faut contregarder les forces.

Comment

Comment on pourra tirer du corps les fers des dars qui sont cachez dedans la playe.

CHAP. XVII.

IL y a deux façons pour tirer & arracher les fers des dars fleiches ou iauelots, qui sont entrez & attachez dedans le corps: l'vne se fait par attraction ou en retirãt, & l'autre en poussant. Et pour sçauoir de laquelle des deux il faudra vser, la forme du dard le monstrera: car quand le dard est rond & long, on le peut arracher en retirãt, mais quãd il est en forme d'hain, ou barbu, on est contraint de le chasser dehors par la partie opposite, parce qu'on n'a pas encores bien trouué la façon de le retirer. Semblablement pour retirer les bales d'arquebuses qui sont comme plantees dedãs les os, ou qui ont penetré iusques dedans les ioinctures, on a eu recours aux proprietez ocultes des herbes & racines, parce qu'il ne c'est encores trouué chose aucune, qui eust ce pouuoir: mais parce qu'elles sont vallables seulement quand l'extraction n'est point empeschée par vn apui & effort contraire, le meilleur sera de tenir la commune façon de guerir. Car ce que l'autheur de l'Herbier escrit de la force des racines, herbes & pierres, c'est assauoir qu'elles ouurent les serrures & arrachent les cloux qui sont plãtez dedãs les portes & serrures, cela est fabuleux: parce que toute leur arraction est semblable à celle de l'aimant lequel retire à soy le fer, qui est libre & n'est point attaché: parquoy il faut parler en ceci auec distinction. Car ie ne doute pas que les serrures n'ayẽt esté ouuertes par eux, & que les cloux & autres choses semblables n'ayent est arrachez: mais il a esté fait par art magique, moyennant lequel, l'aimãt terrestre a esté conioinct auec le celeste, & ont esté ainsi ces choses faictes par luy, & les fers barbus des dars, & ceux qui estoyent en forme d'hain ont esté retirez à reculon en arriere. Les forces & vertus attirantes ont esté par mesme moyen comme plantées dedans les herbes & racines, par les Mages, quãd ils ont assuiectis les simples aux constellations. Parquoy c'est tresmal conclu de vouloir dire vn tel simple a faict telle chose, tous les autres semblables donc feront le mesme: car si par magie il n'est submis à la constellation, tu attendras en vain qu'il face ce que tu desires. Notes donc que la puissance de ces constellations a esté per-

Les fers s'arrachẽt en deux sortes.

Deux sortes de fers.

L'aimant terrestre conioint au celeste par Magie.

due par succession de temps.

Toutefois afin que nous raportions aussi quelque chose pour retirer du corps les fers & balles d'arquebuses. Scaches qu'il ne reste qu'vn remede en cest affaire lequel gist en certaines paroles constellées, en la presence desquelles il est fort aisé d'arracher auec deux doigts seulement tous les ferremens qui sont dedãs les playes. Mais l'enuie des sophistes a tellemẽt obscurcy cest art, qu'on a fait defence de l'exercer à peine d'excõmunication & malediction, ou bien d'estre bruslé: cõbien que (toutefois) il n'y ait enchãtement aucun, ni adiurations, ni aucun art Necromantic, ains est le tout naturel & aresté de choses que Dieu a creées pour l'vsage de l'homme, & par le moyen desquelles on fait choses miraculeuses: mais l'ignorance est telle que les œuures qui sont de Dieu, elle les attribue au diable, au contraire elle atribue à Dieu celles du diable. Si donc tu mesprise ce remede, sans doute tu tourmenteras & bourreleras le malade: car ou il faut pourrir premierement les parties qui sont à l'entour du fer, afin de luy faire place, ou il faudra coupper la partie afin qu'on le puisse chasser dehors, ou bien il faudra rompre les fers en pieces dedans le corps, auec quelques instrumens propres à ce faire, afin qu'on en puisse retirer les pieces par l'ouuerture de la playe: mais ceux qui en ont souffert & porté l'experience, scauent auec quelles douleurs il se fait & peut faire. Certes quant à moy ie ne veus non plus faillir à obeir & suiure ce que Dieu a ordonné, & moins qu'eux, & toutefois ie n'ay pas crainte d'vser de ce qu'ils estimẽt execrable, parce que ie scay qu'il n'est pas defendu. Finalemẽt ie donne cest aduertissement (pour la conclusion de ce traicté) assauoir que si on garde bien les preceptes qui y sont donnez, & qu'on applique les remedes qui y sont ordonnez: on receura plus d'aide & confort pour retirer les fers du corps, qu'on ne fera des instrumens Chirurgiques: mais principalement si on garde & empesche que les douleurs & Phlegmons ne suruiennent, lesquels toutefois sont coustumierement excitez par ces instrumens.

Paroles cõstellées.

Trois moyens pour tirer les fers du corps.

Conclusion du Second traicté.

TOVCHANT ce que nous auons escrit en la preface de ce present traicté, assauoir que celuy qui veut publier & mettre en lumiere quelque chose de quelque art que ce soit, doit estre si certain de la verité

rité, certitude, constance & perpetuité de l'art, qu'il ne laisse aucun doute ou opinion que persuasion domine en luy, ains l'esperance seule d'escrire la verité. Nous le pouuons dire de nous sans iactance ni opinion de vaine gloire. Car nous pouuons verifier que tout ce que nous auons ici escrit en nostre œuure Chirurgique, nous l'auons aprouué par longue experience, & par le tesmoignage de ceux qui ont esté aidez & secourus par nous en leurs maux. Parquoy nos escrits ne doiuent pas tant estre creus & receus sous nostre nom & authorité, que pour l'excellence de l'œuure qui y est traictée, laquelle nous esperons (moyennant la grace de Dieu) ne demeurer iamais sans louanges, quelque chose que nos enuieux & maldisans crient à l'encontre. Parce que nous n'auons pas formé nostre doctrine comme ayant le nez de cire qui se puisse tordre de quelque part qu'on voudra, mais l'auons rendue ferme & constante: d'autant que nous n'auons pas proposé & deliberé d'escrire ce qui nous viendroit en fantasie, mais ce q̃ la chose mesme nous enseigne parce que la faço͂ d'enseigner le requiert, voire principalemẽt la Medecine qui est ferme & asseurée: car elle n'est telle, qu'elle se laisse plier comme la cire ou vn roseau, ni aussi qui se puisse acquerir par babil & beau parler, ains est fondée sur l'vsage & experience, & doit estre aprouuée par eux. Parquoy à bon droit ie me peus glorifier de mes experiences, que i'ay redigées par escrit, & n'y a personne qui m'y puisse reprendre de faute ni de mensonge, parce que nous auons tout dressé, non pas comme bon nous a semblé, mais comme l'art & l'experience le commandoyent, ce que tu verras auoir esté gardé par bien peu d'autres. Et combien que le prouerbe nous pouuoit empescher d'escrire, qui dit, qu'il ne faut pas ietter la marguerite deuant les porceaux: il a esté besoin d'auoir plus d'esgard au bien public, parce qu'encores que le nombre de ceux qui le mesprisent soit grand, il y aura aussi quelqu'vn qui le receura: car tout ainsi que tous ne peuuent estre en santé, ainsi l'art n'appartient pas à tous & n'y peuuẽt paruenir: celuy qui a les yeux beaux, ne void pas pourtant necessairemẽt, non plus que celuy n'entẽd pas tousiours, encores qu'il ait des oreilles, mais Dieu distribue ce don à qui il luy plait: comme il rendra parfaicts Medecins, ceux ausquels il luy plaira donner la Medecine, au contraire ceux qui s'y entremettẽt sans y estre poussez de Dieu, ceux là sont repoussez en peu de temps. Celuy qui ne prie & ne demande, ne reçoit rien: qui ne cerche, il ne trouue rien: & n'est la porte ouuerte à celuy qui ne frappe contre (comme dit l'Escriture:) parquoy par iuste vĕgeance diuine, à ceux qui ne priĕt point, ne cerchent pas, & ne touchent à la porte, cela qu'ils ont leur est osté par leur malice. Pour les raisons donc predictes, i'ay publié en ce traicté les remedes que i'ay aprouuez par long vsage & experience, n'ignorăt pas que plusieurs faux Medecins, hypocrites & phariliens ont trauaillé à escrire le mesme, & attĕs encores de iour à autre vn traicté empiric, escrit sur ce mesme subiect par vn certain hypocrite empiric. Toutefois ils louent & chătent fort haut leurs experiences, & les estendĕt à beaucoup d'effects, en cachant par eux leur hypocrisie. C'est certes chose estrăge, q̃ l'hypocrisie ne se peut mŏstrer aux arts mecaniques, ains seulement es sciences qui dependent du iugemĕt & de la raison, ce qui aduient parce qu'en ceux-là il y a beaucoup de peines, & en cestes-ci beaucoup de profit. Ainsi en Medecine, les Empiriques sont hypocrites qui veulent guerir toutes les maladies auec vne de leurs experiences. Parquoy il se faut garder d'hypocrisie en quelque art que ce soit, d'autant que c'est vne peste en tous, qui a gagné le deuant en plusieurs & diuers endrois, tout ainsi que nous voyons, qu'au temps de nostre Seigneur Iesus Christ & de ses Apostres, les hypocrites ont tousiours gagné le deuant, & qu'vn paillard aimera mieux vne putain publique, qu'vne femme d'honneur: laquelle faute, pendant qu'elle durera, à peine on verra reluire la Medecine. Ie confesse (cependant) que ie n'ay pas escrit des medicamens estrangers, mais de ceux qui sont familiers & domestiques: ie peus bien promettre (toutefois) que i'ay escrit ce qui est necessaire pour guerir les playes faictes d'estoc, de taille, soit dars, fleiches ou arquebuses: sinŏ que tu nous veuille (d'aduenture) attribuer les propres fautes que tu pourras commettre par ta mauuaise experience & folle persuasion. Mais il faut que tu t'en donnes garde, parce qu'il t'en faudra rendre compte quand nostre Seigneur Iesus Christ apparoistra en son iuste iugement.

Fin du Second traicté.

TROISIESME ET DERnier Traicté de la premiere partie de la grand Chirurgie, contenant

LA GVERISON DES MORSVres des animaux tant venimeux qu'autres, & des bruſlures.

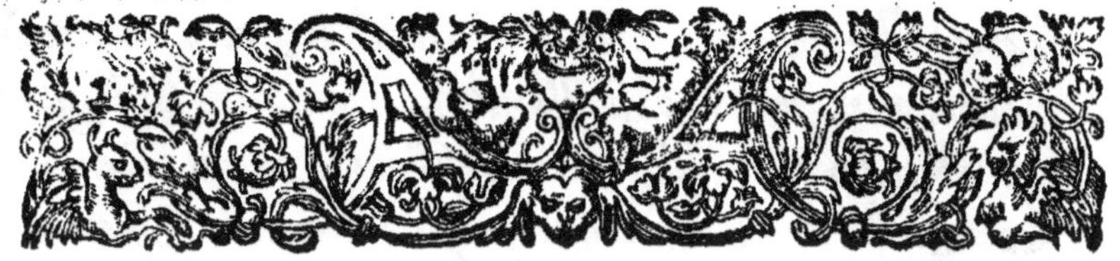

PREFACE DE PARACELSE sur le troisiesme Traicté de la premiere partie de sa grand Chirurgie.

De la morsure des bestes venimeuses, rompure des os, & autres choses qui peuuent apartenir aux playes.

OUtre les playes qui sont faictes par les armes & dars, desquelles nous auons discouru iusques ici, il y a encores d'autres solutions de continuité ou separation de ce qui estoit ioinct, desquelles on ne pourroit plus commodemẽt parler & discourir, que quãd on traicte des playes: car combien que la morsure d'vn chien ou autre beste, & la rompure d'vn os, ne soyent pas proprement playes, elles ont toutefois quelque chose de semblable. Les bruslures, escorchures, le sang engrumé (soit d'vne playe ou cheute de haut en bas) & le refroidissement des parties, apartiennent aussi à la Chirurgie des playes. Mais la Gangrene, la peste, l'Antrax, le Charbon & autres ne sont de mesme, ains les faut plustost raporter à la Chirurgie des enflures & des vlceres qu'à celle des playes. Parquoy ie desire que le Medecin vulneraire sache & cognoisse absoluement & entierement, tout ce que i'enseigneray en ce traicté, auec toutes les façons de pointures & autres playes: parce qu'on en peut auoir la cognoissance plus entiere que des Gangrenes, apostemes & charbons, d'autant qu'ils sont en la puissance de nature: mais au regard de ce qui en est hors, nous l'annotterons en son lieu. Car nous voulons ici

raporter

raporter seulement, ce que les lecteurs iugeront estre poßible à nature ou impoßible, c'est assauoir si les maladies serõt salutaires ou mortelles guerissables ou impoßibles à guerir. Car es autres les mortelles apparoissent quelquefois salutaires, & au contraire: parce außi qu'aucuns se persuadent faussement, que tout mal se peut guerir & oster par le moyen des remedes, d'où aduient puis apres, que tels centaures mettent l'art en mespris. Mais il se faut souuenir qu'en vain on trauaille en ce qui est impoßible: parquoy il faut constituer la poßibilité pour reigle en Medecine, en laquelle commandent egalement la vie & la mort: l'office donc du Medecin sera d'euiter la mort, & conseruer la vie.

En ce troisiesme traicté donc nous escrirons les remedes qui conuiennent à ces affections que nous auons dit apartenir à la Medecine vulneraire: desquels il est temps que nous monstrions comment nous en auons eu la cognoissance, ne voulans pas qu'ils demeurent cachez plus long temps, ayant esgard au bien public. Or c'est sans doute, que tous les remedes ont esté trouuez par les hommes, les vns apres les autres: car l'vn s'est rencontré d'auanture, & l'autre a esté trouué en le cerchant industrieusement, tellemẽt qu'ils ont esté publiez par ce moyẽ: à ces deux moyẽs aussi, la lumiere de nature est suruenue, par laquelle les chiens ont aprins de guerir leurs playes en les leichant, puis apres les hommes ont cognu (en considerant diligemment ceste lumiere) des choses admirables pour chasser les maladies. Mais les pharisiens hypocrites, & les sophistes Medecins, ont tout caché & retiré à eux, voire ont tellemẽt reietté ceste lumiere de nature, que desia le peuple n'en peut retirer fruit aucun. Comme nostre Seigneur Iesus Christ l'a voulu monstrer par la parabolle Euangelique de celuy qui auoit esté blessé en Iericho: car là le Prestre & le Leuite pouuoyent exercer la charité, ce qu'a faict puis apres le Samaritain, dont la cause est que Dieu luy auoit donné cognoissance de la lumiere de nature, laquelle il auoit deniée aux autres. Il faut donc que les malades cerchent santé vers ceux ausquels

Lumiere de nature.

Ceux peuuent guerir qui ont la lumiere de nature.

Dieu a donné moyen de la donner: or ceux-là seuls le peuuët faire ausquels la cognoissance de la lumiere de nature est donnée. Ainsi rien n'est faict spirituel où l'esprit de Dieu n'est pas: ce qui est donc faict sans luy n'est que prodigieux, comme nous disons que les guerisons qui sont faictes hors la lumiere de nature, sont faictes par faux Medecins. Nous disons donc (pour conclure en vn mot) que nous auons eu nos remedes des Samaritains, c'est à dire des vrais Medecins. Toutefois ils font souuent de grandes fautes en l'vsage & application des remedes, à cause qu'ils ne l'exercent pas. Car la Medecine requiert vn long & diligent exercice, parce qu'il est besoin que les remedes ne soyent pas experimentez & aprouuez en vn seulement ou en aucuns, mais en cent malades ou plus: à quoy faire vne fort grande diligence & obseruation est requise pour cognoistre exactement la nature de la maladie, & la disposition à receuoir les remedes, laquelle cognoissance fera nommer Medecin (à bon droit) celuy qui l'aura. I'ay certes eu plusieurs de tels remedes qui m'ont esté donnez par pauures gens ignorans, qui n'en faisoyent pas ce qu'ils vouloyent & esperoyent, parce qu'ils ne l'appliquoyent pas comme il estoit besoin: mais i'en ay vse heureusement apres que i'en ay eu aprins l'vsage par long exercice: tellement que ie me peus nommer correcteur & examinateur de ces experiences & m'en glorifier, pour auoir esté celuy qui en a monstré l'vsage: car ils n'apparoissoyent pas assez aprouuez par vsage & exercice des faux Medecins: d'autant que pour aprouuer suffisamment vn remede, il faut grand nombre de malades, ce qu'eux n'ayans pas eu la patience d'attendre n'ayans point encores bien cognu, neantmoins estans poussez d'vn esprit d'orgueil & ambition, ils ont farci de mensonges leurs liures. Mais ô quelle escripture miserable qui parle des experiences non assez experimentées, personne n'escrit & faict memoire des choses faictes qui ne l'ont pas encores esté: ainsi ces escriuains n'eussent pas ramassé

massé tant de rapsodies de remedes, s'ils eussent seulement escrit ce qu'ils auoyent experimenté & mis en vsage: mais ils ont pensé (comme fols) qu'ils deuoyent escrire des choses aduenir. Toutefois puis que selon le commun vsage la longue experience surmonte & va deuant, il faut reietter leur grand babil & mettre l'experience en sa place, car les paroles vaines ne seruent de rien à la guerison. Et combien que plusieurs soyent faschez, & ayent regret de ce que ie n'aprouue pas mes experiences par le tesmoignage & authorité des anciens, ie ne m'en dõne pas beaucoup de peine, veu que i'ay cy deuant acquis telle authorite à mes dictes experiences, qu'aucun des anciens ne la sçauroit auoir telle. Voire plus, i'ay aprins par experience, que ces speculations sur lesquelles ils se trauaillent tant, ne seruent de rien pour la perfection du Medecin, & qu'il n'y a que l'art seul. Or cest art est experience & non pas speculatiõ, voire il precede la theorique: car apres que tu auras experimenté quelque chose, alors il faudra considerer sa nature, puis l'experimenter derechef apres. Ceste est la vraye empiric & non pas celle des Chirurgiens, ains celle qui est faicte par art: car la theorique du Medecin, c'est l'experience. Voici maintenant la description des playes qui sont faictes sans armes, auec la façon comment il faut nourrir ceux qui sont blessez, & la forme de les guerir.

La Medecine est experience non pas speculation. Theorique de Medecine est empirie.

Façon de nourrir ceux qui sont blessez par les chiens.

Combien qu'en toute morsure il faille garder & obseruer la maniere & façon de viure que i'ordonne, toutefois celle du chien enragé la desire fort exacte: car il y faut auoir fort grand soin, de temperer la colere de la rage, craignant qu'elle ne s'enracine: Parce qu'aussi tost que quelqu'vn a esté mordu par vn chien ou autre beste enragée, la nature de la rage se communique soudain à la colere (par vne certaine proprieté & vertu cachée) laquelle commençant d'entrer en furie, excite des maladies bilieuses de toute sorte. Toutefois il ne se faut pas beaucoup soucier en cecy de ce que les Medecins font autrement à ceux qui sont bilieux mais il suffit de leur faire souuent boire de l'eau fresche, & la reuomir apres, & les faire abstenir du tout de boire vin. Et ne crain pas que le boire face penetrer la matiere venimeuse plus auant, car ou elle a desia penetré auant que tu ordonnasses la façon de viure, ou il ne faut plus rien craindre. Tu leur pourras encores (si bon te semble) faire boire de la ceruoise, outre l'eau, ou des bruuages faicts de pommes, prunes sauuages, ou de Berberis: & leur feras manger des choux confits en eau salée, & toutes choses qui refroidissent, en telle quantité qu'ils les reuomissent. Il sera aussi profitable de purger le corps auec bruuage faict de petit laict, dãs lequel on fera bouillir des feuilles de Roses & de Sené, y adioustant vn peu de Benedicte & puis le donner à boire tout froit. Et ne te donne point de peine de ce que les vulgaires Medecins dient que le Sené purge la melancholie, ains te suffise qu'il chasse dehors la matiere peccante soit melancholie ou autre. Les salades sont aussi profitables pourueu qu'il y ait beaucoup d'huyle, comme est aussi le vinaigre rosat dedans lequel on aura destrempé vn peu de conserue de rose, & principalement quand le mal trauaille. Il faut du tout euiter les espisseries & choses odorantes, principalement si elles sont chaudes. Quand la fieure commencera de croistre, il faudra faire boire du vinaigre rosat auec suc de Berberis: parce qu'il est à craindre que la rage ne suruienne alors. Et ne faut oublier, que ceux qui sont blessez en ceste façon, prennent comme la nature du chien, parquoy il leur faut des Medecines rudes: il sera donc bon de les tenir quelque temps dedans l'eau froide.

L'vsage d'eau fresche apaise la colere.

Le chou est profitable à celuy qui est blessé d'vn chien enragé.

Outre ce il faut encores obseruer, que tous ceux qui sont mordus du chien enragé n'enragent pas, mais le plus souuent ils sont surprins d'autres maladies, principalement ceux qui ne sont pas bilieux de nature: que le Medecin prenne donc diligemment garde à la nature du malade, afin qu'il puisse cognoistre les

mala-

maladies qui le menassent.

Façon de viure pour ceux qui ont esté mordus de Serpens, Viperes, Lesars & autres bestes venimeuses.

Le venin des bestes qui est entré dedans le corps humain, par morsure ou pointure, d'auanture, ou par colere, ou bien (qui pis est) qui a esté communiqué & transmis dedans le corps par charmes : sera chassé si on mesle auec la viande ce qui est propre à conforter le cœur, le foye & l'estomach : car puis que les venins tendent, & s'adressent principalement aux parties nobles, il est besoin de les armer de defence pour empescher l'action du venin. Parquoy quand tu cognoistras par signes que le venin tend au cœur, tu feras boire de l'huyle d'oliue au malade, dedans laquelle tu auras esteint de l'Acier chaut plusieurs fois, y adioustant deux onces de Coral rouge, & demie once d'Electuaire de pierres precieuses, pour vne liure d'huyle, & en feras boire cinq fois le iour, mais qu'elle soit chaude la premiere fois, & froide les autres, reiterant cela, chacun iour : Autrefois il boira du vin rouge astringent & ferré auec vn peu de Thyriac, mais à chacune fois qu'il boira, tu y adiousteras demie dragme de poudre de Coral rouge, continuant ce remede & bruuage, iusques à ce que les bons & salutaires signes apparoissent. S'il aduient que cependant qu'on vse de l'huyle, on ait vne fort grande soif, tu feras boire du lait chaut auec la poudre de Coral rouge. Nous escrirons nostre secret, que nous nommons Laudanum, en son lieu, lequel passe & surmonte tous les autres remedes, quand on est en peril de mort. Certifiant (quoy que dient les autres) que si le Philonium persicum est donné au temps qu'on boit de l'huyle, qu'il defend la teste merueilleusement, & les autres parties nobles. Il est encores besoin de scauoir que la soif desordonnée (qui est signe que le venin croit, & tend au cœur) sera temperée par vn Epithe[illegible]me, faict de vinaigre rosat auec Sandaux & Cãphre, & appliqué sur le cœur & le foye, car il est impossible de l'apai-

ser par le boire. Ce qui reste de la façon de viure sera annoté en son lieu, il suffit de sçauoir pour ce coup, qu'il faut viure fort petitement & sobrement.

Maniere de viure de ceux qui ont des os rompus, & le sang engrumé.

La fracture des os ne requiert pas grand changement au regard de la façon de viure, il se faut garder seulement qu'elle ne soit trop chaude, de peur qu'elle n'augmente la chaleur & excite la fieure: il faut donc qu'elle tende à refroidir, & qu'auec ce les forces soyent entretenues en viuant sobrement.

Mais pour fondre le sang engrumé dedans le corps, il faut vser de viandes medicamenteuses, comme de tisane en laquelle on fera tremper vn peu de Rhabarbe, ou de la racine d'Asclepias, ou des feuilles de Sené, ou de Terebinte ou de la gomme de lacque, nous pourrons aussi faire cuire auec les viandes, de la Mumie ou du Rhapontic. Mais la grandeur du mal sera moderée par la prudence & sage preuoyance du sage Medecin, tellement qu'il n'est pas besoin d'alonger ce discours d'auantage sur ceste matiere.

Comment il faut nourrir ceux qui ont esté bruslez.

Quand la bruslure n'est pas mortelle, il n'est ia besoin de trauailler le malade par diete exquise. Mais il ne la faudroit pas mespriser quand il y auroit peril de la vie: parquoy il faudra appliquer par dehors ce qui pourra retirer la chaleur. Mais si le mal est si grand que cela ne puisse suffire, il la faudra esteindre par ce qu'on donnera par la bouche: nous donnerons donc du suc de Ioubarbe meslé auec de l'eau, ou du suc d'Escreuisses d'eau douce tirée auec eau de fleurs de Tillot ou autre semblable, nous pourrons aussi vser de vinaigre rosat (comme a esté dit) iusques à ce que la grandeur du peril soit diminuée.

Façon de viure de ceux qui ont esté gelez & refroidis.

A ceux qui sont en danger de tomber en gangrene, pour a-

noir esté refroidis, il faut faire boire du vinaigre rosat & du poiure long meslez auec bon vin, meslant les mesmes aromats auec la viande. Mais s'ils le sont tellement qu'ils soyent ia proches de la mort, il leur faut donner de l'eau de vie temperée auec Thyriac & racine de pas d'asne, leur en donnant assez copieusement, qui leur seruira de nourriture & bruuage. Et ou cela defaudroit le Gingembre, les Girofles, le Cardamome, la grene de Paradis & autres seront cuites dedans le vin, lequel on donnera à boire tout chaut puis apres, & profitera beaucoup, principalement si on peut faire suer le malade afin que la froidure soit chassée dehors.

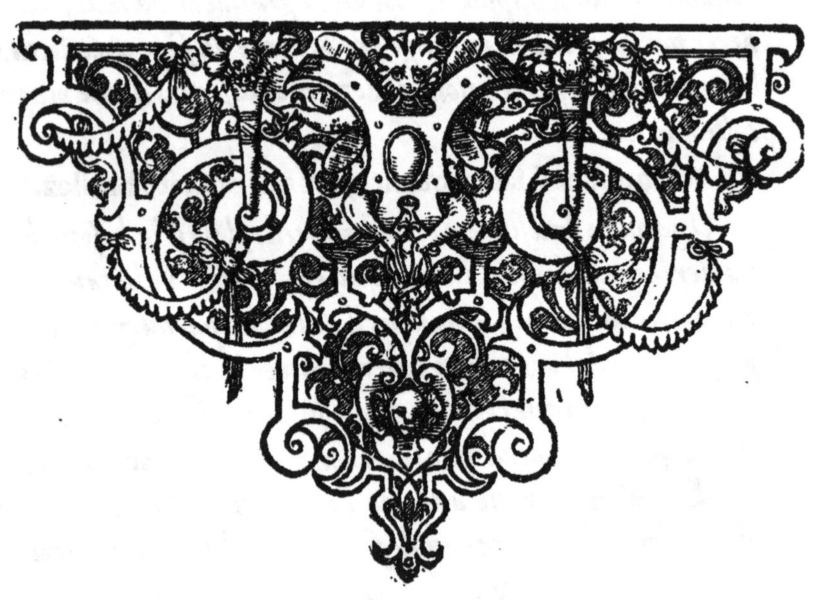

Comment il faut guerir la morsure du chien enragé.

CHAPITRE I.

Trois sortes de morsures.

IL y a trois sortes de morsures de chien, assauoir de ceux qui sont enragez, de ceux qui sont en colere, & de ceux qui se iouët, desquelles celles des enragez est la pire: car la rage est portée au dedans par la morsure, & ainsi il y a deux maux ioincts ensemble. Apres celle des enragez, de ceux qui sont en colere est dangereuse, parce que la colere est aussi ioincte à la playe, d'où prouient le venin. Celles qui sont faictes par les chiens qui se iouent, sont sans grand danger, car elles sont aisement gueries. Il faut faire pareil iugement de la morsure des loups, sangliers, & autres bestes semblables: mais il faudra reduire toutes leurs morsures à celle que faict le chien courroucé pour les guerir de mesme façon. Or les hommes deuiennent enragez par la morsure d'vn chien ou autre beste enragée, en ceste sorte. Toutes les imaginations & malignitez du chien enragé, sont dressées à l'homme & au lieu auquel il mord: semblablement l'homme a crainte quand il est mordu, & dresse toutes ses speculations au lieu où il est mordu: l'imagination donc du chien & la speculation de l'homme sont des ia conioinctes en vn mesme lieu au temps de la morsure, & ainsi la speculation de l'homme est infectée par la contagion, tout ainsi qu'vne vapeur qui est desplaisante odeur est gastée & infectée par vne autre qui l'a mauuaise, quand les deux sont meslées ensemble: car cõbien que ces imaginations ne soyent pas tangibles, elles sont neantmoins corporelles (c'est à dire aërées comme le vent) & ainsi se faict leur meslinge. Cependant la faculté imaginatrice ou la phantasie de l'homme, a vne certaine faculté ou puissance aimãtique, par laquelle elle tire à elle les autres imaginatiõs (comme ici elle faict celle du chiẽ) tout ainsi que quelqu'vn cognoist la couleur & le son par vn sens cõmun, & l'autre les reçoit par la veuë & par l'ouie & en a souuenãce. Ainsi en ce cas, l'imaginatiõ humaine attire l'imaginatiõ venimeuse du chiẽ par la playe, tellemẽt qu'elle en est infectée

Des Enragez.

Des Courroucez.

De ceux qui se iouët.

Comment se faict la rage en ceux qui sont mordus.

L'imagination est corporelle.

fectée & prẽd sa nature. Car tout ainsi q̃ no' voyõs qu'vn peu de Safrã teint vne grande quantité d'eau, il faut ainsi penser q̃ toute la raison de l'hõme est corrõpue par la fantasie du chiẽ. Voila la source & origine de la rage de l'homme, laquelle se cognoist par ces signes. Ils mordent ceux qu'ils rencontrent comme font les chiens, ils sont surprins d'vn apetit canin, & sont agittez d'autres maux qui ne peuuẽt estre excitez par autre cause interne, ains seulement par ceste mauuaise imagination que i'ay dit. Parquoy il ne faudra dire en aucune façon que ce mal soit naturel, ains (au contraire) faut dire qu'il est trescontraire à nature, & non pas le mal seulement mais aussi tous les accidens qui le suiuent, c'est assauoir chaleur, phlegmon, intemperature & autres. D'auantage les maladies qui luy suruiennent, sont tresdiuerses & differentes, de celles qui suruiennent es autres playes & leur sont ioinctes. Parquoy nous changerons en leur guerison, la façon commune, tandis que nous les verrons (auec leurs accidens) diuerser aux autres.

Signes de rage.

Le premier but donc auquel il faut tendre en guerissant la rage est qu'il faut euacuer la colere comme il apert par ce qui a esté dit ci deuant : mais parce qu'elle est tant infectée en la rage, que si elle n'est arrachée du corps elle menace de quelque grand danger : il ne suffira pas de l'euacuer par le bas seulement, ains aussi par le haut, quoy faisant il ne faut craindre d'vser de medicamẽs trop violẽs, car les plus forts sont les meilleurs, d'autant que la mediocrité est ici inutile. Or il faut purger par medicamens, qui euacuent la colere seule auec force & puissance, comme font la Rhabarbe, la Colocynte, l'Agaric, le suc de l'escorce de Suseau, l'Esule & autres.

Façon de guerir.

Medicamens qui purgent la colere.

Cependant qu'on euacue la colere, il faut auoir esgard à la partie offencée. A quoy seruiront les medicamens desquels on vse contre l'absces ou inflammation qui vient à la racine des ongles, tels que sont aucuns des stupefactifs, comme la semence ou sperme de grenoilles, l'huyle de Mandragore & autres, desquels il faudra vser iusques à ce que la douleur soit du tout apaisée. Et faudra mettre l'emplastre contre les pointures sur la playe, pourueu toutefois qu'il n'entre point de poix grecque en sa composition. Tu pourras guerir toutes les morsures de chien enragé auec ces trois remedes, assauoir la purgation, l'emplastre contre les pointures, & les anodins.

Stupefactifs pour la partie offencée.

Mais il faut obseruer (quoy que les vulgaires praticiens babillent au contraire) qu'il faut apaiser & guerir la rage qui se rend rebelle & difficile, par application de remedes opiatiques, entre lesquels le Soufre de Vitriol extraict chymiquement est nombré, auec plusieurs autres. Or combien que nous pourrions annoter & escrire plusieurs façons & ordonnances d'opiates, potions & poudres purgatiues, & stupefactiues, il nous suffit toutefois d'auoir annoté les simples desquels on les peut composer: car l'vsage & experience monstreront assez la composition.

Le Soulfre de Vitriol a la vertu de l'Opiũ.

La morsure des chiens qui estoyent courrouçez & irritez seulement, n'a pas besoin de medicamens qui se prennent par la bouche, car elle se guerit aisement par les medicamens apliquez exterieurement, tels qu'ils sont ia descrits. Et celle des chiens qui se iouent se guerira comme les playes simples ainsi que l'auons monstré au second traicté. Que ceci (toutefois) soit vn precepte general pour la guerison de toutes morsures, assauoir que l'emplastre tient le premier lieu, puis apres la correction de la colere par medicamens opiatiques, & garder (finalement) que la playe ou morsure ne se tourne & conuertisse en autre mal, comme en vlcere ou autre.

De la morsure des Serpens, Viperes, Lesars & autres bestes semblables.

CHAP. II.

Morsures venimeuses, doubles

IL faut premierement noter que ces playes ont vne malice particuliere, & qu'elles sont de deux sortes: car les serpens & viperes mordent ou de colere ou de rage. Elles mordent de colere quand elles sont irritées, & de rage quand elles sont pressées par charmes & coniurations. Parquoy la morsure des serpens & viperes courroussées est naturellement venimeuse, parce que le venin & la colere sont en elles naturellemẽt: mais lors qu'elles y sont forcées par adiurations, alors le mal est contre nature. Car rien de ce qui est naturel n'est vaincu par coniurations, parce que nature ne l'est pas, mais ce qui viẽt de coniuration, ou qui est enchanté obeit aux coniurations & est chassé par elles. D'ont on peut recueillir la cause pourquoy quelques viperes obeissent aux cõiurations & les autres non:

Les maladies naturelles ne se guerissent par coniurations.

&

& pourquoy quelques enchanteurs de ſerpens font ce qu'ils veulent & les autres non. Car l'exorciſme requiert que les eſprits ſoyent vnis, ce qui ne ſe peut faire que par ieuſne & oraiſon, c'eſt à dire par la vertu diuine & la foy en elle, à laquelle rien n'eſt denié, & ſans laquelle les coniurations ne ſont pas vrais exorciſmes ains ſont inutiles, & encores que l'exorciſte leur attribue beaucoup, ſi eſt ce que toutefois il ne fait rien. Il faut donc noter que quand on charme les viperes, elles enragent tout ainſi que firent les porceaux, deſquels il eſt parlé en l'Euangile, apres que par le commandement de noſtre Seigneur Ieſus Chriſt les diables furent entrez en eux, car il y a des diables qui habitent dedans les viperes, leſquels eſtans irritez par les adiurations, les rendent enragées & furieuſes, deſquelles puis apres la morſure eſt treſuenimeuſe. Et pour dire en vn mot, rien n'eſt dompté ni arreſté par les coniurations, qui ne ſoit poſſedé du diable, ou il faut que l'exorciſte en aye vn. Or les ſerpens ont des diables en elles, qui ſe laiſſent traiter & manier, non pas en vertu de l'adiuration & exorciſme, mais attendans l'occaſion de faire plus grand mal. Il faut donc noter qu'en ces morſures enragées il y a quelques affections contre nature, qui ſont ſuſcitées par les diables quand ils ſont coniurez, veu que la partie qui eſt mordue prend la couleur, figure & autres choſes de la vipere qui a mordu: ainſi ſi les porceaux dans leſquels les diables eſtoyent entrez, qui ſe precipiterent dedans la mer euſſent mordu quelqu'vn ils euſſent faict vne morſure contre nature comme il a eſté dit des viperes. C'eſt auſſi ſans doute que les chiens enragez ſont tourmentez par les diables, d'où aduient que les hommes qu'ils mordent deuiennent ſouuent enragez, car il ne faut pas douter, (parce que bien ſouuent les hommes font plus de bien & ſont plus miſericordieux enuers les chiens, qu'enuers les pauures) que Dieu fait entrer des diables dedãs les chiẽs pour la vengeance de ce peché: or combien que ceci ſe deuoit traicter & dire au chapitre precedent, toutefois parce que nous n'i auons diſcouru que de ce qui eſt naturel, nous l'auons mieux aimé garder iuſques en ce lieu. Si donc le mal n'obeit aux remedes qu'auons ordonné tu pourras de là coniecturer qu'il y a de l'artifice du diable. Il aduient ſouuent qu'on rencontre des loups qui mordent les hommes & cheuaux, les deuorent & mettent en pieces, non pas à la commune façon des loups, ains diaboli-

Les viperes enragent par adiuratiõs.

Quelques ſerpens ont des diables

Les chiens enragez agitez par les diables.

que, de façon qu'il ne faut pas douter qu'ils ne soyent possedez du diable : car les autres loups sont contr'eux & les fuient, comme nous faisons les hommes qui sont possedez du diable. Parquoy puis que trop souuent nous sommes adonnez à la chasse sans auoir esgard au salut des ames, il faut croire que cela aduient par la permission de Dieu. Il faut donc garder mediocrité en toute chose, & estudier tousiours & faire premierement ce qui est le meilleur. Or le doute qui pourra aduenir à aucun touchant cest afaire, sera facilement leué par cest argument. Puis que nous voyons que les corps humains sont aucunefois possedez par le diable, qui doute que celuy des bestes (principalement celuy des serpens que Dieu a maudit de sa bouche) ne le puissent estre par les malins esprits? Parquoy il se faut soigneusement garder de ces animaux ainsi possedez: car les diables les rendent ainsi traictables & obeissans aux hommes, afin que finalement ils commandent aux hommes mesmes. Mais afin que nous retournions au naturel : il faut veoir comment les veines estans blessées le venin penetre en tout le corps: car des qu'vne veine est ouuerte, le venin gagne incontinent en se coulant par sa contagion selon le droit fil des veines: & s'il aduient qu'elle regarde & tende à la teste, le venin y est porté: ou à la poictrine & au cœur si elle tēd là, mais si elle tend aux hyppochondres le venin se portera au foye d'où on pourra iuger de la grandeur du danger & peril. Pour donc obuier à ce mal & le guerir, il sera bon de munir & fortifier le cœur, & les autres parties nobles, auec medicamens qu'on donnera par la bouche, le plus diligemment & soudainement qu'on pourra. Et faut aussi mettre sur la playe des medicamens attirans, & des defensifs tout à l'entour d'elle afin d'attirer le venin dehors, & empescher les inflammations qui pourroyent suruenir. Mais ie n'enseigne pas ici cōment il faut guerir les playes, qui auront esté faictes par les bestes possedees par malins esprits, ains traicte de ce qui est naturel seulement, & que i'ay aprins par experience pouuoir profiter. Le medicament donc duquel on vsera par la bouche sera tel.

Pourquoy les bestes venimeuses sont quelquefois enchātées.

Comment le venin penetre au dedans.

Il faut soudain fortifier le parties nobles.

℞ Mitridat ℥ ij. thyriac ℥ j. poudre de Coral rouge ℥ j. ß il faut tout mesler ensemble & en donner autant qu'il est besoin selon la necessité, car la vraye dose ne s'aprend que par experience, mais si ces choses ne profitent assez, il faudra donner de l'or diaphoretic, ou de nostre Laudanum, ou de l'essence de

perle

perles ou de pierres precieuses : car ces remedes sont les grãs secrets de l'art, ausquels tu pourras mettre vne ferme asseurance de santé. Et par dehors tu pourras appliquer ce remede.

℞ emplastre cõtre les pointures fait de Litarge, de gommes, & de Mumie quar. j. des gommes ℥ ij. il les faut mesler & fondre ensemble pour les cuire en emplastre, duquel tu vseras selon le precepte commun, iusques à ce que tu aperçoiues le mal estre amendé : alors il suffira de prendre le simple sans y adiouster les gommes. Mais le meilleur sera d'appliquer les remedes soudain, à raison du soudain mouuement du venin. Il sera aussi profitable de mettre vn defensif sur toute la partie malade, qui sera preparé de fleurs de bouillon blanc, de mille pertuis, & de roses rouges trempées certain temps dedans le vinaigre rosat au Soleil : & puis appliqué auec les linges sur le membre en forme d'Epitheme: iusques à ce que toutes les intemperatures soyent cessées. Quand à la guerison des playes qui sont faictes par les esprits malins ou par leur moyé, ie n'en donneray encores aucun conseil : mais ie suis d'auis qu'on se garde bien d'vser d'exorcismes: car encores que ie sçache que les venins n'entrent que naturellement au corps blessé, toutesfois ceci est encores persuadé à peu de gens : parquoy il faut accorder que Dieu a permis beaucoup de choses au diable à cause de ceste superstition. Car il est manifeste que tout ainsi que la putain se presente au paillard, le day au ioueur, l'occasion au larron, & le voyageur à celuy qui cerche la proye, par la permission de Dieu : ainsi est l'esprit à l'exorciste pour endurcir le cœur des infideles. Toutesfois chacune de ces œuures iugeront au dernier iour & porteront tesmoignage contre les operateurs.

Il faut estre soudain aux remedes.

Du venin des Aragnes, Rainettes ou Verdiers, Crapaux & autres semblables animaux.

CHAP. III.

Il y a encores des autres bestes (outre celles desquelles auons parlé) qui ne sont pas assez fortes pour faire vne playe, mais bien elles font quelque chose de semblable par l'atouchement de leur venin. Il faut donc considerer premierement la nature & diuersité des venins, tant des animaux qui sont sur terre, que de ceux qui s'engendrent en terre, desquels (encores que ie n'ignore pas qu'il y en a de plusieurs & innombrables sortes) ie n'ay deliberé toutesfois ni trouué expedient, que d'escrire des Aragnes, & des Rainettes, & Crapaux, desquels la nature m'est pl⁹ cognue: car il vaut beaucoup mieux que ie n'escriue point de celles desquelles la nature m'est incognue, puis que ie n'en ay aucune experience: & peus bien dire, qu'il n'y a encores personne qui cognoisse bien la nature des venins, & peus bien dire d'auantage, que par experience i'ay aprins qu'il y a vn certain venin qui ne peut estre vaincu par la Thyriaque. Que diray ie de leurs diuersitez? Le Scorpion tue par son venin, mais luy-mesme est remede au mal qu'il faict: mais en trouueras tu quelque autre qui soit semblable à luy? L'Arsenic tue aussi mais il ne guerit pas le mal qu'il faict. Ainsi le Mercure est venin, & toutefois il est Medecine à plusieurs, de façon qu'il n'est ia besoin de les tous reciter, veu qu'il est impossible: parce que chasque contrepoison ne resiste pas à tous venins. Ie mettray ici fidelement par escrit ce que par experience i'ay cognu estre propre contre le venin des Aragnes, Rainettes & Salamandres. Combien que ie pense que la Salamandre requiert vne façon de guerir, qui est vn peu diuerse aux autres: car ie n'ay iamais veu personne qu'elle eust mordu: mais ie sçay que quelques Alchymistes, estimans qu'elles contenoyent la teinture rouge, les ont prinses & enfermées en vn pot de terre bien couuert, ayant au dessus vn long canal de fer, & puis l'ayant exposé au feu iettoyent du Mercure dedans le pot par le canal, par lequel sortoit vne vapeur fort puãte & venimeuse, laquelle empoisonnoit ces miserables chercheurs d'or, tellement que la face leur enfloit premierement, & puis apres tout le corps, & mesme la mort s'en est quelquefois ensuiuie. I'annotteray donc brieuement ce que i'ay experimenté estre propre contre ce mal, autant qu'il est requis au Chirurgien. Il faudroit encores raporter à ce chapitre (comme au genre supreme) toutes les maladies qui s'acquierent aux mines & lieux où on fond les metaux qui sont estimees Endimiques, à raison du venin qui y est meslé, prouenant de l'air infecté par les vapeurs minerales. Toutefois parce que nous en auõs escrit vn traicté particulier intitulé des maladies metalliques, auquel (auec ce qu'en auons aussi dit en la petite Chirurgie) nous enseignons tout ce qui est requis en elles, nous y renuoyons le lecteur.

La vapeur des Salamãdres est venimeuse.

Le

Le plus excellent remede contre le venin des Aragnes, Rainettes, Crapaux & Salamandres, sont, la terre seellée & la graisse ou le beurre de l'or, assauoir la graisse de l'or contre la Salamandre, & la terre seellée contre les Aragnes & Crapaux. Quand au remede contre les metalliques, nous en traicterons en son propre lieu & chapitre auquel est enseigné le moyen d'oster les venins qui prouiennẽt de l'Arsenic & du Mercure. Mais au regard de la terre seellée, il ne faut pas estimer que la vulgaire qui se trouue es boutiques des Apoticaires d'Italie, d'Alemagne & presque par toute l'Europe, qui est faicte de certaine terre blanche lauée, & se trouue en si grande abondance, soit la vraye terre seellée: car elle n'est pas tant abondante, qu'on la puisse tousiours rencontrer par tout comme il semble: car elle est subtile & est contée au nombre des mineraux, ayant ses veines sous terre comme les metaux, tellement qu'elle est fort difficile à trouuer, estant cognue de peu de gens, combien qu'elle soit louée de plusieurs: quand on l'a tirée, on la reduit en petis trochisques, qu'õ marque d'vn Seau & puis on l'appelle la terre de Sainct Paul. Or parce qu'on la falsifie elle se cognoistra par les marques prescriptes. Ie n'en ay peu voir que deux fois, l'vne en Croacie entre les mains d'vn certain bateleur Arabe, l'autre à nostre Dame de Laurette entre les mains d'vn marchãt Sicilien, qui estoit fort expert en la cognoissance des metaux: elle auoit ses veines comme la mine des metaux. Mais la petite quantité de ceste ci, & la trop grande abondance de l'autre, ont obscurci les louanges de la bonne & l'ont faict mescognoistre: dequoy (toutefois) on doit estre marri, & mesmerueille comment les Medecins Italiens & les docteurs d'Alemagne n'ont pas encores aprins à discerner leur terre, d'auec la vraye qui vient de Lemnos, & a esté tant celebrée par les anciens.

Or son vsage est tel, on la met en poudre, puis on en faict comme du ciment ou du lut auec la saliue, qu'on met sur le lieu où est le venin de l'Aragne ou Rainette, car elle guerit sans aucun danger, non seulement le mal qui prouient de ces venins, mais aussi celuy qui prouient de la morsure des autres animaux venimeux pourueu qu'on s'aplique soudain au commencement. La gresse d'or s'applique non seulement par dehors, ains aussi se donne par la bouche fondue & meslée auec du vin, si on a esté offencé par vne Salamandre.

Comment il faut guerir la rompure des os.

CHAP. IIII.

Toutes les causes des fractures d'os sont externes.

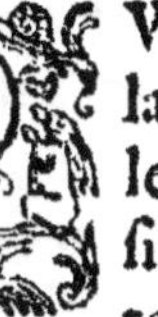

VIS que chacun sçait & cognoit que la cause de la rompure des os est externe, apparente & violente, il n'est pas besoin de la dire veu qu'elle est si manifeste : car tout ainsi qu'il faut vne puissante force pour rompre l'acier, aussi est elle necessaire pour rompre l'os. Or il se rompt en s'esclatant, comme font le Talc, & l'orpiment, qui se rompent & leuent par feuilles& esclats,parce que la substãce des os est escailleuse & feuillue,comme sont celles desdicts Talc & orpiment: tellement qu'il ne se rompt pas seulement trauersierement & nettemẽt cõme faict l'acier, ains se fent aussi du lõg. Mais nous traictons principalement la guerison en laquelle il faut premierement considerer s'il y a playe auec la fracture de l'os, & que la peau soit entamée, ou non : car si elle n'est point entamée, il faut remettre soigneusement les os rompus en leurs places, quoy faict il y faut appliquer les medicamens qui les font reprendre. Mais s'il y a playe ioincte auec la fracture, il faudra alors vser d'emplastres & huyles vulneraires, & des medicamens propres à faire reprendre les os rompus.Il y a donc deux sortes de fractures, & deux façons aussi de les guerir : assauoir la rompure simple,& celle qui est ioincte auec playe. Or nous desirons & requerons que la fracture soit traictée & bãdée chacun iour deux fois,tout ainsi que les autres playes,& qu'on n'vse point de cuissinets ni d'atelles, ains de nos instrumens, c'est assauoir des cercles de fer attachez à des auis (comme l'auons monstré à aucuns de nos disciples & qui ne se peuuent aisemẽt declairer par escrit) auec lesquels tu conserueras les rompures apres qu'elles sont remises, fort aisement en leurs places. Car ceci sera vn precepte general en toutes fractures soyent simples ou composées: assauoir qu'il les faut desbander & y appliquer les medicamens & puis les rebander deux fois chacun iour, afin deuantiller la chaleur & donner air au membre blessé : & toutefois il ne faut pas que la fracture se remue, ni qu'elle soit serrée auec astelles : car si d'auanture on mesprise nos preceptes,& qu'on ne les obserue pas,ains qu'on astelle le mẽbre suiuant la commune façon, & qu'on le lie serré, il y a danger qu'il n'en aduienne beaucoup de maux, comme il faict biẽ souuent

Instrument de l'autheur pour guerir les fractures.

souuent, assauoir inflammation en la partie, voire aucunefois gangrene & pourriture ou la mort, selon la diuersité des lieux offencez, la grandeur du mal & des accidens. Or il faut garder sur tout, que le membre ne tombe en discrasie & intemperature, parce que difficilement on oste la pourriture qui la suit, ains se tourne souuent & conuertit en fistules ou vlceres profondes & puantes. Ce qui sera commodement euité, si (apres auoir donné ordre à la maniere de viure) on visite & desbande le mal deux fois chacun iour, sans attendre à le desbander iusques au troisiesme iour, comme ont coustume de faire les vulgaires Chirurgiens: & encores qu'aucuns guerissent en ceste façon, il vaut mieux toutefois suiure nostre methode, pour euiter les grans maux qui en aduiennent quelquefois. La cause pourquoy nous desirons qu'on n'attelle point le membre duquel l'os est rompu, est, que nous les pouuons mettre & remuer difficilement, sans oster l'os de sa place en laquelle il auoit esté remis: auec ce que l'vsage des astelles, requiert vne forte & estroicte ligature, & la quantité & force d'icelles excite presque tousiours des intemperatures & phlegmons. Outre ce il aduient souuent, que l'enflure qui aura esté faicte & excitée par le phlegmon sera abaissée le matin, quoy aduenant, il est impossible, que les bandages ne se laschent, & que l'os (par ce moyen) ne sorte de sa place. Parquoy nous pensons qu'il est besoin de laisser ces attellages pour euiter ces incommoditez c'est assauoir l'intemperature, le phlegmon, la crainte de pourriture & la desolation de la fracture, d'où il aduient puis apres qu'on demeure boiteux, ou que le membre demeure courbe. Au reste sçachez qu'il n'y a pas fort grand artifice à guerir les rompures des os, principalement en ceux qui sont ieunes, esquels la simple racine de Consolde cuite, broyée, & appliquée sur le mal engendre le callus. La Sarrasine, les serpentines & vne chacune des herbes vulneraires feront le mesme, si on les faict cuire dedans le vin, & qu'apres on les mette sur le mal en forme de cataplasme. Il y a encores vne autre herbe que nous nõmons † Sophia, laquelle tant crue que cuite guerit les fractures. Mais tu t'en pourras promettre autant de nos huyles, baulmes, onguens & emplastres vulneraires auec asseurance singulierement si tu gardes les reigles prescrites: car nature fait beaucoup en ceste façon, estant aidée & secourue par quelque leger remede. Il faut outre ce prendre dili-

Pourquoy il ne faut pas atteller le membre rompu.

† C'est la consolde moyenne comme il paroistra au 10. cha. du 3. Traicté de la secõde partie de ceste chirurgie.

Comment il faut traicter les playes coniointes à la fracture.

gemment garde (aux fractures) à deux choses, assauoir qu'apres auoir remis l'os en son lieu, nous traictions la playe, qui y est conioincte, comme auons ci deuant enseigné de les traicter, puis apres que nous mettions par dessus nostre grand consolde, sarrasine ou autre comme il a esté dit: & que nous la traictions tousiours le soir & le matin: dauantage, que s'il y a sang caillé en quelque part (duquel nous traicterons au chapitre suiuant) qui excite la toux, esternuement, quelque douleur poignante, ou autre accident, il le faut incontinent dissoudre, & chasser du corps par les remedes qui seront escrits audit chapitre suiuant. Faut aussi sçauoir, pour remettre quelques os disloquez, comme les costes & autres semblables, que nature a peu besoin de nostre aide: mais aux autres comme es ioinctures, elle requiert nostre diligent secours. Les accidens qui suruiennent aux fractures, comme chaleur, enflure, & autres par le moyen desquels la pourriture peut suruenir, seront gueris & empeschez si on les esteint auec vinaigre rosat chaut, ou que l'enflure soit dissipée auec huyle de millepertuis, ou fleurs de bouillon blanc, & autres semblables comme nous auons dict au chapitre des huyles vulneraires: car le reste suiura aisement le premier traictement, en sorte qu'il n'est ia besoin d'en parler dauantage.

Mais s'il aduient (comme il fait souuent par la faute & ignorance des Medecins) qu'Estiomene suruienne en la partie, ou qu'il s'y face quelque vlcere maligne, fistule, ou autre semblable accident, qu'on sçache qu'il n'y a plus aucune esperance de salut, ains qu'il faut coupper le membre, ou bien attendre la mort asseurée. Finalement, qu'il te souuienne de faire pareil iugement des os cassez & brisez, que nous auons faict des rompus, sinon que les Chirurgiens commandent d'oster les parties des os qui sont entierement separées tant des os que de la chair.

Annotations Dariot.

OR nous desirons que la fracture soit traictée chacun iour deux fois.) On peut cognoistre par ce que nostre Paracelse a traicté iusques ici, combië il a esté ami & familier de nature humaine, & qu'elle affection il a portée au public, enseignant le moyen de guerir les playes si seurement, doucement & auec reme-

remedes si familiers & aisez à aprester : monstrant auec ce le moyen de resister aux accidens qui peuuent suruenir aux parties blessees. En quoy s'il n'a suiui Galen, du moins il a imité & a prins son fondement sur mesmes raisons. Or il poursuit de mesme maintenant en la cure & guerison des os rompus, excepté toutefois qu'il veut & requiert, que le mal soit visité & traicté chacun iour deux fois comme les autres playes, afin de preuoir & garder qu'aucun accident n'y suruienne, & neantmoins il requiert qu'on prenne garde à ce que les os qui ont esté remis en leurs places n'en soyent point ostez, d'autant que c'est le troisiesme point qui est requis en la guerison des fractures, parce que puis que fracture est solution & separation ou diuisiō de ce qui estoit vn, iamais les parties ne pourront estre reunies si elles ne sont conseruées en leurs places apres qu'elles y sont remises : à ceste cause les anciens auoyent inuēté & ordonné les cuissinets astellages, & bandages estrois & serrez, afin de conseruer & garder le membre, à ce que l'os ne se remuast de sa place (en veillant ni en dormant) où il auoit esté remis. Mais il reprouue tous cesdits astellages & cuissinets, d'autant qu'ils empeschent de visiter le mal quand il est besoin, & ne peuuent estre remuez que le membre ne soit en danger d'estre rompu derechef, ou que la generation du callus n'en soit empeschée, outre les autres inconueniens & accidens qui en aduiennent, à cause de l'empeschement qui est donné au mouuement de la chaleur influante qui procede du cœur & des esprits, lequel doit estre libre & non empesché, parce que c'est l'instrument commun de toutes les actions du corps, & sans lequel les propres ne peuuent rien : comme nous voyons que celuy qui dort ne void pas, encores qu'il ait les yeux ouuers, ne parle point, combien que la langue ne soit point empeschée, & ne marche encores qu'il aye les pieds libres, non plus qu'il ratiocine ayāt toutefois son entendement libre : mais parce que ceste chaleur influente auec les esprits s'est retirée au cœur, & au centre, pour s'y fortifier, & y faire les actions necessaires, d'où puis apres elle s'espand par tout le corps, comme fait le Soleil sur la terre, afin que le corps estāt resueillé, il recommence à faire ses actions ordinaires. Mais si le passage luy est bouché quelque part, la partie qui ne le reçoit libre, demeure comme à demie morte & n'en peut faire ses actions. C'est pourquoy il reprouue ces astellages & eſtroictes ligatures, parce q̃ le callus eſt œuure de nature auſſi bië que la generatiõ de la chair, laquelle elle ne peut faire eſtãt priuee de ceſt inſtrumét cõmun de toutes ſes actiõs, outre les autres grãds perils & incõueniens qui en aduiennẽt deſquels il parle. Au lieu de ces aſtellages donc & cuiſſinets, il veut qu'on ſe ſerue de ſes anneaux de fer attachez à des auis, deſquels toutefois il ne deſcrit pas la façon, ains dit l'auoir enſeignée à ſes diſciples, qui ne nous les ont encores reuelez, car ſi aucuns deux les ont, ils les tienent ſi ſecrets que ie n'en ay peu rien deſcouurir, ce qui ma trauaillé par longues années. Mais en fin apres auoir longuement diſcouru en moy-meſme i'ay penſé que tout ainſi, que pour remettre l'os rompu en ſon lieu, ſi d'auanture les muſcles s'eſtoyent retirez & qu'à ceſte occaſion le membre fuſt boſſu ou enflé à l'endroit de la fracture, il le faut eſtendre, afin de remettre commodement ledit os en ſa place: qu'ainſi ſi le membre eſtoit & demeuroit moderement tendu & attaché par les extremitez de l'os, aſſauoir au pres des ioinctures, qu'ainſi l'os ayant eſté remis ſoit au milieu ou autrepart demeurera en ſon lieu, & ne s'en ſcauroit remuer quelque mouuement que face le corps, ſi ce n'eſt par violence ou que ledict membre ſoit deſtendu auant que le cal ſoit engendré. Car les os eſtans en leurs places y demeureront & ne s'en pourront remuer, ſi les muſcles ne ſe replient ou retirent comme à leur origine & attache: ce qui ſera empeſché par le moyen de l'inſtrumẽt ſuiuant, moyennant lequel on le pourra tenir aſſez tendu, & ſi on ne laiſſera pas de le viſiter tant & auſſi ſouuent qu'on voudra: & ſera fort propre & commode, principalement ſi la fracture eſt cõpoſee, & qu'elle ſoit ioincte auec playe ou autre vlcere, qui requierent & demandent eſtre traictées comme noſtre auteur l'enſeigne: & penſons eſtre celuy duquel parle noſtre auteur ou du moins luy aproche en vſage: toutefois nous ſuplions ceux qui pourrõt mieux, de le faire & de ne point cacher ſous le muis la lumiere que Dieu leur a departie, ni enfouir leur talent en terre de peur qu'il ne leur ſoit oſté, ains qu'ils le facent profiter, afin d'en receuoir le centuple. Le noſtre donc eſt compoſé de deux anneaux de fer, plats par dedans & larges d'enuiron vn pouce, chacũ deſquels eſt de deux pieces, leſquelles ſe tiennẽt & ſont attachées enſemble par le moyen d'vne charniere pour les ouurir & fermer comme on fait les entrapes qu'on met aux cheuaux:mais il les faudra faire bastir de grandeurs diuerses selon les mëbres ausquels on les voudra appliquer: car il les faudroit plus grans pour la cuisse que pour la iambe, & pour l'auant-bras que pour le bras. D'auantage il les faudra faire diuers pour chacun membre parce qu'il est plus gros en haut qu'en bas: & les faudra encores de diuerse forme en circonferance, parce qu'il les faut aproprier à la figure du lieu, où on les veut appliquer, comme il est apparent que la figure du bas de la grëue n'est pas telle que celle du dessus & ainsi des autres, parquoy il faut auoir des anneaux propres pour chacune partie:& ne les faut pas aussi faire entierement rons, afin qu'on les puisse serrer plus ou moins selon la necessité: pour ceste raison dõc il ne faudra pas que les deux demis cercles soyent entiers, ains doiuent estre vn chacun plus court d'enuiron vn doigt & demi qui seront trois doigts pour les deux par les boutz qui se doiuent ioindre. Dauantage il faut que les bouts qui se doiuent ioindre soyent repliez en dehors,& qu'il y ait vn trou en chacun repli,au trauers desquels on passera vne auis qui d'vn costé sera retenue par la teste,& à lautre bout sera vne escrouë par le moyen de laquelle on serrera ledit anneau tant qu'on voudra. Ces deux anneaux, auront encores chacun deux apendices qui seront opposez l'vn à l'autre, vn chacun au milieu du demi cercle, lesquels apendices seront percez bien quarremẽt: toutefois il faut que ceux du plus grand anneau soyent quarrez,& ceux de l'autre soyent rons. Puis apres il faut auoir deux verges de fer bien proprement faictes qui seront à vis par l'vn des bouts, iusques au tiers, ou au quart de ladite verge, & l'autre bout sera quarré, mais au bout de ce quarré, il y aura vne petite auiz, moyennãt laquelle elle sera attachée ferme dedans l'anneau, auec vne petite escroue à ce propre. Il est encores expedient d'auoir deux escroues qui seront au milieu d'vn quarré ou pentagone, dedans laquelle sera mis le bout de la verge, qui est à auis iusques au tiers où au quart d'icelle, & la fera-on entrer dedans ladite escroue iusques au bout, assauoir au tiers ou quart de ladite verge ayant chascune le sien, pour s'en seruir cõme il sera dit ci apres. Il faut encores q̃ chacune desdites verges soit fortifiée tãt en haut qu'ẽ bas de deux doubles potences, l'vne en haut & l'autre en bas afin de tenir les anneaux quarrement quand ils seront bandez, sans qu'ils puissent encliner d'vne part ni d'autre, & que par ce moyen le membre demeure en bonne forme ou bien au lieu desdites potences, il faudra que les apendices qu'on met aux anneaux soyent doubles, tellement que l'vne estant au haut de l'anneau, & l'autre au bas, la verge empeschera qu'ils ne pourront encliner d'vne part ni d'autre, comme le tout sera plus specialement declaré & donné à entendre par les figures suiuantes.

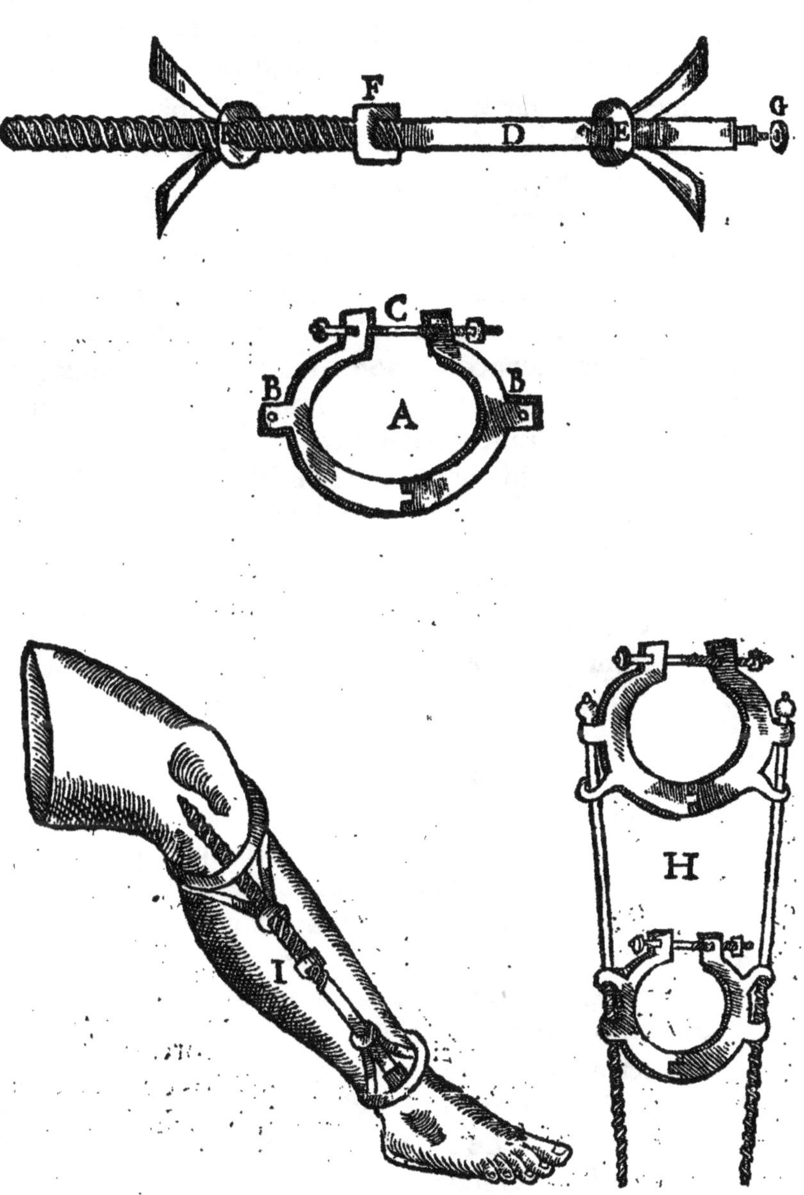

A. Represente l'vn des anneaux auquel B. sont les apendices qui sont à l'oposite l'vne de l'autre, & sont chascune percées pour receuoir la pointe des verges. C. est l'auis pour serrer l'anneau autāt qu'on voudra, moyennant l'escrouë qui est au bout. D. represente l'vne des verges de fer. E. mōstre les deux potences pour soustenir les anneaux quarrement. F. monstre l'escroue, auec laquelle on pourra hausser l'anneau autant qu'il sera expedient. G. est le petit auec lequel la verge est arrestée en l'vn des anneaux. H. monstre les anneaux adiancez auec les verges & potences comme il doit estre quand on en veut vser. I. represente l'instrument appliqué à vne iambe pour tenir la greue qui estoit rompue.

Or l'instrument aprest é sera mis en vsage comme s'ensuit. Premierement il faut bien enuironner les anneaux de cotton, ou de soye, ou autres linges mols & delicats, principalement par le dedans, afin qu'on ne blesse le membre en le serrant. Puis il faut accommoder lesdits anneaux auec les verges & potences en sorte qu'il ne faille qu'ouurir les deux anneaux pour embrasser le membre. Et apres qu'on aura estendu ledit membre blessé & que les os seront remis en leurs places il le faut embrasser auec ledit instrument auant que le lascher, accommodant proprement les anneaux selon la commodité du lieu en mettant le bout des verges qui passe les anneaux & est en l'auis, deuers le haut ou le bas selon la plus grande commodité : & à ceste cause, il faut que les apendices des anneaux soyent tellement percez, qu'on y puisse mettre tel bout des verges qu'on voudra. Et l'ayant accommodé en sorte que les deux anneaux soyent proches des deux extremitez de l'os rompu, alors il les faut serrer auec leurs auis & escrouë, autant qu'on verra estre necessaire, pour garder que l'instrument ne passe outre la teste de l'os. Cela faict il faudra (auec les escrouës qui sont au dessous des potences) hausser tant lesdites potences qui reculleront l'vn des anneaux de l'autre, qu'on voye que le membre demeure assez estendu pour demeurer en sa figure naturelle : mais il faut bien prendre garde de monter autant l'vne des escrouës que l'autre, afin que les anneaux soyent bien portez & soustenus quarrement par les verges & potences. Le membre estant ainsi tendu, il est biē aisé de voir, si l'os est bien mis & arresté & de le mettre bien si ia il ne l'est, d'y appliquer les medicamens propres, à telle heure

& en tel tẽps qu'on voudra sans crainte q̃ l'os se remue, & le bã der & desbãder, sans additiõ d'astelles, toutesfois si on veut mettre des bracelets ou escheueaux faicts de cuiure, d'iuoire, de corne ou de bois biẽ propremẽt, il n'y aura point de mal pourueu, qu'ils ne serrẽt le bras. Cela fait il ne faut pas oster l'instrument de sa place, ains faut lascher vn peu les auis des anneaux seulement (apres auoir pareillement lasché celles des verges) afin que la chaleur influente, & le sang pour la nourriture, puissent passer librement, & que la partie ne demeure trop longuement serrée, tellemẽt qu'à ceste occasiõ il n'y suruinst des douleurs auec les autres inconueniens qui sont à craindre. Il faut encores notter, qu'en laschant ou retirant les escrouës des verges, il le faut faire egallement assauoir chacune d'vn tour, ou demi, ou vn & demi selon la necessité. Mais quãd on voudra visiter le mal, il faudra remettre l'instrumẽt en son premier estat si besoin est, parquoy il faudra premierement resserrer les anneaux, puis apres remettre les escrouës où elles estoyent. Toutefois si on ouure diligemment, il ne sera besoin de tant serrer les anneaux, que le malade ne l'endure aisement, & en ce cas ne les faudra serrer ni desserrer, tellement que par ce moyen le membre demeurera tousiours en vn mesme estat, iusques à ce que le cal soit engendré, qui doit estre en 15. iours ou plus tost (par ce moyen.) Mais il faut notter que si c'estoit le bras qui eust esté rompu, s'il estoit besoin de desserrer les anneaux, apres qu'il sera traicté, qu'il faudra faire tenir le bras plié, parce qu'aupres du coude il est presque aussi gros que l'auantbras, parquoy l'anneau pourroit monter plus haut que le coude, & par ce moyen le bras ne demeureroit pas tendu. Il faut encores notter deux choses, l'vne qu'on pourra faire fabriquer les verges qui ne seront pas droictes, ains courbes par le milieu selon la figure du membre, auquel on applique l'instrument, tellement qu'entre la verge & le membre il y ait distance d'enuiron deux doigts afin qu'on le puisse bander commodement, & se pourront faire en ceste forme.

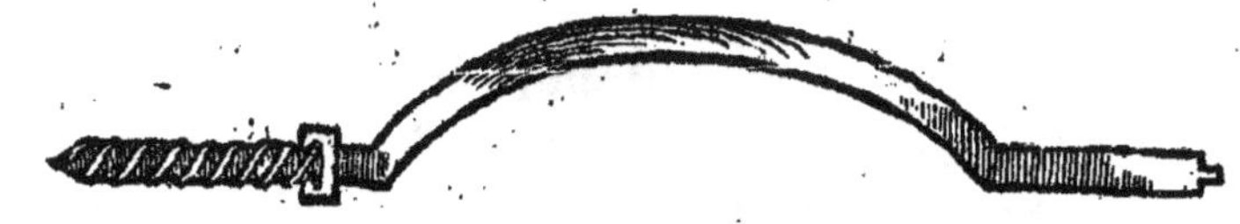

L'au-

L'autre eſt, qu'on pourra attacher au dedans des anneaux, du fort ruban de ſoye, large de deux doigts, qui ſerrera le membre, en ſerrant les anneaux, & ne bleſſera non plus que fait la iarretiere.

Comment il faut guerir le ſang engrumé ou caillé & prins.

CHAP. V.

LEs cauſes de l'ecchymoſe (c'eſt à dire ſang meurtri & caillé ſous la peau) ſont externes, aſſauoir rõpure, meurtriſſure & cheute de haut en bas: car pour ces cauſes le ſãg eſtãt ſorti des veines, s'amaſſe aupres de la partie qui ſouffre douleur, & ſe prẽt là, & en pourriſſant rõge finalemẽt les parties voiſines, fait des vlceres qui ſont diuerſes ſelon la diuerſité des lieux. Parquoy nous prẽdrõs les premieres differẽces de l'ecchymoſe, de la diuerſité des parties. L'Ecchymoſe donc eſt aux parties internes, ou externes comme es ioinctures & autres: d'où vient qu'il y a auſſi deux façons pour la guerir. Nous les traicterons toutes deux ſeparemẽt & en brief. Comme le ſang engrumé & prins es parties externes du corps, eſt le plus ſouuẽt ſans peril: celuy qui l'eſt au dedans eſt ſouuent cauſe d'vn plus grand mal, à raiſon des apoſtemes & abces qu'il a couſtume de ſuſciter s'il n'eſt chaſſé du corps. Parquoy tant pour ces raiſons, que pour crainte des obſtructions deſquelles le corps eſt menacé, il faut diſſoudre le ſang coagulé au dedãs le plus diligemment qu'on pourra, encores qu'on euſt opinion que l'Ecchymoſe ne fuſt pas grande. Il eſt auſſi beſoin d'auoir ſouuenance, qu'en toute contuſion, tant du dedans que dehors du corps, il faut touſiours penſer de repurger le ſang: car ſi on ne le faict, il eſt touſiours à craindre que quelque plus grand mal n'aduienne, ſi ce n'eſt en vn bien ieune enfant, & ſi on le fait, on euite beaucoup de perils. Parquoy il faut diſſoudre, fondre & digerer le ſang caillé: car ſi tu veux guerir pendant qu'il eſt engrumé, tu exciteras des inflammations & putrefactions, ou Eſtiomenes: & ſeras cauſe & autheur d'vne mauuaiſe façon de guerir, qui ſe faict par le feu.

Cauſes. *Prediction.* *Purgation du ſang.*

Il y a deux façons pour diſſoudre le ſang engrumé, l'vne deſquelles ſe fait par remedes donnez & prins par la bouche, l'autre par ceux qui ſont appliquez par dehors, & ce tant en l'Ecchymoſe interne, qu'en celle des ioinctures & du dehors.

Huyle pour le ſang engrumé & prins es iointures.

℞ fleurs de bouillon blanc m. j. fleurs de millepertuis m.iij. racine d'aſclepias m.ß.Mumie ℥.j.huyle d'oliue freſche l.ij.Terebentine l.j. vin rouge l.iij. il faut tout faire cuire enſemble à petit feu l'eſpace de vij. heures, puis apres faut mettre le tout au Soleil en vn vaiſſeau de verre bien bouché, & l'y laiſſer leſpace d'vn mois ou ſix ſepmaines, puis faut couler le tout par vn drap, & preſſer bien le marc: & tu auras vne huyle incomparable pour ce mal, laquelle tu garderas diligemment, pour en frotter le mal le ſoir & le matin.

Poudre pour fondre le ſang qui eſt amaſſé & engrumé dedans le corps.

℞ bonne Rhabarbe ʒ.ij. Mumie ʒ. ß. lacque rouge, ſperme de balene ana ʒ.j. bol d'Armenie & terre ſeellée ana ʒ. ß. racine d'Aſclepias ʒ.iij.il faut reduire le tout en poudre, de laquelle on dõnera le pois d'vne dragme auec eau de fleurs de tillot ou autre ſemblable, car elle eſt bonne pour oſter l'Ecchymoſe tant dedans le corps que dehors:il n'eſt ia beſoin que ie t'eſcriue autres remedes, & n'en dois deſirer d'auantage, parce que ie ſcay aſſeurement que iamais ceux-ci ne te faudront, en quelque mal ni danger que ce ſoit.

Annotations Dariot.

COMBIEN que noſtre autheur n'aye pas ignoré que les playes ſont faictes diuerſement, & que les vnes le ſont en couppant, les autres en picquant, & les autres en meurtriſſant. Toutefois en traitant la gueriſon, il n'a point faict de mention de celles qui ſont ioinctes à meurtriſſeure, ains s'eſt contenté de la gueriſon ſimple, craignant (poſſible) qu'on ne tombaſt en l'erreur auquel pluſieurs des noſtres qui portent tiltre de Chirurgien ſont cheux: leſquels par ignorance ou malice, ou bien pour raſſaſier leur maudite auarice: mettent vn mois & plus à guerir, ce qu'ils deuroyent faire en cinq ou ſix iours, en appliquãt (contre le precepte expres de Galen) des ſuppuratifs & deterſifs (qu'ils nomment improprement digeſtifs) ſur les playes ſimples auſſi bien que ſi elles eſtoyent accompagnées de grandes contuſions, qui ne ſe peuuent autrement guerir qu'en retran-

chant

chant ce qui est comme mort à cause de la grande contusion, ou bien en le pourrissant, & mondifiant par ce moyen le bon & sain, de ce qui est mauuais, comme mort, & qui ne peut retourner à vie. Mais maintenant il traicte la cure de l'Ecchymose, sous laquelle il comprent non seulement le sang meurtri & caillé, ains aussi la confusion, comme il est notoirement apparant au IX. chapitre du troisiesme traicté de sa petite Chirurgie des playes: où il dit, qu'il est impossible que la chair qui est fort tallée & meurtrie, soit reunie auec la saine sa voisine, parce que par la violence du coup, elle est demeurée comme morte, p quoy elle doit estre premierement ostée, & separée de la viue, afin que nature reuiuifie celle qui n'estoit entierement morte, & en engẽdre d'autre, au lieu de celle qui a esté perdue: toutefois si la meurtrissure n'est fort grande, il ne faut pas tousiours coupper ni pourrir ce qui est tallé, ains faut vser des remedes qui peuuent fondre & consumer le sang caillé: pourquoy faire il n'vse pas seulement de l'huyle precedente en ce chapitre ci, ains veut qu'on frotte & oigne la partie offensée, auec huyle de briques que nostre Mesué appelle huyle des Philosophes: puis apres il veut qu'on applique par dessus des linges & compresses trempées en vinaigre rosat, tant pour reprimer les defluxions, que pour oster la chaleur accidentale qui y peut seruir, incontinant apres que le coup a esté donné. Car aussi tost qu'on est frappé en quelque partie sensible du corps nature (qui ne tasche qu'à se conseruer) accourt soudain auec ses instrumens communs, qui sont la chaleur influente & les espris contenus aus veines & arteres, & se cuidant soulager, elle se ruine bien souuent, car l'affluence du sang faict les tumeurs & inflammations: ioinct que la partie qui a receu le coup, a esté violemment comprimée par luy & rendue par ce moyen plus ample & spacieuse tant par le moyen de l'extension de la peau que des chairs: parquoy elle s'enfle aussi tost, que le coup a esté donné, par l'affluence de la matiere qui y coule, tant comme y estant poussée par nature au secours de la douleur, que comme y estant tirée & conduicte par force, afin que ce qui a esté rendu plus ample & spacieux, ne demeure vuide, & par ce moyen le sang influant se mesle auec le meurtri qui sort des petites veines, s'augmentent les douleurs se font les inflammatiõs, & s'accroist l'Ecchymose si on n'y remedie promptement comme auons dit qu'il enseigne. Mais il

Causes de l'esflure qui se faict apres le coup

faut que ceste huyle soit bien rectifiée, ainsi que l'auons enseigné en nostre second discours de la preparation des medicamens. Nous auons souuent mis en vsage cedict huyle pour mesme effect auec tresheureux succes.

Comment il faut guerir ceux qui ont esté bruslez par feu de bois.

CHAP. VI.

COMME il y a diuerses sortes de bruslure, il y a aussi diuers moyés pour les guerir. Car tout ainsi q̃ les medicamẽs qui sont cuits & aprestez à la chaleur du Soleil, acquierent vne autre vertu que s'ils l'estoyent à celle du feu: & autre sera celle qu'ils acquerront estans cuits à la flamme, que s'ils l'estoyent sur les charbons ardents: comme aussi la flamme du Soulfre est autre que celle de l'eau de vie, & autre est la chaleur du laict eschauffé que celle du miel: ainsi les bruslures qui sont faictes par la simple flamme, le laict, l'eau chaude, la poudre d'arquebuse, le Soulfre, les metaux, la foudre & la tempeste, sont autres que celles qui sont faictes par les vapeurs, fusions des metaux, eaux de sel, Vitriol & d'Alun: voire elles sont toutes differentes l'vne de l'autre, & veulent aussi estre diuersement gueries: ce qu'aussi nous enseignerons par chapitres separez, pour plus grande cõmodité. La guerison donc de la bruslure qui aura esté faicte par la flamme de bois allumé sera telle. Premierement tu retireras dehors toute la chaleur en ceste façon.

℞ beurre frais, tant que tu voudras & que tu verras estre assez: lequel tu feras fondre, & estant fondu le verseras chaudement dedans † l'eau froide, & l'y laueras tant qu'il deuienne blanc comme la neige en changeant l'eau souuent: quoy faict ayant versée l'eau, il faut garder le beurre pour en vser en forme d'onguent: il est propre contre toute bruslure simple, soit de bois, de laict, d'huyle, de beurre ou de resine. Il en faut oindre le lieu malade deux, trois ou quatre fois le iour, ou plus souuent, & donner ordre que la bruslure soit tousiours grasse, & ne la lerras iamais seicher qu'elle ne soit guerie entierement. Il n'y a si grande chaleur, que tu n'attires facillement dehors auec c'est onguent voire encores que la bruslure fust si grande qu'elle vint iusques à faire vlceres, ce remede neantmoins sera suffisant, pourueu

† Le mesme remede se peut faire auec huyle d'oliue seule, mais il sera bien meilleur si au lieu de l'eau commune on les laue en eau de neige. Ce qui se deura aussi faire es autres lauemens cy apres, au lieu d'eau de morelle. Car il y a grande difference entre l'eau de neige, & la commune, parce que celle de neige est celeste, l'autre Elemẽtaire partant leurs qualitez sont diuerses comme l'experience le monstre. Car celle de neige est plus froide & si est l'axatiue estant distillée ce que n'est pas l'autre Voy les meteores de l'autheur.

ueu qu'on y adiouste l'emplastre contre les pointures: & n'est ia besoin de cercher nouueaux remedes, d'autant que cestuy est trescertain & en seras content. Toutefois, tu te souuiendras que les bruslures qui sont faictes par choses grasses, comme sont l'huyle & le beurre, desirent (plus que les autres bruslures) l'vsage de l'emplastre contre les pointures.

Comment il faut guerir les bruslures, qui sont faictes par les metaux, eaux mineralles & autres semblables.

CHAP. VII.

LEs metaux & les mineraux communiquent leurs venins par vne certaine façon qui leur est innée & propre de nature, & y a aussi vne propre façon pour guerir le mal qu'ils font: laquelle façon encores qu'elle soit cõmune & generale à tous les metaux, elle ne laisse toutefois d'auoir quelque particuliere obseruation aux particuliers: car on esteint autrement la bruslure ou chaleur qui est faicte & excitée par le Mercure, autrement celle du Sel, du Vitriol, de l'Alun & de la Rouille de fer: & encores que les remedes qui ont esté descrits pour la simple bruslure au chapitre precedent puissent aussi estre ici propres: toutefois ceux que nous escrirons ci apres vaudront mieux. Le venin que nous auons dit estre peculier aux metaux, raporte (en quelque façon) vne semblable contagion que faict le venin du chien enragé: parquoy il ne faut pas seulement penser, à tirer le feu au dehors des bruslures, qui sont faictes par les metaux, ains aussi faut auoir esgard au venin, pour le retirer pareillement. Car celuy qui prouient du Sel, Vitriol, Alun, Cuiure & autres semblables, est souuent cause que des vlceres malignes s'engendrent, voire la ladrerie batarde quelquefois, non pas la vraye, mais qui resemble à la vraye: gastant & infectant toute la temperature du corps. Pour donc retirer & esteindre la chaleur de la bruslure faicte par les metaux.

℞ du lard autant que verras estre necessaire, lequel tu feras fondre, puis le verseras tout chaud en eau de morelle ou le remueras, laueras & agitteras tant qu'il y soit reduit en forme d'onguent, en changeant souuent ladicte eau. Il faut oindre le mal de cest onguent & il guerira sans aucun autre remede. Si aucun est bruslé par le Mercure, il faut fomenter le lieu de [illegible] & les changer [illegible] quand vn linge [illegible]-[illegible] tout chaud : puis a-pres [illegible] la chaleur auec l'onguent faict de beurre, & puis [illegible] faudra cicatriser la playe auec l'emplastre de [illegible]phone. Combien que ceste façon de brusllure soit rare, elle peut toutesfois aduenir en faisant les amalgammes. Elle a des accidens qui luy sont particuliers, assauoir la douleur des dents, & le tremblement des membres, lesquels se guerissent aisement, en s'abstenant de manier le Mercure, & par l'vsage d'eau de vie seule au lauement des mains & de la bouche, ou bien meslée auec eau de lauande, chose qui est frequente & vsitée à ceux qui font le cinabre, qui preparent le Mercure par descente, separent les metaux, ou font autre chose semblable. Mais les brusllures qui sont faictes par les eaux des salines, des fontaines d'Alun, & de Vitriol, sont dangereuses en quelque façon qu'elles soyent faictes, car si on n'oste & retire diligemment l'impression du feu, il y suruient de grands maux. Toutefois nous y donnerons vn tresseur remede qui sera tel.

[illegible] [illegible]res escrits au 6. chap. du l. precedent, mais singulierement le second ou le 3. exemple.

℞ huyle de noix. l. ß. suif de cerf l. j. beurre preparé comme a esté dit cy deuant l. j. ß meslez tout ensemble & faictes onguent duquel il faut vser chacun iour le soir & le matin, iusques à ce que la chaleur, douleur & le phlegmon soyent apaisez. Et si le mal ne cesse du tout par ce remede, tu le cicatriseras finalement, par le baulme, ou l'onguent, ou la poudre vulneraire: y appliquant aussi les remedes qui empeschent les taches d'y suruenir. Les brusllures que souffrent quelquefois les teincturiers en trauaillãt de leur estat, pourront aussi commodement estre gueries par l'vsage de ces mesmes remedes.

De la Brusllure faicte par la poudre à canon, le Salpetre, le Soulfre, & par l'eau de separation nommée communement Eau fort ou Royalle.

CHAP. VIII.

CESTE brusllure est plus dangereuse que toutes les autres, excepté celle qui est faicte par œuure du Ciel, comme est aussi celle qui est faicte par les tresfortes eaux des Alchymistes, telles que sont l'eau l'eau Mercurialle, celle de Graduation, & l'Inperialle : combien que celles ci soyent plus dangereuses, à cause de l'acrimonie qui prouient de la venenosité, que pour autre raison. Mais celle qui est faicte par la poudre à canon l'est en beaucoup de façons, car elle est fort penetrante, & dificile à esteindre, à cause du Salpetre & du Soulfre, desquels la chaleur ne s'esteint & consume que par eux-mesmes. Nous auons donc pensé qu'il ne seroit inutile d'en faire vn propre chapitre. Si donc il aduient qu'aucun soit bruslé par la poudre à canon, il faudra oindre le lieu malade de cest onguent.

Pourquoy la brusiure de poudre à canon est difficile à guerir.

Onguent pour la bruslure de poudre à canon.

℞ beurre. l. j. huyle de noix, suif de cerf ana. l. ß. mouelle de taureau ou de bœuf quar. j. il faut tout fondre ensemble, puis estans fondus il les faut ietter bien chaudement dedans l'eau de fleurs de blanc d'eau par trois ou quatre fois, les remuant bien fort & iusques à ce qu'ils soyent reduits en forme d'onguent : duquel il faut froter la playe, mais apres que l'onguēt sera eschauffé, il y en faudra remettre du frais, continuant tousiours iusques à ce que la douleur soit apaisée : puis il faudra (à la fin) guerir le reste comme vne playe simple. Si la bruslure est faicte par les eaux Alchymistiques, il faudra vser d'huyles vulneraires (outre cest onguent) & de l'emplastre contre les pointures, & essaier de rompre par ce moyen, la force & violence des corrosifs, & de guerir le mal. Pour ces affections i'ay autāt de remedes qu'autre en pourroit auoir, mais i'ay experimenté que ceux que i'ay escrit ont le plus de force.

Comment il faut guerir ceux qui ont esté bruslez par la foudre & par les esclairs.

CHAP. IX.

LA matiere de ce feu celeste est le Soulfre & Salpetre celestes: car tout ainsi que du Soulfre & Salpetre qui prouiennent de terre, il en vient vne autre substance quand ils sont bien meslez ensemble : ainsi il faut penser qu'il y a des matieres celestes, qui sont de semblable nature & y respondent : & comme la pluye & la neige sont † engendrées au ciel, qui empesche que le Soulfre & Salpetre n'y naissent aussi? Parquoy nous disons que la foudre & son feu, sont vne certaine composition

† *Voyez son liure des metheores.*

celeste qui est semblable à la terrestre, laquelle a esté faicte par les Astres. Parquoy il faut noter que tout ainsi que le ciel surmonte les Elemens, ainsi la malignité du feu celeste & la bruslure qui est faicte par luy passent de beaucoup les autres: car s'il ne tue tousiours, du moins il amene la ruine & perte de quelque membre: parce qu'il destruit entieremēt tout ce qu'il touche, ou il le corrompt, comme faict nostre feu lequel brusle le bois entierement & le reduit en cendres ou le change en charbons. Or tout ainsi que de la cendre ni du charbon, il est impossible d'en faire du bois: ainsi il ne faut pas croire que les parties qui auront esté bruslées par le feu celeste, puissent que mal aisement retourner en leur premier estat, afin que ne promettions choses impossibles, & ne faillions en nostre art. Il y a donc deux façons de guerir la bruslure faicte par la foudre: car il faut entierement oster les membres qui sont tellement bruslez, qu'ils sont presque reduits en charbon: mais il faut alterer & reduire en leur premier estat ceux qui ne sont du tout bruslez, ains sont en estat mediocre. Cependant il se faut souuenir, qu'il y a quelque espece de feu celeste, qu'il est impossible d'esteindre auāt que le Soulfre & Salpetre soyēt consumez. Or ie proposeray fidelemēt ce que i'ay experimētē pour la cinquiesme fois (en cest affaire) & nō plus: car ie ne m'y suis pas rencōtré d'auantage. Auant que d'oster & retirer l'impression du feu, il faut vser d'vn medicament qui refroidisse bien fort: car si on n'y procede en cest façō, le feu ne cesse de brusler & exciter des douleurs intolerables, comme nous l'experimentons souuent aux bruslures qui sont faictes par la poudre à canon. La forme donc de ce remede refroidissant sera telle.

Belle similitude. *Deux façons de guerir la bruslure de foudre.*

℞ sperme ou semēce de grenouilles, suc de ioubarbe, suc d'escreuisces d'eau douce, autant de l'vn que de l'autre, Mirrhe, Vitriol, de chascun vn peu, il faut tout mesler ensemble & le mettre sur la partie malade, le remuant & changeant souuent selon qu'il s'eschauffe, & continuer iusques à ce que la chaleur cesse. Icelle estant cessée, il faut acheuer la guerison auec les onguens cy deuant ordonnez. Mais si le mal en estoit venu iusques là que tout fust bruslé comme charbons, tu vseras de cest emplastre, & tu verras la partie morte soy separer de celle qui a vie.

Excellent remede refrigerant.

℞ de la Colophone. l. j. de la poix commune. l. ß. cire, quar. j. huyle, quar. j. Terebentine vn peu, malaxez tout ensemble & faictes

Emplastre pour separer le mort du vif.

faictes emplastre, lequel estant mis sur le mal, separe la partie morte de celle qui vit: ce faict, tu te contenteras de l'emplastre contre les pointures pour acheuer la guerison.

Comment on esteindra l'impression du feu qui aura esté laissée par le boulet d'arquebus.

CHAP. X.

CESTE brusture ou impression de feu est perilleuse en beaucoup de sortes: car sa chaleur dure long têps, & est accompagnée de certaine venenosité metallique, auec ce qu'elle acquiert encores quelque dificulté par la violence du coup. Il faut (auât toute chose) pour guerir ces maux, vser d'vn medicament refroidissant pour esteindre la chaleur du boulet, duquel on vsera encores apres, bien que ledit boulet fust hors du corps. Tels remedes seront le vinaigre rosat, les sucs de morelle, blâc d'eau, ioubarbe & autres semblables: le suc d'escreuisses d'eau douce, & l'eau ou le suc de sperme de grenouilles, desquels il faut faire iniection dedans la playe auec vne Syringue en continuant, iusques à ce que la chaleur soit abaissée. Quoy faict on guerira le reste comme vne simple pointure auec les huyles, baulmes & onguens vulneraires: mais sur tout il ne faut pas mespriser l'vsage des emplastres contre les pointures, tât pour retirer ce qui est entré dedans la playe auec le boulet, que pour autres raisons. Or combien qu'il y ait par tout grande quantité de medicamens refrigerans, comme pourront estre entre autres les Limaces, Grenouilles, Escreuisses d'eau douce, les Vers de terre, le suc de ioubarbe, sperme de grenouilles & autres semblables: toutefois les sucs d'herbe & fleurs de blâc d'eau, de morelle, & de ioubarbe, sont estimez plus puissans: mais l'ancre de laquelle les conroyeurs teignent leurs cuirs n'est aussi à mespriser. Le plus excellent de tous, se composera de vinaigre rosat, & suc descreuisses meslez ensemble: desquels on n'vsera pas en ceste brusture seulement: ains aussi en celle qui est faicte par la poudre à canon. Il aduient aussi souuent que ceux qui sont ainsi blessez se iettent de frayeur entierement en l'eau, ou beignent & arrosent souuent le lieu de la brusture auec eau froide: or quand cela a esté faict, il suffira d'acheuer la guerison auec l'onguêt ci dessus ordonné. Finalement il faut noter que ceste brusture sera mortelle si la chaleur

Brusture mortelle.

gagne les parties nobles & principales du corps, comme le cerueau & les autres, auquel cas il ne faut auoir aucune esperance de guerison. Mais si le mal n'est encores mortel, il faut essaier d'esteindre le feu par bruuages qu'on fera aualler par la bouche. Les bruuages donc soyent tous refrigerans comme sont l'eau, le laict cler ou maigue de laict, la biere, le suc des pommes aigrettes, & sur tous le suc des petites prunes de cypre est recommandable: & faut que le malade s'abstienne de boire vin entierement.

Comment il faut guerir le bruit ou tiniment d'oreilles, & la foiblesse de veue, prouenans du bruit & du feu des canons.

CHAP. XI.

TOVT ainsi que le fracas & violent bruit des gros canons, le violent son des cloches, & le grand murmure des moulins, corrompent l'ouye par leurs violences: aussi pour mesme raison ils excitent quelquefois vn tiniment d'oreille: car la tressubtile structure & composition de l'instrument de l'ouye, reçoit les sons plaisans, doux, & harmonieux seulement sans en souffrir mal aucun, mais elle est offencée par ceux qui sont trop hautains & violens. Les yeux semblablement qui ne desirent qu'autant de clarté qu'il en faut pour chasser l'obscurité & les tenebres, sont facilement offencez par vne lueur & clarté trop grande, comme sont celles du Soleil & d'vn bien grãd feu & autres semblables. D'où aduient que le feu qui part soudainement des canons quand ils sont tirez, offence les yeux encores qu'il ne les touche point, mais c'est à cause de la soudaine lueur. Parquoy ie diray brieuement la façon comment il faudra remedier à ces inconueniens. Quand donc les oreilles tintent & entendent vn bruit comme s'il y auoit remuement au cerueau, il sera bon de les scarifier durant le temps que la Lune passera sous les signes bas: & si la scarification ne profite, il faudra appliquer des vētouses derriere les oreilles, & si le mal ne cesse, il faudra recourir à l'ouuerture des veines sous la langue comme au souuerain & dernier remede. Mais quand les yeux seront offencez, il les faudra fomenter & bassiner d'eau, en laquelle on aura faict bouillir de la farine de vesses, ou d'orge toute entiere sans estre criblée, de laquelle deco-

Au tintement d'oreille.

Au mal des yeux.

decoction il faut receuoir la vapeur chaude, ce qu'il faut faire si lõg temps que les yeux cessent de plorer: ce faict, il fera profitable de ietter dedans le grand coin de l'œil, quelquefois le matin vne goutte d'huyle de briques.

Vsage de l'huyle des philosophes de Mesué.

Comment il faut guerir ceux qui ont esté refroidis.

CHAP. XII.

L'HOMME peut estre refroidi, ou pour auoir lõg temps cheminé dedãs les eaux froides (qui amene bien souuent des defluxions sur les ioinctures) ou en lieu où l'air est extremement froit, cõme il est en hyuer par les gelées & grãdes neiges aux montagnes, tel refroidissemẽt se conuertit presque tousiours (apres que l'hyuer est passé) en maladie manifeste. Mais il y a encores vne autre espesse de refroidissemẽt, qui produit soudain ses effects, comme quand les personnes meurent soudainement, ou bien quãd quelque membre perit aussi soudainemẽt du tout. Toutefois nous n'entendons pas de parler ici des refroidissemens qui viennẽt en hyuer, ou pour auoir demeuré long tẽps dedans les eaux froides, & qui se conuertissent petit à petit en autre maladie, parce qu'elles doiuẽt plutost estre traictées par le Medecin que par le Chirurgien. Neantmoins il est besoin que traictions ici de ceste espesse qui amene soudainement vn autre mal, lequel n'est pas si proprement traictable par les Medecins que par les Chirurgiẽs. Mais parce que les remedes des maladies se trouuent, & sont presques tousiours familiers aux lieux esquels les maladies aduiennent, toutefois la raison est biẽ autre en ce mal ici: car il est fort frequent es Alpes, en Suisse, & aux laboureurs qui demeurent es hautes montagnes: & toutefois il ne s'est là encores trouué remede aucũ qui soit profitable: car tout ce qu'en ay peu là aprendre ne sont sinõ fables, choses pueriles & ridicules. Ie proposeray dõc ce q̃ i'ay là experimenté, apres y auoir demeuré quelque temps. Il ne faut pas douter que le mẽbre qui est extremement refroidi, ne soit mort: car il est impossible de le pouuoir reduire & faire retourner en son premier estat, ains il pourrit & tõbe presque cõme ladre: d'autãt q̃ c'est sans doute qu'il y a des ladreries, qui aduiẽnent souuent pour auoir esté trop refroidi. Parquoy puis qu'il faut necessairement oster ces membres, il ne se faut pas beau-

Ladrerie, vient quelquefois de refroidissement.

coup trauailler pour les guerir, ains faut faire toute la diligẽce que pourrons pour separer le mort de la partie saine, de peur que la bõne ne soufre du mal, & soit corrõpue par la mauuaise. Il faut aussi essayer à faire que (s'il est possible) nous restaurions incontinent ce qui est perdu: mais qui ignore qu'il est impossible de le faire en vn doigt, ou autre membre semblable? Or la description du medicament duquel nous vsons est telle.

℞ poiure lõg, cardamome, graine de paradis ana ℥.j. euforbe ℥.ij. Mastic ℥. j. ß. il les faut reduire en poudre, puis apres les faut faire bouillir & cuire dedans vn pot, auec trois liures d'vrine d'enfant, ou d'vn homme roux, & les faire tant cuire qu'il ne reste que la huictiesme partie: puis apres il faut tout couler pour frotter le membre refroidi, trois ou quatre fois le iour, de ce qui demeure de reste: car le mort sera separé du vif par ce moyen: quoy faict on consolidera la playe auec les onguens vulneraires. Cest onguent a vne grande force d'eschauffer, car vne partie qui en auroit esté oincte, à grand peine sentira elle la froidure ce iour-là. Mais on a troué diuers moyens pour se contregarder du froit, car les vns se couurent de peaux & autres de fourrures: mais le papier replié les surpasse de beaucoup si on le met dedans les chausses & souliers, parce qu'il corrompt & rẽbarre toute l'aigreur & violence de l'air au temps des grandes froidures, tellement qu'il surpasse toutes les peaux & fourrures, pourueu qu'on le garde d'estre mouillé.

Pour faire separer le mort d'auec le vif.

Vsage du papier cõtre le froit.

Mais il est bon de donner & faire boire du Theriaque & du camphre meslez auec eau de vie, à ceux qui ont esté tellement penetrez par le froit, qu'il commence desia à gaigner les parties nobles, & pour ceste raison ils sont en proche danger de la mort, & les coucher puis apres bien chaudement sur le lict. Le Gingembre aussi & la Canne aromatique profitent beaucoup, si on les faict cuire en vin, pour le boire puis apres. Si on boit aussi de l'eau de vie, dedans laquelle on aura faict tremper du Safran, ou qu'on mange des aromats, ils defendent contre le froit. Contre lequel ie n'ay rien outre ces remedes, mais ie m'asseure qu'ils suffirõt en ce cas. Finalemẽt, il faut notter, qu'il y a vne espece de refroidissement, qui est si perilleuse qu'il ne s'ẽ trouue point de pareille: car ceux qui en sont surprins meurent en dormãt. Les membres aussi qui sont

refroi-

refroidis sont rendus insensibles comme s'ils estoyent ladres, & leur suruient des maladies du cuir, comme galles & autres semblables pour ceste occasion.

Certaines choses que le Chirurgien doit obseruer.

CHAP. XIII.

COMBIEN que (en ces trois liures nous ayons enseigné le plus diligemment & fidelement qu'il nous a esté possible, la façon de guerir les playes: toutesfois parce que quelques autres ont faict le mesme, proposant chacun son aduis & ce que bō luy a semblé. I'ay aduisé de donner cest aduertissement, assauoir que ce qu'auons escrit est trescertain, comme estant fondé sur principes trescertains, & experience parfaicte. Car iaçoit que ie n'aye pas escrit toutes les ruses & cautelles des Chirurgiens, toutefois ie ne pense pas auoir rien laissé de ce qui est requis & necessaire à l'art, veu que cela s'aprend mieux par vsage & experience, que par escrit. Par ce que les cautelles & obseruations qui s'aprennent par la lecture, ne sont pas vrayes obseruations: ains celles qui sont acquises par vsage, & labeur ou exercice. I'ay donc escrit ce qui est (en ce temps) le meilleur, plus excellent & trescertain: n'ignorant pas qu'on fera de plus amples obseruations ci apres. Car l'heure, le iour, l'an & le siecle, aportent & ramenent tousiours quelques nouueautez, qu'il est impossible d'escrire: mais il les faut laisser & raporter aux obseruations qui se feront. Parquoy si tu leur adioins nos preceptes, tu cognoistras l'vsage & le profit des obseruations. Comme on voit souuēt apres vne bataille, des playes admirables, desquelles les anciens ni les modernes n'ont aucunemēt parlé: toutefois encores qu'ils nayēt pas particulieremēt enseigné le moyen de les guerir, ils en ont escrit vne methode generale: mais si tu en inuentes vne particuliere par tes obseruations, tu auras troué le moyen de les guerir. Car l'vsage de l'art reluira en ceci, assauoir si tu sçais guerir les maladies, ayant esgard à la nature du malade, à celle du temps, & autres choses particulieres. I'ay bien souuent veu des playes si grandes, qu'on estimoit qu'elles fussent incurables, si le Chirurgien n'eust eu des remedes excellēs en main: toutefois nature a tant de puissance, que si elle est aidée à propos par remedes propres, elle dispose toutes choses tellement qu'elle surpas-

D'vne methode generale, on en peut tirer vne particuliere.

se la diligence du Medecin. Parquoy il faut diligemment trauailler pour auoir des bons remedes, puis pour cognoistre biẽ la nature, & finalement estre muni d'experiences. Il faut aussi obseruer que les playes des Hydropiques, Icteriques, Artritiques & autres goutteux, requierent & desirent que l'eau des Hydropiques soit seichée, & les enflures abaissées: car il ne faut pas que tu penses pouuoir iamais consolider la playe, où l'humidité demeure. Semblablement les playes des paralitiques & podagriques, requierent que le Medecin soit industrieux: car la guerison change selon la diuersité du suiect: d'autant que maintenant elles sont salubres, tantost mauuaises: maintenant aisées à guerir, & tantost difficiles: parquoy le plus seur & le meilleur, sera de prendre le conseil & aduis de quelque prudent & expert Medecin.

L'humidité empesche la glutination de la playe.

Ie pense que i'ay tellement escrit iusques ici, & auec telle diligence, ce qui apartient au Chirurgien, qu'on n'y peut (à mon aduis) rien desirer d'auantage. Car (par vsage, exercice, & experience) i'ay tant rencontré & apris, qu'à grand peine se trouuera homme qui en ait faict d'auantage, voire que peu de personnes y atteindront cy apres. Ne t'estonne donc point de ce que ces docteurs vantereaux, babillent contre moy: car ce ne sont que fables, lamentations, & paroles veines proferées de choses non experimentées, par lesquelles ils ne peuuent mettre en auant aucune chose sinon le tiltre de docteur: mais c'est assez de cest affaire.

Conclusion.

NOVS auons (par la grace de Dieu) acheué la Chirurgie des playes, laquelle ne sera pas agreable à vn chascun: mais ie prie bien fort ceux esquels Dieu a plus distribué de graces qu'à moy, qu'ils les desployent & mettent en lumiere. Quant à moy, ie peus dire que le contenu en mes escrits a esté assez & suffisamment approuué par vsage & experience: & desire bien fort d'en voir aucun qui puisse faire le mesme. Gloire & iactance sont familieres aux autres, auec le mespris de tous: toutesfois si on considere la nature de la chose, & qu'on poise bien la grandeur de l'experience, ie ne seray (possible) pas moindre que les autres. Ie peus dire deuant Dieu, que i'ay tousiours eu le soin de garder qu'il n'aduint mal ni accident aux malades,

quoy

quoy faisant ie me suis exposé à beaucoup de diuerses iniures. Toutesfois, ie n'ay pas grand souci des calomnies de ces pharisiens hypocrites, qui n'ont autre souci que de semer des querelles & controuerses. Ie pense auoir satisfaict & contenté les Medecins en cest œuure. Et combien que ie n'aye pas vsé d'vn haut & superbe stile, & de paroles eloquentes, cela n'importe pas beaucoup. I'ay mieux aymé escrire au langage de mon pais (assauoir de Suisse) que d'ensuiure le stil de Rhetorique, parce que ma deliberation a esté d'enseigner l'art non pas les langues, ioint que ma langue est suffisante, pour declarer & faire entendre à vn chacun mes experiences, par laquelle ie desire aussi de profiter aux Medecins, & à vn nombre infini de pauures malades. Mais cependant ie prierois volontiers les Medecins qu'ils tournassent en meilleure part la peine que ie prens à illustrer & embellir la Medecine. Et moy au semblable ie prieray que toutes choses leur soyent prosperes, tant en la practique de Medecine, qu'en la vraye cognoissance d'icelle.

Fin de la premiere partie, de la grande Chirurgie de Philippe Paracelse Medecin & grand Philosophe.

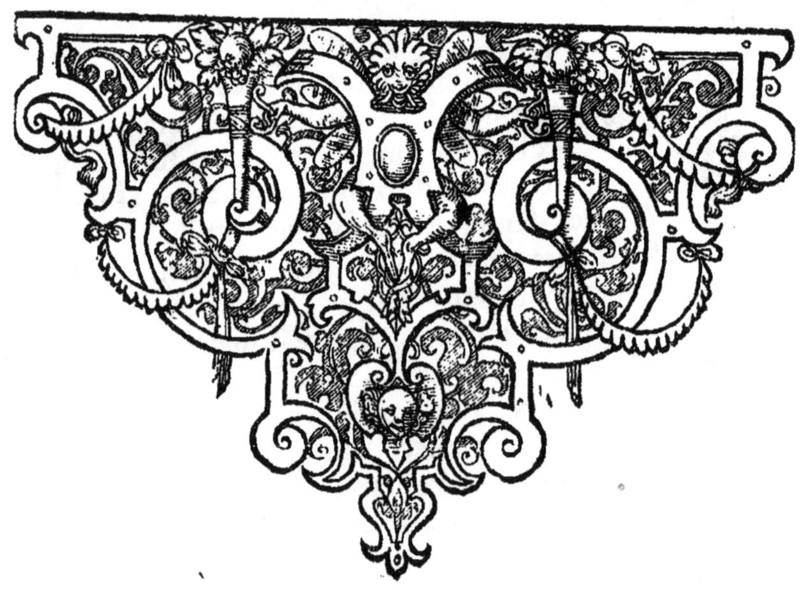

PREMIER TRAICTE de la Seconde partie de la grand Chirurgie de Paracelse auquel il est traicté des Vlceres.

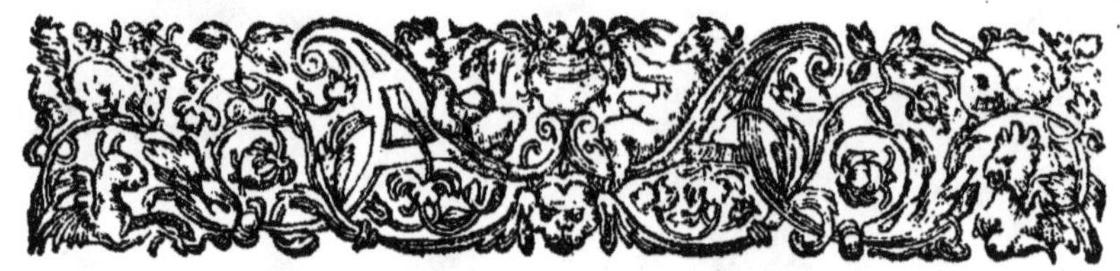

PREFACE DE PARACELSE sur le premier Traicté de la seconde partie de sa grand Chirurgie où il est traicté des Vlceres.

PEndant que i'escry la Chirurgie, plusieurs disent que ie suis contraire aux medecins, & me proposent tousiours pour tel. Mais à mon aduis ceux là disent bien: car ie leur suis contraire à la verité, toutefois ie suis ami & familier de nature. C'est donc à vous de iuger maintenant, si ie ne doy pas estre à bon droit appellé leur contraire, puis que ie suis ami & familier de nature: vray est que i'ayme beaucoup mieux estre accusé par eux que par nature, puis qu'ils luy sont contraires. Toutefois ie desire qu'il me soit monstré par quelqu'vn, comment le nom de contraire m'est propre & me conuient: car ie constitue la Medecine pour le plus excellent de tous les arts, & dis qu'il la faut retirer des plus grands & excellens arts comme de la fontaine, c'est assauoir de la Philosophie, L'Astronomie. L'Alchymie & Phisique: iugez sçauoir mon si ces choses sont accordantes à nature ou non? Il s'ensuit donc que ie suis contraire à eux qui sont Medecins, mais non pas selon la Lumiere de nature. I'entens encores auec ce que ie suis blasmé de ce que ie n'ay point d'arrest en certain lieu, c'est à dire que ie ne suis pas tousiours assis au coin d'vn foyer côme sont mes ennemis. Mais quand ie considere, & pense à ce que i'ay entendu du Seigneur Zacharie Pirer grand Iurisconsulte mien ami, qui dict que le

Les vrayes fontaines de Medecine.

Medecin s'apelle pourmenant, passager, ou passant chemin par les Iurisconsultes : ie collige de la proprieté du mot, que le Medecin se faict en voyageant, & non pas en demeurant en la maison, & fermé entre des murailles. Parquoy pour le dire en vn mot il y a autant de difference entre eux & moy, qu'il y a entre le blanc & le noir. Car l'art ne s'acquiert pas par argent, & ne vient de succession ni d'hoirie, ni par la seule lecture, ains en maschant & remaschant, c'est à dire par experience, laquelle se faict en voyageant par les champs, non pas à la maison. Si donc quelqu'vn dict que ie leur suis contraire, ie n'en appelleray pas, parce que tel iugement me tourne à honneur, & à eux en deshonneur. Que quelqu'vn iuge & die assauoir si i'ay bien ou mal faict, en ce qu'en voyageant i'ay aprins à guerir les maladies, & principalement les Vlceres, & restituer ou remettre en entier ce qui auoit esté gasté par mes ennemis. Quelqu'vn iugera il que ie sois digne de mespris pour cela? Soit, que ie seye mesprisé d'aucun, vn autre iugera & dira que ce n'est pas par faute que i'aye commise, ains par enuie qu'on a contre moy, voire dira auec leur Philosophe, que la science n'a ennemi que l'ignorance. Parquoy puis que par la grace & bonté de Dieu, i'ay tant acquis d'experiences, lesquelles ie propose & mets en auant pour le bien & vtilité publique : qui sera le iuge equitable qui n'aprouue mon entreprinse & ne die que leurs calomnies doiuent estre reprimées? Toutefois ie ne m'arresteray plus à eux : si mon experience ne leur plaist, qu'ils se peignent vne autre Lucresse s'ils veulent, ou bien vn Helene de Troye : mais puis que le Medecin ne doit pas aprouuer son art de paroles seulement & par escrit, ains aussi par œuures ils ne me scauroyent empescher de boire & gouster le bon vin. Ie te prie donc (lecteur beneuole) de regarder au faict & non pas aux paroles : à l'œuure, & non au babil : ce faisant tu seras iuge equitable.

DE LA VRAYE SOVRCE ET fontaine des Vlceres selon Paracelse.

IE n'ignore pas que chacun dit & est d'opinion que les nouueaux preceptes & fondemens, sont signes d'vn cerueau temeraire: mais l'equité & iustice, doiuent en ceci seruir de reigle: car la coustume n'est pas l'art, ains est celuy (veritablement) qui se demonstre par œuures: parquoy si on delaisse les choses qui sont accoustumées de lõg temps, on ne repudie & reiette pas l'art pourtant. Mais voici quelqu'vn qui nous obiectera incontinent, que la methode & façon de cognoistre & guerir les Vlceres a esté deuant nous, & que ie n'ay pas seul eu cognoissance de la Medecine, ains au contraire qu'elle a esté deuant moy, & desia embellie par plusieurs Siecles passez. A luy nous respondrons, qu'auant nous aucun n'a enseigné la vraye source, ni les vrayes causes des Vlceres, comme il paroistra clairement par ce qui s'ensuit. Nous ne nions pas qu'on n'aye gueri les Vlceres, mais comment? c'est que de dix malades à paine l'vn a esté gueri: auec ce vn chacun essaye temerairement ce que bon luy semble, au grand peril & danger des malades: ce que nous voulons essayer d'arracher & oster. D'auantage, ce qu'ils proposent touchant la cause & origine des vlceres repugne entieremẽt à la façon qu'ils tiennent pour les guerir. Comme pour exemple. Les remedes desquels ils vsent pour ce faire sont le Mercure, la Litarge, l'Alun, le Vitriol, le Minium, le Verdet, la Terebentine, la Resine, les Gommes & autres. Or qu'on considere vn peu ces simples. Comment est-ce que le Mercure agit en la colere, Pituite; Melancholie & au Sang, & ainsi semblablement

Coustume n'est pas art.

Les Medecins ignorent les vrayes causes des Vlceres.

des autres? Dauantage, si tu purges & chasse dehors la colere auec ton remede laxatif, monstre moy si pour cela tu gueris l'Ulcere: monstre moy aussi quelqu'vn qui eust vne vlcere laquelle tu ayes guerie auec ta Rhabarbe, auec ton escorce de Suseau, tes Clisteres, ton Sirop rosat, & autres pareils remedes? Comment dis tu donc que tu as enseigné la vraye cause des vlceres, veu qu'il t'est impossible de guerir vne vlcere selon tes reigles & preceptes? Tu purges, mais tu n'ostes pas la cause: tu esmeus le ventre par tes clisteres, mais tu ne touches pas la racine du mal: tu retires & fais sortir les superfluitez inutiles par le bas cependāt que la matiere qui augmēte l'vlcere y accourt. Mais quelle dis-tu estre la premiere source & origine des Ulceres. Le foye diras-tu. Mais dis moy maintenant, si la source est au foye, pourquoy est-ce que l'Ulcere ne s'y faict? ou en la ratelle, si tu dis que la source y soit? mais ce sera sous les aiselles ou les aisnes ou autre certain lieu? Ie demande encores, si l'humeur descend de la teste, pourquoy ne faict elle l'Ulcere en la teste plustost qu'autrepart, soit pituite, colere ou autre humeur? Aquierent-ils point ceste acrimonie en tombant? Tu respons ie l'ay ainsi trouué escrit en mes liures, il est donc vray. Tu diras d'auantage que tu l'as ainsi aprins & entendu des professeurs en Medecine quand ils lisoyent, & partant qu'il est vray. O la miserable consequence: si la chose est ainsi acquise comme tu la lis dedans tes liures, pourquoy ne sont gueris les malades? Mais afin que ie descouure finalement le fard, vous auez aprins, mendié, & desrobbé vos remedes des vieilles, des rustiques, des charlatans & des bourreaux, qui n'auoyent iamais ouy parler de vos reigles ni preceptes. Si vous estes si asseurez de l'origine des Ulceres, pourquoy n'ordonnez vous vos remedes selon vos fondemens? mais ne les a-il pas falu mendier? Toutefois pource que les fondemens ne sont pas fermes, vous n'en auez peu retirer aucun profit. Vous louez & exaltez tant vos liures, mais croyez moy: si le bois

Les Ulceres ne sont pas guéries par laxatifs.

D'où c'est que les Medecins vulgaires ont leurs remedes.

le bois & Mercure n'estoyent point, les Medecins seroyent aussi rares qu'est vn asne violet. Parquoy si ces deux remedes seuls sont suffisans pour faire l'art, quel besoin est-il d'auoir tant de liures? Certes le Docteur Brand, me faict souuent souuenir de vos liures, en sa folatre nauigation. Car asseurement c'est vne grande moquerie d'auoir escrit tant de liures pour ces deux remedes, c'est assauoir le Gaiac & le Mercure: veu que (si ainsi est) on pouuoit comprendre dedans vn bien petit liure tout vostre art.

DES EXPERIENCES QVI ONT esté faictes pour guerir les Vlceres par les anciens, tant vrais que faux Medecins.

Comment on a inutilement vsé des remedes vulneraires pour guerir les Vlceres.

CHAPITRE I.

APRES qu'on eust trouué la guerison des playes, voyant que les playes cõmençoyent de trauailler les humains, & croissoyent petit à petit : on commença de prendre les remedes vulneraires pour les guerir, ce qui a quelque fois esté faict heureusement, & autrefois non. Et ayant vsé des potions, huyles, onguens & emplastres vulneraires, l'experience a monstré que les emplastres estoyẽt les meilleurs, d'où est aduenu qu'ils ont aussi esté fort louez. Mais l'ignorance des causes & origine des choses, a tousiours esté vn mal familier & domestic en la Medecine, comme il est ici aduenu. Duquel la cause a tousiours esté, la nonchalance des Medecins, le desir du gain, la delectatiõ qu'ils ont prise en leurs plaisirs & voluptez, ayãs plus estudié à se donner du plaisir par la musique & ses instrumens, qu'au salut des malades: chose qui n'est point aduenue aux autres arts : car il y a tousiours eu des maistres d'iceux, qui ont tousiours eu l'honneur en plus grande recommandation que le profit. Mais l'amour du prochain a esté ici incõtinent esteinct, & a esté mis en mespris le precepte, qui commande d'aymer nostre prochain comme nous mesmes, combien qu'il oblige tous ceux qui sont en bonne santé, de cercher le moyen pour secourir ceux qui sont malades. Voire Dieu Createur de nature nous commande, de cercher afin que trouuiõs, quãd il est dit: Aprenez de moy car ie suis doux, paisible & humble de cœur. Parquoy celuy qui cerche

Mal domestic en la medecine.

cerche diligemment les remedes, ne doit iamais perdre courage, ains se doit asseuremẽt promettre, qu'il trouuera ce qu'il demande: car nature n'a rien de si secret qui ne luy soit descouuert. D'ici les scintilles de charité, ont commencé à reluire en aucuns, lesquels (à l'exemple des chiens) n'ont point eu d'horreur de leicher les Vlceres des malades, estimans que le souuerain bien estoit donner santé aux malades, parquoy ils s'y sont du tout adonnez en quittant toutes pompes: puis apres, la diligẽte recerche leur a aprins, qu'il failloit des remedes plus forts & plus acres pour guerir les Vlceres que les playes: ils ont aussi aprins par ceci qu'il y a plusieurs sortes d'Vlceres, chacune desquelles desiroit sa propre & peculiere façon de guerir: finalement ils ont commencé de nettoyer la pourriture des Vlceres, par indication de contrarieté, auec eau salée, ou auec celle de dãs laquelle les mareschaux esteignẽt leur fer chaut, & autres semblables, moyennant quoy ils ont essayé d'empescher la pourriture des Vlceres: peu de temps apres ils ont aussi vsé de Chelidoine, de feuilles de Chesne, de la Mousse qui croist sur la teste des morts, de Resine & de Terebentine. Toutefois ils ne sont pas paruenus à la parfaicte guerison, iusques à tant que la fausse & sophistique Medecine pleine de babil & mensonges, a finalement si bien pallié, desguisé, & couuert les faux remedes, qu'ils ont esté receus pour vrais: mais parce que ces sophistes cerchoyent seulement le profit & la commodité de leur ventre, ils n'ont pas eu le soin de cercher des fondemens fermes, solides & asseurez, ains se sont contentez de leurs fondemens ruineux sur lesquels ils ont edifié & basti des badineries & mensonges. Mais comme ceux-ci ont essayé d'abatre les remedes vulgaires: Dieu les a douez de tels effects, qu'on en ayme communement mieux vser, que de ceux qui sont fardez, desquels vsent ces faux Medecins.

Remedes pour empescher la pourriture aux Vlceres.

Quelles occasions de cercher des remedes a donné la douleur des Vlceres.

CHAP. II.

LA vehemence de la douleur a premierement sollicité, & esté cause, qu'on a cerché vn mauuais remede, afin que le contraire fust chassé par son cõtraire, & le mal par le mal. D'ici est sortie ceste façon de guerir par Medecines acres, & corrosiues,

Mauuaise medecine.

Corrosiues.

assauoir le Vitriol,le Sel,la lessiue des herbes acres,comme de l'herbe au Foulon, la Chelidoine & autres : mais ceste façon de guerir n'a de rien serui, quand le mal a esté grand, laquelle toutesfois ne doit pas estre mesprisée aux maux vulgaires & douleurs communes. Apres cela on a procedé aux incisions, mais parce que la racine du mal ne se peut coupper,ils ont incontinent quittée la section,ayans eux-mesmes cognu leur odieuse temerité,& ont eu recours aux cauteres (c'est à dire à la bruslure) en quoy ils ont esté tant variables que rien plus : car les vns ont vsé d'vn metal ardent & flamboyant,c'est assauoir d'or, d'argent ou de fer:les autres pour essaier d'oster la racine du mal en la bruslant, ont ietté du plomb ou de l'estain fondu dedans l'Vlcere, mais ç'à esté en vain. Il en y a eu mesme de mon temps, qui l'ont essaié sans en sentir aucun profit : car si nature (qui est plus puissante que leurs remedes)n'eust quelquefois gueri les vlceres, iamais ils n'eussent gueri vn seul malade. Aucuns aussi ont ietté du Mercure tout chaut dedans les Vlceres,ce qu'ils n'ont faict sans fruit,&y auoit grãde esperãce de guerison en ce remede, si le tremblement des membres, & la douleur des dents qui le suiuent, ne les eussent contrains de le laisser. Et partant on a trauaillé pour sçauoir comment on osteroit vn petit mal par vn plus grand:mais ie mõstreray aisement comment cela est contraire aux vrais preceptes de Medecine. Car ceste indication ou demonstration de contrarieté, ne monstre pas vn mauuais remede, ains vn bon qui soit doux & benin, ou le mal est plustost semblable que contraire d'autant que patience surmonte la colere, non pas la colere mesme : eux disent (au contraire) que la colere est chassée & domptée par vne plus grande colere. Ce que i'accorde, mais la victoire en est sanglante & perilleuse:car si le fort est chassé par vn plus fort, la victoire n'aduient pas sans dommage : ainsi si vne Vlcere a esté guerie & surmontée par vn mauuais remede,ceste guerison laisse vne telle memoire d'elle, que le malade aymeroit beaucoup mieux n'auoir point esté gueri. Parquoy il faut trauailler en ce de tout son pouuoir, assauoir de trouuer moyen de guerir le mal auec vn remede qui soit doux. Et pour mon regard,les traictez suiuans monstreront ce qu'en ay faict.

Incision.

Cauteres.

Mercure chaut versé dedãs les vlceres.

Le mal est mal chassé par autre mal.

Les inuentions & labeurs des Alchymistes, touchant la Medecine des Vlceres.

CHAP. III.

DEPVIS que les Alchymistes eurent cognu, que les Medecins essaioyent de guerir les Vlceres, par medicamens acres & corrosifs: ils commencerent de prendre ces medicamens, & les aprester à leur mode, essayãs de les rẽdre plus corrosifs par leurs preparations. Et commencerent de calciner le Sel cõmun par reuerberation, le Salpetre aussi, & le Sel gemmé. Ils ont aussi donné de Vitriol calciné aux Medecins, lesquels en ont vsé puis apres auec autres remedes, & ont cognu q̃ sa force n'estoit pas petite pour guerir les Vlceres, principalement quand ils touchoyent la racine du mal. Mais quand ils aperceurent la diuersité des Vlceres, ils cõmencerent de quitter ces medicamẽs particuliers, pour cercher & auoir recours aux vniuersels, entre lesquels le Mercure sublimé tenoit le haut lieu, si biẽ tost il n'eust cõmencé d'estre en mespris à cause des grãdissimes douleurs qu'il excitoit. L'Arsenic doit tenir le second rang, qui est suiui du Reagal & des autres corrosifs, qui ont tous demonstré des grãdes vertus, & ont esté obseruées telles en certaines personnes. D'où est aduenu que les Phisiciens considerans telle diuersité, ont inuenté & excogité certaines differences d'Vlceres selon la diuersité des remedes. Mais il n'y a rien eu de certain ni d'entier, à cause qu'ils ignoroyent la source des maladies: la source di-ie que monstrent l'Astronomie, la geniture, & les cieux, non pas à la façon des hõmes. Car le ciel (en la cõsideration duquel le Medecin doit tousiours estre versé) se remue & enuiellit de iour à autre, & de moment en moment, & partant faict ses œuures plus exactement & rigoureusemẽt, à la façon des viellars. Mais la generation humaine va tousiours en empirant, tellement que les derniers sont plus maladifs & pires que les premiers, parce que le mal leur a esté communiqué, & donné par leurs peres. Or l'ignorance de ceste plus abstracte & secrete Philosophie, est la mere de tous ces maux. Toutefois il faut sçauoir q̃ la force des Medecines a esté desirée de tout temps, & qu'on a essayé de chasser vn mal par vn autre plus grand mal, au lieu qu'il failloit considerer qu'vne grande colere tant grande soit elle est surmontée par vne grande patien-

Preparation des alchymistes.

Mercure sublimé.

Arsenic & Reagal

ce qui luy est opposée. Car encores qu'on eust esté bien certain que les Vlceres estoyent venimeuses, il ne les failloit pas pourtãt traicter auec medicamens venimeus tout incõtinant, mais il failloit plustost penser, que les deux contraires & opposez, pouuoyent demeurer en vn mesme corps, comme la colere & la douceur. Ainsi nous voyons qu'au Mercure (qui tient le premier rãg à guerir les Vlceres) il y a deux facultez cõtraires, assauoir la douceur, & la puissãce corrosiue: parquoy ils deuoyẽt sçauoir qu'il falloit guerir par la douceur du Mercure, nõ pas par sa puissance corrosiue: mais parce qu'ils n'ont pas eu cognoissance de ceste douceur, il ne se faut pas estonner s'ils trauaillẽt ainsi les malades. D'auantage le Scorpiõ est soy-mesme remede contre son venin, mais non pas cõme estant venimeux, ains parce qu'il a deux natures cõtraires l'vne à l'autre. Nous auõs mis ceci en auãt pour mõstrer, q̃ la maxime qui dit, qu'il faut chasser vn mal par vn autre plus grand mal, est fausse: mais puis qu'ainsi est qu'en tout corps il y a deux natures ioinctes ensemble, l'vne bonne & l'autre mauuaise, il faut separer la bonne de la mauuaise (pour de la bonne) faire la Medecine.

Le venin ne doit pas tost estre chassé par autre venin.

Deux facultez au Mercure.

Le Scorpion est remede contre son venin.

Des Medecines composées de corrosifs & de medicamens vulneraires: de leur vsage & du dommage qu'elles peuuent aporter.

CHAP. IIII.

AYANS cognu & consideré la nature des medicamens acres & corrosifs, assauoir comment ils sont propres à faire escarre ou crouste: ils ont puis apres essayé de les mesler auec les medicamens vulneraires, & ont aprins de les mesler (non sans profit) auec les resines & remedes emplastics, d'où puis apres sont restées plusieurs compositions, & descriptions d'emplastres, & d'onguens. Mais parce que ce n'estoit pas la vraye methode de guerir les Vlceres, il suruenoit beaucoup de destourbiers, & diuers maux qui troubloyent la guerison. Car il y a ici vne telle mer de fautes & d'abus, qu'il est impossible d'y prendre pied, parce que cõbien q̃ la crouste ou escarre qui tõboit, fust assez grãde, toutefois on n'auoit rien osté de la racine du mal: parce que tous les phisiciens & Medecins n'ont pas visé ni tiré droit au but en cerchant tant la source du mal que la façon de le guerir: à quoy faire toutefois plusieurs escriuains ont fort trauaillé: mais parce qu'ils se sont fondez & ont tiré leurs argumens, de mesme source que les premiers, ils sont descheus de leur esperance tout ainsi que les premiers. Et cependant s'il aduenoit que nature guerit vne Vlcere d'elle-mesme: ils se persuadoyent q̃ c'estoit eux, & qu'ils estoyent paruenus où ils pretendoyent. En fin il faut sçauoir que la Medecine vulneraire est fort vtile en ceci, si elle est ioincte auec les deux corrosifs: mais il faut tousiours regarder à l'origine, car on perdra sa peine autremẽt: parce qu'aucune Medecine ne peut profiter, cependãt qu'on mesprise la source du mal, car si tu gueris vne Vlcere en vn lieu, nature r'ẽuoye la matiere autrepart, pour y en faire vne pire. Parquoy l'opinion d'aucun est ridicule, voulans persuader de conuertir l'Vlcere en playe, par le moyẽ des cauteres, pour la traicter comme vne playe simple, apres que l'Escarre est tombée: car la corrosion, l'incision, ni la brusure, ne sont pas les vrais & legitimes moyens pour guerir les Vlceres comme l'ont voulu enseigner quelques Phisiciens & Chirurgiens, ni pareillement ceste diete ou abstinence, par laquelle on commãde l'vsage du Gaiac, est la vraye methode de guerir, accordante & consentant à la racine du mal: car ceste diete & potion de Gaiac ne profitera de rien, si nature ne poursuit desia la guerison d'elle-mesme, car alors tel remede ne seroit pas à mespriser. Or nous auõs dit ces choses, afin qu'õ soit aduerti, qu'il ne faut pas attẽdre la guerison que nature faict d'elle-mesme en sõ tẽps, & à sa cõmodité ou occasiõ: parce q̃ la vraye Medecine, est celle qui deuãce nature, & la stimule à faire sõ actiõ.

Les medicamens vulneraires sont vtiles meslez auec les corrosifs.

L'Vlcere ne se change pas promẽt playe.

Comment quelques ouuriers & artistes curieux de la santé, ont trouué diuers remedes, par le moyẽ desquels la cause de plusieurs maladies a esté cognue.

CHAP. V.

LEs anciens Alchymistes ont esté si diligens & industrieux à cercher & trouuer des remedes, qu'il me semble n'estre impertinent, ni mal fait d'en discourir: car encores qu'ils n'ayent pas tousiours atteint le but auquel ils visoyent, toutefois il est manifeste, que leur labeur a descouuert de grans secrets en la Medecine. Ils ont essayé de changer les plus vils metaux en autres plus precieux, c'est assauoir en or & en argent, ce qu'encores que ie ne die pas estre impossible à nature: il est certain toutefois que telle transmutation est enueloppée de plusieurs difficultez. Il n'y a personne qui doute, & qui ignore que le fer ne soit changé & transmué en cuiure, & le cuiure en plomb. Eux dōc ayans obserué ceste admirable transmutation, ils l'ont voulu transferer en l'art de Medecine: & comme il aduint vne fois qu'estās mal soigneux de leur teinture, ils en laisserent tōber en terre, laquelle fust tost apres deuorée & auallée par des poulles, ausquelles les plumes tōberent dans peu de tēps, mais puis apres il leur en reuint des nouuelles plus belles que les premieres: (ce que ie peux moy-mesme tesmoigner.) Ils voulurēt sçauoir & experimēter si elle cōsumeroit ainsi ce qui seroit de mauuais & superflu au corps humain, & ensemblemēt osteroit & arracheroit la cause & racine des Vlceres: lequel essay n'a esté i[illegible] fructueux cōme plus amplement il sera declairé au liure de la cure & guerison desdictes Vlceres: & ne sont pas telles experiences desagreables à nature, car elle demōstre mesme quelquefois sa force & puissance par ce moyen. Mais cōbien qu'on n'aye pas trouué la guerison entiere d'icelles, pat ces experiences, tāt parce qu'elles ont esté tout incontinēt abastardies, par la sophistique inuentiō de quatre humeurs, qu'en partie aussi elles ont cōmencé d'estre mesprisées: car des que la sophisterie & le babil sont entrez en Medecine, la source d'icelle a esté incontinēt troublée: toutefois pendāt qu'on a trauaillé aux recerches de ces secrets, il faut croire qu'il y auoit quelque scintille de la lumiere de nature. Car q̃ pourroit on trouuer de plus grād & excellēt en toute la Medecine, que ceste purgatiō, par laquelle toutes les superfluitez du corps sont entierement arrachées, consumées & resolues. Assauoir si ceste vulgaire purgation en merite le nom, veu qu'elle tire seulemēt & chasse dehors ce qui peut estre r'engendré peu de tēps apres? Si donc le premier principe de nature, c'est assauoir la semence, peut estre nettoyée, alors on dira que la purgation sera bonne: car encores que les anciens ayent escrit des medicamens qui purgēt toutes les humeurs: ce ne sont toutefois que choses veines & dequoy il ne faut pas faire cas, parce qu'encores qu'ils se glorifient d'auoir purgé toutes les humeurs, il ne peuuent pourtāt certifier d'auoir gueri le maladies. Comme pour exemple.

Qu'elle est la vraye purgation.

Combien qu'on purge la melancholie, ou la colere aduste & bruslée de celuy qui a la fieure quarte, elle ne cesse pas pourtant. Mais si tu purges le sang enuieilli, & que tu le r'engendres, & faces nouueau (ce qui se doit faire en la ratelle) tu as gueri

Guerison de la fieure quarte.

gueri la fieure quarte: si donc tu ne le faicts, tu ne la gueriras iamais. L'Hydropisie semblablement sera guerie, si on engendre du sang nouueau, qui chasse celuy qui est vieil & corrōpu. Nous scauons aussi que la racine des dents gastées & corrompues, a esté chassée dehors par tels secrets, & que les autres ont esté r'engendrées, & ont succedé au lieu des premieres, ce qui ne se pouuoit faire par aucun autre remede: ainsi il faut que la ratelle soit r'engēdrée, si on veut que la quarte soit guerie: ainsi en toutes maladies, & principalement aux Vlceres, il faut consumer & repurger ceste semence dans laquelle est cachée la racine du mal: car c'est folie sans cela, d'entreprendre la guerison.

Que les causes des Vlceres ont esté trouuées diuersement, & pourquoy la racine d'icelles change quelquefois de place.

CHAP. VI.

CESTE mauuaise Medecine de laquelle nous auōs ci deuant parlé, qui enseigne de chasser vn mal par vn autre plus grand a esté cause & occasiō de plusieurs belles inuentions & experiences, encores qu'elle fust mauuaise d'elle-mesme. Car les eaux fortes & Mercuriales, ayans esté appliquées aux Vlceres pour les guerir, ont tiré & amené à la superfice, la racine & les causes des Vlceres, à raison des grandes douleurs qu'elles excitoyent. Parce que la force & puissance des corrosifs est telle (à raison de la subtilité & force de penetrer qui est en leurs esprits) qu'ils sont portez par les porres, & conduits cachez de l'Vlcere, iusques au dedans: ou ils dissipent les racines du mal, les consument & chassent dehors, iusques aux leures & hors de l'Vlcere. Mais il n'y a pas vn petit danger à en vser, comme nous auōs desia dit plusieurs fois: tellement qu'il n'est pas permis d'en vser, si ce n'est à vn personnage bien expert, qui puisse resister à tous les accidens, & qui les applique à vn corps fort & robuste. Quant à moy, i'admoneste vn chacun de n'en point vser, parce que i'ay essayé la grandeur des inconueniens qui ont coustume de suiure tels remedes. Il y a encores vne autre action de nature, laquelle guerit les Vlceres comme par vne puissance aimantine par le moyen des medicamens prins par la bouche: car ils attirent à eux la cause au dedans, tellement qu'elles se guerissent puis apres auec legers & petis re-

Eaux fortes.

Puissance des corrosifs.

medes: toutefois l'auarice, & ambition des faux medecins, ont faict esteindre ces remedes. Parquoy i'exhorte vn chacun, de mettre peine à ce qu'ils soyent restaurez, & remis sus. Car certes, les maladies exterieures peuuent estre comme miraculeusement gueries, par ces medicamens prins par la bouche, tout ainsi que le sont les autres maladies interieures, comme sont la Iaunisse, l'Hydropisie, & autres semblables : toutefois ceste façon de guerir a esté obscurcie, par ceste malheureuse & pestifere maxime des Medecins, qui dit que les maladies externes du corps, doiuent estre gueries auec remedes appliquez par dehors seulemēt, ce qu'estant receu, la bruslure, couppure & la corrosiō, auec mil', autres tourmens pour les pauures malades, ont esté introduits & receus en Medecine. Il y a auec ce vne faute intolerable qui regne en cest vsage des medicamens corrosifs, en ce qu'ils croyent tous qu'il faut vser de la preparatiō des Apoticaires, & non pas de celles des Alchymistes, veu qu'il est plus clair que le iour, que celle des Apoticaires n'est chose qui vaille. Mais les choses sont telles en ce temps, que si vn homme a quelque remede excellent, on n'en tiendra conte toutefois, & sera refusé & reietté, s'il n'a esté apresté par l'Apoticaire.

Erreur des Medecins.

Comment les nouuelles maladies qui sont venues, ont changé la façon accoustumée de guerir. CHAP. VII.

L'ADVENEMENT des nouuelles maladies & non encores veues, auec la concurrence & complicatiō d'elles ensemble, ont donné argument, & ont esté cause de nouuelles erreurs, en ce qu'ō a esté cōtraint de cercher noueaux remedes pour les guerir. Car tout ainsi que les hommes sont desireux & curieux des noueautez, & qu'ils se delectent à la diuersité des choses : ainsi les puissances qui font les maladies, forgent & machinent iournellemēt nouueaux maux. Ainsi aussi que les artisans se delectēt à faire choses nouuelles, & qui plaisent aux hommes, il faut aussi que les Medecins soyent iournellement occupez & employez à trouuer remedes cōtre les maladies nouuelles & accidēs noueaux: car vne nouuelle maladie requiert vn noueau remede: tellement qu'il n'y a personne qui puisse trouuer cōtentement au dit des anciens, pour faire & exercer l'art de Medecine, si ce n'est d'auanture en quelque vulgaire maladie qui ait esté cognue

Les escrits des anciēs ne sont suffisans pour cognoistre la Medecine.

gnue par eux. Mais retournõs à nostre propos. Au temps que ces maux aduindrent, les diligens & laborieux Alchymistes & empiriques, trauaillerẽt fort à trouuer & experimẽter des nouueaux remedes, & certes leur labeur n'eust esté sans fruit & inutile, si ceste Medecine sophistique & babillarde ne se fust aduancée en ce mesme temps : toutefois les effects de chacune mõstre & tesmoigne assez de soy ce qu'elle est. Pour exemple, considerons en la Verolle d'où c'est qu'est venu son commencemẽt, c'est assauoir de l'impudique cõionction & paillardise, d'vn ladre auec vne putain, qui estoit desia infectée de Bubons venereiques, laquelle a puis apres infecté tous ceux qui se sont ioints à elle: & ainsi ceste contagion s'est esparse par tout, tout ainsi que les mulets sont issus de l'accouplement des asnes auec les iumens. Mais au commencement, le mal n'a esté contagieux que par le seul attouchement de la conionction venereique. Et qui niera qu'à l'exẽple de ceste verolle, il n'y ait eu d'autres maladies meslées & accouplées ensemble, par la conionctiõ impudique? Veu qu'il est manifeste à tous, que l'vsage des femmes est cause, voire est la mere & racine de plusieurs & diuerses maladies hereditaires. Parquoy si ses maladies se ioignẽt auec les Vlceres, il faut vser de distinctiõ, afin qu'elles soyent plus aisemẽt gueries, par les propres remedes qu'on y appliquera. Car l'experiẽce a desia aprins, q̃ le Mercure est le souuerain & vnique remede, pour guerir toutes les vlceres q̃ sõt meslées auec la grosse verolle, & partant qu'il faut auoir recours à luy.

Comment ont esté descouuers aucuns remedes vniuersels desquels les anciens vsoyent pour guerir les Vlceres.

CHAP. VIII.

PARCE que la grosse verolle est quelquefois ioincte auec les Vlceres desquelles nous auõs parlé iusques ici, aucuns ont pensé qu'il la failloit guerir auec les remedes, par lesquels nous guerissons les Vlceres, en quoy ils ont failli biẽ lourdemẽt: car puis que l'autre est la source de la verolle (assauoir l'abus des fẽmes) & autre celle des autres Vlceres, il est biẽ certain qu'elle requiert remedes diuers. Toutefois on a tousiours retenu le Mercure sublimé en cest affaire comme pour remede general, parce que sa grande vertu estoit cognue d'vn chacun. Et a l'experience monstré qu'il la guerissoit estant donné par la bouche, ou excitant vn grand crachement de saliue, non pas que la saliue fust cause du mal, mais parce qu'elle estoit mesleé auec, tout ainsi que l'eau reçoit la vertu de teindre, du Safran, & toutefois elle ne teint pas seule, ains quãd elle est meslée auec ledit Safrã. Les vert⁹ & proprietez du Mercure estans ainsi cognues & publiées, les sophistes sont incontinent suruenus, lesquels y ont adiousté beaucoup de choses pour obscurcir ces vertus, encores qu'ils dient que se soit pour le corriger, mais elles y sont du tout inutiles: car la guerison entiere (& ie te prie de me croire) gist & consiste entierement au Mercure qui n'a besoin de correctifs : mais ils ont ainsi chassé & osté son vray vsage, hors des mains de ceux qui exercent la Medecine, tellemẽt qu'on prend à ceste heure, le remede de la verolle, pour guerir toutes les Vlceres: toutefois ie croy que chacun peut cognoistre auec quel dãger il se faict: car puis que ce ne sont pas Vlceres de verolle, on ne les peut guerir auec les remedes qui luy sont propres. I'ay dit ceci expres, pour monstrer qu'il ne faut pas vsurper les remedes de la grosse verolle, pour guerir les Vlceres, auec tel & si grand dommage du public, ains qu'il leur faut appliquer & à chacune autre maladie, leur propre & peculier remede. Car combien que les Vlceres se changent aussi & se meslent auec autres maux, toutefois si ce n'est auec la verolle, il ne les faut iamais traicter auec ses propres remedes. Ie dy plus, qu'encores qu'on y vist quelque changemẽt à cause de l'abus des femmes, toutefois il se faut abstenir de l'vsage du Mercure, pourueu qu'on ne voye point de manifestes signes de verolle en l'Vlcere, parce qu'elle ne vient pas de causes naturelles seulement, ains elle a prins son commencement de la permissiõ de Dieu: car tout ainsi que la peste n'est pas seulement cruelle naturellement, ains est enuoyée de Dieu pour punir son peuple : ainsi il faut estimer, que la grosse verolle a esté enuoyée de Dieu pour punir cruellement les paillars, & villains adulteres, tellement que ie pense que ces faux Medecins sophistes ont esté aussi enuoyez comme executeurs des peines diuines, pour tourmenter d'auantage ces paillars infames par leurs fausses guerisons. Au contraire il est certain qu'il n'y a que les causes naturelles qui agissent aux Vlceres.

Comment il se faut garder d'vser du Mercure.

La grosse verolle est la punition des paillars.

Com-

Comment la cause des Vlceres est Minerale, & ne doit point estre attribuée aux humeurs.

CHAP. IX.

TV auras ici (ami lecteur) vne brieue & succinte declaration de la cause des Vlceres, laissant à les d'escrire au long & plus amplement iusques au liure suiuant. C'est merueille que quelques vns n'ont pas pensé ni consideré, qu'au corps humain il y a vne certaine force & puissance corrosiue, qui se manifeste au sens mesme, laquelle i'expliqueray & declaireray le plus clairement que ie pourray. Ie croy qu'il n'y a personne qui ignore, que la sueur de l'homme ne soit salée: & toutesfois tu ne diras pas proprement que la sueur soit Sel, mais si tu dis que c'est vn excrement & superfluité de Sel, tu ne diras rien contre verité. Or maintenant il faut cercher plus outre, où c'est que ce Sel est caché: car il est bien vray semblable que la sueur & la cause des Vlceres procedent d'vne mesme source. Mais puis qu'ainsi est que la sueur procede & vient des veines, il est manifeste qu'elles sont le lieu & receptacle de ce Sel, & qu'elles contiennent la premiere cause & origine des Vlceres. D'auantage, il est credible que ce Sel, qui est contenu dedãs les veines, a esté proportionné en quantité, pour la perfection de son œuure, & qu'il chasse par les sueurs tout ce qui est de superflu selon son destin naturel. Mais parce qu'en toutes choses Elementaires il y a naturellement vn certain desordre fatal, qui les conduit & mene à corruption, nature l'a mis pareillement en ce Sel. L'office donc du Medecin, est de la preseruer de ceste corruption ou de la changer si elle estoit ia faicte. Parquoy si ce desordre aduient au corps humain & le surprent, il faut iuger que ce n'est sans quelque cause efficiente laquelle ruine & destruit la propre & conuenable temperature, & est aisé de prouuer, que ceste cause est le sang salé & mineral, auquel le Sel a desia la dominatiõ. Il ne faut pas dõc attribuer ceste action aux humeurs, ains au corps mineral. Qui ne voit dõc que c'est chose absurde d'appeller les mineraux humeurs? Veu aussi qu'il n'y a qu'vne cause materielle des Vlceres, c'est vne temerité d'en faire quatre differences, selon le nombre des quatre humeurs. Car il se peut prouuer que ni la melancholie, ni la colere, ni la

La sueur est excrement de Sel.

Mesme matiere de la sueur & des vlceres.

Fatale corruption du Sel.

Vne seule cause materielle des vlceres.

pituite sont causes des Vlceres:ains ie pense qu'il est ia notoire parce que i'ay dict, qu'elle demeure au Sel, qui est transporté au lieu malade par la sueur. Mais la cause pourquoy ce Sel s'arreste en vn certain lieu est, quand l'harmonie de tout le corps est rompue & gastée par ce desordre qu'auons dit, car alors ce Sel s'enflant & bourgeonnant, tombe sur la partie plus propre à le receuoir, à cause du grand desordre qui y est, où estant paruenu il commence à combatre nature, & s'il aduient qu'il soit le maistre, il se remet dedans les veines qui sont en ce lieu & y plante ses racines, d'où il se monstre & faict cognoistre puis apres, ayant corrompu la temperature du lieu, tellement qu'il ne peut estre dompté par nature à la fin, si ce n'est auec l'aide d'vn bon & prompt remede.

Annotations Dariot.

PARACELSE a parlé si clairemẽt iusques ici, que celuy qui aura estudié tant soit peu en Medecine, le pourra entendre facilement : voire plus, il cognoistra que sa façon de guerir (quant aux preceptes generaux) n'est point differente à celle de Galien, (pourueu toutefois qu'il n'aye les yeux sillez par passion) ni des autres bons & doctes Medecins qui l'ont suiui : tellement que sa methode en la cure des playes & des Vlceres, n'est point diuerse, encores qu'il tiẽne & vse de principes noueaux, pour trouuer les causes des maladies: neantmoins (comme nous l'auons dit ailleurs) on trouuera qu'en la plus part il y a difference es paroles non aux effects. Car encores qu'il assigne des autres causes suiuant ses principes, neantmoins il tiẽt la mesme methode que les autres, quand il vient à la guerison, comme nous le verrõs ci apres. Vray est qu'il vse de nouueaux remedes, qu'il tire des mineraux le plus souuent, parce qu'il prouue la cause en estre minerale, comme il sera ici declairé & le sera (Dieu aidant) plus amplement ci apres. La raison donc pour laquelle sa doctrine a esté le plus mesprisée, n'est pas tant la diuersité de ses principes, que l'obscurité de ses paroles, & le mal qu'il prononce souuent contre ceux qui veulent porter le tiltre de Docteurs & Medecins, qui toutefois n'ẽ ont (par maniere de dire) gousté encores les principes : & neantmoins ils veulent tenir le haut lieu par leur grand babil & arrogance, en mesprisant (bien souuent) ceux qu'ils deuroyent honorer. Toutesfois cela n'est pas nouueau, ni particulier à ceste profession, ains a esté commun de tous temps,& n'est pas credible que la façon en vueille encores changer en ce temps. Mais quant à ces principes & maximes elles s'accordent en substances (comme l'auons monstré en nostre premier discours) auec celles d'Hypocrate & de Galien, tellemēt qu'il ne se faut pas arrester à ce point plus longuement. Venons donc à l'autre, qui traicte de la cause des maladies, & specialement des Vlceres, desquelles il veut monstrer la cause estre minerale. Il faut noter qu'il suit, & a pour ferme principe & fondement en tous ses escrits, la Philosophie qu'ils nomment adepte ou acquise, laquelle consiste en la contemplation de la Creation du monde,& de tout ce qu'il contient: c'est assauoir de ses parties & creatures, auec les generations & corruptions qui s'y font,& cōformité ou comparaison d'iceux auec l'homme,& ce qui est en luy: qu'il appelle lumiere de nature. Il veut dōc que nous considerions en l'hōme,tout ce qui est,& se fait au monde,touchant les generations & alterations, parce qu'il dit l'homme estre vn petit monde: chose qui n'est pas nouuelle, combien qu'on ne trouue pas, que la recerche en aye esté faicte si exacte, que faict maintenant nostre Autheur. Car la plus saine & meilleure partie des Philosophes, accōpagnez de plusieurs Theologiens, tant Hebrieux qu'autres, ont tous dit d'vn cōmun accord, que l'hōme estoit le tresparfaict Simulacre du monde: voire qu'Hermes Trismegiste en estāt enquis, respondit que c'estoit vn tout en tout (c'est à dire vn monde dans le monde).& pour ceste raison il est communement appelé Microcosme: ioinct qu'ils ont remarqué en luy vn accord, & proportion ou correspondance, entre toutes ses parties, & celles du grand monde. Et premierement ils ont comparé & faict raport de l'Ame de l'homme qui remue & agite tout le corps, au Ciel qui faict mouuoir tous les autres cieux, & agite le contenu en iceux. Puis ils raportoyent les cieux des sept Planettes, à certaines parties du corps, desquelles ils leur attribuoyent le gouuernement: & donnoyent à Saturne celuy des oreilles, specialement de la dextre, de l'Estomach, de la Vessie, la Matrice & de la Ratelle. A Iupiter l'Oreille gauche, le Foye, la partie plus charnue de l'Estomach, les Muscles du Ventre, les Bras, la Main dextre, le Nombril,

Comparaison des cieux aux parties de l'homme.

Saturne

Iupiter

les Cuisses, les Intestins, le Sang, le Membre viril, les Poulmons, les Costes & les Cartilages. Et pour Mars seul ils destinoyent les Reins, les Veines, la Goutiere du sperme, & la Bouteille du fiel: mais auec Iupiter ils le faisoyent participant au regiment du Foye & des Narines: ils le faisoyent encores aider au gouuernement de l'Oreille gauche & à celuy des Genitoires. Ils faisoyent presider le Soleil sur le Cœur à cause de la vie, sur les Yeux à raison de la lumiere, specialement sur le dextre de l'homme & sur le gauche de la femme, sur la Mouelle, les Cuisses, le Rable du dos, l'Esprit vital, l'Entendement & la Raison. Venus auoit, seule, le gouuernement sur la Bouche, la Hanche, l'Espine du dos, la Semence, la Graisse, la Chair & les Reins: & auec Saturne, celuy de l'Amarry, auec Iupiter celuy du Ventre, du Nombril & de l'instrument viril, elle gouuerne ou aide les autres parties qui seruent à l'œuure veneriẽ. Mercure a prins la Langue, la Memoire, la Pensée, les Mains, les Iambes & les nerfs. Et la Lune commandoit, suiuant leur aduis, à l'œil gauche de l'homme, au dextre de la femme, aux Humeurs, aux Poulmons (auec Iupiter) à la Mouelle (auec le Soleil) à l'Espine du dos, aux repurgemens qui decoulent par l'entonnoir du Nez, de la Bouche, & tels autres endroits, & aux parties superflues comme sont les ongles, poils, & autres semblables: outre ce elle commande encores à la Graisse auec Venus: & les ont ainsi mesparties & distribuées ayans esgard à la proprieté & action des Planettes correspondantes aux parties du corps. Puis apres ils ont encores departi les douze signes du Zodiac à certaines parties du corps qu'ils ont recognues estre plus & specialement affligées, quand les Eclipses & autres concurrences des Astres qui se rencontrent es signes & constellations, denottent, & trainent apres elles quelques maledictiõs diuines. Ils ont donc raporté par simpatie la Teste au signe du Mouton: le Col au Taureau, les Bras aux Gemeaux, la Poictrine, l'Estomach & les Poulmons, au Cancre: les Espaules, Costez & le Cœur au Lion: les Entrailles à la Vierge: les Fesses, Lombes & Reins, aux Balances, les Aynes & parties cachées, au Scorpion: les Cuisses au Sagittaire: les Genoux au Capricorne: les Iambes au Verseau: & les Pieds aux Poissons. Et quand aux Elemens ils les ont comparez aux Sens, raportans le Feu à l'œil ou à la veuë: l'Air aux Oreilles ou à l'ouye, l'Eau au Nez, à la Langue, & au Palais, ou

Mars — *Le Soleil.* — *Venus* — *Mercure* — *La Lune* — *Gouuernement des parties par les signes du Zodiac.* — *Departement des Elemens.*

au

au fleurer & gouster, & la Terre à l'Atouchement : comme ils ont cōparé les Pierres aux os de l'hōme, & les metaux aux humeurs d'iceluy. Hypocrate aussi prince des Medecins, en diuers & plusieurs endroits de ses œuures, signammēt aux liures des Chairs, premier de la Diette chapitre VII. & en celuy des Songes, faict raport & cōparaison de certaines parties de l'homme auec autres du monde, comparant le Ventre à la Mer, la Chair à la Terre, & la triple chaleur auec les esprits y ioincts, assauoir celle du Cerueau, du Cœur & du Foye qui s'espandent par tout le corps, selon les nerfs, veines & arteres, à la chaleur du firmament du Soleil & de la Lune. Galien pareillement, au troisiesme liure de l'vsage des parties du corps humain, chapitre x. apres que pour chanter les louanges (comme il dit) du Createur, il a monstré sa grādissime bonté, son ineffable sagesse, & sa toute puissante vertu en la creatiō de l'homme, faisant comparaison de la composition & situation des parties de l'homme, auec celles du monde: & qu'il a demonstré, que comme le Soleil & la Lune ont esté commodement mis & posez es lieux où ils sont, qu'aussi ont esté l'œil & le Pied en l'homme, & partant que la composition de l'homme est autant admirable que celle du monde : il vient à dire que l'homme aussi a esté appelé Petit monde par les Sages & Philosophes. Or combien que luy mesme ne le die pas, il ne laisse pas pourtant de l'auouer tacitement par ses demonstrations, car il veut monstrer que le Soleil se trouue en l'homme auec toutes les autres parties, ce qu'il n'a entendu, & ne se doit entendre, qu'en vertu & puissance. Mais comme c'estoit vn excellent personnage, s'il eust voulu prendre la peine de considerer & recercher de plus pres les raisons pourquoy les anciens Philosophes l'auoyent appelé Microcosme, & penser exactement qu'ils ne l'auoyēt ainsi nommé sans quelque grāde raison, partant qu'il failloit cercher en luy tout ce qui est troué & recognu au grand mōde, en raportant les choses aux vertus & proprietez, comme il faict le Soleil à l'œil, non pas à la similitude & forme des matieres, ains plustost à l'excellence de l'ouurage, nous eussions esté (par son moyen) deliurez de grandes peines & labeurs. A quoy faire nostre autheur est du tout arresté, & puise tous ses principes & fondemens, de la proportion & similitude qui est de l'vn à l'autre. Il veut donc que nous cognoissions que comme quand Dieu crea le monde, il crea au commencement le Ciel & la terre, puis separa la lumiere des tenebres, & les eaux des eaux, par le moyen de l'estendue, & descouurit la terre faisant retirer les eaux en vn lieu, afin que la Seiche, qu'il nomma Terre, demeurast pour les animaux, nommant Mer, l'assemblée des Eaux : que nous recerchions en l'homme (qui est comme l'image du monde) ces mesmes Elemens, qu'il diuise en deux comme en deux globes: l'vn desquels comprend l'eau & la terre, & l'autre le ciel & l'air, prenant les cieux pour le quatriesme Element, c'est assauoir le feu, parce que la parole diuine, qui est reigle de toute doctrine & verité ne parle que du ciel & de la terre sous lesquels les deux autres sont comprins, comme il est notoire par la separation que Dieu en fist apres. Maintenāt nostre autheur est en ce d'accord auec les anciēs (cōme on le verra ci apres) q̄ l'ame de l'hōme est le ciel, auquel (ou en ses instrumēs) il loge les sept Planettes, departāt tout le corps, aux douze parties esquelles le ciel est diuisé, lesquelles on nōme signes, cōprenans les cōstellations qui se font cognoistre par leurs proprietez & effects. Mais il n'est pas du tout d'accord auec eux en l'assiete du gouuernemēt des Planetes: parce que les anciēs leur ont assigné des lieux diuers, selon que leurs proprietez respondent aux temperatures ou propres actions de ces parties. Comme parce que Saturne est (à nostre respect) la plus froide & seiche des autres Planettes, ils luy ont assigné le gouuernement de la faculté retentrice, & des parties esquelles elle doit preualoir, comme de l'Estomach, la Matrice, & la Vessie: & d'autant que l'humeur melancholique est le plus froit de tout le corps, qui rēd ceux esquels il preabonde, songears, tristes, escoutans longuement auant que de parler, & ruminans ce qu'ils ont ouy, pensent à ce qu'ils ont à dire, pour ceste raison ils luy ont aussi attribué le gouuernement de c'est humeur, & de la partie qui le contient en plus grande quantité, c'est assauoir la Ratelle: comme ils luy ont aussi donné les Oreilles tant pour raison de leur seicheresse, que de leur action qui est necessaire aux choses predictes. Ainsi ils ont attribué aux autres Planettes, les parties du corps, desquelles ils ont recognu les actions ou la temperature, estre conforme à celles de chacune Planette, comme il apert par le departement cy deuant recité. Au cōtraire, nostre Paracelse leur attribue à chacune son siege & gouuernement particulier, sans toutefois leur oster l'action qui communique

Pourquoy le gouuernemēt des parties du corps a esté distribué à certaines Planettes.

aux

aux autres parties, tout ainsi que nous cognoissons leurs actiõs estre meslées tant aux effects que nous ressentons iournellement par leurs influences, qu'en celles qu'ils departent & distribuent aux plantes de la terre, desquelles nous en voyons bien peu qui n'aye qu'vne seule qualité, ains s'y en trouue tousiours des diuerses, voire repugnantes (quelquefois) l'vne à l'autre: comme la douceur ou incipidité & l'amertume en l'Opiõ: l'astriction & laxation ou Rhabarbe, & ainsi des autres, combien que l'vne des actions surpasse tousiours: comme la faculté laxatiue (au Rhabarbe) surpasse l'astringente. Car si on la prẽd & aualle toute entiere, en quantité suffisante, la puissance astringente n'empesche pas la purgation: non plus que le Sel de l'Opion qui est amer, & partant chaud, n'empesche pas qu'il ne stupefie les membres. Il assigne donc la Ratelle à Saturne pour son partage, tant pour pour les raisons predictes, que parce qu'elle est aidée & secourue par tous les medicamẽs ausquels il preside. A Iupiter il donne les Poulmons: & la Vessie du fiel à Mars: le Cœur au Soleil: & à Venus les parties qui seruent à la generation: laissant le Foye & l'Estomach, à Mercure: & le cerueau à la Lune, le tout selon les proprietez comme il a esté dit. Or il attribue au Soleil le gouuernement du Cœur qui est comme le principal siege & instrument de l'ame fort conuenablement, voire l'appelle le Soleil de l'homme, parce que la chaleur influẽte procede de luy, sans laquelle les autres parties du corps, ou Astres humains, sont cõme mors sans pouuoir produire aucuns effects, tout ainsi que la Lune estant priuée de la veuë du Soleil, par l'entrerencontre de la terre, pert sa lumiere, & est eclipsée, & que la vertu des autres Astres est beaucoup diminuée, quand ils ne sont pas fauorablement regardez par le Soleil, les plantes aussi, & les animaux de la terre & des autres Elemens, demeurent comme flestries par la longue absence de ses rayons: dequoy nous auons plus ample tesmoignage aux herbes de la terre, q. sont remarquées estre Solaires: telles que sont les Chicorées & les Soucis (qu'õ nõmeroit plus proprement Soluils) & plusieurs autres, cõme on remarque plus cest effect en la Lune, qu'au reste des Astres. Nous en voyons aussi vn ample tesmoignage par les mutations qui aduiennent au temps du leuer & coucher Cosmic & autres des Astres, dequoy celuy qui voudra diligemment obseruer les mutations de sa nature en sentira les effects remar-

Departement des Planettes au gouuernement du corps par Paracelse, A Saturne. A Iupiter, Mars, au Soleil à Venus. A Mercure. A la Lune.

quables. Le Cerueau semblablement, Les Poulmons, le Fiel, la Ratelle, le Foye, l'Estomach & toutes les autres parties du corps, ne peuuent aucune chose estans priuées de ceste chaleur influente & des rayons de ce Soleil humain. A la Lune (comme second Astre & luminaire du monde) est aussi conuenablement assigné le Cerueau, lequel desployant ses espris par tout le corps, faict ressentir la force & vertu qu'il a receue de son Soleil, alors qu'il en est plainement regardé : car selon que ceste chaleur influente luy est plainement ou à demi portée, on en voit les effects comme des quadratures, conionctions & oppositions du Soleil à la Lune. Voire que tout ainsi que la Lune Eclipse, par la priuation des rayons du Soleil, ainsi faict le cerueau quand il ne reçoit pas ceux du Soleil humain, comme il faict quād le cœur est empesché & assailli par quelque grande incommodité, cause contraire à la santé, alors ses rayons & sa lumiere demeurent arrestez en luy, sans les pouuoir communiquer au cerueau, tellement qu'il ne produit aucuns effects en ce temps-là, ains au contraire la personne demeure comme morte, ou stupide & endormie sans pouuoir estre reueillée quelque mal & tourment qu'on luy face, il est biē vray qu'elle ouure les yeux quelquefois, à cause des tourmens qu'on luy faict, mais c'est pour les reclorre aussi tost, parce qu'ils ne peuuent demeurer ouuers : non plus que le cerueau a pouuoir de faire ses autres actions, tout ainsi qu'vn miroir ne peut resplandir, ni raporter les images des choses qui sont presentées deuant luy, en lieu tenebreux & priué de toute lumiere. Ce qui aduient souuent au commencement des acces des fieures tierces nothes, quartes pestilentes, & autres, esquelles le cœur est tenu comme assiegé, par des matieres pestilentes & malignes, qui taschent à l'esteindre & suffoquer sa chaleur : à raison dequoy, il r'apelle & retire à luy tous ses instrumens, assauoir sa chaleur influente, & ses espris, afin de s'en seruir contre ses ennemis & les dissiper, pour les renuoyer aussi tost, & espandre par tout le corps, & specialement au cerueau, afin qu'estant reuiuifié par eux, il les accompagne des siens, afin que chacune des parties d'iceluy puisse recommencer à faire son action. A quoy on peut cognoistre que ceux qui tourmentent les malades en tels accidens, par frictions aspres, applications de ventouses, incisions & arrachement du poil des parties les plus sensibles & delicates, (au lieu qu'ils deuroyent

uroyent fortifier le cœur & les Ypochondres par Epithemes & fomentations)faillent bien lourdement. Il est bien vrai que quand les veines, arteres & les nerfs par lesquels la chaleur influente, & les esprits, deuroyent passer librement, sont empeschez & bouchez par des matieres tartareuses & inutiles: desquelles nature voudroit estre deschargee: que tels remedes seroyent lors profitables: mais s'il aduiét vne fois pour ceste raison, ce n'est pas souuent ni tousiours, parquoy il est besoin d'vser de distinction pour bien reconoistre la part où est le mal: car quand c'est le cœur qui souffre, on le cognoist par la foiblesse, inegalité, tardiueté & intercadéce, qui se fait au mouuement des arteres: desquelles le mouuement doit demeurer plus libre es propres affections du cerueau, sinon que le cœur soit comme suffoqué par les matieres qui descendent de la teste. Chose toutesfois qui ne peut iamais aduenir au Soleil, estant creé de matiere plus simple, pure & non corruptible comme les creatures Elementaires: toutesfois nous resentons des semblables effects, quand le corps de la Lune se rencontre bien droitement entre le Soleil & nous, car alors nos yeux en sont offencez: voire toute la terre, qui ne reçoit droictement ses rayons s'en ressent. Nous en aperceuons autant quand ils passent à trauers des nuees espesses & obscures, d'autant que nous ne sommes point si gaillars durãt le temps que les rayons du Soleil ne peuuent droictement paruenir à nous, à cause des empeschemens, comme nous sommes en temps beau & serain: pourueu toutesfois que la chaleur ne soit excessiue, & trop grande à nostre respect, par le meslinge des effects de plusieurs Astres ensemble: car alors l'air & la terre estans fort eschaufez, rendent les personnes moins aptes à faire leurs actiõs ordinaires, tout ainsi que fait la fieure.

Le reste des Astres humains regis par Saturne, Iupiter & les autres, font aussi bien sentir leurs effects, & se monstrent aussi apparemment que ceux du Soleil & de la Lune, à ceux qui les veulent aperceuoir: dequoi nous traicterons plus amplement en autre lieu, s'il plaist à Dieu nous prolonger commodement la vie.

Parquoy il est temps de passer aux autres Elemẽs pour venir au texte de nostre autheur. Il dira cy apres comment les Elemens sont diuisez, ou il prent le sang & les humeurs qui sont au corps pour celuy de l'eau: la chair & les autres parties solides pour la terre:& le vuide de nostre corps pour l'air qu'il surnomme Caos.

Pour donc esclaircir le point que nous auons maintenant à traicter, il faut considerer, que tout ainsi qu'en reconoissant l'homme comme petit monde, il le diuise en quatre Elemens & remarque au ciel d'iceluy ou en ses instrumens, les sieges ou plustost les proprietez tant des signes que des Planettes: ainsi il recerche spirituellement, c'est à dire comme les proprietez & vertus ou esprits, de tous les corps qui se trouuent es autres Elemens, specialement en l'eau, & en la terre: mais non pas essentiellemẽt, c'est assauoir les corps mesmes, ains choses qui retiennẽt leurs proprietez. Or nous voyons que la terre produit des animaux & des plantes de tant de diuerses natures: qu'il est impossible qu'vn homme les puisse cognoistre toutes, car encores que plusieurs se soyent occupez à la recerche d'icelles, il n'y en a toutesfois point, qui se puisse vãter qu'õ ne sçauroit riẽ adiouster à son labeur. Et de l'eau croissent les metaux, Pierres, Sels, Marcasites & autres mineraux, tous diuers en qualité, qu'elle produit & pousse hors d'elle en la terre, tout ainsi que la terre fait ses fruicts en l'air, desquels nous parlerõs cy apres en lieu commode, nous arrestãs pour ceste heure sur les Sels que nostre autheur dit & prouue estre cause des vlceres, & non les humeurs, sinõ qu'on nomme humeur le Sel fondu & resolu. Or nous auons monstré en nostre premier Discours de l'aprest des remedes la raison pourquoy nostre autheur a dit que toutes choses qui sont en nature, sont composées de Soufre, Sel & Mercure, c'est à dire Huyle, Sel & Eau, & l'auons mõstré si clerement, que celui qui en douteroit, seroit digne d'estre priué des sens ausquels il repugneroit. Si donc, tous les corps qui sont produis par aucun des Elemens, sont composez de ces trois substances, il s'ensuit qu'elles estoyent au parauant en l'Elemẽt qui les a produites. Comme, Puis que les plantes & les animaux naissent de la terre, & que chascun deux a ces trois substances: voire mesme que les parties des animaux, & celles des plantes les ont toutes differentes l'vne de l'autre: c'est assauoir q̃ celles des os ne sont pas telles que celles de la chair: de l'escorce, que du bois: ni du bois que des fueilles, fleurs, & fruicts: il faut que toutes ces diuerses substances ayent esté tirées de la terre: pour estre chacune adaptée & appropriee à son lieu commode, le tout en vertu de la diuine

parole

parole,(Fiat)tellement que la terre a esté fournie (des le commencement de sa creation)des substãces propres à ces effects. Et si la terre l'a esté: L'eau n'en a pas eu moins pour les creatures qu'elle deuoit procreer, c'est assauoir tous les mineraux. Tout ainsi est l'Element de la terre en l'homme, pourueu & fourni pour la production de ses fruicts,comme il sera declaré cy apres. L'Element de l'eau aussi(assauoir le sang)contient en soy les principes des mineraux,selon leurs qualitez & vertus comme a esté dict.

Car tout ainsi qu'õ trouue au mõde,des Sels de plusieurs & diuerses sortes,comme sont le Sel marin, celuy des fontaines, le pierreux transparent, le Nitre, celuy des Pierres & roches, les Vitriols & Aluns. Il faut pareillement cercher en l'homme toutes leurs proprietez desquelles le siege est au sang. Si ceux donc qui ont cerché la cause de la Pituite salee, & la Salure de la mer eussent consideré & eu ceste cognoissance, ils n'en eussent donné la cause,ni à l'adustion de la pituite salee,qui ne peut estre telle en l'homme,qu'elle puisse produire tels effects: encores qu'elle le peust faire ailleurs, ni à la mixtion de la colere auec la pituite douce: ains au meslinge du Sel du sang,qui se manifeste par l'vrine, comme a fait Fuchse, si autre Sel ils ne veulent reconoistre:ni de celle de la mer aux rayons du Soleil,ni à l'admixtion d'autre substance: mais eussent cognu que cela dependoit de la creation & du createur qui a creé des eaux les vnes chaudes,les autres froides, les aucunes salées,autres aigres, autres ameres & autres douces, ou d'autre qualité: comme par sa tresgrande sapience il a recognu & presceu,qu'il estoit necessaire pour la vie & vtilité de l'homme,nourriture des autres animaux,plantes de la terre,& creatures des eaux. Il estoit pareillemẽt necessaire que le sang contemperé de toutes ces vertus,qualitez & proprietez,pour nourrir & substanter toutes les parties,chascune de ce qui luy est propre & conuenable:car (comme dit Hyppocrate) nous sommes nourris de ce dequoy nous sommes tant en general qu'en particulier,assauoir vne chascune partie des substances semblables à celles desquelles elle est. Or auons nous clerement monstré en nostre discours, que tant les corps que les parties d'iceux sont composez de Soufre,Sel & Mercure: & que chascune partie les a diuers & propres,tant à sa cõplexion qu'à ses offices:il est donc besoin que puis qu'elles succẽt toute leur nourriture du sang qu'il contienne toutes ces substances, lesquelles soyent neantmoins tellement contemperées & proportionnées l'vne à l'autre qu'elles ne semblent estre qu'vne seule simple substance, ayant vne seule saueur, & qu'il demeure tel, pendant que l'harmonie & proportion persistera, qui est cause de la santé : mais ces diuersitez ne peuuent estre cognues au sang par celuy qui ne contemple que ce qu'il voit à l'œil,& ce qu'il a imaginé en sa fantasie:ou ce qu'il a ouy dire, sans considerer d'où viennent tant de diuerses couleurs au corps,& que tantost on en voit sortir des matieres vertes, & l'vne plus l'autre moins, que nous nommons assez proprement prassine erugineuse, Isatode, mais si nous eussions dit Vitriol vert, iaunatre ou blanchastre, nous n'eussions possible pas mal parlé, puis qu'elles ont mesme goust & puissance. On en voit aussi sortir des iaunes & d'autres couleurs qui neantmoins ne se voyent toutes en vn corps bien contemperé, combien qu'elles y soyent en puissance: car comme dit Hippocrate au liure de la Vieille Medecine, l'amer, le Salé, le doux,l'aigre,l'austere,l'incipide & infinies autres diuerses qualitez & puissances sont en l'homme, tant en quantité qu'en force, mais comme elles sont toutes meslées ensemble & contemperées,elles ne sont pas aperceues, ni cognues au sens: & ne font aucun mal au corps. C'est ce que nostre autheur veut enseigner quand il dit que ce Sel a esté proportiõné en quantité pour la perfection de son œuure, & qu'il chasse par les sueurs tout ce qui est de superflu selon son naturel destin. Cependant donc & durant le temps que ces substances & puissances demeurent contemperées & bien proportionnées l'vne à l'autre au sang & corps humain, le corps demeure en santé, faisant toutes ses œuures selon qu'il a esté bien harmoniquement, ou mal composé. Mais s'il aduient que (comme dit Hippocrate au lieu prealegué) l'vne d'icelles se separe des autres, & demeure seule, alors elle se fait cognoistre en offençant la santé. C'est ce que veut nostre autheur disant, que quand ce desordre aduient au corps humain, il faut iuger que ce n'est sans quelque cause efficiente qui mine & destruit la propre temperature: l'affermant estre au sang Salé & minerale, laquelle a rongé le cuir & les

les parties du dessous, vne fois plus & l'autre moins, car la peau seule est aucunefois rongée, sans que la chair qui est dessous aye aucun mal. Il dict donc que ceste matiere corrosiue est le Sel, ou excrement du Sel, qui prouient & descoule, & est quelquefois chassé des veines comme superflu & excrementeux: ce qu'il monstre par la sueur, laquelle il dit (comme fera aussi celuy qui l'aura goustée) estre salée : ce qu'accorde Galië au 10. liure de la faculté des medicamens chapitre XIII. où il dit & enseigne que la sueur a vne mesme source & generatiõ que l'vrine qui est manifestement salée. Il est aussi tout manifeste qu'elle procede des veines, puis qu'elle a vne mesme source que l'vrine, & que les fieures putrides continues desquelles la cause materielle est contenue dedans les grosses veines, sont gueries par les sueurs : qui monstre que ce qu'il dit, que la sueur est l'excrement du Sel, ou vn Sel superflu, lequel s'estant enleué, & separé des autres, estoit cause de l'inflammation de son Soulfre, & auoit allumé la fieure au corps : mais apres qu'il a esté resolu par la force & violence de nature, elle l'a poussé & chassé hors du corps comme inutile, superflu & ennemi de la republique humaine. Car comme dit Hipocrate au liure prealegué. Si celuy qui c'est exalté & separé des autres ne peut estre restitué en son degré : il le faut oster & retrancher, afin que le reste demeure sain. Or il est tout notoire, tant par la raison, que par le tesmoignage de Galien, que la sueur procede des veines : il est aussi certain qu'elles sont la source des Vlceres. Car il ne se trouue rien en nature qui soit corrosif que le Sel. Et auons tesmoignage qu'il est mordant & corrosif : en ce que quand les sueurs veulent sortir du corps, & percer la peau qui l'enuironne, on ressent vne acrimonie manifeste. Puis apres si on fait separation des substances de toutes les choses qui sont corrosiues, on verra que telle puissance & qualité gist & demeure au Sel: chose qui sera toute apparente en la separation des substances des Ellebores, Esules, Titimaux, bois de Vigne, Figuier & autres, car il n'y a que leur Sel qui soit caustic & corrosif. Puis donc que ce qui ronge est ce qui faict les Vlceres : & ce qui ronge est le Sel lequel procede des veines : il s'ensuit que ce qui fait les Vlceres procede des Veines, comme font les sueurs : ainsi que Galien l'a dit. Si donc les Sels & substances du sang demeurent contemperées ensemble, & que ces sels ne se separent point, l'homme sera tousiours sain pour ce regard. Mais il est trescertain qu'il y a naturellement en toute chose elementaire, vn certain desordre fatal, prouenant de la contrarieté, & repugnance des actions ou puissances actiues, qui les meine & conduit à corruption : d'autant qu'elles ne cessent iamais d'agir l'vne en l'autre, iusques à ce que par la ruine du corps, chacune substance retourne à la matrice de laquelle elle est sortie. Ce desordre fatal donc est cause de la corruption de ces Sels : & par consequent des Vlceres, & finalement de la totale ruine du corps, s'il n'y est diligemmẽt pourueu par le prudent & docte Medecin, en repurgeant & contrẽperant le sang en telle façon (par les moyens qu'il enseignera cy apres en la premiere partie du troisiesme traicté de ce liure) que demeurãt en sa naturelle tẽperature & harmonique proportion, le corps demeure apte à faire toutes ses actions naturelles : il conclud donc que puis que le Sel est cause des Vlceres, & que le Sel est mineral (à la proportion des Sels du mõde) que la cause des Vlceres est minerale & non pas les quatre humeurs. Mais ceux qui voudroyẽt defendre & soustenir la cause des humeurs auec Galien, Auicenne, & les autres leurs successeurs, pourront dire qu'ils accordent que la cause des Vlceres procede des veines : mais que le sang est cõposé des quatre humeurs, qui toutes ensemble sont le sang, & que des humeurs, les vnes sõt naturelles les autres nõ naturelles, lesquelles (quãd elles sont tant surabondantes, que nature ne s'en peut descharger par ses propres emunctoires) se corrompent : & defluẽt sur les parties qu'elles rongent & mangent, & partant que ce sont elles qui sont cause des Vlceres, & se faut cõtenter d'elles, sans recercher autres nouuelles causes, non encores ouyes ni entendues : ioinct qu'encores qu'on les pourroit nommer autremẽt qu'humeurs, que pourtãt il n'est ia besoin d'innouer ces mots, puis qu'on ne laisse pas de les guerir, encores qu'on ne les nomme pas par tels mots & termes nouueaux. A quoy on respondra qu'on n'ignore pas qu'Hippocrate a constitué quatre humeurs au corps humain, assauoir le sang, la pituite, la colere iaune & la noire, qu'il semble appeller Eau au quatriesme liure des maladies, disant la ratelle estre son siege, cõme il faict le cerueau celuy de la Pituite, & la petite vessie du foye celuy de la colere, le cœur celuy du sang (au lieu du foye des veines & des arteres) : toutesfois cela n'ẽpesche pas que le Sel ne soit la cause

des

des Vlceres, non pas les humeurs qui ſont naturelles, innées & parties du corps, qui ſont neceſſaires aux actiõs de l'homme: & partãt d'autant qu'il eſt beſoin que toutes les parties du corps ſoyẽt nourries & entretenues, & que tout ainſi que (cõme dit Hippocrate au 4. liure des maladies) les plantes de la terre, tirent & ſuccent chacune leur nourriture d'icelle, telle qu'elle leur eſt propre & conuenable, & que ſi la plante ne l'y trouue elle ne profite pas, ni les ſemences ne peuuent produire leurs plantes & fruicts, pour eſtre priuées de leur nourriture conuenable: ainſi il eſt neceſſaire que la maſſe de laquelle toutes les parties du corps doiuent puiſer leur nourriture, en ſoit munie & pourueuë, car autrement elles ne pourroyent ſubſiſter. D'auantage tout ainſi qu'entre les plantes les vnes ſont douces plus ou moins, les autres aigres, ameres, auſteres, acres, & autres incipides, leſquelles ont chacune beſoin de leur nourriture conuenable & propre, qu'elles tirent & ſucent de la terre (encores que qui la gouſteroit, on n'y aperceuroit pas tant de gouts diuers) ainſi toutes les diuerſes parties du corps humain, tirent leur nourriture des veines, du foye & de l'eſtomach, & puis apres qu'elles ont prins & retenu ce qui leur eſt propre, elles chaſſent les ſuperfluitez par leurs emunctoires à ce deſtinez par nature: mais comme chacune d'icelles eſt compoſée des trois ſubſtances, il faut auſſi que la nourriture le ſoit, & partant elle contient ou doit contenir le Sel propre à chacune partie & qui ſoit proportionné, autrement au lieu de la nourrir & entretenir elle la ruineroit. Or il a eſté comme dit eſt conuenablement & harmoniquement proportionné, & demeure touſiours tel pendant & iuſques à ce que le deſtiné & naturel deſordre, n'a point encores produit ſes effects, durant lequel temps le corps humain demeure ſain & entier, pour ſon regard: au lieu que quand il commence à faire ſon œuure & prenant racine au corps il gaſte le Sel qui eſt le Baulme & conſeruatif du corps, alors nature taſche à s'en deſpeſtrer, & le renuoye ſur les parties plus propres à le receuoir, où eſtant il commence à bourionner & florir, comme on voit le Salpetre qui ſort de terre, & commence à combatre nature pour la ruiner, tout ainſi qu'il la conſeruoit eſtant contemperé. Et ſi là il eſt le plus fort & ſoit dominateur, il s'arreste là: & rentre dedans les veines par lesquelles il estoit decoulé,& s'y arreste,& plante ses racines pour s'y manifester par ses œuures, apres auoir gasté & corrompu la temperature de la partie. Encores moins sont-ce les humeurs qu'ils appellẽt non naturelles, sinon en tant que c'est le Sel resolu : car comme il a esté dit souuẽtesfois, il n'y a humeur qui n'aye en soy les trois principes,desquels il n'y a que le Sel qui soit corrosif, & partant qui puisse ronger & entamer la chair ni la peau:ni exciter douleur en separãt par soy-mesme les parties qui doiuẽt estre cõioinctes naturellemẽt,ni faire & exciter les Vlceres. Et ne faut pas trouuer estrãge le chãgemẽt des noms & la diuersité des mots: car puis q̃ le Sel est la cause, & que ce qui est au monde se doit cercher en l'homme : tout ainsi qu'au monde il y a diuers Sels, desquels les proprietez sont toutes diuerses, on trouue aussi qu'il y a des Vlceres qui representent tels Sels parce qu'elles retienent la proprieté d'iceux : parquoy on n'a pas faict improprement en les nommant par noms qui denottent leurs proprietez & la cause d'icelles, comme on le verra plus amplement ci apres. Et touchant ce qu'on dit qu'on les a bien gueries, estant fondé sur les anciens fondemens, recognoissant les humeurs vicieuses & corrompues pour leur cause: on dit que ç'a esté d'auanture, ou au temps que la cause estant dissipée, nature les eust gueries d'elle-mesme, ou que c'estoit quelque petite Vlcere, qui a esté aisement seichée par abstinence, parce que la cause estoit encores petite, & ne faisoit que commencer de naistre: ce qui a principalement esté faict quand le malade c'est adressé à quelque prudent Medecin, qui a corrigé le sang, & tiré celuy qui estoit mauuais, en corrigeant par ce moyen (sans y penser le plus souuent) la miniere & cause du mal. Plusieurs de mesme (suiuant le conseil de Galien) preuienent & gardent que ceux qui souloyẽt estre trauaillez par les gouttes ne le soyent plus,par le moyen de la Seignée faicte auant le temps qu'elles deuoyent entrer en leur paroxisme, ou par entiere abstinence du vin, qui sont deux tresexcellens remedes pour les gouttes, encores qu'ils en ignorent la cause comme nous le monstrerons (Dieu aydant) en vn traicté expres. Mais où guerissent-ils les Cancer & Noli me tãgere, principalement s'ils sont Vlcerez, par leurs frequentes & reiterées purgations de la colere bruslée, & des autres qu'ils dient en estre la cause? Comment aussi guerissent-ils les mau-

uaise

uaiſes iambes,qui ſont affligées par les Vlceres malignes, rongentes,& intraictables, par les purgations & diettes,& infinis autres remedes, ni pareillement les fiſtules & pluſieurs autres Vlceres. Certainement ſi les humeurs en eſtoyent cauſe comme nous l'auons creu iuſques à preſent,elles ſe deuroyent guerir par les frequentes & reiterées purgations : & ſi les parties qui les engendrent ſe pourroyent tellement temperer, tant par medicamens exterieurs & interieurs, que par la façon de viure, que le mal deuroit guerir,ce qu'il ne faict pas. On dira toutefois, que quand le malade vit intemperement, que ſon mal en eſt aggraué,ce qu'on accorde, mais c'eſt parce que la miniere du Sel en eſt accreuë. Puis il a ſi deuant monſtré aſſez clerement, que les humeurs ne doiuent point eſtre accuſées, parquoy il ſe faut arreſter au Sel pour la cauſe des Vlceres, lequel comme il eſt diuers & de diuerſes qualitez, faict auſſi des Vlceres de diuerſes façons, comme il ſera amplement declairé ci apres.

De la ſemence qui eſt cauſe efficiente de la vieilleſſe, & qui eſt predeſtinée à faire les maladies.

CHAP. X.

IL n'y a perſonne qui n'aduouë & confeſſe que nous ſommes predeſtinez à la mort, des noſtre premiere conception & naiſſance. D'où il s'enſuit que les maladies qui nous ſuruiennent ſont ſuſcitées par deux cauſes : deſquelles l'vne eſt en nous,l'autre en eſt dehors & n'eſt point de noſtre nature. Cõme pour exẽple,nous ſcauons tous que la peſte eſt du tout cõtre nature & outre nature, parquoy il eſt manifeſte que ſa ſemence vient en nous du dehors : ainſi il faut iuger que les autres maladies (deſquelles le nombre eſt infini) ſont plantées en nous chacune par ſon laboureur. Car Dieu auoit premierement creé l'homme à ſon image ſain & parfait, mais n'ayant peu demeurer en ceſte perfection & s'en eſtant priué par ſa deſobeiſſance, il a tant attiré de miſeres ſur luy que Dieu s'eſt repenti de l'auoir faict : qui a eſté cauſe qu'apres ceſte cheute, Dieu a ſemé dedans les hommes toutes ſortes de maladies par ſa malediction, de façon que toute homme n'aiſt predeſtiné à ſon propre mal. Puis donc que ceſte naiſſance & origine, par ordonnance diuine amene auec ſoy la ſource & commen-

Semences des maladies.

Gen. ſ. 6.

cement de toutes maladies, nous dirons que ceste source en est la premiere cause, & qu'elles sont le terme ou la fin de la vie. Toutesfois ceci n'apartient aucunement à ceste maladie que traicte la Medecine : car la cause de celle qui est l'obiect de la Medecine, est hors ceste predestination, & est semée par nostre propre corruption. Mais afin que nous-nous arrestions au discours des Vlceres, il faut noter qu'il n'y a nul desordre au corps humain, que celuy qui a esté suscité par la premiere semence, lequel y faict comme vn seditieux en la republique : car tout ainsi que le commencement des seditions est occulte, caché & insensible, ainsi il est impossible de voir & cognoistre la premiere cause des Vlceres : parce que comme les premieres corruptions de l'entendemẽt ne se peuuent voir, toucher ni aperceuoir par les sens : aussi ne le peuuent les premieres œuures de nature, & nous sont incognues. Il y a donc quelque chose qui ne se peut exprimer ni declairer par paroles qui faict que ceste habilité, puissance ou dispositiõ, est tournée & reduite en effect. Comme pour exemple, le Sel qui est au sang est propre, habile & dispose, pour ronger la peau & la chair. Parquoy (suiuant la lumiere de nature & ce qu'on peut aprendre d'elle) ie suis en ceste opinion, que Dieu a mis en nous comme vn autre homme, qui a cognoissance de beaucoup de moyens pour nous nuire, car Dieu veut que soyõs affligez par diuerses miseres & calamitez. Comme qu'il en soit c'est sans doute que les premieres causes des maladies ne se peuuent trouuer autrement qu'il a esté demonstré, comme aussi il est bien certain que les Vlceres prouienent du Sel: mais ie ne scaurois autrement declarer, d'où c'est qu'il a receu ceste habitude & proprieté d'agir & faire ses actions de ceste façon ou d'vne autre, sinon qu'il faut imaginer qu'il y a dedans le corps certains ouuriers & architectes inuisibles, & cachez qui les font: car qui a iamais autrement conceu par son imagination, qui est celuy qui est contenu en la semence de l'arbre, qui le taille & forme ? Parquoy il faut penser & imaginer en son entendement, qu'il y a quelque chose en l'homme qui rẽd & donne l'habilité à toutes choses.

Qu'elle maladie est l'obiect de Medecine.

L'homme interieur cause de nostre ruine.

Anno-

L a dit au chapitre precedent, qu'il y a naturellement vn certain desordre fatal, en toute chose elementaire qui la mene & conduit à corruption. Maintenant il monstre en ce chapitre, d'où vient ce desordre, & comment il produit ses effects. Pour ce faire il prent premierement vne maxime de la Diuine Philosophie, qui est receue & aduouée d'vn chacun, assauoir, Que tous hommes sont nais pour mourir: d'où il conclud que puis qu'il est apparét, que les maladies nous aduienent, & sont suscitées & introduites en nous par causes externes, c'est assauoir par ce qu'on mange & boit, par l'inspiration de l'air, & autres causes qui peuuent faire violence à nature, par leurs actions tant occultes que manifestes: qu'il declaire par l'exemple de la peste, qui est du tout cõtre nature & n'est, ni ne prouient de ce qui est naturellement en l'homme, ains vient du dehors, qu'il est aussi necessaire qu'il nous en aduienne par le moyen des causes internes, qui sont innées en nous. Car puis que nous sommes nais pour mourir, il faut que les causes de la mort soyent en nous des le commencement, & qu'elles prouiennent de la semence, ou qu'elles viennent du dehors, & que les maladies desquelles le nombre est infini, soyent (comme il dit) chacune plantée en nous par son propre laboureur, c'est à dire par sa propre cause. Ce que voulant prouuer & monstrer, il allegue encores, Que Dieu auoit premierement creé l'homme sain & parfaict: quoy disant il monstre & declaire comment Dieu son createur l'auoit rempli & enuironné de tous biens, car il auoit le Ciel fauorable & plain de benedictions, l'air aussi, l'eau & la terre remplie de tous fruicts raportans en eux-mesmes semence pour leur production. Les autres Elemens n'en faisoyent pas moins car vn chacun d'eux raportoit ses fruicts pour son vsage, cependant, & durant le temps qu'il a demeuré en l'obeissance de son createur. Mais il n'a pas eu si tost passé outre l'ordonnance, que l'execution de la menace s'en est ensuiuie, en ce que tous les Elemens & ce qu'ils contenoyent se sont directement bandez contre luy, par la malediction & commandement du createur: car la Terre, qui auparauant luy raportoit par le commandement diuin des fruicts excellens, luy a raporté espines, chardons, & autres herbes venimeuses, encores qu'il soit condamné & obligé de la cultiuer & labourer: l'Eau luy produit & raporte des venins & le suffoque, au lieu qu'elle deuoit arrouser & fournir la terre d'humidité, apaiser la soif de l'homme, & seruir à ses autres necessitez: l'Air au lieu des doux zepires luy raporte des corruptions infinies: & le Ciel tant de maux qu'on ne les sçauroit reciter. Ce qu'il a voulu monstrer en disant qu'il a tant attiré de maux sur luy que Dieu s'est repenti de l'auoir fait: à raison dequoy il a semé dedans les hommes toutes sortes de maladies par sa malediction: tellement que tout homme n'aist predestiné à son propre mal. Or quand il a dit ci deuant que la semence de la peste vient de dehors en nous, puis apres que des maladies chacune est plantée en nous par son propre laboureur, & que maintenãt il dit que Dieu a semé en l'homme toutes sortes de maladies: il veut monstrer que les semences de santé & maladie sont en l'homme, & comment elles y ont esté semées: & suit tousiours la proportiõ & analogie du grand au petit monde: c'est assauoir du monde à l'homme: Car tout ainsi que les Elemens du monde sont comprins en l'homme, comme il a esté cy deuant declaré, il faut aussi recercher en ceux-cy plus particulierement ce qui est es autres. Tout ainsi donc que quand Dieu crea le monde il crea au commencement le Ciel & la terre cõme en vne masse confuse que Moyse appelle eaux, puis apres il fit la lumiere, apres separa les eaux des eaux par le moyen de l'estendue qu'il logea & constitua entre-elles: Il n'y auoit alors aucun astre au ciel, plantes en la terre, animaux en elle, es eaux ni en l'air: ains comme les semences de tout le monde estoyent vnies en ceste masse confuse, lesquelles Dieu separa & diuisa premierement en quatre, quand il lui pleust de desployer & estendre la multitude vnie, en departant à chascun Element les siennes: fit puis apres produire la Terre & les Eaux, fit les luminaires au ciel auec les estoiles, faisant par son commandement, que lesdictes semẽces ayent monstré & faict sortir leur fruict en euidẽce. Car il crea les Elemens pour estre lieu domicille & receptacle desdictes semences ou vertus & puissances, & les remplit chascun des trois substances, qui estoyent propres à chascune des dessusdictes vertus, astres, puissãces ou semẽces, pour former les corps propres à les recepuoir, rendãt par ce moyen visible, & faisant cognoistre les Elemens qui autrement estoyent inuisibles. La

chacune

terre donc que nous voyons,touchons,ſur laquelle nous marchons & ſommes portez,n'eſt propremẽt l'Element de la terre ,ains eſt terre Elementée, remplie & plaine de ſemences pour la production de toutes les plantes,contenant en ſoy , les Soufre,Sel,& Mercure : propres à chaſcune d'icelles , auec les autres trois Elemẽs : qui à ceſte occaſiõ peuuẽt eſtre nommez Eau, Air, & Feu terreſtre : terre aquatique aërienne & ignée: Feu terreſtre aquatique & aërien: Air terreſtre aquatique & ignée:car vn chaſcun des Elemens & tout ce qui eſt en la nature Elementée, les contient tous quatre plus ou moins purs ou impurs.Pareillement auſſi Dieu crea l'homme & le forma du limon de la terre,qui contenoit les trois ſubſtãces propres , & les quatre Elemens:puis inſpira en luy l'eſprit de vie , le faiſant par ce moyen vrayement vn petit monde:il auoit auſſi rempli ſes Elemens de bonnes ſemences , auſquelles il fiſt produire à chaſcune ſes fruicts:c'eſt aſſauoir les bonnes actions : car elles viennent & deſpendent de la ſemence non pas de la temperature, comme Fernel en ſon liure *De ſemine* l'a treſbien demonſtré ſuyuant l'opinion meſme d'Ariſtote. Ceſdictes ſemences ont touſiours continué à faire leurs actions ſaines & entieres, cependant que l'homme a perſiſté en l'obeiſſance des commandemens de ſon createur:mais apres la tranſgreſſiõ,les mauuaiſes ſemences ont eſté laſchées & y ont produict,& produiſent leurs fruicts,aſſauoir les maladies au temps que Dieu a ordonné , leſquelles ſont à la fin cauſe de la mort. Et ne faut pas douter que les maladies n'en viennent , d'autant que la ſeule experience eſt ſuffiſante pour le monſtrer , ſans qu'il ſoit beſoin vſer d'autre preuue:car la ferme & conſtante eſtendue,& continuation ou propagation de la maladie des pere & mere aux enfans, qui ſont pour ceſte cauſe nommées hereditaires, monſtre la force & vigueur de la ſemence : & les maladies qui ſont peculieres à certaines regions,à certains aages,& qui viẽnent en certain temps , monſtrent que leur ſemence & racine eſt en nature. Mais ie voy les naturaliſtes qui ſe ſcandaliſent & ſe moquẽt eſtõnez d'ouir noſtre autheur parlant de la ſemence des maladies , d'autant qu'ils ne les aperçoiuẽt pas au corps comme on faict en la plus part ce des plantes & en pluſieurs animaux , mais ils ne voyent point celles qui ſont cauſe des facultez & actions tant naturelles, animales,que vitales , ni celles qui ſont cauſe des maladies, qui eſt cauſe qu'ils reiettent tout soudain ceste doctrine non seulement comme nouuelle, ains comme fausse & erronée. Toutefois s'il leur plaist de dessiller leurs yeux, & faire comparaison des semences, & vertus spirituelles que Dieu auoit departies à chacun des Elemẽs, auant qu'elles missent leurs fruicts en auant en vertu du commandement diuin, auec celles qui sont de mesme en l'homme, ils se trouueront aucunement satisfaicts: car il ne faut pas cercher corporellement en l'homme tout ce qui se treuue au monde, ains l'y faut cercher spirituellement & en puissance: il n'y faut donc pas cercher les semences vestues de corps qui les couurent & tiennent encloses, comme le gland, la noix, l'amendre, les pepins de la pomme, de la poire, du raisin, ou le grain de froment, du choux, de la lectue & autres, sont celles du chesne, du noier, de l'amendrier, du pommier, poirier & des autres: ou comme faict la matiere blanche & spumeuse des animaux qu'on nomme sperme ou semence, celle desdicts animaux, si on ne veut prendre le corps pour l'ame, la matiere pour la forme, & la maison pour celuy qui habite dedans. Car ne voit-on pas que le noyer sera ia sorti entierement de la noix ayant ses racines en terre, sa tige & ses feuilles dehors esleuées en l'air, & neantmoins si on descouure la noix, on la trouuera seulemẽt fendue, mais on la verra au reste pleine de sa substãce, tout ainsi que si la plante n'en estoit point sortie: le gland, l'amendre & autres noyaux seront de mesme: la febue, le pois, le froment, & la lentille aussi. Le semblable ne s'aperçoit il pas aux oignons qui raportent hors de terre la maison de leur semence? Que sera-ce dõc la semence autre chose qu'vn principe vital esprit ou vertu spirituelle enclose & cachée dedans ce fruict comme l'ame dedans le corps qui a pour matiere & nourriture de la plãte qu'elle veut former ceste substance de laquelle elle est enclose & enfermée, tout ainsi que celle de l'animal a pour la sienne, ceste matiere blanche & spumeuse qui procede du masle, auec celle de la femelle & son sang: car on accordera bien que la semence du masle est comme la cause agente ou la forme, & celle de la femelle comme la matiere: mais ce n'est rien qui ne passe plus outre, cognoissant que comme celle des plantes est contenue dedãs vne substãce ainsi que dãs sa maison, qui contiẽt aussi la matiere, de laquelle elle fait, & forme ce à quoy elle a esté ordonnée par la diuine parole: qu'aussi celle de l'animal qui

Que c'est que semence.

qui est toute spirituelle & comme dit Aristote chaleur nõ pas ignée, ains esprit qui respond en proportion à l'element des estoilles, est enclose en ceste dite matiere blanche pour seruir au mesme effect comme a esté dit. Il ne faut donc pas cercher les semences visibles au corps humain, ains les faut considerer spirituellement en chacun des Elemens humains, comme elles estoyent aux Elemens du monde, auãt la production des plantes & animaux. Car ne voit-on pas encores telles semences qui sont reseruées esdicts Elemens, lesquelles se manifestent & descouurent iournellement, specialement en la naissance des herbes qu'on dit (mais improprement) croistre sans semence: parce qu'elles n'en raportẽt point, (au moins qui soit visible) cõme sont celles que les Medecins & Apoticaires nõmẽt cõmunement herbes capillaires? Ne verra-on pas qu'vne muraille qui aura esté bastie de nouueau, dans laquelle on n'aura iamais rien planté les raportera neantmoins auec le temps, sans qu'elles y soyẽt plantées: & non seulement les capillaires, ains aussi des autres plantes, pourueu que la muraille soit exposée aux vents, & à la pluye? Ou on verra qu'elle en produit les vnes en vn lieu, les autres en autre lieu. Les semences inuisibles ne sont elles pas encores pareillement cachées en l'eau qui ne sont cognues qu'alors qu'elles produisent leurs fruicts en euidẽce? Ainsi il faut considerer que les Elemens de l'homme, sont remplis de semences qui ne sont cognues que par la production de leurs effets, qui sont comme a esté dit des bonnes actions qu'on nomme communement naturelles, & des mauuaises, les maladies & autres actions non naturelles. D'où viennẽt les aigreurs qu'on sent quelquefois en la bouche, sans auoir vsé d'aucune chose qui soit aigre, ni qui se puisse aigrir, sinon des semences d'Alun & de Vitriol qui sont contenues en l'Element de l'eau humaine? ou de celle de vinette ou cheurefeul qui sont en celuy de la terre. Car d'en accuser l'indigestion prouenãt de l'intempetature froide de l'Estomach, en consideration de ce que Galien dit que l'aigreur vient de coction imparfaicte, & que tout ce qui est aigre est froit: il est bien vray que les fruicts qui au commencement sont austeres par coction deuiennent premierement acides, puis apres par coction ceste aigreur se tourne en douceur, & en ce l'aigreur est signe de coction imparfaicte, mais il ne s'ensuit pas pourtant que tout ce qui est aigre soit froit: car il se trouue des substances qui sont purement aigres, lesquelles toutesfois ne sont froides ains chaudes iusques au tiers degré ou plus, telles que sont l'esprit & l'huyle de Vitriol, qui sont tellement chaus, qu'ils bruslent promptement, specialement l'huyle, si on les applicque seuls sur quelque partie du corps, ou mesme sur le drap ou le linge. Les coleres aussi qu'ō nomme prassine & erugineuse, ne viennent elles pas de telles semences? & tant de douceurs, amertumes diuerses & autres qualitez & accidens qui aduiennent ordinairement & offencent ou peruertissent le goust & autres actions du corps, d'où procedent-elles d'ailleurs que des semences qui estoyent & sont cachees chascune en son propre Elemēt: comme celles qui offencent les facultez du cerueau, assauoir la conoissance, l'ētendement, la raison & la memoire qui aduiennent sans aucune cause manifeste: & dequoy ni celuy qui les soufre & endure, ni le medecin ne peuuēt rendre raison: comme des tristesses qui aduiennent souuent & troublent tout le corps: ils diront bien que se sont vapeurs melancholiques, qui s'esleuent & montēt au cerueau, où ils troublent les esprits animaux comme ils ont fait les vitaux: mais d'où viennent telles vapeurs en vn homme qui n'est nullement melancholique, & qui les faict enleuer si soudainement & à l'impourueu, sinon les Astres ou semences du ciel humain, qui troublent par brouillars l'air humain, comme les astres font celuy du monde, par la reiectiō de leurs fruicts. Car les semences de chascun Elément, produisent leurs fruicts en l'autre Element son voisin: assauoir la terre esleue les siens en l'air. L'eau produit les siens en terre. Le ciel iette les siēs aussi en l'air, & l'air les siēs sur la terre. Ainsi l'eau humaine reiette ses fruicts (assauoir les pierres, sels & autres mineraux) en la terre humaine, c'est à dire dedans la chair & parties charnues, où ils engendrent diuerses vlceres, tumeurs & douleurs, comme il sera plus amplement declaré cy apres. Voila donc comme Paracelse dict & enseigne que Dieu a semé en l'homme toute sorte de maladies par sa malediction, & qu'à ceste occasion tout homme naist prædestiné à son propre mal: d'où il cōclud, que puis que ceste naissance amene auec soy par ordonnance diuine la source & le commencement de toutes maladies que ceste mesme source est la premiere cause d'icelles, qu'elles sōt le terme ou la fin de la vie, & que ce desordre fatal qui est en toute chose elementaire, & qui les meine & conduit à corruption,

ption, en procede comme de sa source & semence. Mais il dit que ceste cause n'attouche point à celles que traicte la Medecine : & que les maladies qui en prouiennent ne sont pas submises à elle, car elle n'a point de pouuoir ni de puissãce sur les maladies qui dependent de la predestination, ains sur celles qui sont semées par nostre propre corruption. Ce qu'il ne dit pas sans cause : car puis que le commandement & la defence auoit esté faicte sur peine de la mort, la peine a necessairemẽt suiui la transgression, d'autant qu'il n'y a point de contradiction en Dieu, ains est tout ferme & stable, parquoy la mort & les moyens qu'il a ordonnez pour y conduire le hommes, sont ineuitables, en sorte que les remedes & moyens qu'il luy a pleu ordonner pour suruenir aux autres necessitez sont inutiles. La Medecine donc seruira seulement aux maladies desquelles la cause est semée & suscitée par nostre propre corruption. Par cela nous colligeons que l'hõme est subiect à deux sortes de maladies, desquelles l'vne vient de sa rebellion contre Dieu son createur, & contre laquelle la Medecine n'a aucun pouuoir : l'autre, qui depend de la premiere, vient par sa propre corruption. Mais pour entendre & sçauoir comment la corruption de l'homme seme en luy & y engendre les causes des maladies : il faut derechef considerer, que quand Dieu crea le monde & les fruicts des Elemens, il les crea tellement purs, qu'ils ne pouuoyent faire dommage ni nuire aucunemẽt à l'homme : ioinct que l'homme aussi auoit esté creé en telle integrité, que tout ce dequoy Dieu luy auoit donné & permis l'vsage, ne luy pouuoit faire dommage aucun, mais comme il a esté maudit à cause de sa rebellion & les Elemens à cause de luy : ses puissances & semẽces desquelles elles procedent, ont esté non seulement affoiblies, & les mauuaises semences lauées en luy, en la terre & autres Elemens, mais aussi les plantes de la terre & les animaux s'en sont resentis à cause de luy : car encores que les bonnes semences soyent demeurées en terre & es autres Elemens, elles ont neantmoins esté vestues, & enuironnées de mauuaises teinctures, ou vertus qui les corrompent, tellement que plus elles ne font seulement bien à l'homme qui en vse, ains luy aportent aussi le mal auec le bien comme nous le dirons maintenant.

Pour ce faire il faut premierement notter ce qui a esté dit cy deuant, assauoir que la terre que nous habitons & sur laquelle nous marchons, n'est pas ce que nous nommons proprement Element, ains est terre elementée: chose qui n'est mise en doute par aucun, & qui a esté prouuée par les Philosophes disans que le simple Element ne peut estre veu, touché, ni tomber aucunement sous le sens: non plus que l'eau visible est l'Element simple de l'eau, & l'air que nous inspirons celuy de l'air. Il est aussi tant apparent que ie ne croy pas qu'aucun en doute, que chacun des Elemens (que nous nommons Elemens elementez) produit & engendre la plus part de ses fruits & les iette dedans l'autre Element son voisin, cõme la terre faict les plantes en l'air, autres en l'eau, comme le coral: & l'eau les siens en terre assauoir les metaux, mineraux & pierres. Mais vn chacun d'eux tire & succe sa nourriture du lieu auquel ses racines sont fondées & d'où elles produisent, assauoir les plantes de la terre & les mineraux de l'eau: d'auantage d'autant que la nourriture n'est pas tousiours pure, s'il y a quelque chose de superflu, les plantes le reiettent à la superfice d'icelles, & les mineraux en la terre, laquelle à ceste occasiõ est (en plusieurs mines) remplie de vapeurs si mauuaises & tant venimeuses qu'elles tuent l'homme bien soudain, s'il n'y prent garde pour s'en retirer, par la cognoissance qu'il en a tant au sentiment, que par le regard de la flamme du feu qui luy est donné pour sa conduicte: outre-ce il y a encores des vapeurs Arsenicales, Sulfurées, Mercuriales, Realgurines, Nitreuses & autres, lesquelles (encores qu'on ne voudroit aduouer que les mineraux eussent excremens) sont venimeuses, les vnes seules, les autres non, ains meslées ensemble, desquelles partie est retenue en terre, l'autre est souuent euaporée ou exalée en l'air, où elles engendrent souuent des corruptions qui causent puis apres des maladies pestiferes & contagieuses, autrefois engendrent des commettes en l'air & autres meteores, les y nourrissent selon l'aduis & opinion d'aucuns, qui ne croyent pas qu'elles viennent des Astres du ciel comme faict & enseigne nostre Paracelse. Or de toutes cesdictes vapeurs estans contenues en terre, aucunes sont legeres & tendẽt à la superfice d'icelle, ou aucunes sont retenues y estant conuerties en humidité par le moyen de la frescheur, laquelle humidité y demeure, tellement que par ce moyen l'Element elementé ou la substance de la terre n'est pas pure, ains est remplie de

beau-

beaucoup de superfluitez venimeuses : comme est aussi l'eau pareillement : car encores qu'elle iette ses venins en terre sçauoir est les Arsenics & autres mineraux, il y en reste tousiours pour la nourriture & accroissement d'iceux, qui y est tellement incorporé qu'il est bien difficile (s'il n'est du tout impossible) de les separer: ne parlant point pour maintenant des diuerses substances tartareuses qui sont comprinses en l'vn & en l'autre des Elemens parce que (Dieu aidant) nous en traicterõs en autre lieu. Puis donc qu'ainsi est que les plantes tirent & succent leur nourriture de la terre, il est impossible qu'elles ne succent le mauuais auec le bon (parce qu'ils sont incorporez ensemble) & qu'elles n'en retienent portion de la vertu, comme il est apparent en la vigne de laquelle le suc du fruict raporte l'odeur & le goust & de la terre où elle est plantée, & de ce qu'on mesle auec elle pour l'engresser, (si toutefois il a quelque odeur grande) & seruir de nourriture à la vigne, tellement que plus y en y a plus elle en retient. Ainsi il ne faut pas douter que les plantes ne tirent du mauuais suc auec le bon, plus ou moins selon la multitude d'icelles & l'abõdance du suc : comme Mesué raporte que la Colocynte, qui, comme estant medicament laxatif, est de soy des plus mauuais & venimeux : est encores rendue pire si elle est seule en la plante, parce qu'elle reçoit tout le mauuais suc, & que la plante soit aussi seule au lieu où on la recueille, principalement (dit-il) si le lieu est tousiours humide, ou poudreux, ou proche des bains naturels ou est abondant en serpens : quoy disant il monstre que ce n'est pour autre raison qu'elle est pire que les autres, sinõ qu'elle tire & retient plus de venin : voire tout celuy qui est en la terre où elle croist qui se cognoist en estre plus remplie par les signes qu'il en donne. Premierement la terre qui est fort & tousiours humide n'est salubre parce qu'elle est telle pour estre priuée des rayons du Soleil qui purifie toute chose & leur donne vie, tellement que la terre qui en est priuée retient en soy tous les excremens & superfluitez qui y sont accumuleés : ou si elle est eschauffeé par le Soleil, les mauuaises humiditez y sont si abondantes qu'il ne les peut seicher, & est tel lieu, comme receptacle des excremens de la terre. Au contraire celle qui est poudreuse est tellement eschaufeé par les rayons du Soleil, qu'elle est comme brusleé, & par consequent l'humidité qui reste en ceste terre estant brusleé est rendue plus amere

& mauuaise, car tout ainsi que les bonnes & louables coctiõs se font par la chaleur temperée, ainsi par l'intemperé se font les mauuaises. Au lieu donc où la terre est fort poudreuse le suc y est bruslé & mauuais: parquoy les plantes qui le tirent, sont rendues plus mauuaises, qu'elles ne seroyent en autre terre plus temperée. Le troisiesme signe est l'abondance des serpens, qui monstrent la terre & l'humeur d'icelle estre accompagnée de mauuaise qualité. Pour le quatriesme il dit si le lieu est proche des bains naturels, auquel lieu les mineraux sont quelquefois assemblez bons & mauuais, & là les vapeurs arenicales & autres sont reiettées aux enuirons & superficie de la terre, de laquelle la plante tirant le suc, en est rendue beaucoup pire. Outre le desordre donc qui est naturellement en nous à cause du peché lequel est cause que les substances desquelles nous sommes composez, les Elemens & leurs qualitez se contrarient & font la guerre l'vn à l'autre, & que les vertus ou semences qui faisoyent leurs actions en nous sainement & purement, sont debilitées à cause de la rebellion: nous attirons encores la semence des maladies en nous du dehors, partie par nostre propre faute, & partie par necessité. Par necessité nous le faisons par l'vsage (ou abus) des choses qui esmeuuent necessairement le corps, comme sont les choses qui sont prinses dedans le corps, soyent viandes, bruuages ou medicamens: les actions tant du corps que de l'esprit: les choses qui sont retenues dedans le corps, ou qui en sortent & en sont chassées: & ce qui le touche, enuironne ou luy est appliqué par dehors.

Or nous sommes contrains pour l'entretien de la vie, vser des viãdes que Dieu a creées pour ce faire, assauoir des plãtes, fruicts & semences, & de la chair des animaux, ou autre chose qui vient d'eux, soyent terrestres, aquatiques ou moyens: qui est cause que l'homme est subiect à plus de maladies que ne sont les animanx ni les plantes, car les plantes n'ont que celles qui viennent de la contrarieté des substances desquelles elles sont composées, & des excremens & superfluitez de la terre qu'elles tirent auec leur nourriture, les animaux viuent des plantes & des Elemens, parquoy ils sont subiets au mesme mal de la contrarieté des substances & Elemens, puis à celuy qu'ils retirent des herbes, & de l'eau ou autre bruuage qu'ils boiuent, mais l'homme vse & vit des Elemens, des herbes & de la chair des animaux, parquoy il est subiect à toutes les maladies des autres creatures Elementaires, & aux siennes, qui viennent de ses parens ou de sa composition. Il est aussi contraint & forcé d'inspirer l'air & aucuns de boire en l'eau pure, ou le vin, ou meslez ensemble, ou bien autres sucs d'herbe ou de fruict. Comme aussi nous sommes contrains de faire quelque exercice du corps & de l'esprit, si nous ne voulions estre & ressembler les pierres ou souches à demi-mortes.

Il faut pareillement que les excremens soyent chassez du corps pour l'entretien de la santé, puis qu'ainsi est qu'ils sont inutiles, & superflus, qui est ce à quoy nous sommes necessairement subiects. Mais la faute gist en l'abus qu'on peut commettre en leur vsage. Car Dieu a donné iugement & raison intellectuelle à la pluspart des hõmes, outre & par dessus la naturelle, par le moyen de laquelle ils peuuent iuger d'eux-mesme, ou apprendre d'vn autre, ce qui est bon ou mauuais, & le moyen comment il en faut vser: & toutesfois encores que plusieurs sçachent bien que les choses sont mauuaises, pour l'auoir apprins par l'estude, ou l'auoir entendu d'vn autre qui en auoit cognoissance ou pour l'auoir experimẽté: ils sont neantmoins tant subiects à leurs appetis & volontez plus que brutales, que mettans leur santé en oubli, ils vsent (ou plustost abusent) des choses que Dieu auoit creées & ordõnées pour l'entretien de la vie de l'homme, afin qu'il en vsast sobrement auec action de graces: sans garder ni obseruer qualité, quantité ni ordre: ains se veautrent en leurs voluptez, en suscitant par ce moyen & resueillant la semence des maladies, qui estoit comme endormie & assopie ou en repos au corps, attendãt le temps predestiné à faire ses actions: mais outre le mal que font ces semences ainsi suscitées, celles qui sont arrestées au corps qui sõt contenues dedans les superfluitez excrementeuses, qui n'ont peu estre chassées par nature, ains se sont amassées és parties du corps qui sont propres à les receuoir, comme sõt les lieux vuides à l'ẽtour du foye, de la ratelle, des reins & de l'estomach, ou l'estomach mesme, le foye, la ratelle, le pancreas, le mesentere & autres voisines: font & suscitent plusieurs maladies (que nostre autheur nomme proprement alimentaires) telles que sont plusieurs fieures tierces nothes, quotidienes & autres: qui sont facilement gueries par purgations, quand elles sont instiriées & ordonnees de bonne heure, & à propos: auant qu'elles ayent planté & entẽdu leurs racines plus au loing: car quãd cela est aduenu, alors elles font la nicque aux purgations, & requierent autres remedes specifiques plus subtils, afin d'aller cercher leurs racines iusques au fond. Cesdictes maladies aduiennent le plus souuent, & presque tousiours par la faute de celuy à qui elles aduiennent, non seulement par ce qu'il faut en l'vsage des viandes, mais aussi en ce qu'il est si paresseux & negligent de sa santé, qu'encores qu'il cognoisse que nature, à cause de son infirmité & foiblesse, retient telles superfluitez dedans le corps, & ne les chasse pas, il le mesprise & ne faict conte de l'en soliciter par medicamẽs à ce propres & conuenables. Or ce sont cy les maladies que nostre Paracelse dit estre l'obiect de la medecine, & non pas celles qui dependent de la predestination comme il a esté dit. Apres continuant son discours & s'arrestant à celuy des Vlceres, il cõclud & resout d'où c'est que vient se desordre, & comment il faict ses actions: en quoy vsant de similitude, il le compare à vn sedicieux, qui faict & excite des seditions en la republique, lesquelles sont inuisibles & ne peuuent estre apperceues au commencement: ainsi pendant que les substances du corps demeurent en leur lieu proportionnées l'vne à l'autre, le corps est sain, mais aussi tost qu'elles commencẽt de se separer l'vne de l'autre ou s'esleuer, comme a esté dit cy deuant, suiuant l'aduis & opinion d'Hippocrate, estans esmeues & suscitées par nostre propre corruption & vsage immoderé des choses que nous nommons non naturelles, alors elles produisent leurs effects, desquels il est impossible de cognoistre les premiers commencemens, non plus qu'il est possible de veoir faucher & conoistre les premieres corruptions de l'entendement. Puis apres pour essaier à declarer plus familierement cõme les choses se font en l'hõme il dit, qu'en luy il y a vn certain esprit, comme vn architecte, qui a cognoissance de plusieurs choses, qui n'est autre chose, que l'esprit contenu dans la semence, qu'il nomme mechanique, à cause de ses diuers ouurages. Et comme celuy qui est cause des bonnes actions est au principe vital ou en la semence: celuy aussi qui excite les causes des maladies, est aux semẽces d'icelles, & les dispose selon la volonté de celuy qui faict estre les choses qui n'estoyent point. Il dit donc qu'il y a quelque chose en l'homme qui ne se peut autrement declarer par

paroles

paroles, qui reduit les habilitez de puissance en effect: dequoy il allegue l'exemple du Sel qui est au sang, lequel est propre pour ronger la peau & la chair lors qu'il est reduit de puissance en effect, mais ne pouuant autrement exprimer ceste chose il dit, que comme on ne voit aucun mouuement au monde priué de son moteur, & que toutes choses se font par le moyẽ de leurs causes efficientes, que Dieu a mis en nous comme vn autre homme, qui a cognoissance de beaucoup de moyens pour nous nuire, parce qu'il veut que soyons affligez en diuerses façons: en quoy il ne veut entendre autre chose par cest autre homme, que ledit esprit cõtenu en la semence, ou cest Astre & vertu qui est cause des actions: ce qu'il declaire encores plus manifestement en disant qu'on ne peut autrement trouuer les premieres causes des maladies. Car tout ainsi que Galien dit que les temperatures sont causes des facultez naturelles, desquelles dependent les actions, & au contraire que les intemperatures corrompent les facultez, & partant sont cause des maladies (car quant à celles qui sont en mauuaise composition on n'en est point en different) ainsi si les actions & facultez naturelles prouiennent de la semence naturelle, les maladies aussi viendront des semences non naturelles, qui y ont esté laschées par la malediction, ou qui y entrent ordinairement comme il a esté dit, lesquelles semences sont spirituelles & plaines d'esprits ou de vertus spirituelles qui le font. Et pour le donner plus facilement à cognoistre, & le monstrer comme au doigt, apres qu'il a encores dit qu'il est certain que les Vlceres prouiennent du Sel, mais qu'on ne sçauroit autrement imaginer d'où c'est qu'il a receu ceste habitude d'agir d'vne ou d'autre façon, il veut qu'on imagine au corps comme certains ouuriers architectes inuisibles & cachez qui font ces choses, en disant donc qu'ils sont inuisibles & cachez, il demonstre que ce sont esprits. Ce qu'il monstre encores plus euidemment, par l'exemple de l'Esprit contenu en la semence de l'arbre, qui le taille & faict tel qu'il est. Concluant par cela qu'il en faut autant imaginer en l'homme.

Des Elemens & de leurs actions au corps humain.

CHAP. XI.

LEs anciens ont songé & forgé vne certaine harmonie des quatre humeurs au corps humain: mais il est bien aisé de mõstrer par beaucoup d'argumens, que ceste imaginatiõ est vaine. Car puis que le corps humain est creé à l'exemple du grãd monde, il est manifeste qu'il contient quatre Elemens, non pas quatre humeurs. Ie ne nomme pas Element les simples qualitez assauoir le chaut, le froit, le sec & l'humide, mais vne vraye substance, laquelle n'a pas seulement vn accord & concurrence de deux qualitez, ains les comprent toutes ensemble. Comme ie dis que l'Element de la terre est, non pas ce qui est seulement froit & sec en elle, ains aussi ce qui est froit & humide, chaut & sec, & chaut & humide: c'est assauoir que sous le nom de la terre, il y faut cõprẽdre tout ce qu'elle produit. L'eau est de mesme, car ce qui en est fait, & qui se reduit en elle est comprins sous l'Element de l'eau. L'air aussi le vent & autres choses aëriennes portent le nom de l'Element, non pas de la seule complexion, ains de toute la substãce. Ie di aussi que l'Element du feu, c'est le ciel ou firmament, & tout ce que il contient, soit chaut, soit froit, comme le Soleil & la Lune: humide & sec comme la pluye, la neige & autres. Il faut semblablement dire que l'homme est composé des quatre Elemẽs & que le feu en l'homme c'est l'ame: la terre & tout ce qui est composé & engendré de corps & substance seiche: & ce qui est engendré & fait de liqueur, est l'Element de l'eau: ainsi ce qui sort du vuide où il n'y a aucune substance, est nommé & prins pour l'Element de l'air: il s'ensuit donc que la Colique est faicte par l'air, & que les melancholiques seroyent mieux & plus proprement nommez Lunatiques: les colériques Martiaux: les flegmatiques, Verseaux: & ainsi des autres desquels il n'est ia besoin dire d'auantage: car il suffit qu'ayõs touché ce qui appartient aux Vlceres. Il faut aussi noter & sçauoir qu'il est besoin d'attribuer les maladies de la teste à la teste, celles du foye, au foye, celles de la ratelle à la ratelle: & non pas au flegme, au sang, ni à la melancholie: car il aduient beaucoup de maladies en ces parties, en l'absence & hors la presence de ces humeurs. Parquoy il faut bãnir de la Medecine c'est

Il faut considerer les quatre Elemens au corps humain non pas les quatre humeurs.

La terre.

L'eau.

L'air.

Le feu.

origine

origine des maladies, attribué (fantastiquement) aux humeurs: parce que la cause des maladies est bien autre, que n'est ceste fantasie née dedans le cerueau des hommes: puis que donc il est ia presque confessé que les Estoiles peuuent amener les maladies, non pas vne seulement mais toutes, il faut quitter ces humeurs, parce que les maladies naissent & sont du corps de l'homme, comme les plantes sont de la terre: comment donc dis tu que les maladies prouiennent de la melancholie & autres humeurs? La faute de ceste maxime est intolerable, par laquelle ils veulent maintenir & prouuer la cause des maladies par la semblance des temperatures, car ils dient, ceste maladie est melancholique, pourquoy? parce qu'elle est froide & seiche, & de mesme temperature, que la melancholie. Mais voyez la belle philosophie, & comme si la temperature, de l'Elementé, & celles de l'Element n'estoyent diuerses. Qui sera celuy qui dira que le Bassinet iaune ou *Flammula* soit froit & sec parce qu'il est nay de la tere. Qui n'a obserué plusieurs fois que l'enfant n'a pas la temperature de son pere? Parquoy ie iuge, qu'il peut naistre de l'Element de la terre qui est en l'homme, vne maladie chaude, & vne seiche de l'Element de l'eau, comme fait le Lin aquatique en l'eau du grand monde. Pareillement les choses qui blessent la raison en l'homme, prouiennent de son firmament, & ne faut pas qu'aucun die, que le mal soit fait par aucune des quatre qualitez, mais bien faut iuger la diuersité par la varieté des Estoiles c'est assauoir de la Lune ou de quelqu'autre. Parquoy l'intention de celuy qui veut guerir doit estre de combatre les estoiles, & non pas de purger les humeurs. Car tout ainsi que le fer blesse non pas parce qu'il est froit ou chaut, mais parce qu'il est aigu ou tranchant & destiné à cest effect: ou comme vne pierre iettée en vn troupeau d'oiseaux ou assemblée de chiens, les fait fuir & mettre en colere, non pas à raison de sa qualité, assauoir parce qu'elle est chaude ou froide, ains parce qu'elle est pierre, il faudra ainsi iuger des causes des maladies tant interieures qu'exterieures, & n'en faudra aucunement blasmer ou accuser les humeurs.

Les estoiles donnét les maladies.

Erreur des Medecins qui doit estre repurgé.

Celuy qui veut guerir doit cõbatre les estoiles.

NOus auons veu comment Paracelse a monstré (comparant l'homme au monde) que la cause des Vlceres est minerale & qu'elle prouient des sels qui se corrompent par le moyen du desordre fatal qui est en toute chose elementaire, & non pas des humeurs comme on l'a creu & pensé iusques à maintenant: puis apres comment il a enseigné que tant ce desordre qui est cause de la corruption, que les autres maladies & la mort-mesme, prouienent des semences. Maintenant continuant son propos, pour monstrer que les maladies ne vienent pas des humeurs, il deduit la composition de l'homme, en ce qu'il est composé ou contient les quatre elemens. Or premierement, en ce que tout au commencement, il reprēt ceux qui ont eu opinion, & dit, que l'homme estoit composé des quatre humeurs, il ne veut pas nier que le sang, le flegme ou la Pituite, la colere & la Melancholie ne soyent dedans le corps de l'homme, ains au contraire il dit qu'elles y sont & les situe au mesme lieu qu'a faict Hippocrate au quatriesme liure des maladies, excepté toutesfois le sang, qu'il colloque dedans les veines: mesme qu'il a enseigné de purger & chasser hors du corps leurs superfluitez & excremens quand il est besoin: mais il nie que le corps en soit composé: & dit qu'on pourroit prouuer par beaucoup d'argumēs, que c'este imagination est vaine: chose qui se trouuera tres-vraye, par la resolutiō qui se peut faire d'vn corps entier, ou de telle partie d'iceluy que on voudra en ses substāces, car on n'y trouuera pas quatre humeurs ains trois substances, scauoir est l'oleagineuse, l'Aquée & la terrestre: lesquelles pour les raisons qu'auons deduites ailleurs il nōme, Soufre, Mercure & Sel: desquelles trois substances lesdictes humeurs mesme sont composées. Ie ne pense pas aussi que son intention ait esté de vouloir combatre Hippocrate, les sentences duquel il n'eust pas prins peine d'interpreter, s'il ne l'eust eu en honneur & reputation, ioinct que il ne nie pas qu'elles ne soyent au corps.

Mais tout ainsi que ledict Hippocrate a esté contraint d'vser de diuers argumens, & diuerses formes de parler (qui ne sont contraires l'vne à l'autre estans bien entendues) pour rembarrer ceux qui posoyent diuers fondemens en la medecine,

cine, les vns disans que le corps n'estoit que de sang & les autres d'autre chose, comme il apert au liure de la nature de l'homme. Ainsi Paracelse voyant le desordre qui estoit en icelle touchant la cure & guerison des maladies, lequel il a pensé & estimé ne prouenir d'ailleurs, que par la faute de cognoistre les causes d'icelles, a esté contraint de recercher plus exactement les apparens principes de nature, desquels il a peu recognoistre que les actions procedoyent, pour bastir & assoir ses fondemens.

Comme donc quand Hippocrate (au liure de la Nature humaine) faict les humeurs principes de l'homme (contre l'aduis de ceux qui disoyent qu'il n'estoit que d'vn) d'autant que (comme il dit au liure de la Geniture) La semence sort & se separe de tout le corps, assauoir des parties solides, des molles & vniuerselle humidité de tout le corps, de laquelle il dit qu'il en y a quatre especes, c'est assauoir le sang, la colere, L'eau, & la Pituite: car (dit-il) l'homme en a autant d'especes, innées en luy, par lesquelles se font les maladies, puis au quatriesme liure des maladies il dit, Que la geniture procede de toutes les parties tant de l'homme que de la femme, disant qu'ils ont quatre especes d'humeurs au corps, par lesquelles sont faictes les maladies, qui ne viennent pas de violence. Et au premier liure de la Diete, il ne met que le feu & l'eau pour principes de toute chose: & au liure des Principes ou des Chairs, il n'en met qu'vn, assauoir le chaut, il n'est pas contraire à soy-mesme, & ne se contredit pas (comme ceux qui veulent renuerser la doctrine de Paracelse s'ils pouuoyent, dient qu'il fait, lors qu'on l'allegue pour la soustenir) & ne s'ensuit pourtant, qu'il n'y ait autre chose que ces quatre humeurs au corps, ains il a prins ces Elemens visibles & palpables, pour rabatre l'opinion de ceux qui disoyent, les vns que l'homme estoit tout sang, les autres autre chose. Car il monstre assez au liure de la vieille Medecine, qu'il n'a pas entendu de parler seulemẽt de ces quatre humeurs, quand il dit, Que le doux, l'amer, le salé, l'aigre, l'austere, l'incipide & autres infinis sont en l'homme, qui ont en eux toute puissance, qualité & force: en quoy il monstre qu'il recognoist en l'homme des autres substances, outre & par dessus les quatre humeurs. Mais parce que la semence qui est (comme il a esté ci deuant prealegué)

tirée de toutes les parties tant de l'homme que de la femme, assauoir des Solides, molles, & des humiditez, & est humide & spirituelle, & que toutes les parties du corps sont en elle par puissance : c'est pourquoy il a dit que les quatre humeurs qui se descouurent le plus & se monstrent en l'homme, estoyent le principe d'iceluy. Tant s'en faut donc qu'il soit contraire à Paracelse, & que Paracelse vueille contredire Hippocrate, qu'Hippocrate est du tout accordant auec Paracelse, en monstrant au liure des Principes que l'homme est composé à la similitude du grand monde, où il dit. Que ce qu'il appelle chaut est immortel, entẽt, voit, oit, & sçait toutes choses tant presentes qu'à aduenir : & qu'vne grande partie d'iceluy, alors que toutes choses estoyent confuses, se retira à la haute circonference, laquelle partie fust (à son aduis) appelée Ciel ou feu, par les anciens, l'autre partie demeura en bas, & fust appelée terre, ayant quelque chose de froit & de sec, qui est subiecte à diuers remuemens, parce qu'elle retient beaucoup de chaut : mais la troisiesme partie (assauoir l'air) occupa le lieu entre deux ou le milieu qui a quelque chose de chaut & d'humide : & la quatriesme a prins le lieu plus prochain de la terre, qui a quelque chose de fort crasse & humide. Puis apres il dict: que ces choses estans agittées par mouuemens circulaires, quand elles commencent à se mesler & troubler, qu'vne grande partie de ce chaut fust laissée en terre, inegalement toutefois, assauoir en vn lieu plus en l'autre moins, & encores moins en l'autre en quantité, laquelle estoit neantmoins diuisée en petites particules: puis ayant comme descript la generation ou separation des Elemens du monde, il declaire comment se font les generations en la terre icelle estant petit à petit eschaufée : puis de là il declare comment à la similitude des generations mondaines, toutes les parties de l'homme sont engendrées & procedent de ce chaut, par lequel il entend les principes de toutes choses, qu'il a nõmez au liure de la Diete feu & eau, ioincts chascun auec son nourrissier, assauoir le feu auec la terre, & l'eau auec l'air, qui sont contenus en la semence, ou principe vital, auquel Paracelse attribue toutes les proprietez qu'Hippocrate faict à ce chaut, lequel represente comme la masse cõfuse que Dieu crea au commencement: & semble qu'il vueille declairer apertement, que l'homme est vn petit monde, & qu'il est fait & basti à l'image & similitude du grand: tellement
que

que tout ainſi que la terre place l'eau, l'eau l'air, & que le feu eſt eſpandu par tout,fait croiſtre & mouuoir toute choſe:ainſi les parties ſolides du corps contienent les humeurs ou humiditez,& les humeurs les eſprits,& ſont tous trois percez & réplis par la chaleur qui eſt le propre & peculier inſtrument de l'ame celeſte, & le propre lien ou attache d'elle auec le corps. Nous voyons qu'en tout ce diſcours qu'Hippocrate ſemble auoir fait en ſa vieilleſſe apres pluſieurs autres diſputes,recapitulant hautement les ſecrets de nature,il n'y fait aucune mention des quatre humeurs pour la compoſition du corps, ains des quatre Elemens. Ains noſtre autheur monſtre la compoſition du corps, pour mieux monſtrer la cauſe des maladies, & dit tout au commencement que l'imagination des quatre humeurs au corps humain eſt vaine. Car(dit il)puis que l'homme eſt compoſé à l'exemple du grãd monde,il doit con tenir quatre Elemens & nõ pas quatre humeurs. Il ſe faut donc ſouuenir de ce qu'auons dit cy deuant, qu'il ne faut pas cercher en l'homme corporellement tout ce qui ſe voit au monde, ains ſpirituellement, en proprieté & vertu: puis on verra (pourueu qu'on vueille iuger equitablement) que la doctrine de Paracelſe n'eſt pas contraire à celle D'Hippocrate & comment les maladies prouienent des principes, & Semences Hippocratiques,& Paracelſiques,comme il ſera declairé cy apres. Puis apres il declaire que c'eſt qu'il entent par element, diſant qu'il n'appelle pas element les ſimples qualitez premieres aſſauoir le chaut,le froit,le ſec & l'humide,ſoubs leſquelles il comprend la ſimple ſubſtance d'iceux, que les Philoſophes diẽt eſtre inuiſible & impalpable, mais dit que c'eſt vne vraye ſubſtance,qui n'a pas vn accord de deux qualitez ſeulement, ains de toutes les qualitez enſemble: diſant que la terre n'eſt pas ſeulement ceſte ſubſtance, qui eſt froide & ſeiche en la terre ſur laquelle nous marchons, ains auſſi tout ce qui y eſt froit & humide,chaut & ſec,& chaut & humide:comprenant ſoubs ſon nom,toutes les plantes qu'elle produit. Il en dit autant des autres trois elemens c'eſt-aſſauoir de l'Eau, de l'Air & du Feu:puis il declaire quels ils ſont en l'homme, diſant que ſon ame eſt le ciel ou le feu:les parties ſolides & autres qui ſõt engendrées de ſubſtance ſeiche(comme ſont toutes celles qu'on nomme ſpermatiques) ſont la terre: & celles qui ſont engendrées d'humidité(cõme ſont le sãg & les autres humeurs) ſont l'element de l'eau: & que l'air eſt tout ce qui ſent du vuide où il n'y a aucune ſubſtance viſible. Or il parle (en ce lieu-cy) des elemens principiez ou elementez, non pas des ſimples elemens, qu'il appele matrices, ou lieux & eſprits: en ſon liure des Metheores: parce que puis que les Philoſophes ſont d'accord que la ſubſtance de l'element eſt impalpable, & qu'elle ne ſe peut voir ni toucher: & que la moindre partie de la terre que nous voyons n'eſt pas ſimple, ains eſt elementée, ou (comme dit noſtre autheur) eſt principiée, c'eſt à dire munie & fournie des principes, ſubſtances ou matieres qui ſont neceſſaires pour la production des corps qu'elle doit raporter: puis que tel element eſt imperceptible, il cõclut qu'il eſt ſpirituel, & comme matrice de ſes creatures. Parlant donc icy des elemens elementez, il imite & ſuit Hippocrate, lequel (comme il proteſte au commencement du liure de la Nature de l'homme) n'a diſputé des principes plus outre que l'vſage de la medecine & la condition de nature humaine le requierent. Ceux donc qui en diſputent & combatent contre Paracelſe, plus outre que ce qui eſt neceſſaire & requis à l'vſage de l'homme & de la medecine, monſtrent que c'eſt plus par enuie qu'ils luy portent, que pour l'vtilité publique. Car ne voit on pas comment les anciens en ont ſouuent diſputé, & meſme combien qu'Hippocrate en aye debatu diuerſement, que toutefois il s'eſt touſiours arreſté à ce qu'il a veu eſtre plus apparent. Pareillement noſtre autheur nous monſtre ici les quatre elemens deſquels l'homme terreſtre eſt entierement accompli, & non pas les quatre humeurs ſeulement. Mais puis qu'Hippocrate dit que les maladies prouienẽt des quatre humeurs, il faut veoir comment cela n'eſt pas contraire à la doctrine de Paracelſe encores que les paroles de l'vn ne reſſemblẽt pas à celles de l'autre. Il eſt tout euident qu'Hippocrate a demonſtré ces quatre humeurs, qui ſont ſi apparens & manifeſtes au corps humain, que on ne peut dire le contraire, pour rembarrer ceux qui diſoyẽt & ſouſtenoyent que le corps n'eſtoit que d'vn. Or puis qu'il prouuoit & monſtroit que le corps en eſtoit compoſé, il eſtoit auſſi beſoin qu'il monſtraſt que les actiõs d'iceluy prouenoyent de la naturelle mixtion & proportion d'icelles, & qu'au contraire les maladies vinſſent, & fuſſent engendrées de leur diſionction ou diſproportion. Mais au liure de la vieille medecine (lieu prealegué) il a aſſez monſtré qu'il ne s'arreſtoit

pas à

pas à ces quatre humeurs seulement, ains à tout ce qu'il cognoissoit sourdre & naistre de la nature du corps. Nostre Paracelse aussi recerchant la cause des maladies, ne le pouuoit plus exactement faire, qu'en diuisant l'hõme en ses quatre elemens ou bien en les considerant en luy, remarquer ce qui se fait en eux, tout ainsi qu'on fait les generations, corruptions & alterations qui se font en ceux du monde. Puis en les diuisant, departir apres à chascun des elemens ses propres maladies, pour monstrer apres, que tout ainsi que les actions naturelles, procedent de la proportionnée mixtion & contemperation des substances, qui entrent en la composition, & des vertus & semences naturelles, logées & cachées: qu'aussi les maladies prouienent des mauuaises semences, discrasie, & disionction desdites substances, ou eleuation de l'vne par dessus l'autre, suscitée par le desordre fatal qui est en toute creature elementaire: qui prouient de la semence, cõme nous l'auõs assez amplemẽt declaré ci deuant. Ils sont donc d'accord en ce que chascun de eux tire la cause des maladies, de l'indisposition ou discrasie des substances, desquelles il a eu opinion que le corps estoit composé: mais differens en ce que l'vn les a prins d'vne façon, & l'autre d'vne autre: car Hippocrate a regardé seulement ce qui luy estoit apparent à la veue, au lieu que Paracelse les a recerchez plus profondement, en diuisant & separant chacun des corps, en ses plus simples substances, afin d'en mieux cognoistre les effects. Toutefois la contrarieté qui est entre-eux s'apointera aisement, si on veut considerer & examiner la signification des paroles de l'vn & de l'autre, qui exprimẽt vne mesme chose diuersement. Car Hippocrate remarque & considere trois substances au corps, c'est assauoir la Solide, les humeurs & les esprits: ausquelles il distribue & depart toutes les maladies. Or premieremẽt, on les trouuera bien d'accord touchant les maladies des parties solides & humorales (comme ils dient) car les maladies qui se font es parties solides (comme sont les Vlceres & les tumeurs ou enflures) prouienent des humeurs qui y affluent ou des excremens qui y sont amassez & reseruez du reste de la nourriture: & celles qui sont aux humeurs, ou excitées par elles, prouiennent de ce qu'elles pechẽt ou nuisent par leur qualité ou quãtité: & par leur qualité, quand elles sont intemperées ou discrasiées en l'vne des quatre qualitez ou deux ensemble, ou que la substance d'icelles est mauuaise en quantité, lors qu'elles sont plus abondantes qu'elles ne doiuent estre, ou qu'elles sont diminuées: & sont abondantes, ou parce que nature ne les peut conduire, ou parce que les vaisseaux sont trop plains: appelans l'vne plenitude au regard des vaisseaux & l'autre au respect des forces. De ce vice dis-ie des humeurs prouiennent les maladies qu'on nomme humorales: tellement que les maladies des parties solides (sçauoir est celles qu'on constitue en intemperature composée, car on n'est pas en differant de celles qui sont en mauuaise composition) & celles qu'on nomme humorales, prouienent du vice des humeurs: car quand nature en est opprimée soit par leur quantité ou qualité, elle les chasse & renuoye, si elle est assez forte, sur les emunctoires destinez à les receuoir, ou sur autres parties, où se font à ceste occasion, diuerses tumeurs, inflammations & Vlceres, ou si elle ne peut les renuoyer au loin, elles se corrompent diuersement, & se pourrissent dedans leurs vaisseaux ce qui est apres cause de diuerses maladies. Paracelse dit aussi le mesme, mais c'est d'vne autre façon: car il comprent tous les humeurs soubs l'Element de l'eau: il dict donc que l'Elemẽt de l'eau humaine (c'est à dire les humeurs) produit la pluspart de ses fruicts hors de soy & les iette en terre, tellement qu'estant pressée ou chargée de ses mineraux, qui sont de diuerse nature, elle les iette & renuoye dedans la terre (qui est la chair de l'homme auec les autres parties solides comme a esté dict) où ils font diuerses tumeurs ou enflures & des Vlceres ou douleurs de diuerses façons. Mais autrefois ceste eau est agittee par les esprits mineraux y contenus, ou bien est infectée par l'abondãce du tartre resolu, que les medecins appelent assez improprement, flegme au moyen dequoy elle (c'est à dire le sang & les autres humeurs) en est perturbée, à l'occasion de quoy diuers mouuemens aduiennent au corps: comme fieures & autres accidens, lesquels (Dieu aidant) nous declarerons autrepart, alleguans seulement l'exemple des defluxions qui se font, lors que nature se voulant descharger, reiette & renuoye ceste matiere tartareuse, vne fois au cerueau, l'autre sur les poulmons, maintenant sur les muscles intercautaux, tantost sur les intestins, d'où vienent aucunefois les maladies qu'on nomme disenteries, autrefois sur autres parties, où elle excite diuers accidens. De ces mesmes eaux sortent & s'enleuent diuerses vapeurs, qui infectent & troublent les esprits en se meslant parmi l'air & eux, tellement qu'il est bien aisé de voir, à celuy qui ne se voudra siller les yeux par sa propre passion, qu'il n'y a difference que des noms & paroles entre la doctrine d'Hippocrate & celle de Paracelse. Et voila la Pituite & la colere representans le feu & l'eau desquelles sont toutes les maladies (comme dit Hippocrate au premier liure des maladies & au liure des affections) & qui sont comme matrice d'icelles contenans le doux, l'amer, l'aigre, le salé, l'austere, l'incipide & autres qualitez, ou le Vitriol, l'Alun, le Souffre, l'Antimoine, le tartre, le nitre, le Sel Gemmé ou pierreux & autres mineraux de Paracelse, qui sont nommez diuersemẽt, mais qui ont mesmes effects. Toutesfois Paracelse voulãt donner nom à chascune chose, qui denotast sa proprieté, les a nommées par le nom des corps, ausquels telles qualitez se manifestent & descouurent au monde, plustost que par les simples qualitez premieres ni secondes. Or apres qu'il a declairé quels sont les Elemens en l'homme, il monstre par vn ou deux exemples, comment les maladies leur doiuent estre attribuées ou bien aux Astres & vertus qui sont en eux, & sont entendus soubs leur nom, & non pas aux humeurs, attribuant la Colique à l'air, la Melancholie à la Lune, la Colere à Mars, nommant les coleriques Martiaux, & Verseaux les flegmatiques. Mais quant à ce qu'il dict qu'il faut attribuer à la teste les maladies desquelles elle est affligée: au foye celles qui le trauaillent: & à la ratelle les siennes, non pas au flegme, au sang, ni à la melancholie, cela est assez notoire: car on ne dict pas que toutes celles qui viennent en la teste, procedent du flegme, encores que le Cerueau soit son siege, le lieu où il s'engendre, & où il est plus copieux, ains dit-on que quelque fois elles sont suscitées par le sang, autresfois par la colere & autre par la melancholie: mais comme la terre n'est pas vniforme & de mesme nature par tout, ains est diuisée & distribuée en beaucoup de regions, qui sont diuerses en proprietez & temperature, de façon que les plantes & choses qui croissent en l'vne ne sont semblables en goust, proprieté, ni en vertu à celles qui croissent en l'autre: ainsi chacune partie du corps a ses fruicts, tant bons que mauuais, diuers à ceux de l'autre: selon les semences qui y sont, lesquelles ne resemblent l'vne à l'autre: ainsi la teste est souuent affligée de maladies, qui ressentent la proprieté des principes des autres parties, & non des humeurs. Et pour preuue de son dire, il allegue qu'il est presque confessé que les Estoiles peuuent amener les maladies, & non pas vne seulement, ains toutes, & partant qu'il faut quitter ces humeurs: en quoy il monstre la concurrence & accord des Astres humains, ou semences des Elemens du corps, auec les Astres du monde. Car tout ainsi que les semences ou Astres de chacun des Elemẽs, respondent & se raportent ou consentent à ceux du ciel, ainsi sont ceux des Elemens humains. Ne voyons-nous pas les maladies suiure la constitution des temps dequoy les liures d'Hippocrate des maladies populaires, & plusieurs autres nous font foy? Car quand il aduient quelque grande constellation qui a telle force, qu'elle change les effects ordinaires des Astres, comme font les grandes Eclipses du Soleil ou de la Lune, ou la presence de quelque grande Comette, laquelle denotte & signifie quelques grãds effects à aduenir, au temps que tels effects se doiuent monstrer, on ne verra autre chose tant au regard de la temperature & des mutations qui se font en l'air, qu'es autres maux qui tombent sur les plantes & sur leurs fruicts, & des maladies qui affligent tant les hommes que les femmes de tout aage, que les autres animaux specialement ceux qui sont plus menassez par ladite constellation generale: ce qui aduiendra aussi principalement au lieu où elle aura plus de puissance, que sur les autres. Mais en autre temps auquel il n'escherra aucuns effects des constellations generales, alors les particulieres feront ordinairement ce qu'elles ont accoustumé quand leurs effects ne sont pas subuertis par les generaux, comme il a esté diligemment remarqué par les anciens, de la plus part, touchant la mutatiõ des tẽps qui se faict selõ le leuer & coucher des Astres. Or les Astres humains, respondans & s'accordans aux mondains, ont des effects tous semblables, & de là aduient qu'au temps que les constellations generales produisent leurs effects, les hõmes sont presque tous malades (assauoir ceux qui y sont submis) & affligez de pareille maladie, au lieu qu'es autres saisons les vns serõt vexez & tourmentez d'vn mal, les autres d'vn autre selõ le tẽps & la varieté ou meslinge des effects d'vn Astre auec ceux d'vn autre. Il dit donc qu'il faut quitter les humeurs, assauoir entant qu'on a eu opinion que toutes les maladies en prouenoyent: la raison qu'il en donne est, comme s'il vouloit dire que, tout ainsi que les plantes croissent de

la terla terre par le moyen des ſemences que Dieu y a logées, les mineraux, de l'eau, les vens, la manne & autres pareils fruicts, de l'air, la pluie, la neige, les tonnerres & autres metheores du ciel comme il l'a ſuffiſamment monſtré tant en ſes metheores qu'ailleurs: ainſi les maladies procedent de chaſcun element du corps, ſelon les ſemences que Dieu y a miſes, & non pas de la melancholie du ſang, de la colere, ni du flegme. Et pour mõſtrer que cela eſt, il aporte encores des autres raiſons qui ſont touſiours puiſées de ſa ſimilitude diſant, qu'on voit naiſtre & ſortir de la terre des herbes, chaudes, froides, ſeiches & humides & qui ont toutes ſes qualitez meſlées & ſont de temperatures diuerſes: & combien que la terre ſoit froide & ſeiche, elle ne laiſſe pourtant de produire des plantes qui ſont de contraire temperature, & l'eau ſemblablement: laquelle encores que elle ſoit froide & humide, ne laiſſe de produire de fruicts qui ſont chaus & ſecs, & ainſi des autres Elemens, comme le Ciel qui eſt l'element du feu ne laiſſe de produire la neige & les pluies. Ainſi les maladies croiſſent au corps, & du corps: leſquelles ne ſont pas d'vne meſme temperature, ains ſont de diuerſes ſelon le naturel des ſemences: dequoy il donne vn exẽple notable, diſant que, ce qui bleſſe la raiſon de l'homme, prouient de ſon firmament ou de ſon ciel & Element du feu, qui eſt dit fort proprement ſuiuant ſes ſimilitudes & maximes. Car il a dit que l'ame de l'hõme eſtoit ſon ciel ou ſon feu. Or il eſt confeſſé & certain que la raiſon eſt l'vne des principales, facultez ou puiſſances de l'ame, & que chacune d'elles monſtre par ſes effects la bonne ou mauuaiſe diſpoſition d'icelle: ſi donc la raiſon eſt offencée, elle monſtre qu'il y a quelque choſe en ſa ſource (c'eſt à dire en l'ame) qui fait des effects contraires au naturel, & que telle offence vient de là non des qualitez ni humeurs. Mais la queſtion ſera aſſauoir que c'eſt qui peut offencer l'ame ou le ciel de l'homme: car on dict que ce ſont vapeurs qui ſourdẽt & s'eſleuent des mauuaiſes humeurs, & troublent les eſprits & la raiſon, ce que noſtre Paracelſe n'accorde pas, ains en cerche bien la cauſe plus loin: car il n'apelle pas ciel l'ame de l'homme, pour ſe contenter du nom ſeul ſans venir aux effects. Il conſidere donc le ciel fourni de diuers Aſtres & qui ſont de diuerſe nature, tellement que ſelon leur mouuement & changement de place en autre, il aduient iournellement des nouueaux effects. Ainſi il conſidere les mouuemens des Astres du ciel humain, qui sont premieremét cause q̃ les actions & puissances d'iceluy en sont offencées, comme est la raison, qui en est vne des principales: puis apres les autres Elemens en ressentent aussi les effects, qui leur sont raportez par la mutation des esprits, qui sont (auec la chaleur innée) le principal & commun instrument des actions de l'ame, tout ainsi que les influences du ciel sont raportees ci bas, par le moyẽ de l'air qui les reçoit, estant permeable & penetrãt. Il dit dõc q̃ l'offence qui suruiẽt à la raison de l'hõme, viẽt de son firmamẽt (c'est à dire des Astres d'iceluy) & qu'il n'en faut iuger par la diuersité des qualitez, ains par la varieté des Estoiles, desquelles les vnes sont Lunaires, les autres Saturnienes, les autres Iouiales, ou de nature & proprieté de quelqu'autre Astre. Qui le fait conclurre, que celuy qui veut guerir les maladies doit combatre les Estoiles, & ne pas purger les humeurs: quoy disant il ne veut pas empescher, ni defendre de purger le corps des superfluitez excrementeuses, qui restent au corps, des diuerses concoctions, à cause de l'imbecilité des facultez & puissances concoctrice, separatrice & expultrice, & de la faute qui se commet en la façon & maniere de viure, car si tels excremens estoyent retenus au corps ils causeroyent diuerses maladies, selon la proprieté des vertus qui sont en eux. Il ne defend dõc pas de les purger, ains enseigne & dit ailleurs qu'il le faut faire le plus diligemment qu'on pourra: mais il ne parle pas ici des maladies alimentaires, ains de celles qui viennẽt de la semẽce, & qui sont minerales, c'est à dire qui ont leur semence dedans leur element, qui est cause qu'il dit que celuy qui les veut combatre ne gagne rien de s'attacher aux humeurs, parce que ce ne sont pas elles qui font le mal. Or il appelle humeur en ce lieu ci, les excremens qu'on a coustume d'euacuer qu'on nomme communement colere pituite & melancholie, car les naturels ne peuuent estre arrachez ni tirez de leur lieu par la force des medicamens. On ne gagne donc rien de purger les humeurs, si on ne combat les semences qu'il appelle Astres ou Estoiles. Mais par quelles armes les faut-il combatre, sera-ce auec nos medicamens vulgaires, preparez à la façon commune de nos Apoticaires? non: car les corps n'ont aucune puissance sur les esprits: or les Astres & semences sont spirituelles & inuisibles, & ne sont cognues qu'alors qu'elles se manifestent par leurs effects: il les faut

donc,

donc combatre par remedes ſpirituels, tels que ſont les Aſtres Semences ou vertus tirées des medicamens & tellement depurées ou ſeparées de la maſſe terreſtre, qu'elles ſoyent incorruptibles. Et pleuſt à Dieu que ceci fuſt bien empreins en l'entendement des medecins, qui ne cognoiſſent pour cauſe des maladies que les humeurs, qui pechent (comme on dit) ou ſont vicieuſes pour leur qualité ou quantité, & n'y conſiderent pas les diuerſes vertus & proprietez ou ſemences qui ſont en elles, ſpecialement au ſang, tant bonnes que mauuaiſes: qui eſt cauſe qu'ils n'vſent d'autres remedes, ſinon de Seignée & purgatiõ: qui ne peuuẽt oſter la racine du mal, s'il n'eſt alimẽtaire (excepté toutefois la Seignée, parce que la veine eſtãt ouuerte, nature eſſaye de chaſſer dehors ſon ennemi, s'il eſt contenu en elle) mais la racine de la maladie qui n'eſt pas alimentaire, & qui eſt aſſiſe hors les veines, n'a garde d'eſtre arrachée par tels remedes que les vulgaires, parce qu'elle eſt ſpirituelle, & ne peut eſtre vaincue que par remedes ſpirituels comme a eſté dit. Les autres remedes deſquels on vſe encores, qu'on nomme digeſtifs ou correctifs, tels que ſont les ſirops & iuleps ne profitent ſouuent non plus que les premiers, (ſinon à l'Apoticaire qui les fait bien cherement payer) non plus que font ceux que on nomme alterans, corroborans, aſtringens, cordiaux, & de tels autres noms de grande parade, en poudre moyenne aſſauoir en condit, opiatte, poudre ſeiche, tablettes, & autre forme: & ne ſont les correctifs & corroborãs que nature requiert pour combatre les Aſtres ou ſemences des maladies, deſquelles parle ici noſtre autheur: mais il les faut prendre & tirer des medicamens que nature nous preſente & met deuãt les yeux ne requerant qu'vn peu de noſtre peine, pour ſeparer & retirer les vertus des corps qui les tienent enſerrées, comme l'ame eſt dedãs le corps. Car Dieu ne les a pas voulu enuoyer ſeules, ains les a logées dedans des corps afin qu'elles ſe preſentaſſent à nous, parce qu'elles ne peuuent eſtre veuës ni cognues autrement, non plus que l'ame ou eſprit de l'homme ſans ſon corps. Elles donc ne ſe plaindront-elles pas (par maniere de parler) & crieront de ce que ſe preſentans à nous, aucun ne les daigne ſaluer ni reconoiſtre? Et Dieu n'accuſera il point les hommes de nonchalance & ingratitude (ſpecialement ceux qu'il a appelez à la cognoſſance de medecine) de ce qu'il leur a tant donné de biens deſquels ils ne tienent compte. Mais on dira que cela s'adresse aux medecins lesquels respõdront, que ils en ont vsé cõme ils ont esté enseignez par leurs deuanciers: à quoy aussi on pourra repliquer, que les deuanciers ne se sont contentez de ce que ceux qui les auoyent precedé leur auoyent selon leur aduis, inuenté, ains ont tousiours cerché & passé plus outre, suiuant le commandemẽt du Seigneur qui est, Cerchez & vous trouuerez, hurtez à la porte, & elle vous sera ouuerte. Parquoy puis que nous voyons tant de maladies qui demeurent à guerir n'en faudroit il pas recercher la cause: car ce est sans doubte que souuent la maladie est autre qu'on ne la croit: ou que ce qu'on en pense estre la cause ne l'est pas: ou bien si le mal & la cause sont ce qu'on estime, les remedes ne sont pas propres, ou ils sont mal apprestez: toutefois ie suis en ceste opinion que la plus grande faute est en l'aprest des remedes: combien que ie sçache bien aussi que la cause du mal est en doubte aucunefois: pour tesmoin dequoy on pourroit proposer les gouttes. Il faudroit donc cercher le moyen de les aprester en telle façon qu'ils puissent monstrer leurs puissances par leurs effects: mais le mal est que si quelcun l'entreprent & y met la main, voici aussi tost la tourbe des ignorans, qui ne veulent sçauoir autre chose que ce qu'ils ont aprins, qui commencẽt à crier & dire: Quels sont ces empiriques & nouateurs qui veulent tout troubler ce que nous auons practiqué des long temps: tellement que celuy qui le pourroit faire, est contraint de tout quitter, ou changer de pays, ou s'accommoder à eux tant a gagné le mensonge par dessus la verité: dequoy nostre autheur a senti & porté plusieurs fois l'experience: mais cõme pour cela il n'a pas laissé de poursuiure, afin d'inciter ceux qui viendroyent apres luy de prendre bon courage, il est necessaire pour nous acquitter du deuoir de charité, que nous facions comme luy, & qu'incitions au moins les ieunes qui viendront apres d'embrasser ceste doctrine, afin qu'ils puissent, ayans les vertus des medicamẽs, libres cõbatre les Astres ou Semences des maladies, par leurs contraires vertus, qui sont neantmoins semblables en substance. Or il monstre par l'exemple du fer ou des pierres, que les vertus font leur operation non pas par leurs qualitez assauoir parce qu'elles sont chaudes ou froides, mais parce qu'elles sont telles & destinées à c'est effect.

De l'in-

De l'intention des plus grands secrets des Empiriques faicts par foy & imagination, par la consideration des facultez & puissances naturelles.

CHAP. XII.

PARCE que ie n'ay pas seulement dit vne fois mais plusieurs, que l'experience tenoit le premier rang en l'establissement de la medecine : maintenant possible qu'il sera propre & commode de raporter l'opiniõ de ceux qui ont esté de mesme aduis: parquoy ie veux raporter en peu de paroles, les arts par lesquels ils ont acquis ceste experience. Nous auons assez monstré aux chapitres precedans, les fausses & mauuaises sources, desquelles les dogmatiques anciens ont tiré leurs experiences, tellemẽt que il n'est pas besoin à mon aduis, de trauailler d'auantage pour les rembarrer & refuter. Puis donc qu'il a ia esté monstré que l'experiẽce doit estre libre, tenez ces moyens pour l'auoir. En ceci la foy est creance à grande authorité, d'où est aduenu que aucuns ont desiré, d'auoir des visions par le moyen des pierres cõme sont berils & autres. Mais ceci est à sçauoir, que c'est qui se manifeste en ses visions. Il n'y a certes rien contre nature, ni aucune chose contre la proprieté essentielle des creatures: mais assauoir si la chose est ainsi ou non, cela est laissé à leur creance. Qu'il suffise donc d'estre aduerti que l'Ascendant cõstellé de celuy qui cerche diligemment les secrets de nature (qui sont les œuures de Dieu) les luy descouure & enseigne tous, pourueu qu'il soit bon ouurier, à cause de la familiarité qu'il a auec luy, & selon la grandeur d'icelle : de là est aduenu, que les grans & excellens ouuriers, qui ont cerché leurs experiẽces par le moyen des Berils, des mirouers, des ongles & des oiseaux, ont aussi eu leurs Ascendans, qui ont recompẽsé leur credulité de tresbelles inuentions, parce qu'ils ont eu vne grãde creance. Ceste façon a fourni & donné diuers remedes bõs & mauuais, certains & incertains, selon la conuenance de l'Ascendant de l'artiste auec sa geniture. Celuy qui entent ces choses sçait bien qu'il faut repudier, & delaisser l'experience des faux medecins, cõme estãt opposee à la mere d'experience: car nature mesme se donne assez à cognoistre, par le regard & cõtemplation de toutes les parties du corps, par les lineamẽs qui sont tirez & escrits dedãs les mains, & par le regard du visage, quand elle y cõioinct tousiours l'ennemi auec son vainqueur, parce qu'il n'y a maladie qui n'aye sa forme, laquelle enseigne aussi son remede tout incontinent. Comme, l'Anatomie des yeux & celle de l'eufrase ont quelque conuenance & accort ensemble : parce qu'ils viennent d'vne mesme semence, & ne se cognoissent qu'au regard & à la veüe, lequel accort monstre que l'eufrase preserue les yeux de maladie, & guerit celles qui les affligent. Parquoy le Medecin doit trauailler diligemment pour auoir cognoissance de ceste anatomie: parce qu'elle, monstrant l'alliance & affinité de l'homme auec le monde, ou auec la nature exterieure, enseigne le remede de toutes les maladies. Car toute maladie(par maniere de dire) a semblable anatonie, chyromentie, & phisiognomie, que son remede. Ce que n'estant pas consideré, faict qu'on pert sa peine en cerchãt les remedes : d'autant que si on delibere de trouuer, il le faut faire par quelque moyen: mais il faut aussi que ce moyen aye alliance & conuenance auec la lumiere de nature, soit Astronomie, comme la creance, ou naturelle par la ressemblance des formes, car il ne reste plus d'artifice outre ces deux moyens, si on n'y veut comprendre l'auenture, dequoy nous parlerons aux chapitres suiuans.

Annotations Dariot.

LA dificulté de ce chapitre consiste en l'intelligence de ces mots ASCENDANT CONSTELLE: car le reste est entẽdu des qu'on en a l'intelligẽce, c'est assauoir, que ce qui est troué par la recerche des visions, & ce par le moyen des pierres de diuerses sortes, les ongles, & autres choses semblables, est naturel : d'auantage qu'on rencontre aussi bien souuent des faussetez & mensonges par ces moyens, desquelles il est tresexpedient de se garder. Pour donc auoir l'intelligence desdictes paroles, il faut noter que ceux qui ont fait profession de iuger & predire l'euenement des choses, par le mouuement, situation & disposition ou regard des Astres tant sur la terre que des vns aux autres : ont diuisé imaginairement toute la rondeur du ciel en douze parties inegales (combienque

que la diuision en soit egale en l'Æquateur, ou au Cercle vertical ou bien au Zodiac, selon la diuersité des opinions) qu'ils ont appellées maisons, lesquelles ils conceut commençans des l'horizõ oriental tendãt vers la minuit, & de là à l'horizon occidental, pour passant par le midi ou milieu du ciel retourner audit horizon oriental : contans trois maisons en chacun quartier, assauoir les premiere, seconde, & troisiesme, des l'horison oriental, iusques à minuit, & de minuit à l'occidẽt les quatriesme, cinquiesme & sixiesme: de l'occidẽt au midi, les septiesme, huitiesme & neufiesme: & du midi iusques au leuant les dixiesme, vnziesme & douziesme: lesquelles (comme escrit Iule Firnic) ils nomment par ordre Vie, Esperance, Deesse ou freres, Parens, Enfans, Santé, Mariage, Mort, Dieu ou Religion, Milieu du ciel, Bon demon, Mauuais demon : & les ont ainsi nommées, pour denoter la proprieté d'icelles & donner à entendre la signification de chacune d'icelles selon leur aduis. Ils denottent donc par le mot de Vie que de l'ascendant (c'est à dire la premiere maison) on collige & faict iugement de ce qui doit aduenir à la vie. Mais en ce lieu ci nostre autheur n'entẽd pas (par ascendant constellé) ceste partie du ciel que nous venons d'appeller Vie, ou premiere maison: laquelle commence à l'horison oriental, & tend vers minuit, ni pareillement les Astres qui sont en ce lieu: ce qu'on peut colliger par ce qu'il dit, que l'ascendant constellé recompense la credulité & peine de ceux qui sont affectionnez à la recerche des experiẽces, en les enseignant, ce que ne peuuent faire les Astres par leurs influences : parquoy il faut par necessité, entendre ces paroles autrement. Si donc nous desirons sçauoir comment elles se doiuent entendre, il faut recourir aux autheurs, desquels il a retiré partie de sa doctrine: c'est assauoir aux Cabalistes Hebrieux & aux Platoniques qui les ont suiui, comme on le peut recueillir par plusieurs passages de ses escrits. Eux donc, & les Ægyptiens, auec ceux qui ont faict iugement des natiuitez par les reuolutions du ciel, ont creu, que quand l'ame est enuoyée du ciel en l'homme, qu'elle est accompagnée & conduicte par vn esprit ou ange qu'ils ont nommé Demon, lequel les vns ont dit estre double & les autres triple : desquels, ceux qui le font double, c'est assauoir les Astrologues & Platoniques dient, que l'vn est propre à la geniture, & l'autre à la profession : mais ceux qui le constituent triple, en establissent vn deuant les deux autres, & le nomment Sacré ou diuin disans qu'il vient de la Diuinité; & qu'il est assigné ou destiné à l'Ame raisonnable: & dient que celuy de la geniture qu'ils appellent Genie ou bon ou mauuais ange, vient de la disposition du monde, & de la situation ou mouuement des Astres, à l'heure de la naissance; & que celuy de la profession vient des Astres, ausquels est subiecte & submise, ou qui signifient la profession de celuy qui est nay, que les Astrologues dient estre Mars, Venus, & Mercure, aux premiere, septiesme, ou dixiesme maisons: & telle est l'opinion des Cabalistes Ægptiens & Astrologues: toutesfois il se faut arrester à la parole de Dieu comme estant la verité. Il est escrit au premier chapitre de l'Epistre aux Hebrieux que les anges sont esprits seruãs, ordonnez pour l'aide & la garde de ceux qui sont destinez à Salut. Et pour monstrer que les hommes, specialement les Esleus de Dieu, ne sont pas sans garde: Iesus Christ parlant des petits enfans dit (comme il est escrit en l'Euangile selon Sainct Matthieu chapitre dixhuitiesme) qu'on ne les mesprise point, parce que leur ange est tousiours au ciel voyant la face de Dieu son pere. Et David au Pseaume nonante vn, chante que Dieu a commandé à ses anges d'auoir le soin des siens. Et au Pseaume trentequatriesme, que les Anges ont planté le cãp à l'entour de ceux qui craignent Dieu. Mais on ne peut pas de là tirer coniecture asseurée, que chacun aye son bon & mauuais ange particulierement, combien qu'il y en aye eu aucuns qui en auoyent des particuliers, comme on trouue aux memoires des Hebrieux, qu'Adam, Sem fils de Noé Abraham, Isaac, Iacob, Ioseph, Moyse, Elie & Tobie auoyent familiere conuersation auec les Anges, vn chacun d'eux auec le sien propre. Sainct Pierre aussi: comme il est escrit au douziesme chapitre des Actes des Apostres, en auoit vn qui luy estoit non seulement gardien & familier, mais aussi à ses autres amis. Ce qui se peut colliger par la responce qui fust faicte par ceux qui estoyent assemblez pour faire oraison, lors que Sainct Pierre estoit prisonnier, en la maison de Marie mere de Iean surnommé Marc, à la fille nommée Rhode, laquelle estant venue à l'huys du porche pour escouter, & ayant recognu la voix de Sainct Pierre le raporta à ceux qui estoyent assemblez, lesquels luy firent responce, que ce n'estoit-il pas, mais que c'estoit son ange. Lactance parlant aussi des Demons

dit

dit que Dieu a enuoyé les Anges pour la garde des hommes, afin que le Diable ne les ruinast entierement : à quoy s'accorde ce que dit Sainct Pierre en sa premiere Canonique chapitre cinquiesme, que le Diable nous tournoye comme vn lion bruiant, cerchant celuy qu'il pourra deuorer : & Sainct Paul en dit autant au sixiesme chapitre de l'Epistre aux Ephesiens. C'est donc chose asseurée que les Anges ou bons esprits sont donnez & establis de Dieu pour la garde de ceux qui sont destinez à salut : & que les hommes aussi sont circuits & enuironnez de mauuais Anges, lesquels ont esté nommez par les Platoniques du nom commun Demons : toutesfois la parole de Dieu ne dit pas qu'vn chacun aye le sien particulier. Mais d'autant que nous n'auons pas deliberé de soudre ce doute, ains seulement de declairer que c'est que nostre autheur veut dire par ces mots ASCENDANT CONSTELLE nous rebrosserons tout court chemin & dirons, qu'ascendant constellé n'est autre chose que le Demon ou esprit qui preside en la natiuité, celuy di-ie qui a esté donné & enuoyé pour la conduite & instruction, qui est celuy que l'homme doit tascher de cognoistre (selon l'aduis & opinion de Marcile Ficin) s'il veut prosperer en ce à quoy il s'applique soit aux lettres ou autrement : parce que celuy qui faict le contraire de ce à quoy il l'incite, s'il est bon toutesfois, il ne profite rien, & ne faict que perdre tẽps. Ie ne sçay pas l'opinion que chacun en pourra auoir, mais ie sçay bien qu'il en y a aucuns qui sont aprins & instituez en beaucoup de belles œuures & contemplations sans l'aide d'aucuns liures ni maistres, sinon par l'ange ou esprit que Dieu a deputé pour cest effect. Voire ie diray hardiment auec vn grand personnage de nostre temps, que si nous n'estions gardez par les Anges, notamment les petis enfans, eux singulierement seroyent bien souuent precipitez & nous aussi. Or si ces Anges sont donnez & ordonnez des la naissance de l'homme, c'est vne chose qui sera comme naturelle, combien qu'elle soit d'elle-mesme supernaturelle : parquoy il n'y a rien contre nature, en ce qui est aprins par leur moyen (comme il dit) ni contre la proprieté essentielle des creatures. Mais tout ainsi qu'on voit les petis enfans s'addonner les vns à vne chose, les autres à vne autre, selon que leur esprit les pousse & solicite. Aussi pour descouurir les secrets de nature, les vns vsent d'vn moyen & les autres d'vn autre, comme il dit qu'aucuns se seruent du regard des pierres, les autres des mirouers, autres des oiseaux ou autre chose, pour descouurir & apprendre ce qu'ils ont enuie de sçauoir: quoy faisant, leurdict esprit ou demon, leur monstre & faict voir ce qu'ils cerchent, à cause de leur affection & credulité. Mais cõme nous auõs dit, que tout ainsi que les bõs esprits nous seruent & aident, aussi y en a-il des mauuais, desquels (comme dit Arbatel) il se faut diligemment garder: ce qu'on fera (dit il) ayant tousiours la Loy de Dieu deuant les yeux, pour considerer & prendre garde, si l'esprit qui pousse & enseigne, incite point à faire chose qui soit contre Dieu disãt qu'il s'en faut soigneusement garder, parce que le malin esprit se sert de la parole de Dieu pour deceuoir les hommes, & attirer leur entendement: dequoy nous auons vn trescertain tesmoignage en ce qu'il s'adressa à nostre Seigneur & Sauueur Iesus Christ comme il est escrit en l'Euangile selon S. Matthieu chap. 4. meslant ses venins parmi la parole diuine, lesquels ne peuuent autrement estre cognus ni discernez du bien, qu'en les conferant auec ceste diuine loy comme a faict nostre Seigneur Iesus Christ. Tout ainsi donc di-ie que les bons esprits monstrent & enseignent les bonnes experiences & bons remedes, les mauuais aussi en monstrent des mauuais. De ceci on peut colliger, que ceux ont dit la verité, qui ont dit que Paracelse auoit vn esprit familier qui l'enseignoit, mais toutefois il n'estoit pas diabolique, comme ses ennemis l'ont estimé & estiment, ains estoit son ascendant constellé ou bon demõ, qui luy a enseigné la doctrine qu'il nous a laissée par escrit, apres l'auoir recerchée auec grand labeur, en voyageant par diuerses regions, dequoy il a esté (comme il a dict en ce chapitre) recõpensé par sondict demon, que i'ay dit bon parce que iamais telle doctrine ne sortira des mauuais, que celle qu'il nous a laissée par escrit, estant fondée & appuyée sur la Philosophie diuine: ce que ie pense qu'auec le temps ses plus grands ennemis confesseront. Ie sçay bien qu'il s'y trouue des choses qui semblent vn peu estranges à plusieurs, mais ie n'ay pas deliberé pour le present d'en discourir: toutefois s'il plaist à Dieu de nous prolonger en bõne santé la vie, & que voyõs la cognoissance en estre necessaire, alors nous y mettrons la main.

Comment les remedes se trouuent d'vne façon admirable, & que celuy qui les donne ne se fait cognoistre.

CHAP. XIII.

ENcores qu'il semble que les inuentions & memoires des faux medecins, pour trouuer les degrez des medicamens, desquels Dioscoride, Auicenne, Serapion & plusieurs autres ont escrit, ayent,& qu'on puisse tirer d'elles quelque coniecture, pour monstrer la guerison des Vlceres : toutefois si on les considere profondement on cognoistra que ce qu'ils ont enseigné des fondemens de l'art n'est que moquerie : car iamais personne ne sentira le secours de l'art par tels degrez de facultez, apres lesquels ils trauaillent tant iour & nuict : veu qu'ils sont tres-contraires à lart & à nature. Parquoy i'ay esté esmeu & solicité de cercher & mõstrer vne autre façon de trouuer les remedes:& que de ceux qui sont trouuez d'auanture, il faut auoir opinion qu'ils procedent & viennẽt du souuerain bien, lequel toutefois (s'il m'est permis d'ainsi parler) ne veut pas estre cognu pour donneur. Car tout ainsi qu'il a esté dit, que la main gauche de celuy qui fait aumosne, ne doit pas sçauoir ce que fait la droicte (c'est à dire qu'il ne faut pas publier le bien qu'on fait) ainsi l'autheur de ce precepte (assauoir Dieu) a gardé & obserué ce qu'il a commandé, ayant fait & donné ses biens en cachette, d'où il s'ensuit qu'il faut fuir l'hypocrisie, parce que Dieu & nature descouurent les secrets aux hommes admirablement & à cachette. Il est aduenu de ceci que nous auons veu certains Alchimistes, qui (sans aucun vsage ni sçauoir, ains estans seulemẽt apuyez sur la simplicité & creãce) ont esté inuenteurs d'œuures admirables, lesquelles ont esté mises en vsage puis apres par les autres. I'ay tout expres voulu proposer ces choses vn peu au long, pour monstrer la faute des faux medecins voulans auoir & s'acquerir l'experience des remedes,& pour monstrer aussi la verité & certitude de nostre methode. Parquoy puis qu'ainsi est que Dieu nous donne secrettement l'inuention des remedes, il faut trauailler du tout en cela & y prendre peine, afin qu'en ayons la cognoissance en quelque façon,& que l'experimentions : & pour ceste cause il ne faut pas mespriser l'Astrologie ni la Geomantie du tout

Les degrez des medicamens sont mal distinguez par Diosc. & Auic.

Comment les remedes sont trouuez d'aduenture.

ſi on peut tirer par leur moyen quelque choſe vtile au corps humain, qui dira, encores que d'elles meſme elles ſoyent ars ridicules, qu'il les faille meſpriſer?

Qu'il faut auant toute choſe, que le medecin cognoiſſe les maladies des creatures du grand monde, puis apres qu'il cerche de cognoiſtre celles du corps humain.

CHAP. XIIII.

PVIS que pour monſtrer la cauſe des Vlceres, toutes les eſcolles de Medecine ont recours à leurs quatre humeurs: laquelle quaternité toutefois, ne pourra iamais ſuffire pour monſtrer la racine du mal: il ne ſera pas mal propre de leur monſtrer vn autre chemin pour y paruenir: c'eſt aſſauoir par le moyen de la philoſophie & cõtemplation des choſes qui croiſſent de la terre. Car les creatures terreſtres (aſſauoir les plantes) ont auſſi leurs maladies qui reſpondent à celles du corps humain: la difference donc qui eſt entre le philoſophe & le medecin, giſt en ce que le Philoſophe conſidere la nature, & les accidens des corps exterieurs, & le medecin la nature & les maladies des hõmes. Parquoy celuy qui voudra eſtre bon medecin doit auſſi eſtre inſtruict en Philoſophie: car il faut penſer, que ce qui offence les herbes, arbres, & autres plantes, eſt cela meſme qui offence l'homme. Or tout ainſi que perſonne ne dira proprement que les quatre humeurs ſoyent dedans les herbes & autres plantes & n'y trouuera-on qu'vne humidité que nous appelons liqueur (car tout corps eſt compoſé de liqueur, de Sel, & de Soufre, voire eſt manifeſto que l'vn d'eux ne peut defaillir, & n'y en peut auoir vn quatrieſme) ainſi la liqueur eſt dite eſtre en l'hõme, & non pas les quatre humeurs: laquelle liqueur qui conſtitue le corps auec le Sel & le Soufre, doit eſtre miſe & conſiderée pour cauſe interne de toutes les maladies. Que cela donc ſuffiſe pour le preſent de la cauſe interne des maladies. Puis apres il faudra cercher & enquerir la cauſe efficiente d'icelles par raiſons philoſophiques premierement, puis apres par les phiſicales: car il n'eſt poſſible de paruenir à l'entiere cognoiſſance de la vraye medecine, autrement que par raiſons phiſicales: Et s'il aduient que quelqu'autre die y eſtre paruenu par autre moyen, il ne faut pas dire qu'il y ſoit paruenu, mais qu'il

Difference du Philoſophe & du medecin.

Voy que c'eſt philoſophie & phiſique au chapitre 19

qu'il s'est ietté & fourré dedans furtiuement & à cachette, & ne dirons pas qu'il l'aye obtenue par prieres. Parquoy il faut estudier en philosophie auant toute chose : car tout ainsi que le philosophe declaire les causes de la pourriture, & vermolure, ou carre, & autres accidens qui se font & adiuiennent au bois, ainsi le medecin monstre les causes efficientes des maladies, qui se font au petit monde, c'est à dire en l'homme. Il est donc apparent par raisons phisicales, que des Vlceres, les vnes sont faites par le Sel, les autres sont comme imprimées par le ciel. Le philosophe considere celles qui sont faites par le Sel, & l'astronome celles qui prouienent du ciel. Mais parce que le medecin ne trauaille pas seulement en la cognoissance d'vne cause particuliere, ains de toutes en general, il faut qu'il aye la cognoissance de l'Astronomie auec la philosophie. I'ay voulu briefuement raporter ces choses tant pour monstrer la vraye source & fõtaine de la medecine que pour descouurir & monstrer que la medecine humorale n'est fondée ni apuiée sur aucuns fermes principes & fondemens, & qu'elle doit partant estre à bon droit dechassée. Tu trouueras en nos autres liures philosophiques, le reste de ce qui deuoit estre icy enseigné, partant tu y auras recours pour en auoir plus ample & ferme cognoissance.

La generation du medecin est, que d'irraisonnable il est faict raisonnable.

CHAP. XV.

IL est notoire & manifeste que l'homme naist au monde despourueu de sagesse, entendement & habitude ou disposition à aucun art, & toutefois il est autheur, & fait des œuures merueilleuses & admirables es ars tant vtiles & bons, que mauuais & inutiles ou nuisans, car ils prouienent tous egalement de la raison: & en fait profession merueilleuse. Mais au contraire les faux medecins nous veulent persuader, qu'on ne peut rien inuenter, & commandent de s'arrester à ce qui est ia inuenté. Toutefois les mieux aduisez medecins s'estudient d'heure à autre à trouuer quelque chose de nouueau, cognoissans bien que les derniers siecles pouuoyẽt tousiours adiouster quelque chose aux premiers : car qui craindra de dire que les modernes & derniers peintres n'ayent esté plus excellens que le premier. Le vulgaire des medecins neantmoins, ne recoit aucune de ces raisons, ains pressent tellement à ce qu'on recoiue ce qu'ont dit Auicenne & ceux qui l'ont suiui, qu'il ne soit permis à aucun de s'en esgarer tāt peu soit il. Mais puis que nous sçauons que leur doctrine est imparfaicte, il sēble finalement qu'il est temps de declairer les fondemens de la sapience humaine & quels en sont les docteurs. Le ciel & la terre engendrent l'homme par le moyen de l'homme, car la terre donne le corps, & le ciel l'entendement: or comme le corps est de la terre, il retourne derechef en terre: mais parce que l'entendement est celeste, il retourne au ciel, & y fait sa demeure. Toutefois il reste encores vn troisiesme à cause de luy, assauoir le don de Dieu par le moyen duquel l'homme vit & non pas selon le firmament, ains par luy. Mais nous traictōs ici des choses naturelles: car combien que ces dons soyent de Dieu, on entent & comprent toutefois que ces choses se facent aucunement selon l'ordre de nature, parce que l'homme aprent les ars des astres, & est aussi trompé & deceu par eux, d'autant qu'ils l'ont creé tel, qu'il semble auoir esté encliné à aprendre les ars & sciences, ou bien à estre ignorant, & à sagesse ou à folie. Par ceci donc il est notoire & manifeste pourquoy quelques hommes ont esté embellis de beaucoup d'ars & sciences lesquels en triomphent encores à ceste heure, & que les autres se sont embrouillez de badineries sophistiques: assauoir parce que la nature bonne ou mauuaise du ciel ou firmament leur a donné cela. Ainsi Iesus Christ a esté nay à bien faire, & Iudas à trahison: mais il eust mieux vaillu aux meschans ne naistre point, parce qu'ils sont nais de mauuais Astres, à l'instinc & solicitation desquels ils escriuent aussi enseignent, & font toute autre chose à l'exemple & imitation des bons. Toutefois la reigle de Iesus Christ nous mōstre & enseigne à les cognoistre & discerner, disant qu'il faut iuger d'eux & les cognoistre par leurs œuures. Parquoy (afin que retournions à parler des medecins) proposons nous d'imiter (comme iuste) celuy qui a dressé toutes ses œuures à la vraye fin, & atteint ce à quoy il est ordonné & predestiné: car nous cognoistrons & iugerons par cela, qu'il est nai de bons Astres: & dirons aussi que celuy est nay de mauuais astres, qui tend au contraire de ce à quoy le medecin a esté ordonné. Toutefois il faut notter que l'homme sage surmõte & domine les astres, soyent bons ou mauuais, parce qu'il est nay de Dieu, & que ceux seuls le peuuent faire qui sont enseignez de Dieu, & non pas ceux qui ont la seule nature. Car ceux qui sont enseignez de Dieu sont fort doctes, & precedent de beaucoup ceux qui le sont par les Astres, & qui n'ont rien que de la nature: mais ceux qui sont enseignez par la lumiere de nature sont entre-deux. Parquoy il y a trois façons d'aprendre ou pour mieux dire trois docteurs desquels nous aprenons: lesquels sont cottoyez par des faussaires, desquels ie ne crain pas de dire que les faux medecins ont apprins leur science: car tu ne trouueras point qu'ils parlent aucunement en leurs escrits des astres, ni de la lumiere de nature, & encores moins de Dieu.

I *Dieu enseigne.*

II. *Les astres enseignent.*

III *La lumiere de nature enseigne.*

Annotations Dariot.

CAR ceux qui sont enseignez de Dieu sont fort doctes &c. Si on se souuient de ce qui a esté dit sur le 12. chapitre cestuy ne sera difficile auquel ce passage est comme vn sommaire du tout. Nous auons là discouru comment les Astrologues, Cabalistes, Ægyptiens & Platoniques ont dit que l'homme estoit accompagné de bons & mauuais demons, & qu'entre les bons ils ont appelé Sacré le premier, qui preside sur la raison. Il dit donc en ce chapitre, que celuy qui est enseigné de Dieu, assauoir par le moyen & ministere de cest ange, qu'iceluy est rendu fort docte & excellent en son art: mais que celuy qui ne suit que sa nature, sans considerer ce à quoy son ange l'apelle, ains veut apprendre la medecine pour l'honneur & reputation, ou pour le profit, selon la fantasie des hommes, tel se trouuera trompé en ses opinions & n'y pourra gueres aprẽdre ni sçauoir. Mais que celui qui suiuant son Demon de profession, s'adonne à contempler le monde & l'homme, auec toutes leurs parties, & accidens qui y aduienent, les conferant ensemble, se fait encores plus excellẽt en la medecine, q̃ l'autre qui ne suit que ses opinions: & moins toutefois, que celuy qui est enseigné par l'ange. Mais il adiouste que ces trois docteurs sont cottoyez par des faussaires qui n'enseignent que fausse doctrine, qui sont ceux qui escoutent les malins esprits lesquels nous enuironnent & cerchent, pour nous perdre & ruiner, desquels il se faut soigneusement garder (comme nous auons dit) & ne les faut escouter.

Comment l'vsage de beaucoup de remedes est paruenu à la cognoissance des anciens medecins plus excellens, voire sans auoir cognoissance des principes. CHAP. XVI.

LEs Astres ont tellement engendré les medecins (suiuans la lumiere de nature) qu'ils n'ont iamais cessé de cercher diuers ars & sciences, en discourant & raciocinant, & principalement pour la guerison des Vlceres. Mais la premiere source de ces inuentions estoit es constellatiõs & influẽces celestes, laquelle n'a pas peu enrichir la medecine, s'estãt depuis escoulée sur l'Alchymie: car l'Alchymie est vn certain art medical qui enseigne de manier le feu, ou biẽ est vne Pirotecnie medicale, moyẽnãt laquelle on fait des preparations de medicamens, & des transmutations, ou artificieuses transubstantiations medicales, qui sont admirables. Les remedes estans ainsi trouuez, la disposition est suruenue du remede auec l'Vlcere. Car il y a vne telle familiarité & affinité, des constellations celestes auec la nature des corps terrestres, que celuy qui est instruict en la doctrine celeste, desire de cognoistre les choses terrestres. Ces choses estans ainsi ioinctes, ceste influence est finalement adioustée par le ciel: & par ainsi le medecin est de ces trois choses ioinctes ensemble. Or le medecin estant ainsi fait & engendré ne sera iamais destitué ni desaisi des remedes necessaires, pour les affaires qui se presenteront. Mais il y a vne autre sorte de medecins, qui veulent obtenir le gouuernement de l'art, lesquels defendent leurs mensonges & escrits par sophisterie & vain babil: & toutefois ceuxci ne se soucient point de la cognoissance des choses celestes, sinon pour delectation & plaisir, combien qu'il seroit necessaire d'y estudier premier qu'en toute autre science: car cest art est certain entre tous les autres, & est de grande vtilité pour l'vsage commun de la vie: d'autant qu'il monstre & enseigne l'inclination & nature de toute personne, soit vieille ou ieune, au regard dequoy les hõmes cognoissent puis apres, à quoy faire chacun est apte & propre. Et certes si nous eussions trauaillé de nostre temps plus diligemment en la cognoissance de l'astronomie (car tant d'inuentions admirables faictes par les grans & gẽtils esprits nous tesmoignent que les Astronomes l'ont fait au temps passé) les hommes seroyẽt bien plus sages, plus doctes, & plus ingenieux qu'ils

Que c'est Alchymie.

Origine du vray medecin.

qu'ils ne sont autrement: parce que si on fait apprendre aux enfans les arts qui sont cōtraires à leur naturel & inclinatiō (qui est impossible n'aduenir souuent, par l'ignorance de l'Astronomie) ils deuiendront plustost mauuais, rudes & stupides, qu'artificiels doctes & ingenieux. Chose qui a tousiours esté la source & racine de tout mal, en toutes religions ars & facultez. Afin donc d'euiter ce mal, il faut estudier diligemment en Astronomie : car c'est l'vnique tresor de tout le monde, mais (non sans grand mal) on en a quitté l'vsage par la paraisse & negligence des hommes.

Du vray vsage & de l'abus des nouueaux remedes entre les medecins.

CHAP. XVII.

IL n'y a pas long temps, que les medecins vulgaires ayans delaissé leurs remedes anciens, & ceux de leurs maistres, en ont receu d'autres en leur place, assauoir l'vsage du Gaiac, des onctions, perfuns & lauemens. Toutefois il ne l'ont pas fait cōme medecins vrayement & legitimement engendrez (comme nous auons dit au precedent chapitre) ains comme bastars, sans auoir bien consideré la chose premier que de la faire. Car ayans prins les quatre humeurs pour fondement, ils ont diuisé leurs remedes selon ceste quaternité. Mais puis qu'ainsi est qu'il faut raporter aux Sels la cause du mal, & non pas aux humeurs, nous disons qu'ils ont entierement failli, & qu'ils ont excité des nouuelles maladies par leurs remedes, ou bien que ils ont rendues pires celles qu'ils ont voulu guerir. Or le Mercure & le Gaiac sont leurs plus grans & principaux remedes, lesquels se peuuent diuiser selon la diuersité des Sels & non pas selon la difference des humeurs. Parquoy ayant bien consideré la diuersité des Sels les remedes predits profiteront, chacun estant appliqué à sa propre espece, & par ce moyen la medecine sera exemptée de calomnie, dequoy il y a long temps qu'elle a esté chargée, pour raison de la mauuaise application des remedes, qui ne semble paruenir d'ailleurs, que de ceste quaternité d'humeurs. Assignons donc la difference des Vlceres, à la diuersité des Sels, en laissant les humeurs : car nous recognoistrons d'ici quelles Vlceres requerront l'vsage du Gaiac pour leur guerison en decoction ou forme de liqueur & ce

Qu'il faut diuiser les remedes selon la diuersité des Sels.

auec abstinence des viandes ou sans abstinence:& qu'elles celuy de Mercure soit en persun:onction, lauement ou autre façon. I'ay raporté ces choses expres,pour essayer de corriger ce que les faux medecins se sont persuadez en leur entendemēt, afin qu'ayās quitté ceste quaternité d'humeurs ils se recognoissent & iugent mieux tant de nostre façon de diuiser les maladies,que de l'apprest des remedes:car c'est luy seul qui fait que nous-nous asseurons de guerir les malades.

Qu'il ne faut pas considerer la contrarieté des qualitez pour guerir, mais seulement les actions.

CHAP. XVIII.

VEu que c'est l'action de l'Element qui guerit les maladies, nō pas sa qualité quel besoin est il de se beaucoup trauailler pour sçauoir si le mal est chaut ou froit? Pour exemple nous prendrons la fieure qui est chaude, laquelle toutefois n'est pas chassee par le froit, ains plustost par l'action du medicament. Il faut donc diligemment trauailler en la recerche des actiōs: car le froit aux maladies chaudes, & le chaut aux froides doiuent plustost estre raportez à la façon de viure qu'aux medicamens. Parquoy le medecin doit premierement cōsiderer les actions & vertus, en toutes maladies, d'autant qu'elles sont suffisantes pour guerir:& feront le mesme aux Vlceres: car la fin de leur guerison, iugera & monstrera combien est impropre ce que les anciēs ont dit d'elles, assauoir que l'vne estoit chaude, l'autre froide, l'autre seiche,& l'autre humide,& partant les vouloyent guerir par contraires qualitez. Et ne s'ēsuit pas que si l'Vlcere est accompaignée de grande chaleur, qu'il la faille appeler chaude pourtant, ains faut dire que c'est le Sel qui brusle comme fait celuy des Orties, si donc nous domptons l'action de ce Sel, l'Vlcere sera guerie. L'humidité ne s'oste non plus par la seicheresse: mais elle se guerit si on la coagule & fait reprendre. Il faut donc notter qu'il y a grande difference entre seicher & coaguler, car la seicheresse n'attouche que le riuage du mal & ne paruient iusques à sa source comme faict la coagulation (il me sera permis vser de ceste exēple). Nous ne disons pas aussi qu'il faille guerir la seicheresse en humectant, ains bien en fondant ce qui est sec, & le dissoluant. En somme il faut raporter les guerisons aux vertus & puissances, non pas aux

Coagulation guerit l'humidité.

Differen ce de coagulation & seicheresse.

Dissolution est la cure de seicheresse.

aux qualitez. Car la maxime de contrarieté ayant esté receue en medecine a esté cause qu'on est tombé en des fautes bien grandes. Mais qui sera tant stupide qu'il n'attribue la force de steindre le feu à l'humidité de l'eau plustost qu'à sa froidure? On n'attribuera pas aussi au chaut, au froit, au sec ni à l'humide la puissance d'engendrer de la chair, de purger ni faire autre semblable chose. Parquoy i'admoneste les medecins de ne se trauailler pas beaucoup à cercher la contrarieté des qualitez: mais qu'ils s'en donnent bien garde, singulierement en la guerison des Vlceres: car combien qu'ils facent quelque chose aucunefois par ce moyẽ là, toutefois il n'aduancent riẽ: comme, le camphre est bien cõtraire à la chaleur des Vlceres qui sont accompagnées de phlegmon, toutefois il ne l'esteint pas ainsi que font le noir des conroyeurs, la mirrhe, l'encẽs & autres. Il se faut donc trauailler de son pouuoir d'aprester des remedes, n'ayant pas esgard aux qualitez seulement, ains faisant que on [illegible] des remedes vniuersels, qui resistent à l'acrimonie [illegible] premierement & aident à engendrer la chair: quoy fait, puis apres nous osterons facilement tous les accidens quels qu'ils soyent. Mais nous desirons que ce qui a esté dit de la contrarieté des qualitez iusques ici, soit entendu au regard des maladies non pas des accidens: car on ne dit pas qu'on ne doiue vser des medicamens froits pour appaiser vne douleur chaude, & de chaus pour guerir la froide: car tant s'en faut, que nous empeschions de guerir les phlegmons, & inflammations qui suruienent es fractures & playes, par medicamens refraichissans, qu'au contraire nous auons commandé plusieurs fois de le faire. Parquoy il faut faire distinction entre la maladie & les accidens. Car les maladies d'elles mesmes sõt considerées comme elemens. Or le feu & l'eau se combatent l'vn l'autre, comme font l'eau & l'air, & l'air & la terre. Parquoy il faut opposer les Elemens aux maladies & non pas les qualitez: mais on ne les doit pas mespriser du tout aux accidẽs, qui sont excremens des maladies, & les suyuent comme la fumée fait le feu. Tout ainsi donc que la fumée monstre & enseigne le feu, ainsi les accidens demonstrent la maladie; & comme celuy qui veut esteindre le feu a peu de soin de la fumée, ainsi quand on voudra guerir vn mal, il ne se faut pas donner grand peine des accidens.

Annot. Le noir des conroyeurs est fait de limailles de fer, trempées en vin tourné & autre, qui n'est plus bon pour boire.

Les maladies sont comme Elemens.

Difference des maladies & accidens.

De quelques singulieres obseruations qui sont necessaires en la cognoissance des Vlceres.

CHAP. XIX.

PVIS qu'ainsi est que la haine & enuie que les faux medecins ont cõtre moy prouient de ce que i'ay beaucoup diminué leur reuenu, ayant descouuert l'orgueil & arrogance par le moyẽ desquels ils couuroyent leur ignorance, (combien que ie ne sois pas enuieux du salaire de leur labeur: ains que le face plustost parce qu'ils desirent le salaire de vertu non pas d'ignorance.) I'ay proposé de raporter en ce liure l'opinion des anciẽs touchant les Vlceres, puis l'ayant demonstré au liure suiuant telle qu'elle est tirée de la source de Philosophie, & Astronomie la remettre finalemẽt es escolles de medecine. Parquoy aucun ne peut deuenir parfaict medecin (comme nous auons souuent admonesté les lecteurs & le faisons encores) qu'il ne soit instruict en Philosophie, assauoir en la contemplation des Elemens & choses elementées du grand monde. Celuy donc qui voudra paruenir à la medecine, qu'il trauaille premierement d'auoir la cognoissance de la Philosophie, puis apres la parfaite cognoissance du corps humain, laquelle respond en tout, & s'accorde auec celle du monde exterieur: ce qu'il fera par le moyen de la Phisique ou phisiologie. Mais parce que la cognoissance de la familiarité du corps celèste auec le terrestre est fort profitable pour la guerison des maladies, nous disons aussi que l'Astronomie apartient à la perfection du medecin: car l'vne des parties de l'homme (c'est assauoir la terrestre) est cognue par la Phisique, & l'autre qui est celeste l'est par l'Astronomie. Parlons maintenant de la Phisique parce qu'elle est fort necessaire à la cognoissance de Medecine. Elle est diuisée en quatre, selon le nombre des elemens: l'vne desquelles est Hydromantie c'est à dire la Philosophie des corps & creatures aquatiques: l'autre Piromantie comprent les corps ignées, qui est l'Astronomie. La troisiesme espece considere la nature des corps qui sont nais de terre laquelle est nommée Geomantie. Quant à la quatriesme qui contemple la nature des choses aëriennes on n'en trouue rien d'escrit par les anciẽs: toutesfois il ne faut pas laisser de l'apprendre auec les autres

Definition de Philosophie.

Phisique.

Phisique diuisée en 4. especes.

Hidromãtie.

Piromantie.

Geomãtie.

Mais

Mais ie ne me ſcaurois ici garder d'admirer la ſotte & ridicule Phiſiologie d'aucuns ſophiſtes, qui conſtituent la Geomantie en certains points iettez à l'aduenture pour deuiner: l'Hydromantie en quelques ſortileges d'eaux: & la Pyromantie en certains augures de feu: leſquels ont faict & aporté grand dommage à la philoſophie, par ces fables & menſonges, en meſpriſant la lumiere de nature. Ie ſuis d'aduis toutefois, que le Medecin ne ſe faſche & eſtonne point de ces badineries, mais que pluſtoſt il ait ſouci comment il rendra compte à Dieu de toutes ſes actions & de ſon art, qui certainement ne doit point eſtre employé à ces choſes friuoles. Car puis qu'il a pleu à Dieu, nous faire participans de raiſon & d'entendement, il veut que nous nous appliquions à la cognoiſſance & exercice des choſes plus excellentes, telle qu'eſt la nature humaine.

Exhortation à receuoir, ceſte nouuelle Medecine des Vlceres.

CHAP. XX.

LA diuiſion de Philoſophie ou Phiſique, que nous auons cy deſſus raportée en quatre parties, monſtre aſſez combien, & qu'elles difficultez ſe preſentent, à celuy qui veut eſcrire la Medecine: car on ne trouue pas qu'aucune partie d'icelle (voire iuſques à la moindre) aye eſté bien enſeignée & ſans faute, à cauſe du meſpris de la lumiere de nature, ſans laquelle, & n'eſtant pas ſuiuie, on tombe aiſement en grandes & lourdes fautes. Nous auons donc propoſé (moyenant l'aide de Dieu) de la deſcouurir & eſclarcir les tenebres: ce faiſant ie ſcay bien cōbien ie ſeray contraint d'endurer d'impatiences, en declairant ces quatre parties, mais ie ne m'eſtonne pas pour cela. En ceſte quaternité de Medecine, i'y raporte auſſi la Chymie pour beaucoup de raiſons: car c'eſt elle qui donne & fournit les vrais ſimples, les grandes choſes, les ſecrets, les miſteres, les forces & les vertus, voire tout ce qui eſt conuenable & apartient aux remedes, & ce beaucoup plus excellēmēt que les Apoticaires vulgaires. Mais tu me diras, l'Alchymie eſt blaſmée, c'eſt bien dit, & que ſont les autres ars, ſcauoir eſt l'Aſtronomie, la Philoſophie & les autres, ils ſont auſſi meſpriſez, & toutefois ils n'en ſont pas moins parfaicts pour cela: ioinct que nous parlons de

On commettroit de grandes fautes ſans la lumiere de nature.

L'excellence de la Chymie.

ceste seule Alchymie qui gist & consiste en la preparation des grands remedes, l'extraction des misteres & secrets, & separation du pur d'auec l'impur, par le moyen de laquelle on peut auoir la medecine pure, nette & absolue en toute sorte. Car combien que Dieu aye creé toute sorte de medicament de la terre, toutefois il n'a pas voulu qu'ils fussent parfaits, ains a voulu que trauaillissions pour les parfaire: parce que combien qu'il nous donne iournellement le pain quotidien que luy demandons, toutefois il ne le fait pas sans que trauaillions: car il faut labourer la terre, la semer, moissonner & amasser le grain, le batre, le moudre, pestrir le pain & le cuire. Ainsi il nous donne des medicamens lesquels il veut que nous menions & conduisions à la perfection, à laquelle ils sont predestinez. Le medecin donc parfera & accomplira ses remedes par le moyen & aide de l'Achymie, nō pas par celuy de l'Apoticairerie, qui ne est autre chose qu'vn vil & abiect seruice de medecine. Et ne faut pas qu'aucun m'accuse, de ce que ie raporte tant d'ars diuers, facultez & science à la medecine. Car si le medecin doit auoir la cognoissance de toutes les sciences, ne doit il pas auoir premieremēt celle de Philosophie, Phisique & Alchymie cōme les principales: parce que le Medecin est le plus parfaict de tous les hommes en nature & lumiere d'icelle soit pour conseil ou pour aide.

Dieu veut que trauaillions a parfaire les remedes.

Conclusion.

CE qui a esté traicté des Vlceres iusques ici en cest œuure contient les premiers lineamēs, principes & fondemens de la Medecine, tant de la theorique que de la practique. Mais nous descrirons plus amplement en celuy qui suit la cause & origine de toutes les Vlceres: en quoy s'il te semble que ie ne sois pas d'accort auec les autres, ne t'en estonne pas pourtant: car tout ainsi que mes aduersaires ont coustume de tonner contre moy leurs iniures & paroles venimeuses, ie monstreray aussi & feray cognoistre, qu'il n'y a riē de solide ni certain en ce que ils ont escrit des Vlceres, & que ce ne sont que vrais songes, faux preceptes, & peste tresdangereuse aux hommes. Car puis que la fin couronne l'œuure (comme on dit) ie n'auray pas beaucoup de peine à monstrer que nos preceptes, reigles, fondemens & remedes, sont meilleurs que leurs mensongeres inuentions.

Augumēt du suiuant traicté.

uentions. Parquoy ie te prie (humain lecteur) ne iuger pas de nos escrits soudainement & à la volée, ains considere diligemment les œuures qui suiuront, lesquelles te pourront rẽdre tesmoignage suffisant. Au reste ie ne m'arreste pas beaucoup à ceux qui blasment l'art par ignorance, enuie ou auarice, car veu qu'ils ne s'exercent pas à la luitte à laquelle ils sont nays, ils sont indignes de responce. Parquoy (lecteur beneuole) ie desire & te prie que tu lise ce traicté sans fiel, amertume, ni enuie, ains plustost qu'estant incité par l'amour que tu portes aux malades, tu desires de l'entendre & aprendre, ce qu'estant en toy, te fera quitter la haine, l'enuie & l'auarice.

Fin du premier traicté de la Seconde partie.

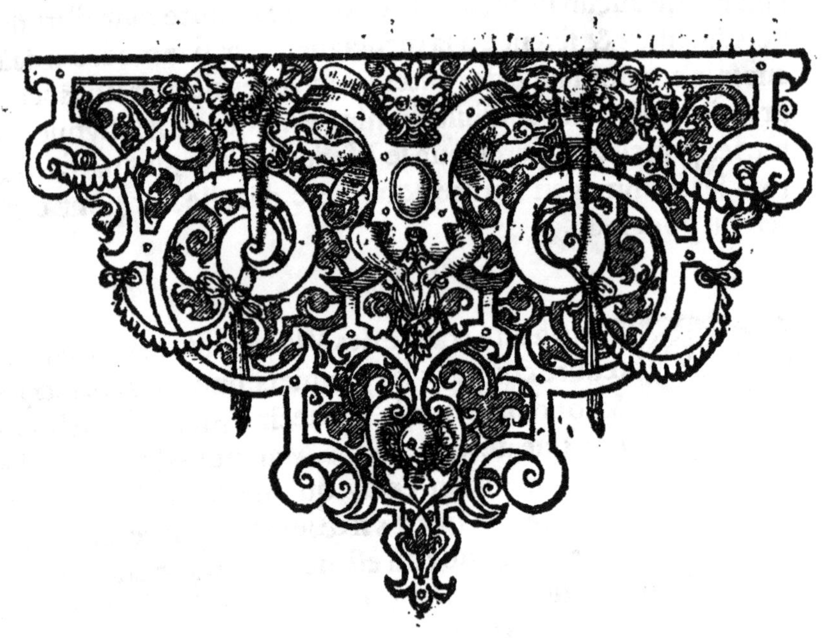

SECOND TRAICTE DE la ſeconde partie de la grand Chirurgie de Paracelſe, contenant la cauſe & origine des Vlceres.

SECOND TRAICTE DE LA SEconde partie de la Chirurgie de Paracelse: contenant la cause & origine des Vlceres.

PREFACE.

COMBIEN *que plusieurs ayent beaucoup escrit de la source, des causes, de la nature, de l'essence & de la guerison des Vlceres: toutesfois i'ay opinion que nostre labeur ne sera inutile parce qu'ils ne me contentent pas, en deux points principalement. L'vn est qu'ils ont esté entierement destituez & despourueus des fondemens sur lesquels la Medecine est apuiée, scauoir est de Philosophie, d'Alchymie, d'Astronomie & de Phisique, comme tesmoignent les badineries, qu'ils ont laissé par escrit. L'autre qu'ils ne peuuent endurer ni porter que leur Medecine des Vlceres soit examinée à la rigueur, parce que n'estans pourueus d'aucune experience ils ont raporté des grandes rapsodies qu'ils ont recueillies çà & là, des barbiers & mareschaux, ausquelles s'il se trouue quelque bonne chose d'auanture, qui soit digne de louange, ils ne l'ont pas d'eux-mesmes, ains l'ont desrobee aux autres: car des quelques années çà esté l'ordinaire, que ceux qui escriuent, enrichissent leurs œuures des plumes d'autruy. Mais il n'est pas tant detestable qu'admirable, qu'il ne c'est trouué personne en si long temps, qui ait descouuert la tromperie: car ils auoyent tous iuré en leurs paroles vnanimement, & du consentement commun, comme si s'eust esté Euangile. Ie ne nie pas cependant, qu'ils n'ayent proposé quelque chose en bonne foy, s'il est bien*

Ceux qui escriuent des Vlceres defaillēt en deux choses.

entendu, toutefois çà tousiours esté bien peu. Mais ce qui a le plus nuit & endommagé la Medecine est, que les disciples & aprentis ont esté contrains (par le commandement mesme des Rois & Empereurs) de suiure les reigles & preceptes de leurs maistres, lesquels ont esté en telle authorité, que ce qui estoit faict selon eux estoit approuué & bien faict, encores que ce fust au dommage des malades. Or ie suis en ceste opinion, qu'il vaudroit mieux permettre à chacun de s'estudier & cercher la verité en Medecine: parce que ce qui en est escrit n'est pas Euangile, d'autant que par ce moyen, en adioustant & conferant les choses nouuelles auec les vieilles, l'art seroit enrichy. Car combien que le disciple (comme dict Iesus Christ) ne soit point plus grand que le maistre: toutefois veu qu'il n'y a qu'vn maistre assauoir le pere qui est es cieux, il ne faut pas tellement reputer ceux-ci pour peres, que nous ne deuions essayer de les surmonter: mais au contraire il faut faire en Medecine, comme Iesus Christ commande quand il dit: Ie vous ay donné exemple afin que faciez comme i'ay faict. Si donc il nous faut suiure Iesus Christ, il faudra ioindre l'effect auec la parole: car il n'a pas dict seulement, ains aussi a faict. Parquoy, ceux qui consument le temps aux disputations sophistiques, & à paroles vaines sans faire autre chose, ne sont pas imitateurs de Iesus Christ. Il ne les faut donc pas reputer ni tenir pour vrais Medecins, ains les faut entierement laisser: car il y a grande difference entre le Medecin & le Theologien: parce que celuy qui presche & enseigne la parole de Dieu, est tenu & reputé pour theologien, encores qu'il ne face pas ce qu'il dit: Mais celuy qui enseigne la Medecine ne doit pas estre reputé Medecin s'il ne l'exerce. L'art de soy est parfaict, estudions donc de nostre part à ce que soyons parfaicts, cõme nostre pere celeste est parfaict. Que si nous n'y pouuõs paruenir à cause de la corruption de nostre nature, ni par le moyen des hõmes, ni de la lumiere de nature, aprenõs de celuy qui a dict, aprenez tous de moy, car ie suis doux & humble de cœur: cela sufise.

QV'IL Y A DEVX METHODES & façons pour aprendre la Medecine, & qu'il y a aussi deux sortes de Medecins.

CHAPITRE I.

IL y a deux voyes & sentiers, ou deux methodes & façons pour paruenir à la cognoissance des ars. L'vne enseigne & conduit à verité, & l'autre à mensonge. Les discours errans & vagabons, de l'entendement & de la raison, sont cause des erreurs: ce qui aduient quand ils se confiēt en eux-mesmes. L'experience, & ce qui est trouué estre familier & s'accorder à nature, & qui produit de telles actions, est la cause de verité & certitude. On collige d'ici qu'il y a des medecins qui sont enseignez & aprins d'eux-mesmes & de leur propre fantasie, & les autres le sont par nature: tellemēt que tout ce qui est escrit de Medecine, Philosophie, Astronomie & des autres sciences, se traicte en ces deux façons. Or nous auons monstré la cause & origine de toutes les deux façons, pour monstrer & faire cognoistre, que la Medecine qui doit estre enseignée par methode, ne se doit point monstrer ni apprendre par fantasies & speculations, ains par experiences: car il n'est pas conuenable ni raisonnable que l'homme qui a esté fait à l'image de Dieu, tourne & traicte à son plaisir & volonté, ou suiuant sa fantasie, la Medecine qui est aussi œuure de Dieu. Il faut donc chasser hors des escolles de Medecine, ceux qui en disputent pour leur plaisir, argumentās tātost pour, tātost contre: n'estāt pas besoin au reste, de les cōfuter, veu qu'ils ne peuuēt colorer & cacher leur ignorance deux-mesmes. D'auantage comme il y a deux methodes, il y a aussi deux sortes d'escoliers: car les vns s'adonnent aux fantasies & suiuent la leur, les autres ne suiuent que l'empirie qui seule est ioincte à verité, au lieu que ce qu'on collige par raciocination chancelle bien-souuent: car na

Cause de la certitude des ars.

Disputes des Medecins doiuēt estre dechassees.

Louange d'empirie.

ture peut & veut estre cognue par les seuls obiects des sens, sans qu'elle aye besoin de raciocination : comme nous ne cognoissons pas par raison ce qui est caché dedans les entrailles de la montagne, ains par les sens, qui sont esmeus par ce qui se voit,& nous manifestẽt aussi & declairẽt la nature des choses. Ainsi en l'estat de la religion, nos aureilles puisent & entendent de Iesus Christ les misteres de la beatitude ou de la vie eternelle, sans qu'il soit besoin que nostre raison y aporte quelque chose. Il n'y a rien pareillement qui maistrise en la science & doctrine des mouuemens celestes, sinon ce que l'experience fait cognoistre par les sens, sans l'aide d'aucune raciocination. Parquoy tout ce que l'homme veut dire ou escrire pour enseigner les autres, il ne le doit faire que par le moyen d'experience: ce qui (cõme il ce doit faire en toute chose) doit principalement estre gardé & obserué en celles qui concernent & regardent le moyen de conseruer la vie & la santé. Car il est manifeste, que c'est nature, qui nous enseigne les ars, & non pas la raison: ce que nous esclarcirons par vn exemple. Aristote a escrit vn liure des impressions celestes qu'il a inscrit & intitulé des Metheores, auquel tu ne trouueras autre chose q̃ des mensonges toutes pures confirmées par ratiocination des vieilles, des le commencement iusques à la fin : en quoy il a esté suiui par Pierre Tartaret & plus de six-cens autres Philosophes (pour ne dire fols) de mesme farine. Mais certes si on veut tirer la cause des metheores du profond des entrailles de nature (comme elle y est) on le fera, & trouuera on les causes de la pluye, des neiges, du tonnerre & autres impressions bien autres & fort diuerses & differentes de celles qui ont esté alleguées par Aristote. Tels fantasmes & qui sont de mesme valeur que les metheores d'Aristote, ont aussi infecté la science d'Astronomie, comme sont les augures, la Geomantie & autres semblables sortileges. Ainsi Albert a disputé de la generation des metaux, & Auicenne de la cause des maladies, mais ils ont tous deux vse de ratiocinations qui sont directement contraires à l'experience. Parquoy puis que le corps humain, qui est la demeure & maison de l'ame, est le subiect du medecin: il faut bien considerer la dignité de pres. Car puis que Dieu l'a creé & l'a mis en la puissance du medecin, pour le garder & conseruer en santé, cõseruer en luy les maladies ou les en chasser, il ne le faut pas faire par fantasies & ratiocinations nouuellement

L'astronomie est fondee sur l'experience.

Liures des Metheores d'Aristote sont mensongers.

Corruptiõ d'Astronomie.

lement inuentées, parce que la Medecine gist & consiste au faire non pas en contemplation, parquoy il la faut affermir & fortifier, non tant par raison que par experience. Car puis que la Medecine est née & sortie d'experience comme sont les autres ars mecaniques qui consistent en action, il faudra faire des œuures parfaites en Medecine par le moyen d'experience, lesquelles rendront tesmoignage de sa verité. Le premier maistre donc de Medecine, c'est le corps & la matiere de nature, desquels (si tu desires de sçauoir) il te faut aprendre, non pas de toy-mesme. Ainsi il y a des ars admirables qui ont esté reuelez par le moyen de l'experience aux choses minerales, ausquels on n'eust iamais sceu paruenir par raisõ : d'où est aduenu que les metaux ont engendré plusieurs ars. Puis que donc la Medecine demeure & s'arreste en nature, tellement qu'ellemesme est la Medecine, il ne la faut cercher ni aprendre autrepart qu'en nature mesme, car tout ainsi que l'art du potier de terre, a son estre de la terre & du feu : & celuy du forgeur de fer est du fer mesme & du feu par le moyẽ du marteau: l'artifice de faire le verre est du feu & de la cẽdre: celuy du drapier ou façõneur de draps est de la laine & du fuseau: celuy des orfeures est de l'argent ou de l'or & du feu : pareillemẽt nature produit & engendre la Medecine & tous les ars par l'experience sans l'aide de la raison. Ie desirerois que les sophistes qui forgẽt tout par leurs raisons en delaissant l'experience considerassent diligemment ces choses, afin qu'ils cessassent finalement d'offusquer & obscurcir la lumiere de nature : & qu'ils se souuinsent que le Medecin a esté creé de nature par le feu : car le feu & le labeur descouurent les secrets de nature. Parquoy tout ainsi que les fondeurs tirent l'or & l'argent de la mine par le moyen du feu, ainsi les Medecins doiuent tirer des corps les secrets, les misteres, & excellentes essences par la separatiõ du pur d'auec l'impur, moyennant le feu & autres ars vulcaniques. L'homme aussi qui plus est, aide beaucoup à la generation du Medecin : car il descouure de quels principes il est composé, par le moyen de la resolution qu'il fait des corps par le feu. Le Medecin aprẽt donc du feu que c'est que l'homme & q̃ c'est que medicamẽt, & n'y a autre escolle que le feu, où on puisse aprendre la Medecine. Parquoy possible qu'on cognoistra que nous n'auons pas dit sans cause au commencemẽt de nostre traicté, qu'il y a double methode pour aprendre

Premier maistre de Medecine.

Le Medecin est engendré par le feu.

la Medecine,& pensons auoir persuadé aux Medecins & leur auoir donné occasion, de penser à repurger la Medecine des fautes qui la maculent.

Des causes generales de toutes les maladies.

CHAP. II.

PLVSIEVRS & diuers Medecins ont trauaillé beaucoup & en diuerses façons pour trouuer la cause des maladies, mais principalement des Vlceres, lesquels ont semé & espars çà & là, la semence de plusieurs maximes fauces, & errones principes : combié que toutefois il n'y en ait qu'vn, assauoir la †corruption que Dieu a plantée & engrauée tellement en toute chose Elementaire,& es corps qui sont sous la cauité de la Lune,que l'experience monstre qu'il faut qu'ils soyent tous corrompus,destruits & dissous par la mort. Puis donc que l'homme est subiect à ceste corruptiõ,il faut tousiours aller au deuãt afin de l'empescher : car si elle y suruient,elle est ia appelée maladie par les Medecins. Parquoy ceste corruption ineuitable qui suit la contrarieté, doit estre appelée mere de toutes les maladies. Or l'anatomie de plusieurs & diuerses parties de l'assemblement desquelles le corps est basti,monstre & enseigne comment ceste corruptiõ se faict: car toutes ces parties ne peuuent demeurer ensemble sans se corrompre,ayans des temperatures contraires l'vne à l'autre: parce qu'estans toutes enfermées dedans la seule peau du corps humain, elles ont chacune sa certaine qualité & quantité, mais qui sont grandement contraires & combatent l'vne l'autre en complexion, essence & action. D'auantage autre est l'office du foye, autre celuy des poulmons, autre celuy de l'estomach & autre celuy de la vessie: il y a aussi diuersité & difference entre la substance, l'humeur & la partie entiere: l'vne est contenue en vn lieu & l'autre en vn autre : comment est il possible que ceste diuersité n'amene quelquefois corruption? Au reste ces diuersitez ne sont pas seules causes & occasions manifestes des maladies, mais aussi la pepiniere hereditaire des pere & mere, laquelle est communiquée puis apres, & replantée aux enfans: car la conditiõ des enfans au regard de la santé, a esté de tout temps pire que celle de leurs peres. Ainsi Caim & Abel ont eu moins de santé qu'Adam & Eue: & derechef eux en ont eu plus que les

Annot. † C'est ce qu'il a nõmé desordre fatal au ix. chapitre du precedent traicté.

Corruptiõ cause de toute maladie.

Maladie est corruption.

Pepiniere des maladies prouenant des peres.

que les enfans qu'ils ont engendrez : tellement que si Dieu n'y met remede, ie coniecture & pense, que le temps viendra qu'on verra des maladies du tout incurables, à cause de la communication de ce venin hereditaire. Ce soupçon m'est accreu par la peste : car on la voit reuenir plus souuent qu'au temps passé, & si beaucoup plus de gens en sont surprins, tellement qu'on la voit presque retourner de cinq en cinq ans à ceste heure, au lieu qu'on ne la voioit pas retourner de cinquante ans au temps passé : d'auantage, mille personnes en seront frappées, au lieu que cent ou six vingts l'estoyent anciennement. Ce qui est aussi monstré par tant de maladies pestilentielles & epidemiques & tant d'Vlceres malignes. Parquoy puis que la condition du corps humain est telle, qu'il pent tousiours & decline à corruption tant à cause de sa generation que de sa creation, tellement qu'encores qu'aucun face bien ses actions, & luy semble à son aduis qu'il se porte bien, il va & tend tousiours toutefois à corruption, de sorte qu'il est necessaire que quelquefois il tombe en maladie. Il apert donc par ceci que si quelqu'vn disoit, que, qu'il faut, est cause de toutes les maladies, cestuy là ne parleroit pas improprement: car tant ce qui est dans le corps que ce qui l'enuironne par dehors, s'accordent tellement à le corrompre, qu'il est impossible de leur resister, sinon par la Medecine seule. Parquoy l'office & deuoir du Medecin sera d'auoir tousiours memoire & souuenance des façons & differences des corruptions qui sont necessaires tant pour les empescher que pour les guerir ce qu'il aprendra, comme le mareschal cognoist & aprent le feu & le fer par le feu, assauoir par le sens & experience, laissant toute iactance de ceste faintiue & fardée Phisique. Il s'ensuit donc que puis que la corruption se peut autant cognoistre par le sens, que la chaleur du feu faict par l'atouchement, qu'il faut cercher la nature de l'homme plus auant, pour cognoistre comment il contient en soy la cause des maladies: car puis que les medicamens combatent contre-elles, il les faut necessairement cognoistre. Ainsi quand les maladies sont faictes par les Astres, nous cercherons leur cognoissance vers les Astres, c'est assauoir du corps où elles sont : car c'est vn precepte general que pour auoir la cognoissance de chose quelle quelle soit, il la faut cercher où elle est. Par ainsi l'eau enseigne à pescher, les choses celestes, monstrent le

Il faut, est cause de toutes les maladies.

Office du Medecin.

ciel, les terrestres, la terre : les morbifiques, la maladie, les choses iustes, la iustice : & les ignées, le feu. Tout ce qui est donc aprins & enseigné autrement est folie, & doit estre reietté : parce que ceux qui sont du diable ne parlent iamais de Dieu, ni les esprits infernaux, discourent de la vie bien heureuse, ains tout s'aprent & se tire de ce en quoy il est. Il apert donc que le Medecin est engendré de deux choses, assauoir de la maladie & des medicamens : c'est à dire qu'vn chacun est cognu de ce qu'il est, c'est à dire qu'il cognoist la maladie, par maladie, & le medicament par medicament.

Vsage de l'anatomie.

Or il les cognoist par le moyen de l'anatomie : car elle luy propose l'homme à descouuert, c'est assauoir le corps naturel ou phisic accompli de toutes ses parties, duquel s'il a la cognoissance, il est alors Medecin philosophe, & se pourra dire où finit le Philosophe, là commence le Medecin, c'est à dire que quand il cognoist la maladie, il est encores Philosophe : mais quand il la guerit, alors il est vrayement Medecin praticien.

Voila donc les deux moyens pour paruenir à la Medecine, au premier desquels il faut raporter l'anatomie du monde & l'astronomie: au second l'alchymie & la cognoissance des vertus naturelles. Car ce qui a esté escrit de la Medecine par les autres, ne merite aucune creance n'y louanges, veu qu'ils ne considerent que les quatre humeurs pour leur theorique : & ne proposent ou alleguent seulement que l'authorité de Macer (au regard de la pratique) ou de celuy qui a basti le liure intitulé la lumiere des Apoticaires, ou quelques autres.

Annotations Dariot.

SI on desire entendre plus clairement ce chapitre, il faut recourir aux annotations sur les neuf & dixiesme chapitres du precedent traicté.

Des causes naturelles du corps malade. CHAP. III.

AFIN que nous descouurions & enseigniōs quelque fois la nature du corps phisic ou naturel & de la matiere qui est cause des Vlceres, autant que nature & l'experience le nous ont enseigné. Il faut noter que le corps de l'homme & toutes ses parties sont composeés de trois corps ou substances, assauoir de Liqueur, Soulfre & Sel, desquelles le Soulfre estant des choses seiches, la liqueur des humides assemblées par le Sel, le corps naturel a son estre & est composé. Voila donc la cōposition de tout corps tant mort que viuāt, animé ou sans ame: car ce qui est humide en eux est la liqueur, ce qui brusle est le Soulfre, & ce qui reste & demeure apres la bruslure c'est assauoir la cendre c'est le Sel: lesquels ont tous esté creés de Dieu par iuste pois & mesure en chacun corps, & peuuent estre monstrez à l'œil, moyennant le benefice de Vulcā, qui tire tout ce qui est au corps naturel, soit du feu soit de l'eau, soit de l'air, ou de la terre: car ces trois substances generalemēt sont premiere & derniere matiere de tout corps: cōmencement d'iceux milieu & fin. Or cōbien que ces choses soyent plus philosophiques que medicales, toutefois, puis que nous mettōs le Sel pour la cause de toute vlcere, il a esté besoin d'vn peu en discourir. Mais puis que tout corps soit mort ou viuāt a besoin d'vne cause qui le garde & preserue de pourriture, à ceste occasiō Dieu a creé vn Baume, qui est espandu, & arrouse toutes choses, sans lequel & où il defaut incōtinant elles viēnent à se gaster & corrompre. Or cōme nous voyōs que la putrefaction n'entre point es corps qui sont oincts de Baume ou embaumez, ainsi nous soupçonnons & pensons qu'il y a vn certain baume naturel au corps phisic & qui est nay auec luy, sans lequel l'homme ne viuroit point & ne pourroit estre gardé de pourriture: lequel ne peut estre aussi osté que par la mort. Toutesfois ce Baume ici est different de celuy qui est vrayement appelé Baume, parce que l'vn sert à la conseruation des corps viuans, & l'autre de ceux qui sont morts. Maintenant afin que nous entendions mieux le naturel de ce Baume, il faut entendre que le Sel duquel nous auons parlé, est ce Baume conseruateur des corps morts & viuans: duquel il y a plusieurs especes selon la diuersité des corps. Comme nous voyons dōc, que les chairs qui sont confites auec Sel sont preseruées de pourriture, par la vertu du Baume qui a coustume de se tourner en

Nostre corps est composé de Mercure Soulfre & Sel.

Baume creé de Dieu.

Differences des Baumes.

nature de Sel, ainsi le Sel que nous cognoissons par le goust estre dedans nous, est celuy par lequel nous sommes preseruez de putrefaction. Mais c'est assez discouru du Sel qui est cause des Vlceres, ce que toutefois nous ramasserons sommairement par forme de Surcroit ou corrollaire. Trois choses cōstituent & establissent nostre corps, le Sel, le Soulfre & la Liqueur: desquels le Soulfre & la Liqueur n'apportent & ne seruent de rien à la generation des Vlceres: mais le Sel qui est le Baulme du corps naturel est ici prins pour la cause d'icelles. Toutefois il faut encores notter, que c'est le Sel qui coagule & endurcit tous les corps, tant les metaux que les pierres, les bois & toutes les parties de l'homme chacune selon sa mesure & proportion. Mais puis qu'il n'y a chose en nature qui n'aye quelque vice & tache, ce Baume ici en a deux qui ne sont pas petis: l'vn, qu'il est subiect à mort & à corruption, aussi bien que les autres substances, qui sont contenues sous la concauité de la Lune, desquelles pas vne ne peut passer le temps determiné & ordonné pour sa corruption. Parquoy s'il suruient corruption à ce Baume, il sera cause des Vlceres: car tout incontinent qu'il est alteré & changé de sa nature, la corruption ou putrefaction de ce membre suit incontinant apres: car comme les parties du corps sont diuerses, aussi y a-il diuerses especes de Baulme: d'où il aduient que nous voyons souuentefois pourrir & corrompre tantost le foye, tantost les poulmons ou autre partie, sans que les autres parties ayent aucun mal. L'autre vice du Baume gist & consiste en ce qu'il est Sel, Sel di-ie diuers: car tantost il est doux comme le succre ou le miel, tantost acre & autrefois acide: en somme il en y a d'autant de façons, qu'il y a de saueurs differentes l'vne de l'autre: laquelle diuersité de temperature est cause qu'il acquiert quelquefois vne faculté corrosiue, laquelle est puis apres suiuie par vne chaleur, ou par la fieure, ou quelque phlegmon, selon la nature du Sel, qui est cause du mal. Voila la theorique generale de la cause & matiere peccante des Vlceres, de laquelle on peut tirer beaucoup de particularitez & vtiles enseignemens. Car la diuersité des Vlceres en forme & figure monstre vne grande diuersité de Sels, laquelle admoneste le Medecin de la cercher diligemment au corps phisic, pour en auoir la cognoissance en sorte qu'il puisse iuger de la matiere peccante, par l'estat & habitude de

Nous sommes gardez de pourriture par le Sel.

Vices du Baume.

Second vice du Baume.

la forme de l'Vlcere. Toutesfois nous discourrons plus exactement de ceci ci apres, quand particulierement nous dirons, comment chacune d'icelles est engendrée. Tu notteras cependant ici, que comme il y a diuerses sortes d'eaux, qui sont neantmoins toutes nommees eaux du nom general, & plusieurs sortes d'hõmes qui ne sont autremẽt nõmez cõme simplement, qu'ainsi il y a beaucoup de sortes d'Vlceres, qui ont la forme selon la diuersité de nature, & ont aussi autres meurs, selon la difference de leur Phisionomie : car vne figure a vne autre signification, vne autre forme enseigne vne autre essence, tout ainsi que l'image diuerse & variable, faict vne proprieté diuerse. Or si i'adioins la raison & discours des excremens, à ce qui a esté dit des sels, possible qu'il ne sera inutile. Il faut donc notter, que la liqueur reiette ses excremens par les porres, & petis conduits de la peau, le soufre les siens par les intestins, & le Sel les siens par les vrines. Si donc l'vrine tombe en terre & qu'y estant cuitte elle s'y tourne & conuertisse en Sel, ce sera le nitre qui est l'excrement du Sel des animaux : lequel se nomme alkali quand il sort des vegetaux & des animaux : & est ledit alkali tiré de ce qui demeure de reste apres l'entiere separation du Soulfre & du Mercure.

Nous auons raporté ceci pour monstrer la nature du Sel & du Baume, qui ne sera dificile à estre encores confirmé par plusieurs autres raisons. Car puis qu'il y a similitude entre la nourriture & ce qui est nourri, & que toute nourriture est & a son estre de Sel, de liqueur & de graisse ou de Soulfre, il est manifeste, que ce qui est nourri est composé de substances pareilles, puis que le semblable nourrit son semblable. Parquoy nous disons que le Soulfre est nourri par le Soulfre, le Sel par le Sel, & la liqueur par la liqueur. Or la nourriture se faict quand, apres que la viande qui a esté auallée en l'estomach & est cuitte par le moyen de Vulcan, l'archée la distribue, & enuoye la matiere és lieux necessaires. *Comment se faict la nourriture.*

Difference des Vlceres & comment les remedes sont demonstrez par la semblance de la forme, ou des images & figures.

CHAP. IIII.

Premiere cause des Vlceres ou premiere difference

COMBIEN que la philosophie enseigne aucunement la façon comment les Vlceres s'engendrent au corps naturel, toutesfois il y a encores deux autres moyens par lesquels elles se font, assauoir par impression, & en la mode que se font les fontaines, ce que tu entendras ainsi. L'homme est exposé par dehors à beaucoup d'iniures qui l'enuironnent, lesquelles sont corporelles, spirituelles, Elementaires, firmamentalles ou celestielles, visibles & inuisibles : lesquelles sont aisement suiuies par influence corrosiue, quand elles sont agitées par le firmament & par les Astres : car si nous voyons quelquefois la chaleur du Soleil s'acroistre tellement, qu'elle brusle les forets & les blez ensemencez, & les flamboye entierement, & que par le moyẽ des lunettes ou mirouers ardẽs exposez au Soleil, on puisse cauteriser & brusler la peau de l'homme, tellement qu'elle s'enleue en vessies : il faut certes pẽser, que les corps humains sont ainsi naurez par l'influence des Astres, comme si la peau auoit esté toute bruslée par vn cautere actuel. Ces impressions donc sont dignes d'estre considerées : car tout ainsi que la foudre atteint & frappe vne tour, vn arbre, voire l'homme biẽ souuent : ses impressiõs qui se peuuent methaforiquemẽt appeller foudres & tonnerres, ont coustume de faire ainsi. Maintenant nous declairerons par exemple, similitude ou comparaison, comment se font les Vlceres, lesquelles nous auons dit se faire à la mode des fontaines. Tout ainsi que nous voyons les fontaines saillir des pierres, il est credible qu'vne defluxion se peut ainsi enleuer au corps humain, laquelle s'arrestant en quelque lieu, viendra en fin à saillir, de laquelle la fontaine & racine ne sera cognue d'aucun, tellement qu'il sera impossible d'oster la semence de là & arracher les racines du mal. D'auantage, comme des vrayes fontaines les vnes sont chaudes les autres froides, les vnes sulfurées, les autres alumineuses ou ont autres qualitez, il sera aussi permis de diuiser ainsi les fluxions qui se font au corps humain par certaine similitude & comparaison

Seconde

Influence corrosiue.

Cauteriser par lunettes.

Troisiesme Vlceres de fontaines.

raison, auec celles du monde. Il y a encores d'autres causes des Vlceres outre celles qui ont desia esté cy deuant raportées, qui ont leurs racines en la corruption du Sel & du Baume, tellement qu'elles ont d'elles mesmes la cause de leur propre malice, & de ceste sorte il en y a trois, assauoir la peste, le bubon, & la pluresie. D'autres qui offencent le Baume, comme sont celles qui sont faictes & excitées par la morsure des bestes venimeuses, par les playes & erisipeles. Plus en reste encores vne sixiesme qui vient d'enrouüre. Et y en y a encores deux pour la fin c'est assauoir la Gangrene & ladrerie. Voila toutes les differences des Vlceres qui se monstrent par le dehors. Aucuns y veulent mettre celles des entrailles, scauoir est, celles du foye, des poulmons, des reins, de la vessie, de l'oesophague & autres parties, mais parce qu'il les faut soliciter & traicter plus curieusement, & que la guerison en apartient au Medecin, nous ne nous y arresterons pas beaucoup, veu que nous traictons ici les maladies exterieures seulement, lesquelles sont gouuernées par la main du Chirurgien. Toutefois afin qu'on ne die que nous n'en auons pas parlé, nous en traicterons en vn seul chapitre.

Quatriesme. *Cinquiesme.* *Sixiesme.* *Septiesme.* *Huictiesme.*

Les Vlceres des entrailles n'apartienent au Chirurgien.

Mais nottez encores, q̃ pour bië cognoistre les vlceres il profite merueilleusement de bien prendre garde à l'effect ou operation du mal, à la forme d'iceluy ou à sa figure & image: car riẽ n'a esté engẽdré ni parfaict en nature qui n'ait sa forme & son operatiõ: parquoy nous-nous enquerõs de l'essence des choses par leur forme & operatiõ. Tout ce qui est donc nay & engendré soit en la terre ou en la mer, declaire & monstre son essence par sa forme & operation. De l'operation l'exemple en sera tel. Les Sels exterieurs du monde elementaire ont vne mesme & pareille action que ceux de l'homme quand ils engendrent les Vlceres: l'inuisible donc est demonstré par le visible moyennant la similitude des operations: c'est à dire que la figure exterieure du Sel, met comme deuant les yeux vne semblable figure interieure, comme les Sels exterieurs signifient & demonstrẽt les interieurs. Ainsi toute figure exterieure monstre & faict imaginer en l'homme vne semblable forme interieure.

Signes de la cause des Vlceres.

Les Sels du monde & ceux de l'hõme ont vne mesme action.

Par ces operatiõs dõc & par leurs signes, la differẽce de l'vlcere est mõstrée, tellemẽt q̃ no⁹ cognoissons par cela quelle espece de Sel c'est q̃ a excité & fait ceste vlcere, assauoir du Vitriol, de

Resemblance & alliãce des figures.

l'Alun ou autres:La contemplation auſſi & le regard des formes,profite merueilleuſement à ceſte cognoiſſance: car telle qu'eſt la forme du Sel exterieur,apres qu'il eſt coagulé:elle eſt faicte ſemblable en l'homme:toutefois c'eſt en forme reſolue: car il y a ſemblance d'vne forme à l'autre, & eſt la reſolue ſignifiée par celle qui eſt coagulée. Parquoy la forme interieure reſolue ſera de pareil genre,que ſera l'exterieure coagulée. Tu conioindras donc l'accort & conionction des formes auec la ſemblance des operations:car ce qui eſt cognu par leur moyen,ſans faute eſt aſſeuré & n'a beſoin d'aucune fantaſtique ratiocination,parce que la ſimilitude des formes & operations eſt puiſée de la lumiere de nature, voire eſt la meſme lumiere, ſelon laquelle tu imposeras finalement les noms aux maladies, c'eſt aſſauoir que telles operations & reſemblance de forme que tu trouueras au corps naturel,tu te feindras vn tel nom,& te rendras par ce moyen,inculpable de toutes fautes. Il faut encores notter & diligemment obſeruer, que nature n'a produit aucune choſe,en laquelle elle n'aye imprimé les ſignes & marques de ſes effects. Comme prenõs l'homme pour exemple,il n'y aura aucune faute en luy ſoit naturelle,animale ou vitale de laquelle il n'en porte la marque en quelque ſigne exterieur,aſſauoir par quelque geſte ou contenance, ou par l'habitude,ou par quelque membre,ſoit la langue, les yeux, les aureilles ou autre: toutefois ie paſſe ceci ſans en diſcourir plus amplement,tant parce que ie l'ay fait au liure des proportions phiſionomiques, que parce que ie ne peux traicter de toutes choſes en ce lieu. Or combien que les choſes predictes aparoiſſent manifeſtement en l'homme (parce qu'il eſt plain de pluſieurs effects)toutefois les autres corps n'en ſont pas auſſi priuez & exempts. Ainſi le Plantin demonſtre ſa vertu, parce qu'il a des nerfs,& le ſauinier ſon vſage par la forme. Mais encores que la veuë de l'homme teſmoigne manifeſtement l'apetit de ſon cœur, les aureilles,la volupté de l'entendement, & la langue de l'agitation & des affections du cœur, toutefois toutes ces choſes ſont auſſi trouuées aux fleurs, & autres choſes, qui tienent le lieu de la langue. Parquoy ceux qui deſirent porter tiltre d'experience en medecine, qu'ils aprenent c'eſt art par lequel nature enſeigne à aprendre les choſes interieures par les exterieures:car ſe ſont les vrayes eſcoles & fondemens ſcolaſtiques,deſquels s'il eſt deſtitué, & priué en ſon commen-

Comment il faut impoſer le nõ aux maladies.

commencement,il ne pourra iamais paruenir à la vraye & tãt desirée fin qu'il pretẽnt.

Annotations Dariot.

EN ce chapitre nostre autheur traicte trois points: desquels le premier est la difference des Vlceres: le second des signes par lesquels on cognoist la cause d'icelles:le troisiesme touche sommairemẽt comment il faut cognoistre la proprieté & vertu des remedes par la forme ou figure d'iceux. Au premier il constitue huict differences d'Vlceres,desquelles il met la cause efficiente generale de toutes les Vlceres pour la premiere:puis il prent toutes les autres differences, du moyen, ou de la façon comment ladicte cause generale fait ses actions. Maintenant au regard de la premiere,il dit que la Philosophie a suffisamment enseigné comment les Vlceres s'engendrent au corps humain, ce qui a esté suffisamment expliqué cy deuant sur le IX. chapitre du premier traicté de ceste seconde partie: car nous y auõs declairé, qu'il n'y a que l'vne des trois substãces, desquelles les corps sont composez,qui soit corrosiue c'est assauoir le Sel, & partãt n'y a que luy qui puisse ronger la chair,la peau ni les os, y faire ouuerture er separant ce qui est naturellement conioinct & par consequent y faire vlcere:parce que ce qui ronge est acre & picquant,ou desseiche tellement les deux liqueurs, qu'il est force que le Sel tombe comme en poussiere,& qu'ouuerture demeure en ce lieu là. Mais comme il y a autant de sortes de Sels en l'homme qu'il en y a en nature,c'est assauoir autant qu'il y a de corps differens l'vn de l'autre, il est impossible d'en faire vn denombrement certain : parquoy, à bon droit il ne s'arreste pas à le faire,ains passe aux moyẽs par lesquels ces Sels sont excitez à faire leurs actions. Il dit donc pour la seconde differẽce,qu'il y a des Vlceres qui sont faites par impressiõ, en quoy il ne veut entendre autre chose sinon que les Sels qui sont cachez es choses tant spirituelles que corporelles, terrestres,aquatiques,aëriennes & ignées,sont excitez & agittez par les influences celestes corrosiues,& se ioignans auec les internes(ou bien d'eux-mesme seuls)excitent les Vlceres au corps, lesquelles sont nommées Vlceres(encores qu'elles soyent excitées par les causes exterieures)à la similitude & semblãce de celles qui sont faites par les causes interieures : parce qu'elles ne sont faites & excitées tout à vn coup, ni soudainement cõme sont les playes, ains petit à petit, en rongeant, tout ainsi que fait vn caustic qui est appliqué sur la peau. Or il declaire ceste façon par l'exemple de la chaleur du Soleil, qui est aucunefois si grande qu'elle peut enflammer les bois & pailles: il prent aussi l'exemple des cauteres qui se font aux rayons du Soleil par le moyen des lunettes ou boules de cristal: il adiouste encores la foudre qui frappe les arbres & les maisõs ou autres edifices. Puis apres il raconte la troisiesme difference qui se fait en la façon que les fontaines saillent des rochers, ou de la terre: ce qu'il declaire si facilement qu'il n'a besoin d'explication. De là il vient aux autres differences desquelles les quatriesme, cinquiesme, septiesme & huictiesme, prouienent de la corruption du Sel qui est le baume de nature, lequel estant corrompu & gasté ne peut faire autre chose que mal, d'autant qu'estant ainsi vitié & gasté il ne conserue plus. Or il se gaste & corrompt de soymesme, ou bien à raison de quelque autre cause, laquelle est interne ou externe, ou interne & externe ensemble: les externes seules le corrompent, comme font la morsure des bestes venimeuses, d'où il prent la cinquiesme difference: les internes seules le corrompent generalement ou particulierement, d'où il prent la huictiesme & septiesme difference, la huictiesme quand il est generalement corrompu, & par ce moyen la ladrerie est engendrée: & la gangrene qui fait la septiesme quãd il se corrompt en vne partie seulemẽt: mais les internes & externes ensemble le font, assauoir la peste, le bubon & la pleuresie: qui aportent leur propre cause & corrompent le Sel d'où vient la quatriesme difference. Finalemẽt il met pour la sixiesme difference celles qu'il dit prouenir d'en rouüre, assauoir quand le Sel est meslé auec autre mauuais Sel estrange, car alors il ne peut conseruer, qui est son deuoir naturel, partant il est necessaire qu'il face mal s'il n'est bien tost reduit à son degré naturel. Voila toutes les differences qu'il met aux Vlceres qui paroissent au dehors du corps, car il ne touche point à celles du dedans, parce qu'elles doiuent estre traictées par le medecin non pas par le Chirurgien, qui n'a pour subiect que ce qui est apparent aux yeux, & qui se peut manier. Il viẽt puis apres à traicter comment on cognoist la cause de l'Vlcere, & comment par ce moyen sa propre difference est cognue: pour ce faire il considere deux choses, assauoir la proprieté & la forme la forme ou figure de ce qui fait l'Vlcere. Il faut donc notter qu'il y a autant de sorte de Sels qu'il y a de corps qui sont produits par chacun des Elemens : pour exemple dequoy nous nous arresterons aux deux Elemens qui nous sont plus familiers,& desquels nous auons plus ample cognoissance. Premierement nous voyons que les Sels ne sont pas semblables es plantes qui sortent de la terre & n'ont pas mesmes effects : car combien trouuera-on d'herbes & de plantes qui soyent pareilles en goust (lequel prouient du Sel & le demonstre) & qui ayent mesmes effects, sans y auoir differẽce aucune? certes fort peu, ains seront toutes differentes l'vne de l'autre, tãt en goust, qu'en forme, qui est aussi donnée par le Sel, & en vertu : chose qui est plus remarquable en celles qui ont quelque acrimonie plus violente, & aliene de la nature de l'homme comme l'Ellebore, l'Esule, Iarrus ou pied de veau, les Bassinets, les Orties & autres infinies: car celuy de l'Ellebore est du tout caustic, celuy d'Esule excite des demengeaisons, Iarrus a vn autre effect, les Bassinets sont vessicatoires, & les Orties aussi, mais d'vne autre façon. Les Sels des fruicts de l'eau ont pareillement diuers effects.

On viẽt dõc à la cognoissance de ce qui se fait en l'homme par la similitude des effects qui sont en nature : comme s'il se fait vne Vlcere en l'homme qui soit ordinairement accompagnée de demengeaisons, on pourra dire qu'elle a esté excitée & faite par vn Sel Esulat, ou d'alum plumeux qui sont de pareille nature: si elle brusle, cõme si la partie auoit esté frottée dorties, ou qu'elle se face auec vessies, on dira aussi que le Sel qui fait l'Vlcere & l'entretiẽt est Ortical ou Ranonculeux, ou autre de ceux de l'Element de l'eau qui a pareille nature & semblables effects: tellement que les Sels qui sont occultes & cachez au corps humain, sont cognus par ce moyen en comparant leurs effects à ceux du monde, comme il le declaire assez ouuertement. Il enseigne aussi pareillemẽt à considerer la forme ou figure des Vlceres pour en faire comparaison à celle des Sels mondains, monstrant ici en general ce qu'il fera cy apres plus particulierement. Il dit donc, que telle qu'est la forme du Sel exterieur apres qu'il est coagulé, telle est en l'homme la forme de l'Vlcere, mais que c'est en forme resolue, qu'il y a semblance d'vne forme à l'autre, tellemẽt que la resolue est signée & signifiée par celle qui est coagulée, & que partant la forme interieure resolue sera de pareil genre, que sera l'exterieure coagulée : ce qu'il declaire plus aisement en disant qu'il se faut faindre vn tel nom qu'on donnera à l'Vlcere, que sera le Sel auquel elle s'accorde en forme & operation: c'est à dire, que si les proprietez & la forme (resolue toutefois) du Vitriol se trouuent en l'Vlcere, on la nommera Vlcere de Vitriol & ainsi des autres, comme il le monstre plus specialement es propres chapitres qui suiuent : qui est ce qu'il a entendu en disant qu'il faut conioindre l'accort des formes auec la semblance des operations, pour imposer le nom aux maladies, parce (dit-il) qu'en ce qui est trouué par ce moyen, il n'y a point de fautes. Puis il traicte apres sommairement sur la fin comment on peut cognoistre la vertu des choses par la forme que Dieu leur à donnée : mais nous-nous en tairons pour le present parce qu'il en a fait vn traicté expres.

Des maladies qui sont faictes par l'alteration du temps.

CHAP. V.

AVANT que d'entrer en la description particuliere des Vlceres, il nous a semblé bon de mettre encores deuant quelque chose apartenant à ce discours. Il faut donc noter, que nature voulant produire les metaux, les faict comme florir par l'alteration du temps auant que de les parfaire, tout ainsi que nous voyons les arbres & les herbes florir auant que de mettre & pousser leurs fruicts dehors : ce qui est aussi commun à tous les mineraux, specialement aux Sels : car le Sel florit quand il s'engendre auant qu'il soit parfaict, chose qui doit estre diligemment obseruée par de Medecin, pour cognoistre & sçauoir le temps auquel il florit, car ce que nous auons dit du monde, se doit aussi entendre de l'homme. Mais combien qu'il y ait vne telle miniere en l'homme, elle est toutefois en quelque chose differente de l'autre, car si elle florit, elle tend à corruption estant agitée, ce qui n'aduient pas aux minieres externes: car quand elles florissent, elles signifient plutost fertilité que corruption: parce que l'alliance & affinité de l'homme auec le grand monde, n'est pas tousiours materielle, ains est presque spirituelle : dautant que combien que cest esprit soit

Les mineraux florissent.

Difference du florissement interieur à l'exterieur.

soit corporel, toutesfois il est different de l'autre comme la chair est differente du fer, desquels vn chacun est corps, mais ils sont diuers. Il s'ensuit donc que si la miniere de l'homme flo rit, que le corps en est esmeu: & ceste esmotiõ aduient en partie à raison du sentiment du corps, auquel aussi toutes les proprietez du grand monde sont enfermées: parquoy si ses porres & conduits sont alors bouchez & qu'il soit plain d'obstructiõs il ressent des rigueurs ou horreurs. Quand donc on est assailli d'vne telle tempeste on sent vn froit (parce que toute tempeste commẽce par le froit) qui perce & penetre tout le corps, tout ainsi que la bise refroidit l'air: & de là vienẽt les horreurs qui durent iusques à ce que toute l'essence de ce vent soit consumée: & l'estant le corps est finalement surprins par vne grande chaleur, à cause de l'agitation du corps qui a esté faite durant la rigueur, laquelle le penetre, & s'estend par tout, & ne s'esteint iamais, que toute la matiere ne soit consumée. Et s'il aduient que le corps soit eschauffé outre mesure, les fumées montent en la teste qui offencent la raison, & y engendrent aucunefois vne stupeur, principalement quand telle tempeste est participante de nature stupefactiue. Mais pour retourner aux Vlceres afin que ie monstre comment elles se font par ce moyen: il faut notter que quand ce vent a agitté ceste matiere d'vne grande vehemence, elle s'arreste & prend siege en quelque part, d'où il aduient que ce lieu s'enfle incontinent, & y suruient vn phlegmon auec acroissement de rougeur: mais s'il aduient qu'elle n'aye tãt de force qu'elle puisse saillir, elle quitte ce lieu, & estant comme despitée & enflée, va çà & là se manifestant par la rougeur: parquoy si telle tempeste est encores debile, elle est aisée à resoudre & dissiper: mais si elle a prins siege, & a planté ses racines en quelque part, & s'y est arrestée, elle a coustume de donner beaucoup de peine au medecin: or elle s'arreste presque tousiours soubs les hypocondres, où elle ronge & vlcere quelque partie. Ceste dicte tempeste est arrestée & se fait presque premierement au sang, d'où puis apres elle commence de trauailler petit à petit, & entrer aux parties solides, où elle excite des enflures, & fait des Vlceres en rongeant les veines & les nerfs, & passe souuent à trauers du corps auec le vent, les Alemans nomment ce mal en plusieurs sortes, mais les Latins ont coustume de l'appeler *Erysipelata*. Nous la pouuons nommer Vlcere tempestueuse, comme il fait au

Comme se font les rigueurs & horreurs.

Comment se fait la fieure.

Comment se font le delire & la stupeur en la fieure

premier chapitre de la seconde partie du troisiesme traicté de la guerison des Vlceres: auquel chapitre il en escrit les signes & la guerison.

Annotations Dariot.

ON peut cognoistre & iuger par la lecture de ce qui a esté traicté par nostre autheur iusques ici: qu'encores qu'il ne propose au titre autre chose que ce qui apartient à la Chirurgie: qu'il discourt neantmoins de grande partie de la medecine, tant au regard de la santé, & en quoy elle cõsiste, que des maladies: dequoy nous auons vn exẽple manifeste au present chapitre auquel, auant que d'entrer au discours des Vlceres, il traicte la cause de la fieure & des douleurs qui ne sont arrestées en aucune partie, ains se sentent tantost en vn lieu, tantost en l'autre lesquelles pour ceste occasion peuuent estre nommées douleurs vagantes. Pour dõc entrer en ce discours, il suit tousiours sa façon accoustumée, & prent la similitude de ce qui se faict au mõde exterieur, pour l'approprier & adapter au petit, cõme nous auons dit ci deuant qu'il le failloit prendre & considerer c'est assauoir spirituellement en puissance & vertu. Il dit donc que quand nature veut produire & engendrer les metaux, que elle les fait tout premierement florir par l'alteration du temps, tout ainsi que les arbres florissent auant que de produire leurs fruicts: ce qu'il dit estre commun à tous les mineraux, mais specialemẽt aux Sels, parce qu'ils florissent auant qu'ils soyẽt parfaicts: chose q. doit estre diligẽment cõsiderée par le medecin, afin de conoistre le temps auquel il florit: & ce d'autant que ce qui se dit du monde exterieur, se doit aussi entendre de l'homme, diuersement toutefois: car la miniere du mõde florit, pour produire ses fruicts destinez pour le seruice de l'homme: mais quand la siene le fait, c'est pour sa ruine & destruction, parce qu'elle ne florit point que par separation de ce qui deuoit demeurer vni: ou par la corruption des superfluitez & excremẽs qui demeurent dedans le corps. Ainsi l'alliance de l'homme auec le monde n'est pas tousiours materielle: ains presque tousiours spirituelle. Car comme nous auons dit au chapitre precedent, ce qui est coagulé au monde, se doit considerer resolu ou fondu en l'homme: combien dõc que cest esprit que nous consi-

considerons en luy soit corporel, aussi bien que celuy de la miniere mondaine, toutefois ils sont differens l'vn de l'autre, comme la chair est differente du fer, lesquels sont corps tous deux mais ils sont diuers & differens l'vn de l'autre. Parquoy il adiouste à bon droit que si la miniere de l'homme florit, que le corps en est esmeu: dequoy il rend deux raisons: desquelles l'vne, est le sentiment du corps: l'autre, que l'homme estant si petit contient neantmoins tout ce qui est au monde spirituellement toutefois & en proprieté, comme nous l'auons ci deuant souuent declairé: à raison dequoy (dit-il) si les cõduits du corps ne sont ouuers, ains soyẽt bouchez & fermez en sorte q̃ ceste efflorescence ne puisse sortir, le corps en ressent des rigueurs ou horreurs. Mais nous pouuons encores adiouster quelques autres raisons aux deux qu'il a allegućes de ceste emotion, lesquelles seront prinses de ce qu'auons cy deuãt allegué D'Hippocrate, assauoir que le doux, l'amer, l'aigre, l'austere, l'incipide & plusieurs autres qualitez & vertus sõt au corps, & ne s'en trouue point au monde qui ne soit en l'homme, lesquelles neantmoins demeurent tellement contemperées en luy, pendant & durant le temps de sa santé, qu'elles sont imperceptibles: toutefois, aussi tost que l'vne d'icelles s'enleue par dessus les autres, alors elle se manifeste & fait cognoistre au son, qui est lors qu'elle florit, mais c'est en diuerse façon, car aucunefois tout le corps n'en est pas esmeu & n'y a qu'vne seule partie qui s'en ressente: comme quand la langue & le palais sont surprins quelquefois de certaine douceur fade, ou autre qualité qui offence & fache tellemẽt le goust, qu'il semble que tout ce qu'on met en la bouche aye la mesme saueur: autrefois l'odorãte est de mesme discrasie: mais autrefois tout le corps s'en resent comme nous le dirons cy apres.

Or est il impossible que telle separatiõ se puisse faire que le corps n'en soit esmeu, quand il n'y auroit autre chose sinõ, que ce qui doit estre naturellement vni, conioinct & bien contempere, se desioinct.

Mais encores, outre les subſtãces & vertus q̃ sont en l'hõme, il y en suruient d'autres du dehors par le moyen du boire & du manger, tant à cause de la malediction que Dieu a donnée aux Elemẽs & creatures d'iceux à cause des pechez de l'hõme (cõme il a esté cy deuãt declairé en parlãt des semẽces) qu'à cause du desordre & des fautes qu'il commet en sa façon & maniere de viure. Car il n'y a fruict ni viande aucune, qui n'aye son suc, & n'y a aucun suc qui n'aye son tartre, tout ainsi que le vin: lequel apres qu'il a reietté sa fleur (ou excrement plus leger & aëré) par le dessus, lequel est comparé par Galien à la colere, & que sa partie terrestre, assauoir la lie, ou les feces que Galien compare à la melancholie: son tartre demeure incorporé auec la substance du vin, pour s'en separer en son temps, & s'attacher aux parois du vaisseau qui le contient, sans descendre au fond ni mõter au dessus: Et n'est cedict tartre l'humeur aqueuse du vin que Galien compare à la Pituite: ains est vn Sel acre & picquãt, lequel estant en forme liquide est neantmoins destiné à estre coagulé en son temps, ainsi qu'on le voit aduenir: & ne trouuera-on suc aucun, ni l'eau douce mesme des fontaines, qui n'ait aussi le sien s'il n'est premierement bien depuré. Car il n'y a aucune des trois substances desquels les corps sont composez: qui n'ait ses excremens, qui sont de mesme nature, que ce dequoy ils sont excremens, mais non si pure. Les viandes sont aussi de mesme chargées de leur triple tartre comme nous venons de dire: car le Sel a le sien, la substance oleagineuse aussi, & le Mercure, chacun le sien: toutefois aucunes d'icelles peuuent estre tellement depurées, qu'il est difficile de le cognoistre, si ce n'est par les yeux de l'entendement. Or si ceste substance tartareuse, estoit separée entierement de la substance vtile pour la nourriture, & que puis apres elle fust entierement chassée hors du corps, sans qu'aucun excrement y en demeurast de reste: le corps pour ce regard resteroit en santé & n'en seroit affligé, ni les autres substãces ou vertus esmeuës & solicitées à se separer l'vne de l'autre, & s'enleuer l'vne sur l'autre: mais tant à raison de la corruptiõ qui est en nous (à cause du peché comme nous auons dit cy deuant) qu'à cause de l'infirmité des puissances, il en demeure beaucoup au corps qui n'est pas chassé dehors comme il deuroit: parquoy son seiour y est cause de beaucoup de maladies diuerses: ce qui se fait comme nous dirons cy apres. Les viandes & bruuages qui entrent dedans le corps pour la nourriture d'iceluy sont diuersement cuites & digerées: voire plusieurs fois auant qu'elles paruienent à ceste derniere fin: & de ces coctions & digestiõs il y en a trois principales & qui sont les premieres, desquelles la precedente sert tousiours à la suiuante. La premiere se faict en l'esto-

en l'estomach (car ie ne compte pas pour coction, la preparation qui se fait en la bouche) & aux intestins comme aucuns veulent: la seconde au foye, en la ratelle, & en la vessie du fiel: & la troisiesme en la veine creuse notamment en la regiõ des reins: la quatriesme en chacune partie du corps en particulier, toutefois nous ne dirõs rien pour le present de ceste derniere. Quand les viandes donc & ce qu'on prent pour la nourriture du corps sont descendues de la bouche en l'estomach, & qu'il les a embrassees pour les cuire, il essaye de les conuertir & reduire toutes en suc, parce que (comme nous auons dit ailleurs) il n'entre rien dedans les veines pour estre porté au foye & de là en la veine creuse qui ne soit premierement tourné & conuerti en suc, & n'y passe & penetre point qu'il ne soit rendu comme vaporeux & subtil: autrement il n'y entreroit pas. Or apres que par la chaleur naturelle & innée (que nostre autheur nomme Vulcan) la viande & le bruuage sont autãt cuits que les forces de l'estomach le peuuent permettre, alors nature separe le Soulfre impur (c'est à dire les feces) & les chasse ou pousse en bas, pour estre poussées dehors par la porte destinée à cest effect: toutefois, elles ne doiuent pas descendre toutes seules, ains doiuẽt mener & conduire auec elles les mucilages tartareuses (qui sont aussi les gros excremens du Sel) lesquelles demeurẽt souuẽt en l'estomach, mais autrefois vne partie d'icelles, grãde ou petite, descẽd aux boiaux auec l'excremẽt sulfureux, pour estre chassée dehors ensemble auec luy. Le foye puis apres cuit encores d'auãtage le suc qu'il a tiré, ou qui luy a esté porté, & en separe d'auec le bon sang: afin qu'il demeure plus pur le tartre & les autres excremens, lesquels il reiette, ou sur les intestins pour estre euacuez par eux, ou biẽ ils demeurẽt tant en luy qu'es parties voisines. Puis apres, la region des reins (sous laquelle nous cõprenons la veine creuse) faict encores sa coctiõ & separatiõ du pur d'auec l'impur, en sorte que si nature est forte & biẽ disposée, & que les conduicts soyẽt libres & ouuers, le sang demeure pur & net, du tartre ou du Sel qui se doit euacuer par les vrines, tellement que par ce moyen il est rẽdu semblable à l'eau de vie ou esprit du vin, biẽ depuré, circulé & rectifié. Et semble que les Philosophes anciens ayẽt ensuiui l'œuure ou façõ que nature tient au corps humain, en la preparatiõ & depuratiõ de leurs sucs, quintes essences, eau de vie, ou esprit de vin, mais singulieremẽt en ce dernier. Car quãd ils prenet le moust, le font digerer (cōme ils dict) ou circuler en vn vaisseau, pour separer tāt les mucilages q̃ nagēt par dessus, q̃ les parties terrestres q̃ tōbent au fond, cela represente la coctiō q̃ se faict en l'estomach: puis apres la filtratiō, monstre le depuremēt ou portemēt q̃ se fait de l'estomach, par les intestins & veines mesaraiques, iusques au foye: & la premiere distillatiō en laquelle le flegme ou la matiere aqueuse passe auec l'esprit, represēte la coctiō q̃ se fait au foye, en la ratelle & la vessie du fiel: la rectificatiō puis apres, par laquelle le pur esprit du vin est separé de son humeur aqueuse, demōstre la coctiō & separatiō qui est faicte aux reins: la circulatiō finalemēt & separation du tartre, q̃ est encores superflu audit esprit, est representé par la derniere coctiō q̃ se fait en l'habitude du corps. De mesme on prepare les autres sucs tout ainsi qu'on faict le vin, & cognoist on par telle preparatiō & separatiō, qu'vn chascū d'eux a aussi ses excremēs sulfureux & tartareux. Entre tous ces excremēs sulfureux, & tartareux les mucilages tartareuses q̃ s'engendrēt en l'estomach, tāt de la viāde q̃ des bruuages, sont fort aisées à cognoistre, parce q̃ c'est ceste matiere crasse ressemblāt à la glaire d'vn œuf, q̃ les Medecins nōment cōmunement flegme, laquelle est souuēt rēdue toute pure par la bouche en vomissāt, il en descēt aussi vne partie dedās les boiaux & en sort auec les gros excremēs, specialemēt quād les boiaux sont irritez & stimulez par iniectiō de clisteres ou par autres medicamens prins par la bouche. Il y a encores vne autre maniere de tartre, ou matiere tartareuse, q̃ se trouue dedans les veines, meslée & incorporée auec le sang par la faute de la puissance & faculté separatrice, lequel est resolu ou est en forme liquide, & est neātmoins destiné à estre coagulé, au tēps predestiné: quād il se rēcontre aux lieux propres à le receuoir (assauoir dedās les cauitez du corps) & qu'il rencōtre la force de l'esprit du Sel, & n'est cependant empesché par le meslinge de quelque autre substance. Ce tartre di-ie resolu est ceste matiere, qui souuent est veuë par dessus le sang, quād il est coagulé apres qu'il a esté tiré de la veine, lequel estoit fort liquide & subtil, cependant qu'il estoit dedās les veines, mais il se coagule & est veu de couleur cēdrée iaune, blāchastre ou autre, incōtināt apres qu'il est sorti des veines, & est rēdu si visqueux ou gluant, qu'on ne le peut resoudre auec eau, ou vin ou autre decoction, si ce n'est par le propre medicamēt. Ceste mesme matiere se coagule en beaucoup de lieux & places du corps, mais specialement en la vessie apres que nature l'y a chassée auec l'vrine pour s'en cuider descharger, & là elle trõpe souuẽt les Medecins, leur faisant pẽser q̃ la vessie soit vlcerée ou qu'il y ait carnosité, ou pierre formée dedãs elle: elle se prent & coagule aussi souuent dedãs les poulmõs & dedãs la poictrine, quãd elle y coule auec le sang q̃ y est porté pour leur nourriture, ou elle trõpe les Medecins de mesme q̃ croyẽt qu'elle y soit descẽdue de la teste, ne regardãs pas q̃ souuẽt celuy qui est trauaillé de tel accident, crache chacun iour autãt ou plus q̃ tout l'os de la teste en pourroit cõtenir, nõ plus q̃ le poulmõ, & neãtmoins tel crachemẽt cõtinue ordinairemẽt, & dict tousiours q̃ c'est la predicte defluxiõ, sans considerer l'impossibilité: qui est, q̃ le cerueau ne la sçauroit cõtenir, & qu'il n'en peut descẽdre de la teste dãs les poulmõs q̃ par l'Apre artere, qui ne se pourroit faire sans quil suruint vne grande & cõtinuelle toux, laquelle suffoqueroit la personne auant q̃ la moitié de telle quãtité de matiere fust decoulée, chose q̃ ne se trouuera vraye, cõme, Dieu aidant, nous le dirõs en lieu cõmode. Les autres tartres de la secõde troisiesme & quatriesme digestiõs, ne sont pas si aisez à cognoistre, fors & reserué celuy qui se coagule en forme de pierre de diuerses couleurs consistãces & grosseurs, & en forme de sable ou grauier. Maintenãt, si ces excremens demeurent dedans le corps soit de la premiere, seconde ou troisiesme digestion, & qu'ils ne soyẽt point euacuez il aduient quelquefois qu'ils pourrissent: & puis de ceste pourriture il en sort diuerses vapeurs nitreuses-sulfurées q̃ se meslent parmi l'air du corps, si elles ne trouuent promptemẽt le passage pour en sortir, où estans, l'air qui ne les peut souffrir est incontinent agitté çà & là d'vn mouuement violent lequel refroidit le corps ainsi que la bise faict l'air, & cause par ce moyen les tremblemens & horreurs, car (dit-il) toute tempeste commence par le froit, elles agittent donc l'air, & l'air le corps, tout ainsi que l'air agité au centre de la terre cause le tremblement d'icelle, & ce mouuement d'air continuant ainsi, la matiere en fin est enflammée, parce qu'elle est nitreuse-sulfurée, où bien qu'elle est de la nature du Nitre sulfureux, qui est froit de sa nature, & neantmoins est inflammable: puis tout le corps est eschauffé par ceste inflammation, tellement que la maladie communement nommée fieure en suruient, laquelle seroit plus proprement nommée Nitro- *Cause de la fieure.*

sulfurée ou de Nitre-soufré ou Nitre soufrée par le mot qui denotte l'essence de sa cause materielle: parce q̃ la fieure cesse aussi tost, que ceste matiere est hors du corps. Or ceste matiere est chassée hors le corps par nature seule ou bien estant aidée par medicamẽs propres: mais quãt aux vapeurs qui ont excité la fieure, elles sont consumées par la chaleur, tout ainsi que le nitre qui florit & sort hors de la terre, l'est par la flãme du feu, lequel estãt consumé, la chaleur qu'on surnõme fieure cesse aussi tost. Toutefois parce que ces excremens Nitre-sulfureux, ne pourrissent pas tousiours cõtinuellement, ains le font par interualle selõ leurs proprietez & selõ q̃ leurs astres sont gouuernez par les exterieurs: de là aduiẽt q̃ des fieures, les vnes sont cõtinues, les autres intermittantes cotidiẽnes, tierces, quartes ou autres. D'auãtage il faut notter, q̃ cõme il y a diuerses digestiõs, qu'aussi il y a diuers excremẽs qui peuuent pourrir en diuers lieux, & qui font les maladies plus difficiles à guerir les vnes que les autres, selon qu'elles sont proches ou loin de l'estomach, & des lieux ausquels les medicamens peuuẽt penetrer. Les fieures cõtinues dõc ne sont pas tousiours faictes par les excremens qui pourrissent dedãs les veines, ni les intermittantes par ceux qui en sont dehors, ains selon la continuatiõ ou discontinuatiõ de la putrefaction desdits excremens, & non pas des humeurs lesquelles ne pourrissent iamais, que quãd le corps deuient ladre.

Cause des continues & intermittantes.

De là aduiẽt que celles qui se font par la putrefactiõ des excremens de la premiere digestiõ, sont aisément gueries, mais les autres ne le sont pas ainsi aisemẽt: singulieremẽt celles de la troisiesme & de la quatriesme, qui faict les fieures qu'on nõme Hectiques. Il faut encores noter que ces Sels sulfureux ne sont pas tous de mesme nature, & qu'ils sont plus acres les vns que les autres, qu'ainsi leur vapeurs ou esprits sont plus piquãs l'vn que l'autre: car les esprits du Sel Armoniac sont pl⁹ violẽs, que ceux des autres Sels, mais ceux de l'Arsenic ou du Reagal ont encores plus de puissance: aussi ils font des maladies, chaleurs, rougeurs, & douleurs beaucoup plus fortes les vns que les autres. D'auãtage faut notter, q̃ les Sels exterieurs se meslent souuẽt auec les interieurs, où ils excitẽt les maladies desquelles il parle maitenãt. Il dit dõc q̃ les fumées, de ceste matiere estãt eschauffees, mõtent souuẽt en la teste, où elles causẽt diuers accidẽs, asauoir douleurs, delire, & autrefois stupeur ou sõmeil profond, selõ la nature de la tẽpeste q̃ est allumée. Or auõs-no⁹ dit plusieurs

Pourquoy aucunes fieures sont plus facilement gueries que les autres.

sieurs fois q̃ toutes les proprietez du mõde se trouuẽt en l'hõme: il ne faut dõc pas douter qu'il n'y ait des Sels soufreux qui soyent stupefactifs comme est celuy du Vitriol & autres, tellement que la proprieté des fumées & leurs effects, sont semblables & respondent à la proprieté du corps duquel elles sont enleuées: tout ainsi que celles de l'Opiũ, du Hiosciame & autres le font: desquelles le Soufre ou Huyle distillée est fort stupefactiue: comme estoit la vapeur & exalation auãt qu'elle fust conuertie en Huyle. Il ne se faut donc pas esbair, si pareilles vapeurs s'enleuent du corps à la teste, y procreent leurs effects. D'où vienent (ie vous prie) les grandes froidures qu'on sent quelquefois en la teste, laquelle ne peut estre eschauffée par quelque couuerture qu'on mette dessus, sinon des vapeurs nitreuses sulfurées desquelles la proprieté est de refroidir, tout ainsi que le Salpaitre qui refroidit, & neantmoins est inflammable: apres aussi que telles vapeurs sont enflammées, on y ressent des grandes chaleurs qui causent vne douleur tensiue. Et ne faut pas douter que la stupeur du cerueau, & autres sõmets narcotiques ne vienẽt de telles proprietez, encores que le cerueau soit tousiours rempli de Pituite (parce que c'est son propre siege & le lieu où elle s'engẽdre) laquelle on dit estre cause de tels accidens par sa froidure, car cela n'est point, encores qu'elle soit souuent ioincte auec des mucilages tartareuses prouenantes de la coction & digestion du cerueau, lesquelles peuuent boucher & fermer le passage à la chaleur influente & aux esprits, & que si elle le pouuoit faire d'elle mesme, par sa froidure ou abondance, il s'en trouue plusieurs qui en seroyent souuent affligez, parce qu'elle abonde tellement en eux, qu'ils crachent sans cesse presque nuict & iour, & neantmoins ne sont affligez desdits accidens. Ie scay bien qu'on dira que c'est parce que le cerueau s'en descharge, mais s'il n'y failloit autre chose que la pituite, il est impossible que tel cerueau ne s'en ressentit: mais la proprieté des narcotics interieurs, est celle qui a principalement ceste commission. Maintenant il retourne aux Vlceres (apres auoir descrit la cause des fieures sommairement) & dit pour le commencement, que quand le vent a agitté ceste matiere d'vne grande vehemence, qu'elle s'arreste & prent siege en quelque part, où souuent elle fait enfler la partie, & y excite vn phlegmon auec augmẽtation de rõgeur: où il continue à monstrer, que quand la mine humaine florit, (comme quand celle qui est en la terre veut pousser dehors ce qu'elle a conceu,& qui est engendré en elle,) elle le faict paroistre par ceste fleur qu'elle iette dehors,tout ainsi que fait la terre, dedans laquelle le nitre ou le Salpaitre est contenu & engẽdré,ou se veut engendrer,laquelle reiette dehors certaines vapeurs qui s'atachent aux murailles s'il en y a , & que ce soit en lieu couuert,pour monstrer qu'elle en est grosse & qu'il s'engẽdre. Tout ainsi(di-ie)la minie de nostre corps iette d'elle mesme sa fleur dehors,ou biẽ en estãt poussée & agittée par les causes exterieures,assauoir par le tartre qui en prouiẽt, & se ioinct à elle,où estant elle agitte l'air, & faict vn vent comme il a esté dit,lequel refroidit tout le corps, comme la bise refroidit l'air, mais ne pouuant trouuer issue pour sortir dehors, cestedite tẽpeste se iette tantost en vne part & tantost en l'autre, speciallemẽt quãd la matiere n'est pas assez sulfurée & inflãmable, cõme est celle qui part des excremẽs qui pourrissent,où elle faict diuerses douleurs qu'on nomme coustumieremẽt vagantes, à cause de leur mouuemẽt:autrefois des petites tumeurs ou pustules rouges, accompagnées de demẽgeaisons ou piqueures, mais elles ne sont de longue durée, ains s'euanouissent incontinẽt,& dient les Medecins qu'elles prouiennent d'ebulition de sang,qui doit estre entendu , que quãd le sang qui est la miniere du corps est esmeu , qu'alors ces vapeurs & substãce nitreuses s'ẽ separẽt & agittẽt ainsi l'air,mais puis apres si elles ne sortẽt dehors,elles se reduisent en corps,& font alors phlegmõ en la partie : où elles s'arrestent,qui est presque tousiours sous les hypocondres,où elles rongent & vlcerent la partie.

Des signes & de la generation des fistules.

CHAP. VI.

IL y a vne façon d'Vlcere qui est faicte & prouiẽt du Sel de pierre , lequel est doux & n'est pas fort acre n'y rongeant,& qui croist ou se forme en ceste façon. La terre contient en soy le Baume du Sel. Que s'il aduient qu'elle separe le pur de l'impur, & qu'elle reiette ses excremens , elle le faict aucunefois dehors, & lors il sont seichez par l'air & par la chaleur du Soleil,& sont entieremẽt perdus & consumez: mais si en les poussant dehors ils se rencontrent dedãs les conduits , ou creuasses & fentes de la terre, où l'air & les raiõs ni la chaleur du Soleil

Que c'est que Salpaitre.

ne

ne penetrent pas, alors ils sont endurcis, & prennent vne certaine forme ou figure oblongue & pointue, en faço de piramide pendante en bas, & sont en fin cõuertis en Sel pierreux lequel est l'excremẽt de la terre, qui est n'ay du Sel & Baume d'icelle. Il y a pareillement vn Sel en l'homme qui est le Baume qui cõserue le corps, lequel nous auons dict cy deuant reietter ses excremens par les conduits & ouuertures de la peau assauoir par les porres: mais s'il aduient qu'ils soyent bouchez, ou que nature ne reiette ses excremens, il suruient vne certaine corruptiõ: parce que cesdits excremens tõbent & s'arrestent dedans la cauité des muscles: mais d'autant qu'ils ne se peuuent amasser & coaguler en piramide à cause de la chaleur, ils se resoluẽt, & rõgent du dedans en tirant au dehors, & mangent ou consumẽt les parties qui sont autour: iusques à ce qu'ils soyent paruenus à la peau, où ils font finalement vne petite vlcere, ou bien petite pustule ou enflure, qui semble desirer legers & petis remedes à la veoir toutefois quand on commẽce de la vouloir guerir, alors le mal se descouure & se manifeste, ayant sa base au dedans encores qu'il ne monstre par le dehors que sa pointe, tout ainsi que nous auons dit que faict le Sel pierreux, excepté qu'il est vn corps & ceci est vne cauité. Or elles se font & s'engendrent en beaucoup de lieux, assauoir aux ioinctures, & aux lieux où il y a des parties de diuerse nature qui se touchent & sont ioinctes ensemble (cest à dire ou les ligamẽs, les tẽdons, & les nerfs touchẽt la chair) au nez, aux yeux, aux oreilles, aux costes, aux maleoles ou cheuilles des pieds, & presque generalemẽt par tout. Quãd dõc ces Vlceres sont formées en quelque partie du corps, les excremẽs y sont enuoyez tout incontinent apres, & non seulement ceux qui sont naturels, mais aussi ceux q̃ surcroissent par la mauuaise façon de viure, tellemẽt q̃ le lieu est tousiours humide, & alors que le mal est confirmé, il n'y a presque plus de douleur. Ce mal est appellé Fistule, tãt par les Alemãs q̃ par les Latins, à la similitude & ressemblãce d'vne fluste. La guerison d'icelle est escrite au second chapitre de la seconde partie du troisiesme traicté de la guerison des vlceres.

En quel lieu s'engẽdrent les fistules.

Les fistules confirmées sont sans douleur.

Annotations Dariot.

POVR l'intelligence de ce chapitre il faut remettre en memoire ce qui a esté dict sur le quatriesme, auquel il a monstré qu'il failloit cognoistre les maladies, par la semblance ou similitude de la forme ou figure des choses, & par la comparaison des vertus, proprietez & effects des choses externes, auec ce qui se faict au corps: & a touché ceste matiere en general. Maintenant il commence à declarer particulierement en ce chapitre & aux suiuans comment telles similitudes de formes & proprietez se doiuent entendre: & commẽce en cestuy-ci par la façon cõment se font & engendrent les vlceres qu'on nomme fistules. Il dit donc que le Sel pierreux humain (qu'on peut autremẽt nommer Salpaitre) en est la cause, & le monstre tant par la propriete dudit Sel, que par sa forme, & par le lieu où il s'engendre: disant. Tout ainsi que la terre contient en soy le Baume du Sel, lequel reiette aucunefois ses excremens en l'air où la chaleur du Soleil peut agir & les consumer, & qu'autrefois ils sont recueillis es cauitez de la terre, où ils ne sont agitez des vẽts ni de l'air ni bruslez par la chaleur du Soleil, ains s'y amassent & coagulent en forme de piramide pendante en bas ou montant en haut, mais qui ont leur base située au lieu duquel sort l'excrement, lesquelles sont tousiours molles par le moyen de l'arrousemẽt qui est faict par le Sel fondu, qui y accourt tousiours pour la nourriture & accroissement d'icelles, comme on voit qu'il se faict és voustes des grosses tours qui sont fort especes, & descouuertes par le dessus, mais qui sont exemptes des vents & de la chaleur du Soleil par le dedans. Qu'aussi de mesme il se forme des Vlceres au corps qui ont ceste forme & proprieté, lesquelles se font ainsi: Assauoir qu'il y a (dit-il) pareillement vn Sel en l'homme, qui est son Baume conseruateur de son corps, lequel a coustume de reietter & soy descharger de ses excremens par les porres & ouuertures de la peau: mais qu'aussi quelque fois où ils sont empeschez, nature les renuoye & remet ou és cauitez, comme celles des ioinctures ou autres, ou biẽ es parties qui sont aisées à se desioindre, comme sont les lieux ausquels s'assemblent & conioignent plusieurs parties de diuerse nature: & s'amassans là, ils font & batissent leur piramide, ainsi que nous auons dit que fait le Sel pierreux exterieur, mais au lieu que l'exterieur est coagulé & apparent, l'autre est cachée au dedans en forme liquide & resolue, parce qu'ils ne se peuuent coaguler en forme de piramide tant à cause de la trop grande humidité, que de la chaleur: tellement que ce qui se monstre estre enleué & solide en l'exterieur, se trouue de mesme creux ou en cauité &

resolu

resolu en l'homme: c'est à dire que l'Vlcere qui se faict en l'hõme est creuse & comme la gaine d'vne piramide, parce que la pointe qui se presente en la peau à la veuë, est estroicte & deliée, mais elle va tousiours en eslargissant contre sa base & fondement, comme fait la piramide. Or il dit que ce Sel est doux & exempt de toute acrimonie, qui est la cause pourquoy celuy auquel les fistules sont aduenues, en a eu peu de sentiment & cognoissance, sinon au temps qu'elles ont esté accomplies: parce que tel Sel ronge doucement & sans grande douleur, & ce qui se faict ainsi lentement encores qu'autrement il seroit sensible, neantmoins à cause du doux changement est imperceptible, comme sont tous tels doux mouuemens & changemés: c'est pourquoy la premiere espece de fieure hectique est difficile à cognoistre, mais aisée à guerir si elle estoit cognue, parce qu'elle n'a encores ietté ses racines fort profondement. C'est aussi pourquoy on ne cognoist presque point les fistules, iusques à ce qu'elles soyẽt formées. Mais il dit q̃ ladicte fistule est presque tousiours molle & humide à cause tãt des excremẽs du Sel qui continuent d'y accourir que des autres, desquels nature se veut descharger. Car c'est le propre de nature de cercher & procurer, ou poursuiure tousiours sa cõseruation: mais parce qu'elle n'agit pas auec raison, elle aide le plus souuent à se ruiner, au lieu de se guerir, en chassant & repoussant les excremens & superfluitez, sur les lieux ou au lieu desquels il seroit besoin de les retirer.

Des Vlceres qui sont faictes par le Sel-Nitre du corps, c'est assauoir des Escrouelles. CHAP. VII.

NOVS auons dit aux chapitres precedés que le Sel qui est destiné & sert pour la conseruation des parties du corps, r'enuoye & chasse ses excremens par les vrines, voire que l'vrine mesme est cest excrement, laquelle (quand elle est amassée dedans la terre) se faict & rent comme vne paste que les Latins appellent Nitre, qui rent vn certain Sel, quand il est cuit, qu'on appelle Sel-nitre, duquel la premiere source est le Baume du Sel de l'animal: d'autant que quand ce Baume se purge par les vrines, il cause ce Sel qui contient toute l'acrimonie dudit Baume. Parquoy il faut notter, que puis que nous sommes par necessité, subiets à corruption, que si cest excrement n'est bien purge, euacué & pousse hors du corps, qu'il sera l'vne des causes de ceste corruption: parce que s'il n'est ietté dehors par l'vrine, il entre dedans les chairs, & y demeure, où il acquiert & retire petit à petit vne mauuaise nature (comme nous l'auons dit & monstré au nitre qui se fait en terre) iusques à ce qu'il paruiene à ses effects, toutefois il fait & excite plusieurs enflures schirreuses, auant que d'y paruenir, lesquelles s'enflent & endurcissent, & s'enleuent de plus en plus, tout ainsi que nous voyons qu'en preparant le nitre, il se fait des figures comme pointes ou bastons attachez l'vn à l'autre. Quand donc ces excremens sont là retenus quelque tẽps, ils commencent à ronger tant par leur propre acrimonie, que par l'accroissement de la chaleur ainée, iusques à ce que chacune de ces tumeurs ou enflures soyent tournées & conuerties en Vlceres creuses, lesquelles se voyent tout en vn monceau: comme la motte de Sel nitre monstre plusieurs bosses & enflures. La proprieté de ces Vlceres est, qu'elles sont tantost humides & tantost seiches, selon le changement des accidens, elles sont toutefois differentes des premieres, en ce que cestes-cy ne sont pas tousiours humides comme les autres, ains se seichent tousiours incontinent apres qu'elles ont esté mouillées. Ce mal cy est appelé *Scrofula* par les Latins, & Escrouelle par les Frãçois. Mais si quelqu'vn les nommoit Vlceres de Nitre, possible qu'il les nommeroit plus propremẽt, à cause de la matiere qui les fait. La guerison est escrite au troisiesme chapitre de la Seconde partie du troisiesme traicté de la cure des Vlceres.

Comment se font les Schirres.

Comment les Escrouelles & les Fistules sõt differentes

Annotations Dariot.

CELVY qui ne considerera diligemment l'intention de nostre autheur, pensera qu'il se soit equiuoqué en faisant deux chapitres de cestuy-ci & du precedent, & attribuant deux noms & deux effects diuers à vne mesme chose. Mais apres que il les aura diligemment leus & considerez il se trouuera satisfaict, & verra la difference qu'il met entre le Salpaitre qui viẽt naturellement de la terre, & celuy qui en est tiré, lequel luy est suruenu du dehors. Il a nommé Salpaitre le premier, & nous l'auons appelé Sel pierreux: Et l'autre duquel il traicte en ce chap. est nõmé par luy Nitre, auec le vulgaire q. le nõme ainsi, voire qu'aucũs en vsent & le prenẽt pour le vray Nitre, parce

qu'il

qu'il ne s'en trouue point qui aye les marques du vray Nitre, & responde à la description qu'en fait Dioscoride. Tout ainsi donc qu'il a monstré au chapitre precedent, que le Baume du Sel de la terre se descharge quelquefois de ses excremens qui luy sont comme naturels, & que le mesme se fait en l'homme d'où prouienent & sont engendrées les Fistules. Ainsi en ce chapitre il monstre qu'il suruient en terre vn autre Sel du dehors assauoir de l'vrine de l'homme & des autres animaux, de laquelle il se fait vne paste par corruption apres qu'elle est tõbée en terre, laquelle paste est appelée Nitre, de laquelle est tiré le Salpaitre, que les medecins & apoticaires nomment Sel nitre. Puis il adiouste qu'il a esté dit ci deuant, que le Baume du corps purge & reiette ses excremens par les vrines, voire que cest excrement est l'vrine mesme: parquoy il s'ensuit que le Sel nitre est l'excrement du Baume conseruateur du corps de l'animal. Mais aussi comme nous voyons que cest excrement acquiert en terre vne acrimonie par corruption: il faut aussi penser & estimer que si tel excrement n'est chassé hors du corps, ains y demeure, qu'il est l'vne des causes de la corruption à laquelle nous sommes subiects: & ne faut pas douter, que tout ainsi qu'il se conuertit en Sel dedans la terre, par corruption, que s'il est reserué & retenu dedãs les chairs qu'il n'en face autant, & qu'il ne suscite quelque mal: car puis que c'est vn excrement, il ne peut long temps demeurer au corps sans s'y corrompre, & ne se peut corrompre sans mal faire. Toutefois comme il y a au corps diuers excremens, ils font chacun ce à quoy ils sont destinez. Ce nitre cy donc estant retenu dedans les chairs, & y ayant acquis vne mauuaise nature petit à petit, par le moyen de laquelle il paruient à ses effects: il commence à former des petites enflures dures & Schirreuses, lesquelles s'enflent, endurcissent, & s'enleuent de plus en plus, assemblées en vn monceau qui est fait de diuerses pointes, pieces ou bastons, tout ainsi que fait le Nitre quand on le fait & purifie. Puis estant ainsi assemblé & retenu quelque temps, il commence à descouurir son acrimonie & à ronger: ce qu'il continue tousiours, iusques à ce qu'il ait autant fait de petites Vlceres creuses, qu'il y a de tumeurs ou enflures, lesquelles se voyent toutes en vn monceau, comme est la motte de Sel Nitre. Ces Vlceres cy ne sont pas tousiours mouillées comme sont les Fistules (dit-il) parce que c'est le propre de ce Sel de seicher:plus que n'est celuy du Sel pierreux,qui est humecté plus facilement : toutefois elles le sont quelquefois à cause des humiditez qui y coulent vne fois plus que l'autre. Finalement apres qu'il a monstré la cause du mal suffisamment, & la façon comment il se fait. Il luy impose le nom, & premierement le nomme du nom qui luy est donné par les Latins, puis apres par les François qui le nomment Escrouelles.Sur quoy il faut notter qu'il fait difference entre les Escrouelles Vlcerées & celles qui ne le sont pas, non pas pour ce regard, mais parce qu'elles prouienent de diuerses causes: puis entre-elles & le mal que les Latins appelent *Strumas*:car il prent ce mal *struma* pour celuy que les François nomment Escrouelles qui est le mal qui vient aux glandules,tant au tour du col que des Emunctoires : mais il discourt & traicte ici des Vlceres qui sont faites es muscles & aux chairs, lesquelles il nomme Escrouelles,à la semblance des autres. Toutefois il dit qu'elles se doiuent nommer Vlceres de Nitre,à cause de la matiere qui les a engendrées.

Des Vlceres qui sont sans douleur.

CHAP. IX.

COMBIEN que les Sels soyent chaus & acres de leur nature,toutefois,leur chaleur est surmontee & veincue quelque fois : car quand ils sont paruenus & ont atteint le sommet de leur malignité,& qu'ils ne peuuent passer outre,alors ils meurent d'eux mesmes,principalement quand ils sont paruenus iusques à la nature du Sel Gemmé:car leur proprieté est telle qu'ils ne manifestét iamais leurs vertus qu'alors qu'ils veulent destruire & tuer. Leur action donc est mortelle & non pas vitale, & si font insensiblement ce qu'ils deuroyent faire auec douleur. Mais la cause de cela est, que l'Esprit des Sels est comme celuy des animaux dommageables,qui attendent à faire leurs effects, iusques au temps qu'ils veulent assaillir impetueusement,afin d'opprimer la personne:toutefois alors que la mort les surprent ils ne peuuent executer ce qu'ils vouloyét.Parquoy il faut sçauoir, que ces Vlceres prennent leur origine de la mort & de ses actions, qui sont putrefaction:non pas toutefois,que l'homme meure, mais vn de ses membres seulement: comme nous voyons que la main meurt estant coupée, & neantmoins le reste du corps ne

Les esprits des Sels taschent de tuer.

Putrefaction est œuure de la mort.

ne meurt pas. Le medecin donc doit diligemment trauailler à ce qu'il aye la cognoissance de ce qui est en l'homme, afin que s'il aduient qu'aucun des mēbres de l'hōme tende à sa fin, qu'il cognoisse q̃ ce n'est pas par ses actions vitales qu'il se corrōpt, ains par les mortelles: & sçache qu'il ne faut riē essayer ni attē-ter en ses euenemens contre les actions vitales, si elles sont vitales, ni mesme cōtre celles qui sont mortelles: car la guerison des Vlceres est en ce grandement differente. Toutesfois nous declarerons plus ouuertement la cause de telles Vlceres. Il y a vn Sel en nous qui se cuit de soymesme & est appelé Sel gēmé, lequel a faculté & puissance de se purger soymesme & de purger aussi les autres humeurs: mais si ses actiōs ne sont diligēment faictes, il est aussi tost surmōté par les autres, & de ceste victoire vient sa mort, tellemēt qu'il deuient Alum taillé à ceste occasion, de Sel gemmé qu'il estoit: que si d'auanture il meurt encores apres, on a coustume de le nommer *Entali*. Toutefois encores que son operation soit morte, il ne cesse neantmoins, & ne se repose pas incontinent du tout: parce que les choses mortes participent neantmoins en quelques actions, aussi bien que les viuantes, encores qu'elles soyent mortes: car toute chose telle qu'elle soit, ne cesse iamais d'engendrer, iusques à ce qu'elle soit du tout consumée & conuertie à rien: d'autant que la mort n'oste rien que le premier esprit vital, tellement que le second demeure tousiours, lequel ne cesse de trauailler continuellement & d'agir selon sa nature. L'vlcere dōc qui est sans douleur & ne trauaille point le corps humain ensuit ses generations: car elle s'amasse presque tousiours au lieu où l'homme a le moins de sentiment: comme sous le genoil & dedans le coude. Et parce que la nature du Sel gemmé est qu'il se conuertit en grains, & boillonne de plusieurs petites pierres qui ont plusieurs coins, angles ou pointes: nous voyons que le mesme ce fait en ceste resolution, assauoir qu'il se faict plusieurs petites Vlceres esparses çà & là par tout le membre, selon la forme de ceste granulation. Parquoy il faut diligemment considerer & obseruer la difference de ceste mort ou mortification, en la guerison des Vlceres: parce qu'elle a trompé beaucoup de personnes & a esté cause de grāds maux à plusieurs, pour auoir esté mesprisée: car combien qu'il se presente quelque operation mortelle, l'autre operation ne cesse pas pourtant: car la mort rōpt bien les forces de la premiere o-

Sel gemmé en l'hōme.

Alumē scissum.

Lieu de l'Vlcere.

La mort du Sel n'oste pas la cause du mal.

La mort du Sel n'oste pas la cause du mal.

peratiō,mais elle en engendre d'autres incontinēt apres:comme la mort du Sel n'oste aucune cause du mal, que si elle rōpt sa deliberation,des vestiges d'icelle elle en produit vne autre cause.Or combien que ceste condition ne soit pas propre & peculiere au seul Sel gemmé,ains qu'elle soit aussi commune à tous les autres:toutefois parce que les Sels qui sont ainsi disposez:n'occupent & tienent pas certaine partie du corps, ains le corps entierement:i'ay voulu attribuer ceste faculté & puissance au seul Sel gemmé.Nous ne raportons pas le nom de ces Vlceres, parce qu'elles sont nommées en medecine diuersement:mais qu'il te suffise de les nommer Vlceres de Sel gemmé:car ceste est la vraye cause &raison des noms:d'autant que elles sont engendrées de Sel gemmé par putrefaction,quand il a esté preuenu de la mort alors qu'il estoit au supreme degré de son operation ou action. La cure de ceste façon d'Vlceres est escrite au quatriesme chapitre de la seconde partie du troisiesme traicté de la cure des Vlceres.

Annotations Dariot.

C'EST vne maxime tresveritable que pēdant q̄ la cause dure,son effect perseuere, & ne cesse iamais que la cause ne soit premierement ostée.C'est aussi pourquoy nostre autheur auant que descrire & enseigner la guerison des Vlceres en recerche si soigneusement la cause,afin qu'estant bien cognue,il en puisse mieux monstrer la guerison & plus metodiquement en son lieu.Maintenant donc traictant des Vlceres sans douleur qu'il appele mortes cy apres,il cerche premierement la cause de ce qu'estant faites en lieu sensible elles sont neantmoins sansdouleur, & partant cerche la cause qui a peu oster le sentiment de ceste partie:car il a demōstré cy deuant plusieurs fois, qu'il n'y auoit que le Sel:qui peut ronger & faire des Vlceres: il considere donc quel Sel pourroit oster le sentiment de la partie, ou l'amortir tellement qu'elle n'aye aucun sentiment: parce que (comme dit Galien au secōd liure des symptones chapitre 11.) douleur est vn triste sentimēt,ou(comme dit.I.Argentier) vne fascherie qui est aperceue au sens: deux choses sont necessaires à la douleur,c'est assauoir que la partie soit sensible, & que

ce

ce qui fasche où fait la douleur y soit, qui est proprement ce qui separe & desioinct les choses conioinctes, ou qui ronge la substance naturelle. Or puis qu'il y a Vlcere qui se fait, & que la partie où elle se fait est naturellemẽt sensible, c'est sans doute que l'Vlcere deuroit estre accompagnée de douleur, ou que ce mesme qui fait ladicte Vlcere, oste le sentiment à la partie & l'amortit. Ce que nostre autheur cognoissant, a recerché les causes & raisons d'où & comment cela se faisoit. Pour ce faire il monstre premierement qu'encores que les Sels soyent chaux & secs de leur nature, que leur action neantmoins est quelquefois surmontée par vne autre: car c'est chose bien certaine, que quand vne action est paruenue à son extremité: elle perit d'elle mesme, n'ayant plus de subiect auquel elle puisse agir: tout ainsi que le feu qui agit en quelque matiere cependãt qu'elle dure, mais il s'esteint de soy-mesme aussi tost qu'elle est consumée. Ainsi l'esprit du Sel, duquel le propre est de coaguler, seicher & eschauffer: meurt de soy-mesme aussi tost qu'il est paruenu au bout de sa matiere & de son action: comme le declaire nostre Paracelse quãd il dit, qu'il est paruenu iusques à la nature du Sel gemmé, qui est le plus transparent & plus dur de tous resiste à l'eau mesme & endure le feu, ce que ne font pas les autres comme luy, qui est la raison pourquoy il dit qu'il est paruenu à son extreme degré: auquel temps les Sels font leur action & non autrement: mais ils ne peuuent pas faire autre chose que tuer & destruire: parquoy leur action est mortelle non pas vitale. Mais parce qu'ils n'operent pas auant que d'estre paruenus à leur extreme degré, auquel temps ils meurent & changent de nature ils font insensiblement ce qu'ils deuroyent faire auec douleur: parce qu'ils mortifient la partie, en sorte qu'elle n'a point de sentiment.

Parquoy il s'ensuit que ces Vlceres prennent leur origine, de la mort non pas de la vie: parce que quand ce Sel a atteint son extreme degré de malice, il meurt soudain, & mortifie la partie en mourant: toutefois sa mortification est viuification d'vn autre qu'il nomme Alum taillé, lequel se change encores (en se mortifiant) en celuy qu'on nomme *Entali*. Il dit donc pour ceste cause, que l'operation de ce Sel ne cesse pas par sa mort, & ne se repose point du tout, car les choses se transmuent en autres en mourant, lesquelles ont leur action & ne cessent iamais qu'elles ne soyent entieremẽt abolies & tournées à neant comme il le declaire assez clairement au texte. Puis apres il coste le lieu de telles Vlceres, & puis retourne au signe d'icelles qui est prins & puise de la ressemblance de la forme du Sel gemmé, en quoy il suit ce qu'il a premierement descrit amplement de la cognoissance des maladies prinse de la comparaison de la forme & des proprietez.

Des Vlceres du Vitriol phisic, qui font les mauuaises iambes.

CHAP. IX.

IL se fait aussi au corps humain des Vlceres, lesquelles par leur effect & operation representent le Vitriol. Or ledict Vitriol est vn corps mineral qui a esté reduit par coction en telle consistance qu'il se monstre, afin d'estre rendu plus commode à l'vsage. Il suruient donc au corps & s'enleue des Vlceres semblables à luy, qui sont presque tousiours arrestées es iambes: car si ce Sel Vitriolé vient à se corrompre, en tombant sur les iambes il y fait premierement des varisses, lesquelles sont faites la demeure du Vitriol, & le retienent iusques à ce qu'il aye acquis vne force corrosiue, ce qu'ayant, il enfle la partie peu à peu, & puis apres il fait des Vlceres creuses en rongeant les enflures, lesquelles rongent & mangent puis apres les parties d'alentour. Mais il faut ici notter, que le Vitriol fait bien peu souuent ses actions sans douleur, si ce n'est d'auenture quand il est escoulé du corps, & toutefois encores qu'il soit escoulé, il s'en ramasse derechef d'autre, en sorte que le malade n'a iamais repos, que toute sa iambe ne soit Vlcerée: & si d'auanture il y demeure quelque partie qui ne le soit pas, il la rend stupide & insensible: car tout Vitriol contient en soy vn Soufre stupefactif. Toutefois ces Sels, ni le Vitriol ne paruienent pas tousiours iusques à faire corrosion, parce qu'ils ne paruienent pas à telle acrimonie qu'elle puisse ronger: que si cela aduient, les malades tombent aisement en conuulsions & grandes poinctures ou punctions, parce que le Vitriol enflamme l'humeur glueuse ou les glaires estant enfermé au dedans: puis apres, l'inflammation peut exciter les conuulsions & pointures. Souuent aussi il aduient que le Vitriol monte en haut par ses veines iusques à ce qu'il paruienc à leur racine, où estant, il y fait des Vlceres incurables

Les varisses domicille du Vitriol.

Le Soulfre du Vitriol stupefactif.

Le Vitriol enfermé enflamme les glaires.

incurables & mortelles. Le Vitriol auec ce, faict au corps plusieurs petites enflures qui sont dures, comme des escrouelles & des schyrres, semblables en forme & figure à des petites pierres, parce qu'il se coagule en telle forme de sa nature. Et de ces tumeurs, celles se conuertissent en Vlceres, desquelles le Vitriol qui les a faictes, a la force de ronger: mais les autres demeurent entieres, quand le Vitriol n'a pas la force. L'operation du Vitriol suit, qui n'est iamais qu'elle ne face pourriture & puanteur, à cause que la transpiration est empeschée: car tous les Sels sont de telle nature, que tant plus ils sont en lieu chaut & humide, plus ils pourrissent soudain, & le contraire aduient, quand ils sont en lieu chaut & sec. Or la nature du Vitriol est tousiours telle comme qu'il en soit, qu'il desire de couler & faire des Vlceres creuses. L'Ambre blanc ressemble du tout au Vitriol en operation: & ne differe seulement qu'en ce qu'il ne faict point de conuulsiõs & moins d'inflammations que luy, mais il faict des douleurs plus grandes. On cognoist ces Vlceres par l'eau iaune qui en decoule, auec sang coagulé quelquefois, parce que ceste dicte eau amene quelque fois du sang caillé auec elle. Mais ceste sorte d'Vlceres a ceci de peculier, q̃ ceux qui en sont trauaillez ont la veuë fort aiguë & subtile, & la teste fort saine, & toutefois ils auoyent la veue debile, & sentoyent des douleurs de teste auant qu'elles fussent ouuertes: dequoy la cause doit estre raportée aux vapeurs du Vitriol qui montoyent en haut, & non pas aux defluxions ou humeurs qui decoulent: mais les vapeurs ne montent plus si tost que l'Vlcere est ouuerte, qui est cause que les accidens cessent. D'où il appert qu'il ne faut pas fermer telles Vlceres que toute la substance du Vitriol ne soit premierement arrachée. La guerison est escrite au cinquiesme chapitre de la seconde partie du troisiesme traicté.

Operation de l'Ambre blanc.

Annotations Dariot.

SI on remet en memoire ce qui a esté dict ci deuãt, ce chapitre & les suiuans seront si clairs qu'ils n'auront besoin d'explication aucune: toutefois parce que ceste doctrine n'est pas encores bien esclarcie en l'entendement de plusieurs, nous adiousterons ici vn petit mot, selon le talent que Dieu nous a donné, pour plus ample esclarcissement du present chapitre. Nous auons fouuent declairé cy deuant que tout ce qui est au monde se trouue aussi en l'homme, mais les choses qui sont mal & affligent le corps y sont plus, & singulierement remarquées: comme le Sel de l'hōme est la substance qui se faict plus remarquer par ses effects, q. sont la seicheresse, chaleur, douleur, alteratiō & autres effects qui dependent de ceux ci. Nostre autheur a desia cy deuant escrit les effects de trois d'iceux, assauoir des deux Salpaitre (ou du Salpaitre & du nitre) & du Sel gemmé, & a maintenant à expliquer aucuns des maux que fait le Vitriol. Il a aussi esté declairé, que ce qui se voit coagulé au monde, se doit considerer fondu & resolu, ou en liqueur, en l'homme: & comme le doux, l'amer, l'austere, l'acide, l'incipide & plusieurs autres qualitez sont en l'homme non pas les qualitez pures & nues sans corps, ains toutes les substāces: pourquoy n'apellera-on Vitriol la substance resolue qui se trouuera au corps, ayant tous les effects & qualitez du Vitriol, plustost que de la nommer d'vn nom composé en la fantasie de celuy qui l'a voulu nommer, autrement que ne luy monstroit la similitude des effects de ce qui est en nature? & pourquoy ne sera aussi nōmée Alun, la substance qui est marquée de toutes ses proprietez, & ainsi les autres? car si on cerche la saueur de l'vn & de l'autre, on les sentira au corps, alors qu'en se separans de leur miniere ils sortent de puissance en effect: & si on demande leur couleur ou teincture ou bien celle qu'ils impriment es corps, on l'y trouuera de mesme, tant soit elle simple que meslée. Ne voit-on pas que la couleur iaune, la noire, la violette, la verte & infinies autres se monstrent souuent au corps de l'homme? Or, iamais les effects ne se monstrent, que leurs causes ne soyent presentes. Et pour bien sçauoir la cause efficiente des diuerses couleurs & saueurs, nous ne le pouuons mieux aprendre que par la consideration & contēplation de ce qui se faict au mōde & le conferer à ce qui est en l'homme. Nous dirons donc que la substāce du Vitriol est en l'homme, parce qu'elle s'y trouue accōpagnée de toutes les proprietez du Vitriol: vray est qu'elle est resolue au lieu qu'elle se monstre coagulée au monde toutefois encores qu'elle soit resolue, elle ne laisse de se faire cognoistre par ses marques, & semblance de forme, Car le Vitriol externe se forme en petis morceaux en se coagulant: ou quand celuy de l'homme veut produire ses effects lors qu'il commence de se corrompre il faict au lieu où il s'amasse (assa-

uoir

noit dedans les veines qu'il rend variqueuses) des petites duretez, & ce aux iambes, où le Sel s'aigrissant ou se corrompant, ronge les parties voisines tout à l'entour, chose qui ne se peut faire sans douleur, sinõ qu'alors que le Vitriol est presque tout escoulé, & que son Soufre (qui est stupefactif) faict son operation, comme il est dict au texte. Mais quand il dit apres que le Vitriol enflamme l'humeur glueuse, lors qu'il est enfermé dedans, il declaire vne partie des accidens qui aduiennent es douleurs des ioinctures. Car Hippocrate au liure des lieux en l'hõme dit qu'aux ioinctures des os il y a vne certaine morue, mucosité ou glaire, laquelle si elle est pure, les articles ou ioinctures sont saines & se portent bien & se meuuent aisément comme estans gras & coulans ou lubriques entre-eux, mais s'il aduient qu'il y coule des humiditez superflues des chairs, lors elles sont malades. Or ceste humidité glueuse ou ceste morue ne se troue pas seulement es ioinctures, ains est esparse (en petite quantité toutefois) par tout entre les os & la membrane qui les couure. S'il aduient donc que ce Sel Vitriolé tombe sur les glaires il excite douleur par son acrimonie, & la douleur excite & appelle nature pour courir au secours, y accourant, elle y va accompagnée de sa chaleur influente, & des esprits qui sont contenus au sang, & par cest amas l'inflammation se faict : ioinct que ce Sel Vitriolé est chaut & acre, de façon qu'il ne se faut pas estonner s'il produit tels effects : mais il faict encores pis, car atteignant les parties nerueuses, il cause des douleurs poignãtes, lesquelles se terminent souuẽt en conuulsion. Ce n'est dõc pas de merueille, s'il fait aussi beaucoup de maux en la teste par ces mesmes esprits qui sont si acres & piquãs. Mais il dit encores que la proprieté du Vitriol, est de faire & exciter pourriture & puanteur, à cause de la transpiration empeschée. Qui aduient parce que c'est sans doute que les Sels deseichẽt, & resserrent la peau en deseichant, laquelle estant reserrée empesche la transpiration, parquoy les humiditez superflues ne se pouuans exaler, elles sont retenues auec le Sel en lieu chaut ou il faut qu'elles pourrissent par necessité, à cause de l'humidité trop grande qui est ioincte à la chaleur, lesquelles meslées ensemble sont mere de putrefaction. Le reste est assez clair.

Des Vlceres alumineuses qu'on nomme communement puantes & pourries. CHAP. X.

IL y a d'auantage des Vlceres, lesquelles se manifestent par enflure, au commencemēt, sans inflammation n'y erosion. Car les iambes s'enflent premierement, d'vne enflure qui est molle & humide, mais ceste humidité est aisement deseichée, combien qu'elle se pourrisse par successiō de temps, puis apres la puanteur, le flux & les Vlceres viēnent de ceste pourriture. Or ces Vlceres sont comparées à l'Alun: car cōbien qu'il n'excite enflure ni pourriture de soy, ains qu'au cōtraire il soit fort bon & propre pour les guerir: toutefois d'autāt qu'il est participant de quelque chaleur, il peut estre cause de putrefactiō accidentalement: parce que toute pourriture procede de chaleur, tellemēt que la chaleur est à bon droit appellée mere de putrefaction. Ces Vlceres ici ne sont pas souuent accompagnées de grandes douleurs, mais elles sont fort enfles & humides: elles ne croissent pas en Schyrres ou Oedemes, toutefois elles sont causes l'vne de l'autre à cause de la longue pourriture: elles sont aussi fort larges & profondes, & tiennent souuent toute la iābe, car elles sont les plus longues Vlceres de toutes, voire qu'elles se conuertissent en hydropisie vniuerselle, si le malade n'est traicté par vne bonne & conuenable façon de viure: mais si ceux qui en sont malades vsent d'vne bonne façon de viure, au reste ils se portent fort bien du corps, voire leur seruent de tresbon preseruatif contre la peste, la pleuresie, & les Vlceres de verolle. Il y a encores des Vlceres d'autre sorte, cōme nous auons dit ci deuant, lesquelles se conuertissent en seicheresse auec le tēps, laquelle est suiuie par des fort grādes douleurs, chose qui aduient souuent es vlceres Vitriolées: car alors que l'Alun & le Vitriol se calcinēt, par le moyen de la chaleur innée, ils prenent & acquierēt entierement vne autre nature que celle qu'ils auoyent: toutefois il faut du temps pour faire ceste calcinatiō, car elle ne se faict pas soudain ni en vn momēt d'autant qu'il faut que tout l'humeur se consume afin que l'Alun demeure sec, tout ainsi que font l'Alun & le Vitriol quand ils sont calcinez au feu, & y sont rendus plus acres, corrosifs & douloreux: ainsi le Vitriol qui est calciné dedans le corps, faict des cauitez, sous la peau & ronge les os. Tous ces maux vien-

L'Alun guerit les Vlceres de soy mais il le fait par accident.

Les Vlceres alumineuses se conuertissent en hydropisie.

viennēt premieremēt par defluxiōs, mais apres qu'elles sont deseichées, les Vlceres seichēt aussi sinō qu'elles soyēt humectées quelquefois par les excremens, qui s'estoyent amassez par la mauuaise façon de viure, lesquels coulent sur elles. Il faut faire pareil iugement de l'Alun calciné : car s'il agit & fait ses actiōs selon la nature de sa calcination, il ne mouille & humecte plus ains deseiche plustost & cause vne soif laquelle difficilement est appaisée par le boire. Le Sel commun faict aussi des Vlceres semblables quand il se corrompt, car elles sont humides au commencement, mais elles se seichent tost apres par dehors, & sont accompagnées de plus grandes douleurs que les alumineuses, toutefois elles sont sans chaleur. La cause d'icelles est la corruption du Sel commun qui est faicte par la chaleur humide: puis quand nature essaye de le chasser dehors, elle le chasse aux ioinctures, la où s'il trouue issue, nature luy apreste vn chemin des la fontaine iusques à la porte ou issue, par laquelle elle a acoustumé de le faire couler incontinent apres. Mais il n'y a pas vne sorte seulement de ces Sels combien qu'ils soyēt tous nōmez Sels cōmuns, & qu'ils agissent d'vne mesme façō, & que les maux en prouenans soyent gueris par mesme moyē. Et s'il aduient qu'ils se seichent d'eux-mesmes, cōme cela leur est familier ils rendent le mal aisé à se guerir: mais au contraire quand ils se calcinent, ils le rendēt tresdifficile. Les Vlceres dōc de Vitriol, d'Alun & de Sel, sont cōsiderées en deux sortes, car ou ils les excitēt quād ils sont cruds, ou bien quād ils sont calcinez. La guerison d'icelles est escrite au sixiesme chapitre de la seconde partie du troisiesme traicté de cest œuure.

L'Alun calciné cause vne soif qui ne se peut appaiser.

Vlceres de Sel commun.

Annotations Dariot.

NOVS ne dirons rien ici de la difference & diuerses façons d'Alun, non plus qu'auons faict de celles du Vitriol, du Sel gēmé & des deux Salpaitres, parce que cela n'attouche aucunement au dessein de nostre autheur : ains parlerons seulement de la proprieté de l'Alun, du Vitriol, & du Sel commun, cruds & calcinez, & de leurs effects. Or ceux qui les manient souuent, sçauent bien qu'il y a grande difference entre les effects qui procedent d'eux estans cruds comme ils sont sortis de la mine, & ceux qui en viennent apres que par le moyen de la chaleur du feu, ils ont esté priuez de leur humidité superflue. Car d'autant que le propre des Sels est de seicher & quelquefois ronger, ils exercent bien plus aisement c'est office n'estans point empeschez, que l'estans. Maintenant il est bien certain que l'humidité corrige & tẽpere la seicheresse, parquoy quand ils sont accompagnez d'humeur superflue, ils ne seichent & rongent pas si aisement que quand ils en sont priuez. Donc puis que l'homme est le petit monde il faut considerer que tout ce qui se fait au monde exterieur est pareillement accompli en luy, parce qu'on y trouue tout ce qui est au grand en vertu & puissance, à la façon toutesfois, que nous auons souuent dit, assauoir que ce qui est coagulé en l'vn se doit considerer resolu en l'autre. Parquoy pour venir à nos Vlceres d'Alun crud & calciné, & de Vitriol calciné (car nous auons traicté ci deuãt de celles qu'il faict estãt tout crud) & celles du Sel cõmun tant crud que calciné : Nous considererons premierement que comme l'Alun externe n'est pas si acre ni corrosif qu'est le Vitriol, qu'il ne faict pas aussi des Vlceres qui soyent tant douloureuses que celles qui sont excitées par le Vitriol: toutesfois elles sont plus grandes & plus profondes, & accompagnées de plus grandes putrefactions que celles du Vitriol: pour les raisons qui suiuent. Nous auons dit en nostre second discours de la preparation des medicamẽs au chapitre de l'Alun, qu'il n'est pas froit entierement, combien qu'il soit fort astringent, & que les medicamens qui sont tels, selon le tesmoignage de Galien, soyent de complexion & tẽperature froide, ains qu'il est chaut comme l'a dit Dioscoride : car il a des parties qui sont du tout astringẽtes, & d'autres qui ne le sont pas, des parties chaudes & d'autres froides, ce que ceux pourront aisement cognoistre, qui se voudront donner la peine de l'aprester ainsi que l'auons enseigné. Quand donc l'Alun resolu (comme il le faut considerer en l'homme) se separe de sa miniere, & sort de puissance en effect, il descent sur la iambe: où premierement il fait vne enflure molle, car la substance alumineuse ne peut estre seule, ains est souuent meslée auec autres humiditez superflues & excrementeuses du corps: toutefois ceste enflure est sans inflammation ni erosion, & pour ceste occasion aussi est sans douleur : ceste dicte humidité est aisement deseichée tant par la vertu deseichante qui est en l'Alun, que par le moyen de la chaleur innée du corps: mais la substãce astringente dudit Alun bouche & resserre les pores & conduicts du corps, par lesquels les excremens & vapeurs fuligineuses ce deuroyent euacuer & exaler, à raison dequoy, la chaleur de l'Alun ioincte à la chaleur inneé se renforce & redouble, quoy faisant elle separe l'humide du sec & cause putrefaction, Vlceres & puanteur, lesquelles vlceres sont fort larges & profondes, & qui enuahissent toute la iambe à cause que la matiere qui se pourrit est retenue dedans par le moyen de l'astriction de l'Alun.

Pour ceste mesme raison aussi, ces vlceres sont quelquefois cause de faire enfler le corps, & tomber en hydropisie, assauoir quand la transpiration est tellement empeschée, que l'humidité est contraincte de remonter en haut : toutefois cela est aisement empesché, quand le malade veut tenir & garder vne bonne façon de viure : & y a plus, qu'elles sont comme preseruatif contre les autres maladies. Voila donc quant aux vlceres que font le Vitriol & l'Alun, ainsi qu'ils partent de la mine : mais s'il aduient qu'ils soyent calcinez auec le temps par la chaleur innée, ils seront rendus plus acres & corrosifs, tout ainsi que sont les exterieurs quand ils sont calcinez au feu, & partant feront des Vlceres beaucoup plus douloureuses, que ceux qui ne le sont pas : toutefois il y aura tousiours difference entre celles de Vitriol & celles d'Alun : car le Vitriol calciné ronge la chair & les os sous la peau : & l'Alun excite vne soif qui est fort difficile à appaiser. Puis il dit que tous ces maux viennent premierement par defluxion : c'est assauoir que quand la mine se resout, elle coule en son lieu propre, où l'humeur est seichée par la chaleur innée auec le temps, tellement que les Vlceres demeurent seiches, si ce n'est qu'elles soyent arrousées par les humiditez excrementeuses du corps, qui y decoulent. Mais il reste encore à dire vn mot des Vlceres qu'il dit estre faictes par la corruption du Sel commun, lesquelles ont cela de commun auec celles d'Alun, qu'elles sont humides au commencement, puis apres elles sont tost seichées exterieurement, & si sont plus douloureuses que les alumineuses, toutefois elles ne sont pas accompagnées de si grande chaleur. Cedit Sel commun (qui est ainsi nommé à la difference des autres, parce que sa proprieté est toute autre que la leur, & est different d'eux, comme le Sel qui est faict d'eau marine ou d'estãg, ou de fontaine salee, est different du Vitriol, de l'Alun, du Sel gemmé, du Sel armoniac & des autres) se considere aussi crud & calciné comme les autres ainsi qu'il est declaré au texte.

Des Vlceres malignes, qui est la plus mauuaise sorte & façon d'Vlceres, & qui est plus difficilement esteincte.

CHAP. XI.

IL y a encores des autres Sels qui sont situez es principales parties du corps humain, tout ainsi que l'Arsenic l'est en l'or & en l'argẽt. Que s'il aduiẽt qu'ils se separẽt d'eux-mesmes des parties esquelles ils sõt (cõme le realgar se separe de l'or par le feu) les esprits vitaux de l'hõme les chassent & poussent dehors iusques aux parties extremes, tout ainsi q̃ le vẽt qui est excité de Dieu a coustume d'agiter & mouuoir la fumee: ioinct que ces realgars sont de ceste nature qu'ils soufrent aisement d'estre poussez du cœur iusques aux articles & ioinctures exterieures, voire s'y portẽt d'eux-mesmes tant est l'homme exposé à diuers effects & perils, que pour ceste raison il est (à bon droit) appelé petit monde, comme celuy qui contient tous les accidens du grand monde. Toutefois il ne faut pas penser que ces realgars soyent creéz en l'homme substantiellement, car ils s'engendrent puis apres en luy. Mais comme ces trois assauoir le realgar, l'or & le chymus ne sont qu'vn metal ou vne mine, & que chacun d'eux a sa particuliere vertu, laquelle ils ne mettent point toutefois en effect, durant qu'ils sont ensemble: ainsi il y a vn or en l'homme, qui est tout semblable à l'autre en vertu non pas en substance, duquel la vertu ne se peut toutefois encores demonstrer. Or l'homme est (par la prouidence diuine) poussé, prouué & agitté (selon sa predestination) comme l'or l'est par le cyment: duquel le chymus s'en va en escailles, le realgar se separe en forme de fumée & se sublime en corps, en sorte que le feu fait voir à l'œil le realgar, l'or & le Chymus separez l'vn d'auec l'autre en substance & en force. Ainsi il faut considerer es choses interieures, ce qui a esté dit des choses exterieures, assauoir que nous deuons entendre & conceuoir en nostre entendemẽt, qu'il y a quelqu'vn en nous qui est cause efficiente de ceste corruption, lequel nous nommons par vn nom nouueau c'est assauoir, destructeur archee:

Archée destructeur des corps.

tel

tel nom n'auoit encores point esté ouy ni entendu iusques à ceste heure, parce que la medecine n'auoit pas encores autant ni si auant penetré en Philosophie, qu'elle eust peu cognoistre qui estoit ce destructeur. Il faut donc notter que cest Archee est celuy qui dispose tous les artifices vulcaniques au dedans de l'homme: & qui fait & parfait toute chose & la reduit en sa derniere matiere. Or ie di que les choses y sont reduites, quād elles sont paruenues à leur grande pureté & supreme vertu: comme nous disons (en l'exemple cy dessus) que l'or est paruenu à sa grande vertu, & qu'il est amené à sa derniere matiere, quand il a esté separé des autres deux. En ceste façon l'archée separe certain realgar de l'or humain par le moyen du feu vulcanic, lequel reagal estant separé fait & excite apres des Vlceres selon sa nature: car il en y a de plusieurs sortes, d'autant que outre celuy de l'or, il y a celuy de l'argent, ceux du Mercure, de l'estain, du cuiure, & du plomb. Parquoy il y aura autant de sorte d'Vlceres realgariques qui aurōt diuerses proprietez, qu'il y a de sorte de reagal. De ces Vlceres les vnes sont cōme ioinctes & accompagnées d'vne faim canine ou non naturelle, de sorte qu'elles mangent & consument les chairs qui sont pres d'elles, mais non pas seulement celles de la partie, ains aussi les autres chairs & viandes qui seroyent mises & posées aupres d'elles: les autres ayans acquis vne matiere venimeuse & corrosiue, agissent selon la nature du venin, tout ainsi que si on auoit applicqué par dehors du reagal sur l'Vlcere ou sur la partie. Il y a encores des reagals qui sont faits & prouienent des Sels, tout ainsi qu'aux separations qui se font par art, nous voyons sortir les Sels: car quand les Sels se purgēt, ils chassent leurs excremens loin d'eux. Il y a donc vn autre reagal qui est engendré de Sel commun, vn autre de Vitriol, & vn autre d'alun quand ils se purgent. Ce reagal donc produit & engendre ou fait quelques certaines Vlceres, desquelles les accidens changent selon la diuersité de la matiere: car l'Vlcere de reagal qui procede de Vitriol, est accompagnée de faim non naturelle: celle de celuy qui procede d'alun, est ioincte à corrosion. La partie donc qui aura esté preparée & separée par l'archée, c'est celle qui surpasse les autres, & commence de faire son action, faisant vne Vlcere realgarine, venimeuse & tresmauuaise, laquelle on ne guerira iamais par ces puantes compositions des apoticaires: car les anciens n'ayans pas cognu la source & origine du mal, n'ont peu enseigner aussi les remedes pour les guerir. La guerison en est escrite au septiesme chapitre de la seconde partie du troisiesme traicté de cest œuure.

Des Vlceres arsenicales qui se font au visage & autres parties du corps qu'on nomme vulgairement Vlceres depascentes ou ambulantes.

CHAP. XII.

PLVSIEVRS s'esmerueilleront & riront voyans que ie constitue & establi vn fondeur (que ie nomme Archée) dedans l'homme, auec son ouuroir de fondeur : mais ie les prie d'auoir vn peu de patience & cesser leur admiration : car ie monstreray & prouueray plus aisement que le tout est à l'vtilité & profit des malades (dequoy i'ay esté toute ma vie fort soigneux) que mes aduersaires ne pourront confirmer l'vn de leurs decrets touchant les humeurs, & les six choses qu'ils nomment non naturelles : car ce seroit merueille qu'il y eust entre-eux quelque chose de certain, ferme & arresté, veu qu'ils nourrissent & entretienent entre-eux tant de sectes, heresies & diuisions : mais laissons ceux-ci qui sont entrez & assis en la chaise d'Apolon contre tout droit, equité & raison. Les vulgaires medecins diuisent diuersement ces Vlceres desquelles nous parlons maintenant & les nomment aussi diuersement, toutefois pas vn d'eux n'a vse de ces dictions: mais quant à vous prenez plustost garde aux signes suiuans lesquels demonstrent les Vlceres realgarines. Si l'Vlcere est accompagnée de vehemente douleur, si elle est fort difforme au regard & en comparaison des autres Vlceres, si la chair, la peau, les os, les nerfs & les ligamens sont mangez & rongez, si on a aperceu en la partie malade diuersité de couleurs, aussi tost que la matiere qui a excité l'Vlcere a esté arrestée : iuge que c'est vne Vlcere realgarine, laquelle resiste & repugne à tous les remedes des anciens. Parquoy puis que ie suis de nature separé de ces heresies, & ay receu le don de restituer & guerir ces Vlceres deplorées, ie mettray toute la peine & feray tant de diligence qu'il me sera possible (comme il paroistra cy apres) afinque ie puisse trouuer des remedes propres pour ces Vlceres deplorées, & ce par le moyẽ de la Pharmacopée vulcanique. Mais auãt que passer

Signe des Vlceres arsenicales.

passer outre, puis que nous auons monstré les signes par lesquels on vient à la cognoissance d'icelles, il faut aussi maintenant declarer le lieu & la partie du corps où elles ont coustume de prendre place. Il faut donc sçauoir & notter qu'elles naissent & s'arrestent en diuers lieux: car celles qui prouienent du reagal, du cuiure & de l'argent s'attachent tousiours au visage, assauoir aux leures, aux ioues, au menton, au nez & autres parties du visage, & rongent & mangent quelquefois les yeux & les oreilles. Celles q̃ sont faites par celuy de l'estain & du Mercure, rongent les espaules & le deuant de la poitrine. Le reagal, du fer fait le plus souuent mal au dos & au ventre. Celuy du plomb (finalement) afflige toutes les cuisses & les iambes des les aisnes iusques à la plante des pieds. Or combien que ces Vlceres soyent perilleuses & qu'elles ne soyent point chassées sinõ par le benefice de l'art, les vnes toutefois obeissent mieux aux remedes que les autres: car celles qui sont faites par le reagal du mercure, de l'or & de l'estain, sont plus faciles à guerir: mais celles qui prouienent de ceux du cuiure, de l'argent, du plomb & du fer requierent que l'artiste soit fort diligent: car autrement elles infectent les esprits vitaux & amenent la mort ineuitable. Maintenant il reste encores à expliquer la façon comment elles s'engendrent qui est telle le plus souuent. Premierement si le reagal s'en veut enuoller par la cheminée de Vulcan, & qu'il ne trouue point d'ouuerture pour sortir: il fait des petites empoulles qui sont accompagnées de demengeaisons ou autre qualité telle, qu'on desire de les gratter continuellement, & puis se meurent ou suppurent, quelque fois tost quelque fois tart, selõ qu'elles sont plus ou moins irritées par le gratter, ou biẽ par les remedes bien ou mal applicquez: ce qu'estant fait le mal fait son arrest & plante son centre en ce lieu, auquel le reagal adherant, commence à vlcerer les parties à les brusler & tourmenter par douleur, & à manger en large ou en profond selon la proprieté de son essence, d'où il faudra aussi faire vne difference de ces Vlceres.

Lieu du mal. *Reagal du cuiure & de l'argent* *Reagal de l'estain & du mercure* *Celuy du fer.* *Reagal du plomb.* *Faciles ou difficiles à guerir.* *Comment elles sont engendrées.*

Parquoy celles qui viendront en la face ou au col, seront nommées Syreon, Excedentes, ou Noli me tangere: Celles qui seront entre les clauicules & les aisnes deuant & derrier, ont coustume d'estre nommées cancer ou canchres: mais celles qui sont soubs les hypocondres sont toutes nommées mal

Le nom.

Sainct Iean par les Alemãs, à cause (possible) qu'elles requierent l'aide diuine plustost que l'humaine. Il aduient aussi souuent que ceste mesme cause engendre des verrues & des tubercules ou petites bosses dures, lesquelles doiuent estre estimées vtiles & profitables plustost que nuisantes: parquoy il se faut bien garder de les irriter par medicamẽs corrosifs cõme fait le vulgaire des Medecins, ains les faut laisser en paix: car aussi tost qu'elles sont irritees elles s'enaigrissent & deuiennent pires: parce que le Reagal des Sels est de telle nature qu'il s'enflamme par les moyens deuant dicts, assauoir pour auoir esté mal traicté, & est rendu plus cruel par ce moyen, tout ainsi qu'il a ia esté dit du Reagal des metaux. Finalement il faut sçauoir qu'outre les predicts Reagals, il en y a encores vne autre espece qui vient tantost de l'Antimoine, tantost de la mine de Plomb ou pierre plombée, tantost des Marcasites, tantost du Talc, tãtost des Cachymies & autres mineraux: toutefois parce que les Vlceres qui sont faictes par eux, sont gueries de la mesme façon que les autres, il n'est pas besoin de s'y beaucoup arrester. La cure d'icelles est escrite au huitiesme chapitre de la seconde partie du troisiesme traicté de c'est œuure.

Annotations Dariot.

ENCORES que nostre autheur ait diuisé le traicté des Vlceres realgarines ou arsenicales en deux chapitres: nous les pouuons reduire neantmoins toutes en vn. Car il est aisé à voir que le douziesme est comme la suitte & dependance de l'onziesme, en ce qu'en l'onziesme il declaire les lieux du Reagal en l'homme, comment il y est & comment & par quel moyen il est repoussé & chassé par les esprits & excité puis apres les Vlceres: puis au douziesme, il escrit les signes par lesquels elles sont cognues estre Arsenicales ou Realgarines, les lieux où elles se font, cõment elles s'engendrent, & qui sont celles qui se guerissent plus facilement ou difficilement. Et pour entrer en propos du Reagal humain, il prent tousiours (à sa façon) l'exemple de ce qui se faict au grand monde, & en faict comparaison à ce qui se trouue en l'homme, pareil en proprieté, vertu & puissance. Parquoy traictant des Vlceres malignes, & depascentes ou ambulantes, il recerche au monde entre les mineraux, que c'est qui a pareille force & semblables effects que ces Vlceres ou la cause d'icelles. Et parce qu'il a assez souuent monstré qu'il n'y a rien en nature qui le puisse faire que les Sels, il a recours à celuy qu'il a recognu estre le plus malicieux de tous assauoir à l'Arsenic, orpiment ou reagal que les François dient estre l'Arsenic cristalin, d'autant que quand il est appliqué sur quelque partie du corps, il ne cesse de brusler & ronger la chair tout à l'étour de luy, iusques à ce que sa force soit du tout esteincte, & en ce faisant excite des douleurs intolerables: parquoy il attribue ces Vlceres à celuy qui se trouue en l'hõme. Mais pour monstrer comment il est reduit de puissance en effect, il suit tousiours son analogie & dit, que tout ainsi que l'or separe & reiette son Reagal en la fonte par le moyen du feu: & ses autres superfluitez qui sont en luy, tellement que par ce moyen il demeure pur & net: qu'ainsi le cœur (qui est l'or en l'hõme) chasse loin de luy le reagal qui s'y engendre lequel est puis apres chassé par les esprits vitaux iusques aux extremitez du corps (pour en sortir s'il trouue le passage libre comme il dit au douziesme chapitre) tout ainsi que le vent a coustume de chasser & esmouuoir la fumée, ioinct (dit il) qu'il endure & souffre aisement d'estre poussé iusques aux articles, voire y court de soy-mesme, comme ceux de la terre se portẽt en l'air & l'infectent: & voila comment l'homme est à bon droit pour ceste occasion appelé petit monde, puis qu'il est subiect à pareils effects que ceux qui se font au monde. Toutefois il dit que ce Reagal n'est pas substantiellement en l'homme, ains qu'il s'y engendre puis apres, toutefois il ne dit pas comment: parquoy c'est à nous à en recercher la source & l'origine, laquelle nous sera aisée si nous remettons en memoire ce qui a esté dit cy deuant en parlant des semences: car d'où procede elle sinon de la corruption & desordre fatal ou naturel qui est en l'homme, lequel prouient de la semence, comme nous l'auons suffisamment declaré aux annotations sur le dixiesme chapitre du premier traicté de la secõde partie de c'est œuure: car l'hõme viuant des fruicts de la terre (comme nous l'auõs là demonstré) & lesdicts fruicts estans nourris de la graisse d'icelle & des vapeurs des mineraux qui y sont reserrées & coagulées, le mal & le bien entre en son corps, & ne pouuant separer ni chasser ce qui est de mauuais à cause de l'infirmité de ses puissances, le mauuais demeure dedans le corps quelque fois plus long tẽps, mais autrefois moins: & si y demeurant il ne peut estre repous se, il cause la mort bien souuent, ou du moins s'il l'est & qu'il ne soit entierement chassé dehors, lors ils fait les maladies ou Vlceres desquelles nostre autheur parle en ces deux chapitres. Mais il ne faut pas penser que le cœur soit seulement infecté de tel reagal, ains aussi le cerueau & toutes les autres parties nobles, & singulierement la source des mineraux: car il y a (comme il dit) des reagals de diuerses sortes, assauoir l'vn qui procede de l'or, les autres de l'argent, du plomb, de l'estain, du cuiure, du fer, de l'argent vif, du Vitriol, de l'Alun, de l'Antimoine, des marcasites & autres mineraux: & d'autres qui sont meslez de la nature de plusieurs, comme de l'or & du Vitriol, ou autrement de deux ou de trois, lesquels produisẽt aussi des effects tous diuers. Il monstre puis apres comment ces reagals se separent, c'est assauoir que tout ainsi que l'Afineur ou fondeur purge l'or par le moyẽ du feu, qu'il faut ainsi imaginer vn certain esprit forgeur ou fondeur au corps humain, lequel il nomme Archée ou principal dispensateur, qui dispose tous les Sels & mineraux pour la ruine du corps, tout ainsi qu'vn autre tend à sa conseruation. Puis apres il declaire les signes de telles Vlceres & le reste qui est clairement enseigné au texte.

Des Vlceres qui changent de forme & de qualité.

CHAP. XIII.

IL reste encores à declairer vne certaine façon d'Vlcere qui pourra estre cognue par cest exemple. Puis qu'en ce grãd monde l'homme est doué de tant d'arts & sciences diuerses, qu'il peut chãger la forme mesme des choses, dequoy nous auons vn beau & riche tesmoignage en la difference du miel cru d'auec celuy qui est preparé, lesquels different en substance & en vertu voire sont presque du tout contraires l'vn à l'autre. Si dis-ie l'homme fait telles choses en ce qui est exterieur, combien plus pensons-nous qu'il pourra faire au dedans de soy où sont cachez tous les tresors desquels vient & procede ce qu'il fait exterieurement. Parquoy si l'homme peut transformer exterieurement ou hors de soy les formes naturelles en autres contraires, & que cest art procede & vienne du dedans lequel consiste en la pensée & imagination, qui est puis apres accompagnée de l'experience: car les sciences sont

ainsi

ainsi trouuées. Premierement quand l'homme veut faire vn essay de soy-mesme, il prent l'experience du grand monde & trauaille si long temps qu'il aye aprouué la semblance des deux. Parquoy que personne ne me calomnie en ce que ie dis que l'homme trauaille aussi bien en la transmutation des formes au dedans, qu'il fait en celles du dehors. Auec ce il faut notter q̃ l'hõme agit doublemẽt, car exterieuremẽt il agit corporellemẽt: mais il agit spirituellemẽt par le dedãs: cõsiderant & ayãt egard à l'vsage & beauté des choses externes, es œuures externes & des internes aux internes. Or i'ay coustume de nõmer Adech (par forme de distinction) cest esprit qui agit au dedãs. Il y a pareillemẽt des Sels exterieurs qui sont cõposez artificiellement, cõme sont ceux qu'on nomme alkali & les Sels sublimez, lesquels sont necessairement aprestez & façonnez par l'art, pour refaire & r'abiller le defaut de nature: car nature n'a pas creé tous les simples parfaicts, ains a laissé quelque chose à l'art pour estre paracheué & parfaict selon qu'il plaist & semble bon à l'artiste pour paruenir à la fin où il pretent, tellement qu'on peut bien dire que l'art est vne autre nature & le peut on ainsi nommer. Ces choses donc qui se font au grand monde donnent argument & occasion de croire que l'Adech qui est en l'homme, essaye de faire en luy des transmutations pareilles: pour ceste raison aussi il vient quelquefois des Vlceres qui ne sont pas simples, ains composées. Car nature fait des compositions pour faire les transmutations: mais nous traicterons ici briefuement de telles Vlceres. Parquoy (comme il a esté ia dit) si l'homme fait exterieurement des choses bonnes & mauuaises: vtiles & dommageables, qui empeschera qu'on ne die que le semblable se fait interieurement? Si donc l'Adech trauaille ainsi interieurement, il fait (selõ la nature du lieu) vne Vlcere simple ou cõposée & douce ou corrosiue, la forme de laquelle suit & imite la forme du Sel qui l'a excitée. Toutefois il n'est pas besoin de s'arrester ici beaucoup à despeindre les formes & à les distinguer l'vne de l'autre: car la peine seroit infinie & si ne seruiroit pas beaucoup à la guerison. Les anciens ont esté fort longs selon leur coustume en traictant les choses obscures, & ont perdu beaucoup de paroles inutilemẽt quant ils ont voulu descrire ce mal: mais ie le feray briefuement.

Adech c'est l'esprit qui trauaille en l'homme.

Nature ne produit pas toutes choses parfaictes.

Quand les artisans interieurs s'apprestent pour faire quelque chose, ils choisissent des lieux ausquels ils puissent trouuer des simples propres à faire leurs composez: puis apres

Artisans ou forgerons en l'homme.

qu'ils les ont trouuez, ils leur donnent telle forme que porte leur nature & l'agilité de leurs instrumens. Cesdits artisans spirituels sont ornez & munis de diuers secrets, les vns bons les autres mauuais, lesquels ils forgët selon la nature du lieu. Maintenant le prognostic de ces œuures sera declairé en peu de parole. S'il aduient que les hommes deuiennent plus fascheux, que leur prudence & nature accoustumée ne porte (ainsi que l'auons veu souuent aduenir) & qu'iceux ayent parauant esté trauaillez de diuerses maladies, il faut iuger que le ciel est mal disposé, & est à craindre que par sa mauuaise œuure la peste ne suiue tost apres. Mais ce qui a esté dit de l'vniuersel, merite de estre aussi cõsideré es choses particulieres. Parquoy s'il se manifeste des Vlceres malignes, sçache qu'il y a des artisans interieurs qui faillët en leurs œuures: car tout & quãtefois que les affaires du monde vont de trauers, il est impossible que celles de l'homme ne soyent en peril. Que ce donc qu'auons dit des maladies changées suffise, en quoy ie n'ay tant voulu discourir de l'vniuersel, que des Vlceres en particulier. La guerison en est escrite au neufiesme chapitre de la seconde partie du troisiesme traicté de cest œuure.

La peste prouient de la mauuaise dispositiõ du ciel.

Annotations Dariot.

SI on veut diligemment considerer & bien remarquer les œuures & actions qui se font souuent en l'homme & en la femme, desquelles les Peripatetiques sont bien empeschez de rendre raison bien asseurée, & qui ne peuuent bonnement estre raportées à l'action des qualitez actiues ou passiues: on iugera que ce n'est pas sans occasion que nostre Paracelse a recerché des causes & raisons plus abstruses, & hors l'action des susdites premieres qualitez: lesquelles il ne recognoist que pour instrument des puissances, ainsi qu'il sera cy apres declairé plus amplement. Car comment s'est engendré le Scorpion en la teste d'vn Italien, qui luy excita des grandissimes douleurs de teste lesquelles le firent mourir, comme maistre Iaques Hollier docteur medecin de Paris l'a escrit en sa practique medicinale, au chapitre de la douleur de teste. Comment s'engendrent les limaces ou animaux semblables dedans les intestins d'vne femme: la pierre dedans l'estomach & intestins: le serpent qui enuironne l'enfant au ventre de la mere (si ce que i'ay leu en l'histoire

ſtoire eſt vray) & autres animaux en la matrice d'vne femme, mais ſingulierement (car on pourroit dire que le ſerpent ſeroit entré dedans la matrice, choſe toutefois qui n'eſt pas credible) d'où vient qu'vn enfant apres auoir eſté porté par vne femme de Sens, dedans ſon corps, l'eſpace de vingt-huict ans a eſté trouué conuerti ou endurci en pierre, au corps de ſa mere, apres ſa mort : comme on le peut voir par l'hiſtoire qui en a eſté doctement eſcrite en Latin par Monſieur d'Albourt excellent Medecin, natif d'Oſtun, demeurant audit Sens, à laquelle on pourra recourir pour en auoir l'entiere intelligence & cognoiſſance, afin que par tel teſmoignage on ſoit plus aſſeuré de la verité pour admirer les œuures de Dieu & en recercher les cauſes auec nous. Car ſi on veut trouuer la raiſon pourquoy (s'il a eſté conceu & engendré vray enfant, de chair, d'os & de ſang, comme l'enfant doit eſtre naturellement) il ne s'eſt pourri au ventre de la mere, par les cauſes qui le deuoyent faire pourrir, on y ſera fort empeſché ſinon qu'on en attribue la cauſe à cela meſme qui la endurci, veu que le ſubiect, la nature du lieu, la tranſpiration empeſchée par les obſtructions, qui ſont les cauſes du putrefaction, y eſtoyent, comme il eſt amplement raporté en l'hiſtoire.

Puis apres, pourquoy n'eſtant point pourri, il n'a pas eſté ſimplement endurci, ains a eſté conuerti comme en pierre: d'autant que comme monſtre l'autheur de l'hiſtoire, les cauſes que Galien allegue de l'endurciſſement, n'y ont point de lieu, & n'y ſont pas receuës, quelque choſe qu'on die que le Schirre eſt endurci par le froit, choſe qui ne peut eſtre, parce que s'il eſtoit endurci par le froit, il ſeroit (ſans doute) attendri & amolli par le chaut, ce qu'il n'eſt pas, ains eſt endurci par l'eſprit du Sel, lequel agiſſant par le moyen de la chaleur reſſerre amaſſe & coagule la matiere coagulable, en vniſſant & conioignant auec celle du Sel l'autre qui eſt eſpeſſe & gluante, tout ainſi qu'en la generation des pierres. Ce Schirre donc ne peut eſtre attendri par la chaleur, parce quelle a aidé à tel amas & endurciſſement : ni par le froit, parce qu'encores que la chaleur ait eſté comme inſtrument, toutefois elle n'a pas eſté cauſe de l'endurciſſement, ains l'eſprit du Sel, duquel il faut rabatre la force, & remettre en ceſte maſſe endurcie, ce qui empeſchoit l'endurciſſement, qui en a eſté chaſſé par la chaleur, c'eſt aſſauoir l'humidité, toutefois ceste chaleur n'est pas la cause principale de tel endurcissement: ains seulement aidante, tout ainsi que le feu ou la chaleur du Soleil, dissipe & faict exaler l'humidité superflue qui est au Sel, laquelle empesche l'esprit d'agir & de pouuoir commodement amasser & resserrer la matiere du Sel. Car tout ainsi que ce n'est le chaut, le froit, le sec ni l'humidité, qui coagulent l'Alun, ains la seule vertu qui est cachée au dedans, le semblable est du Sel & autres choses coagulables.

Et pour le monstrer il faut prendre l'Alun calciné par reiterées distillations en remettant tousiours son eau dessus, puis la redistillant & remettant, iusques à ce qu'il demeure sec, ou autrement: puis apres le mettre en vn vaisseau circulatoire de verre auec eau de pluye (ou autre) distillée, & ayant bien couuert le vaisseau, & mis en digestion ou putrefaction au fumier chaut, ou en eau chaude, les substances se separeront l'vne de l'autre, desquelles l'vne s'arrestera au dessus, & s'y coagulera, durant le temps mesme que le vaisseau sera en chaleur, laquelle toutefois ne se resoudra pas en eau à la frescheur, ce qu'elle deuroit faire si la chaleur l'auoit coagulée: car il y a mesme raison aux choses contraires, ce qui est donc endurci par le froit, ou par congelation, a besoin d'estre eschauffé pour estre resout & amoli: comme dit Galien au quatriesme chapitre du cinquiesme liure de la faculté des medicamens, ce donc qui est coagulé & endurci par le chaut sans perte de substance, se doit resoudre par le froit: ioinct que si la chaleur en estoit cause elle le feroit en faisant exaler l'humidité, ce qui ne se peut faire parce que le vaisseau est si bien couuert, ou doit estre, que les vapeurs n'en peuuent sortir: l'autre substance demeurera long temps incorporée auec l'eau sans soy coaguler, & ne le faict que quand l'esprit qui y est enclos & reserré, amasse au fond du vaisseau par succession de temps, ce qui est coagulable, qui se serre & amasse en petites mottes attachées l'vne à l'autre, lesquelles ont diuerses formes & ongles, comme l'Alun les a, mais il y a grande difference entre l'vn & l'autre: car cestuy sera diafane & transparent comme beril, ou Cristal: au lieu que le commun tend à obscurité: & faut notter que ceste derniere coagulation se faict au froit, & par consequent se fait mieux quand le vaisseau est tenu en lieu fort froit & toutefois il ne faut pas iuger que telle coagulation se face par le froit, car si ainsi estoit, la matiere coagulée se deuroit resoudre en eau aussi tost qu'on l'aprocheroit du feu, ce qu'elle ne fait pas.

Mais il reste encores vne troisieme substance laquelle à bon droit peut estre nommée terrestre, ou Sel alumineux terrestre, parce qu'elle demeure incorporée en l'eau, & ne se prent & coagule point, que quand l'eau est entierement exalée par le moyen de la chaleur.

Or ceste derniere est plus proprement dicte estre seichée que coagulée, parce qu'elle est seichée & endurcie par la chaleur du feu ou du Soleil, cõme est la terre qui estoit mouillée par la pluye, ou autre eau versee dessus. Ce ne sont donc le chaut, le froit ni le sec, qui font coaguler l'Alun, le Vitriol ni les autres Sels, ains l'esprit qui y est enclos, lequel r'amasse & resserre ses parties, aussi tost qu'il a receu l'humidité qu'il auoit perdue au feu.

Mais cela sera encores rendu plus asseuré par la separation de cest esprit d'auec sa matiere: car s'il est chassé de l'Alun, du Vitriol ou du Sel par la violence du feu, la matiere ne se coagulera iamais encores qu'on la conioigne auec l'humidité aqueuse qui en a esté separée, ou autre, si elle ne le faict quand on faict exaler ladicte humidité aqueuse qui a esté adioustée, mais ce sera comme la terre qui a esté mouillée ainsi qu'il a esté dit, non pas pour reprendre la premiere forme ou plus belle & transparente comme auons dit de l'Alun: & ce parce que l'esprit qui est cause efficiente de telle coagulation n'y est plus.

Les metaux ne sont non plus coagulez & endurcis par la froidure que le Cristal, (encores qu'il croisse & s'engendre és montagnes qui sont tousiours chargées de neige) si on ne veut appeller froidure la chaleur moderée qui les reserre & coagule, au regard & en comparaison de la plus forte qui les faict fondre: car on accordera (pour ce regard) qu'ils sont coagulez par le froit: non pas toutefois que s'en soit la cause efficiente, ains l'esprit du Sel metalic q. se sert de telles qualitez moderées selon lesquelles il faict vn ou autre effect. Ce n'est dõc pas sans cause q̃ nostre autheur denie par tout la cause efficiente de ces actions aux qualitez & les attribue aux puissances spirituelles & aux formes ou proprietez & semences: & toutefois il ne nie pas que l'action de la chaleur ou du feu qu'il nõme Vulcan n'y interuienne, ains le constitue pour l'vn des trois officiers & architectes ou artisans de nature: le premier desquels il nomme Illiaste, lequel est celuy qui fournist la premiere matiere des choses: l'autre est nomme Archée ou principal & dispensateur desdictes matieres: puis apres qu'elles ont esté disposées & ordonnées par l'Archée, elles sont remises sous la puissance des esprits mecaniques contenus dedans les semences, pour estre formées chacune en ce à quoy elles sont destinées, & ce moyennant l'action de Vulcan qui est vne fois plus forte l'autre fois plus lente selon que le subiect le requiert: car il est tout manifeste que toutes les actions & generations de nature ne se font pas par mesme & egale chaleur, ains que l'vn la requiert plus forte que l'autre, de façon qu'il y a telle chaleur qui semble estre froidure à nostre respect: comme (pour exemple) nous voyons que la Ciguë & le Hioschiame qui viuẽt par la chaleur, sont neantmoins reputez froits pour nostre regard. Puis donc que cest enfant a esté non seulemẽt preserué de putrefaction encores que la dispositiõ du subiect, la proprieté du lieu, & la transpiration empeschée qui sont causes de putrefaction, y fussent comme il a esté dit: mais aussi a esté nõ simplement endurci & ce non pas par plenitude, ni par congelatiõ & encores moins par seicheresse qui sont les causes que Galien donne de l'endurcissement, ains a esté cõme conuerti en pierre: quelle en peut estre la cause sinon la proprieté des esprits mecaniques ou vertus q. estoyẽt en la semence & en la matiere esquels l'autheur de l'histoire a eu finalement tacite recours? car puis que les causes externes (au subiect) ne l'õt peu faire, il faut que la cause soit contenue en la matiere-mesme, tout ainsi comme la proprieté du Sel pierreux qui est en l'eau fait coaguler en pierre la matiere coagulable qui est contenue en elle, & celle du Sel qui est en la matiere tartareuse du corps humain la faict coaguler en pierre, le tout moyennant l'instrument ou ouurier commun assauoir Vulcan.

Or il est treseuident & plus familier qu'il ne seroit à desirer, que plusieurs ont le sang si tartareux, qu'on ne leur tire iamais sang de la veine qui n'en soit tout couuert, & les vns plus les autres moins, quelquefois l'homme plus que la femme qu'il a espousée, autrefois la femme plus que le mari, mais quelquefois tous les deux en ont abondamment. Maintenant puis que la semence qui n'est autre chose qu'vn principe esprit ou faculté vitale qui est enclose & cachée dedans la matiere qui est recueillie & amassée du reste de la nourriture vtile de la troisiesme concoction, si ce reste de nourriture ou aliment est mauuais & tartareux, & qu'il aduienne que telle semence soit receuë en terre abondante en pareille matiere assauoir dedans la matrice de la femme, alors tel esprit vital ne laisse pourtant d'essaier à faire son œuure & la parfaict autant qu'il peut (tout ainsi qu'vn potier, ne lerra de faire vn pot encores que sa terre soit mauuaise) mais parce que ceste matiere tartareuse contient aussi son esprit qui agit quand il trouue le lieu & le temps oportun, alors que le vital cuide auoir parfaict son ouurage, sa force est suffoquée & esteincte par le tartareux, & par ainsi ceste masse de matiere tartareuse est reduicte & conuertie en ce à quoy elle auoit esté destinée, cõme il est aduenu en cest enfant duquel nous parlons lequel ayant esté formé par l'esprit vital contenu en la semence paternelle, a en fin esté suffoqué & esteint par l'affluẽce de la matiere tartareuse de laquelle il estoit composé & par l'esprit contenu en elle, endurci & conuerti comme en pierre. C'est donc la force des esprits qui sont contenus tant es semences qu'en la matiere de laquelle elles tirent leur nourriture qui sont cause des actions admirables qui se font en nature : comme on voit ordinairement que la semence d'vne plante laquelle est viciée en quelque façon, ne laisse pourtant de produire son fruit si elle est semée, mais aussi la semence du mal ou vice qui estoit en elle raporte le sien auec le temps, pour exemple dequoy nous allegueron le pois qui est souuent vermoulu ou gasté par certaines petites mouches qui s'engendrent dedans, lequel estant semé produit des pois, lesquels deuienent tous vermolus auec le temps comme estoit celuy qui les a produits : & le grain de froment raportera du froment, lequel deuiendra noir & comme bruslé ou charbonné auec le temps, si l'esprit de tel vice ou maladie de ceste semence ou de ce grain estoit en luy: l'autre se conuertira en yuroye, s'il est semé en terre laquelle contient la force & esprit qui est propre à cest effect: comme aussi l'yuroye qui aura esté produite par la semence de froment à cause du vice de la terre : sera derechef conuertie en froment par la vertu de l'esprit du froment qui estoit caché en elle, si elle est semée en terre propre & qui soit sans vice ou force empeschante. Voila aussi comment on voit par les effects qui se font en l'homme, que la force & puissance des esprits qui sont cachez & contenus es semences qui sont en luy, produisent leurs effects & raportent leurs fruicts quand il plaist à celuy qui les a crees par sa parole, & combien que se soit rarement en plusieurs choses, neantmoins il aduient aucunefois comme nous le voyons par ceste histoire. Le Scorpion (de mesme) a esté engendré au cerueau de l'homme comme nous auons dit, plustost que par la frequente odeur du basilic: car encores que sa semence broyée entre deux pierres & exposée au Soleil se conuertisse en Scorpion, parce que la proprieté de la semence d'iceluy est contenu en celle du basilic: mais telle semẽce ne monte pas au cerueau en l'odorant, car si ainsi estoit, plusieurs personnes en deuroyent aussi estre tourmentez, d'autãt qu'ils se delectent à sentir l'odeur dudit basilic, parce qu'elle est douce & plaisante pendant qu'il est entier & n'est point froissé ni broyé, ioinct qu'on n'odore que les feuilles & non pas la semence. Les limaces sont aussi pareillement engendrées au corps humain & autres choses que nous voyons qui se font admirer par ceux qui n'en peuuent rẽdre bonne & asseurée raison. Mais il faut noter qu'en ce que nostre autheur constitue en l'hõme des ouuriers ou esprits mecaniques, que ce n'est sinõ pour faire cognoistre & donner à entendre, ou esclaircir comme les choses se font en l'homme. Il veut donc dire que tout ainsi que diuers ouurages sont faicts au monde par diuers ouuriers qu'elles le sont aussi en l'homme par pareils ouuriers spirituels, comme les ouurages le sont.

Ainsi donc voulant monstrer en ce chapitre, la cause des vlceres qui changent de forme, de proprieté & qualité en ce que maintenant elles sont d'vne façon & tantost serõt d'vne autre, maintenant auec douleur & tantost sans elle, ou bien changent d'autre qualité: il a recours aux transmutations que l'hõme faict au monde, alleguant pour exemple la diuersité qui est entre le miel preparé & celuy qui est simple ou tout crud, disant si l'homme a puissance de faire telle chose au monde exterieur, ne le pourra-il pas faire au dedans de soy-mesme? d'où vient & procede la source de ce qu'il faict, c'est assauoir de la pensée & imagination, qui est puis apres suiuie par experience.

Car quand l'homme delibere en soy-mesme de faire quelque

que chose, premierement il regarde & considere ce qu'il voit qui est faict au monde : puis apres, il se trauaille tant, qu'en fin il vient à chef de ses desseins. Mais qui en est la cause sinon la pensée & imagination qui trauaille sans cesse iusques à ce qu'elle aye atteint son but. Or tout ainsi que l'homme trauaille exterieurement, il ne faut pas douter qu'il ne le face aussi au dehors quand la forte imagination y est transportée : chose qui est fort apparente aux femmes qui sont grosses d'enfant, lesquelles impriment des marques en l'enfant qu'elles portent, de ce qu'elles ont mis en leur fantasie : comme le tesmoigne l'histoire de la femme qui enfanta vn enfant tout noir (encores que son mary fust blanc & elle blanche) parce qu'elle auoit en opinion & pensoit voir tousiours des Mores noirs & singulierement lors qu'elle dormoit. Maintenant pour retourner au discours de nostre autheur, nous auons dit ci deuant que toutes les actions & œuures interieures se font par les esprits qu'il nomme mecaniques, tout ainsi que l'homme agit corporellement au dehors : il nomme Adech l'autheur & ouurier de ces transmutations qui se font au dedans, lequel Adech est esmeu & solicité par l'imagination. Il adiouste donc que tout ainsi qu'au monde exterieur on faict des Sels artificiels, lesquels on nomme alkali, & qu'on change la qualité de l'vn en l'autre, voire se font diuers meslinges pour diuers effects, que cest Adech faict ainsi des transmutations & meslinges des Sels interieurs de l'homme, lesquels font leurs effects puis apres comme a esté dit cy deuant : & voila d'où vient la transmutation de la forme & qualité des Vlceres, ainsi que puis apres il le declaire assez clairement au texte. Puis apres il conclud par le prognostic, disant que quand on voit que telles vlceres aduiennent à l'homme, qu'il faut conclure que les artisans interieurs (c'est à dire les esprits) ne font pas leur deuoir: car s'il n'y auoit point de desordre & de meslinge, les Sels demeureroyent simples & toutes les autres substances, en sorte qu'on ne verroit pas tel meslinge ni diuersité de maladies.

Des Vlceres qui prouienent des influences celestes.

CHAP. XIIII.

Quatre ars font le medecin.

PVis qu'il y a quatre choses qui rendent le medecin ou chirurgien parfait, c'est assauoir Philosophie, Astronomie, Alchymie & medecine : il est tout euident que l'Astronomie qui s'exerce en la contemplation des choses celestes, est necessaire pour la perfection de la medecine, & que le medecin doit contempler le ciel & prendre garde à ses influences (à cause des maladies que chacun confesse en venir) non moins qu'aux simples qu'il met en la composition de ses remedes. Toutefois il en y a aucuns lesquels reiettans les trois veulent qu'on se contente de la seule medecine, & se fondent sur ceste raison, que Galen n'a iamais parlé ni mis aucune chose en memoire des impressions celestes, voire mesme en traictant & discourãt de la peste laquelle est neantmoins par chacun raportée au ciel. Et prennent cest appui, comme si on ne deuoit pas plustost attribuer à vice qu'à vertu, que celuy qui a voulu tenir le premier rãg en medecine, aye ignoré des choses sans lesquelles le medecin ne peut estre parfait. Mais c'est vn mauuais & dommageable precepte pour la medecine, lequel attribue tant à vn homme, & qui prefere l'imitation à la raison. Car il est aduenu de là, que tous se peuuent nommer medecins impunement, & dirõt qu'ils sont ce que l'art commande, lesquels ont toutefois esté contrains par leur paresse & ignorance de quitter les autres ars. Neantmoins, finalement ie monstreray commẽt le ciel est cause efficiente de plusieurs Vlceres par sa puissance atractrice. Nous voyõs que l'Aimant, l'Ambre, le mastic les resines & plusieurs autres choses, attirent le fer, la paille & choses semblables. Ainsi il y a plusieurs estoiles au ciel qui attirent & amenent de l'interieur de l'homme iusques à l'exterieur ce qui estoit caché au dedans qui leur est familier, soyent humeurs ou autre chose : car il est bien certain qu'il n'y a rien dedans la concauité de la Lune, qui ne soit contraint de communiquer aux estoiles quelque chose de sa nature, à son grand detriment & dommage : d'autant que comme nous voyons que le Soleil tire l'humide des choses humides & les seiche, par ce moyen : ainsi chacune estoile tire quelque chose du corps sur lequel elle domine, quoy fait on voit que le corps se meurt.

Comment le ciel fait les Vlceres

Les estoilles sõt nourries par les corps inferieurs.

se meurt. Il est bien certain que ceux qui y prennent garde, ne couppent iamais le bois, & ne fouissent la terre qu'ils n'ayent premierement consideré la position du ciel, d'autant qu'ils n'ignorent pas que la vermoulure & autres vices en dependent. L'experience a aussi enseigné que la pierre de Saphir ouure l'antrax ou le charbõ par son attraction iusques à faire Vlcere manifeste. Or si la nature de ces pierres est telle, pourquoy n'attribuera on pareille force, aux Astres, c'est assauoir q̃ nous disions qu'elles font le charbon, l'antrax, les apost umes & autres maladies, veu que les pierres n'ont telle vertu que des Astres. Les faux medecins amenent bien des autres causes & raisons de ces affections, mais puis qu'ils sont priuez & destituez de la cognoissance des plus secrettes choses de nature, se faut il esmerueiller s'ils n'entendent pas les effects des influences celestes? D'auãtage, veu que l'Angelique vrsine oste toute la vertu aux simples & autre chose qu'elle ombrage: ie ne voy point pourquoy nous ne puissions aussi attribuer pareille vertu au ciel: d'autant qu'il a desia esté monstré & establi, qu'il n'y a riẽ au globe ou en la masse des Elemens, qui ne soit au firmament. Parquoy il faut notter, que si les Vlceres se font mortelles, ou qu'elles ne se veulent pas guerir encores qu'on les traicte metodiquement & comme la raison le cõmande: qu'il faut changer la façon de guerir, & prendre d'autres remedes: parce qu'il est certain que l'influence celeste les maistrise. Il ne faut donc point mettre l'espoir de la guerison de ces Vlceres, aux liures vulgaires de ces medecins ni aux drogues des Apoticaires: car les remedes qu'ils composent sont vilains, puants & inutiles. Il faudra donc auoir recours aux reigles de la medecine astronomique, & là cercher & prẽdre les remedes. Or ce que nous auons raporté iusques ici, n'a pas besoin de plus ample explication: parce qu'vn seul argument prins du grand au moindre, resout & oste tous les doutes. Car si le ciel fait la pluye, la neige, le tõnerre & la foudre: si sa dispositiõ altere les corps tellement que nous soyõs sains ou mal disposez selon les mutatiõs celestes, pourquoy ne luy attribuera-on aussi la puissance de faire & exciter les autres maladies particulieres & specialemẽt les Vlceres, quoy que Galen & ses sectateurs babillent. La cure d'icelles est escrite au 10. chapitre de la seconde partie du 3. traicté de cest œuure.

Le Saphir ouure l'antrax.

Angelique vrsine est la carline.

Des Vlceres de fontaine, c'est à dire, qui se font par defluxions.

CHAP. XV.

Les fontaines soyent froides ou chaudes ont leur estre de nature non pas d'accident.

Le Ciel cause du chaut & du froit.

Les catharres dependent des influences.

Le bassinet ou flammula est caustic.

POVR expliquer ceste sorte d'Vlcere que nous auons cy deuant nommée Vlcere de fontaine: ie me seruiray de ceste exemple. La chaleur ou froidure des fontaines a son estre, est accreue & entretenue, par vne source chaude & ignée qui est cachée soubs terre où elle fait ses actions, soit qu'elles prouienent du ciel où de la terre. Mais il n'y a rien en ce bas monde soit chaut ou froit qui ne recognoisse le ciel pour cause, combien que ie ne nieray pas que la terre ne procure l'accroissement ou diminution de ces qualitez cõme concause: & neantmoins la racine en est au ciel (comme il a esté dit) laquelle en fust separée (telle qu'elle est) au temps que toutes choses furẽt premieremẽt creées: puis apres fust derechef ioincte à la terre par vne mutuelle conuenance. Or il faut pareillement iuger (en tout) des defluxions du corps humain, assauoir qu'elles dependent des œuures & operations celestes, en sorte qu'elles ne s'apaisent pas aisement. Toutefois combien qu'on soit difficilement exempté d'elles, & qu'elles soyent mal eaisment gueries: nous ne disons & confessons pas pourtant, que l'homme supporte ces impressions par force & contrainte, ains maintenons qu'il peut estre cõfirmé & afermi par la medecine astronomique & par le moyen des remedes qui y peuuent resister. Or la façon comment elles sont engendrées respond du tout à celle des fontaines: car tout ainsi que les eaux saillẽt des pierres & rochers & n'enseignent pas toutefois pourquoy cela s'y fait ni d'où il viẽt, ains coulẽt tousiours sans cesse: ainsi les defluxions du corps humain sortans sans aucune semence, ou du moins qui est fort obscure (s'il en y a) coulent aussi presque continuellement. Mais que pour les guerir, elles ayent besoin d'vne singuliere & particuliere façon, la difference qui est entre-elles & les autres desquelles la cause de leur origine est manifeste le monstre. Puis que l'hõme est issu de la terre, il retient aussi la nature de la terre. Or est-il ainsi que la terre raporte le bassinet, le lin d'eau & autres herbes caustiques qui excitẽt des vessies & empoulles, telles semẽces dõc peuuẽt naistre en l'hõme, lesquelles luy nuisẽt à cause de son sentimẽt, au lieu que la terre ne le sẽt pas. Ayãt dõc proposé & ordõné la proportiõ & similitude des fõtaines, il faut puis apres notter, q̃ cõme il en y a de diuerses sortes qui sont differentes l'vne de l'autre en temperatures, actions & varieté d'effects: qu'aussi il n'y a pas seulement vne sorte de defluxion au corps humain, ains en y a de plusieurs & diuerses sortes, & que la façon de les guerir, veut estre diligemmēt obseruée: car la defluxion froide & stupefactiue ou endormante, doit estre guerie d'autre façon que la chaude. Mais combien qu'il soit impossible, & ne soit pas vtile ni necessaire de guerir telles defluxions (d'autant qu'il n'y a personne qui puisse retenir & arrester le cours d'vn flux en sa source, comme on peut bien arracher entierement vne plante qui est venue de semēce) toutesfois il ne faut pas que le medecin desespere du tout de la guerison: d'aurāt qu'il y a des remedes pour preseruer & soustenir le corps. Et combiē que ces defluxions soyent estimées incurables par l'aduis & sentence des faux medecins, toutesfois les cōsultations qui presuposent l'influence du ciel, monstrent qu'il y a aucunesfois quelque esperance. La guerison en est escrite en l'onzieme chapitre de la seconde partie du troisiesme traicté de cest œuure.

Des Vlceres qui suruienent aux playes, fractures & morsures des animaux. CHAP. XVI.

LEs Vlceres qui suruienent aux playes, rompures, & morsures des animaux, auec les autres accidens des playes mal gueries, viennent & sont presque tousiours excitées de ce que quand nous traictōs lesdictes playes, rompures & morsures, nous ne les munissons & defendons pas bien contre les iniures de l'air exterieur, qui est cause que leur nature se tourne en vne autre & que de playe elles se changent & deuienent Vlcere: car tout ainsi qu'vn œuf duquel la creuse ou coque est rompue, est incontinant corrompu & pourri: de mesme si la peau de l'homme est ouuerte en quelque part par dehors (c'est à dire qu'il y ait solution du cōtinu) alors les elemēs exterieurs, specialemēt l'air qui enuironne, commence d'agir au corps & à le corrompre, car les parties exterieures sont de nature plus forte & plus dure que les interieures, ayans entre elles telle comparaison qu'elle est entre vne pierre commune & vne pierre precieuse ou vn carboucle: parquoy puis que elles se corrompent si aisement il les faut diligemment preseruer. Veu donc que la nature des choses sales & immondes est telle qu'elle essaye [illegible] & corrompre, ou tacher il faut diligemment prendre garde à ce que la netteté soit gardée, & lors principalement que nous voyons les elemens estre alterez par le ciel. D'où il s'ensuit que quand il y a solution du continu ou playe au corps faicte par armes, morsure, bruslure, rompure ou autrement, qu'il est exposé à l'iniure des elemens & autres choses qui l'enuironnent, & qu'il tombe aisement en disposition vlcereuse. Parquoy il faudra mettre les medicamens qui couurent & defendent le corps, comme vne paroy entre luy & les Elemens qui l'enuironnent: mais s'il aduient que les medicamens ne soyent bien & nettemẽt aprestez, ains soyent autant immondes que les Elemens exterieurs, la playe se conuertira beaucoup plus aisement en vlcere. Puis apres la pourriture qui en est engendrée, est cause d'vne bien grande corruption laquelle il est impossible d'oster, qu'on naye premierement osté toute ceste partie qu'elle auoit premierement occupée, il faut donc diligẽment prendre garde à l'actiõ des Elemẽs exterieurs à cause de la guerison: car on les voit fort diuerses à cause de l'impression des Sels, toutefois parce que les Medecins humoristes ne les ont pas cognues, il ne faut pas que nous esperions remporter beaucoup de profit de la lecture de leurs liures. Ie ne nie pas pourtant que leur façon de guerir ne puisse estre confirmée, si les causes qu'ils alleguent l'estoyent, mais ils les ont posées & assignées sans aucune demonstration, & ont par ce moyẽ toute gastée & tachée la Medecine. Retenez dõc ceci pour maxime. Tout ainsi que l'interieur de l'homme est infecté & gasté par l'inspiration & respiration de l'air corrompu, ainsi le venin de l'air nous peut estre communiqué par les playes mal couuertes & munies. Or comme c'est vne maxime generale en toute solution de continu, elle doit aussi estre bien & diligemment obseruée aux playes qui sont faictes par armes empoisonnées, & par la morsure des animaux: car si le venin est ioinct auec l'intemperature de l'air, le membre est menacé de ruine soudaine. La complication aussi des Vlceres auec la fracture (qui aura esté mal guerie) est fort perilleuse, voire tant qu'elle est presque incurable. Parquoy si telle vlcere se presente, il faut faire la guerison par les Elemens, c'est à dire par remedes elementaires: car il faut tousiours prendre les remedes du mesme ordre qu'est la maladie. I'admoneste dõc celuy qui ne l'entend pas, & qui veut tousiours cercher les remedes es choses contraires, qu'il n'en entreprẽne pas la guerison.

Le corps blessé est exposé à l'iniure des elemens.

Les humoristes alleguent des causes sans les demonstrer.

Ladicte

Ladite guerison est escrite au 12. chapitre de la seconde partie du troisiesme traicté de cest œuure.

Des Vlceres qui sont engendrées par la propre constellation.

CHAP. XVII.

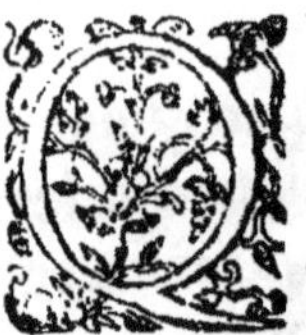

QVELQVEFOIS il aduient des Vlceres, desquel les l'infection prouient & a son origine de la propre constellation sans occurrence d'aucune cause celeste ou elementaire, telles que sont les Vlceres des mammelles qui prouienent de la matrice. Car le cœur a sa propre constellation, la Matrice a aussi la siene, comme les autres parties du corps, desquelles chacune se raporte & est accomparée en familiarité & accort auec l'exterieure, comme l'esprit d'Archée interieur l'est à l'exterieur. Si donc la vertu Syderalle de la Matrice se desuoye, elle infecte toute sa region & la dispose à destruction. Et tout ainsi que le ciel enflamme l'antrax ou le charbon : la Matrice crée aussi en ses lieux des Vlceres par son influence interieure : en excitant putrefaction au laict & es mammelles. Les bubõs venereiques se font de mesme quand la constellation interieure de la bource des genitoires est corrompue. Car ce mal ici contagieux comme la peste, vient par l'operation de la cõstellation de ladicte bource des genitoires, laquelle la corrompt & destruit & comme effrenée la ruine: tout ainsi donc que l'influẽce celeste enflamme la partie qui a affinité auec elle : ainsi il faut imaginer que les rayons de la constellatiõ de ladite bource, font le mesme. Or i'ay dit mal semblable à la peste, parce qu'il y a quelques lieux particuliers, esquels les bubons pestiferés aduienent souuent, du nombre desquels est la region de ladicte bource. Car aussi l'Astre d'icelle, est vne certaine constellation d'estoiles pestilentes: toutefois la constellation superieure suruenant, elle est alors faite cause de la peste de ladicte bource. Parquoy il faut ici derechef mettre en memoire & obseruer ce qu'auons ia dit cy deuant, assauoir que tout le firmament est contenu au corps humain, & y est departi selon les lieux & regions du corps phisic ou naturel. Si donc la constellation celeste excite la peste, elle le fait au lieu qui a esté destiné par l'influence : toutefois si elle n'est mortelle, ains qu'elle se guerisse en partie & non pas entierement à faute que les re-

Constellation du cœur & autres parties

Comment se font les bubons veneriens.

medes propres n'y ont pas esté cõuenablement appliquez, elle se tourne en disposition vlcereuse & fistuleuse comme elle a de coustume: & puis apres la constellation interieure estant corrompue, fait vne autre pestilentielle constitution qui est diuerse à la premiere, combiẽ qu'elle prouiene de mesme cause. Parquoy ie desire & admoneste qu'on trauaille diligemmẽt à la consolidation, quand on guerit la peste, parce que sans cela la guerison n'est pas parfaite. Nous auons raporté ces choses pour exemple, afin de monstrer la force & vertu des constellations: aduertissant qu'il en y a infinies autres semblables, & qu'ayant bien consideré celles-cy, il sera aisé de cognoistre que peuuent tant les celestes que celles de l'homme. Ie sçay bien que les medecins qui ne sont pas versez en la cognoissance du ciel n'entendent pas ceci: toutefois eux-mesmes sont la cause de leur ignorãce. Les signes de telles Vlceres & leur guerison sont escrits au 13. chapitre de la seconde partie du troisieme traicté de cest œuure.

Annotations Dariot.

NOVS voyons souuent aduenir en diuerses parties du corps, des tumeurs lesquelles paruienent à suppuration sans se pouuoir resoudre quelques remedes qu'on y applicque, & puis apres se conuertissẽt en Vlceres desquelles la cause est attribuée à defluxion ou congestion, c'est à dire amas tant des excremẽs & superfluitez de la partie que des restes de la nourriture trop abõdãte au regard de ladicte partie. Et pour les causes de la defluxiõ on en cõsidere premieremẽt deux, l'vne du mouuemẽt, l'autre de la reception. Puis apres on contemple pour le mouuement les causes efficientes materielles & instrumentales. Puis apres pour les efficientes (parce que defluxion est mouuement de lieu en autre) on remarque les causes pour lesquelles les autres choses changent de lieu, assauoir parce qu'elles sont tirées par violence, ou portees par autre chose: ou bien se meuuent d'elles mesmes par la force qui leur est innée ou naturelle, assauoir comme les choses qui sont legeres mõtent en haut, ainsi que font l'air & le feu: & les pesantes descendent en bas, comme l'eau & la terre: ou parce qu'elles sont poussées & chassées

Causes des tumeurs.

Causes de defluxion.

chassées par quelque autre force. Et quant à la materielle on remarque les matieres qui sont plus ou moins faciles à couler, Et pour l'Instrumentale on regarde les parties par lesquelles le mouuement se fait plus aisément, comme si elles sont rares, creuses ou molles, & si elles sont situées en lieu haut ou bas, puis apres la debilité ou force de parties. Et pour le regard des causes de la reception elles sont données aux parties qui reçoiuent la defluxion, c'est assauoir si elles sont debiles & ayent coustume de receuoir les excremens comme fait la peau qui enuironne le corps: ou bien qu'elles soyent situées en lieu bas auquel les humiditez ayent coustume de couler: ou qu'elles soyent rares & molles comme sont les glandules: ou bien eschaufées par dessus leur naturel, ou immobiles: ou affligées de douleur, ou soyent vuides, ou situées à l'endroit de celles qui sont malades & qui enuoyent, comme sont les parties dextres quand la partie dextre de la teste est malade: ou qu'elles ayent des conduicts propres à receuoir & moins propres à rechasser & repousser les autres causes de la reception regardent & contemplent la matiere si elle est subtile, chaude & point visqueuse ni gluante. Et celles de la congestiõ sont distribuées à l'imbecillité de la partie laquelle ne peut cuire la nourriture qui luy est portee à ce que le passage des conduicts par lesquels les superfluitez se doiuẽt exaler est clos & fermé : à ce qu'il accourt plus de nourriture à la partie qu'elle n'en a besoin, ou que ladicte nourriture est mauuaise, ou bien à la debilité & foiblesse de la puissance & faculté expultrice.

Puis on cerche les causes qui ont esmeu & excité les precedentes : disant que ce sont les choses qui nous touchent par dehors doucement ou auec violence, les actions tant du corps que de l'esprit ou de l'ame : ce qu'on prent par la bouche ou qui autrement entre dedans le corps, & ce qui sort ou est retenu dedans le corps outre le naturel.

Mais nostre Paracelse diligent recercheur & scrutateur des secrets de la nature, nous faict ici contempler vne autre cause desdictes tumeurs ou Vlceres, c'est assauoir la constellatiõ du corps qui domine sur la partie. Il faut donc pour l'intelligence de ce lieu cy notter que nous auons cy deuant discouru sur les chapitres precedẽs cõment les mineraux (selõ leurs proprietez) se trouuẽt en l'homme & font leurs effects tout ainsi qu'au grand monde:& que maintenant(en ce chapitre)nostre autheur nous rameine à la contemplation des effects des constellations du corps humain,lesquelles y sont departies (cõme il a esté dit cy deuant)& ont leurs effects & proprietez, qu'elles exercent selon qu'elles sont excitées par les causes externes: mais specialement par les semblables constellations du grand monde,ce qu'aussi elles font bien quelquefois estãs seulement esmeues par les occurrences interieures. Il se faut souuenir toutefois que combien que toutes les constellations du ciel soyent departies en l'homme, que neantmoins elles ne font pas tousiours leurs actions d'vne sorte,non plus que les années & saisons sont semblables l'vne à l'autre, encores que le Soleil qui est la mesure & principal gouuerneur d'icelle, soit tousiours porté ou marche d'vn mesme pas & soubs mesme ligne & chemin du ciel. Neantmoins les années & saisons sont diuerses à cause de la diuersité des occurrences des autres Astres. Ainsi en aduient au corps humain: car combien que le cœur qui est le Soleil du corps donne tousiours sa clarté en dispersant les rayons de ses esprits & chaleur par les arteres qui sont çà & là departies à tout le corps:toutefois les autres constellations d'iceluy qui sont les parties,ne demeurent pas tousiours en mesme estat:ains comme les conionctions & autres diuers aspects des planettes se font au ciel du grand monde & changent de nature ou ont diuers effects selon le lieu où elles sont faites:ainsi les constellations ou parties du corps operent diuersement par leurs conionctions, diuers aspects ou sympatie de l'vne à l'autre:dequoy nostredict autheur nous dõne ici exemple en parlant des Vlceres qui sont faites par la propre constellation du corps. Au 14. chapitre, il a parlé de celles qui sont excitées par les celestes,mais ici, il parle de celles qui le sont par celles du corps lesquelles il monstre en donnant exẽple du cœur lequel a sa constellation comme a esté dit cy deuant,la matrice la sienne,& les autres parties principales chacune la leur. Il dit donc que quand la constellation de la matrice se vient à corrompre & esmouuoir,qu'elle fait mal,& communique ses passions aux lieux qui ont sympatie & correspondance auec elle,comme sont les mammelles, esquelles le laict se corrompt & engrume souuent & puis se pourrit & fait puis apres Vlcere,le tout par sympatie & correspondance qu'elles ont auec la Matrice:ce qui aduient aussi souuent pour la mesme cause & raison, sans que le laict se corrompe. Il y a plusieurs autres parties du corps qui sont souuent affligees par le mesme consentemēt, comme est la partie posterieure de la teste alors que les purgations sont retenues & se veulēt esmouuoir, & autres maladies q̃ no⁹ disōs prouenir par sympatie de ladite matrice auec la partie malade, ou auec les autres, cōme auec le foye, l'estomach ou la ratelle, les vnes toutefois plus que les autres: car il est bien apparent que les mammelles ont communicatiō à la matrice. Nous voyons donc qu'il nomme constellation la proprieté ou vertu vrayemēt siderale qui est en chacune partie du corps, laquelle se fait sentir & cognoistre par ses effects. Car tout ainsi qu'ō a cognu la force & vertu des influēces celestes sur les corps inferieurs par diuerses & reiterées obseruatiōs ainsi on a cognu par mesmes obseruatiōs, q̃ les parties du corps & proprietez d'icelles respondoyent aux constellations celestes, ausquelles pour ceste raison leur nō & proprieté a esté attribué par aucuns, qui apellent Teste le signe du Moutō, & col celuy du Taureau: cōme aussi par mesme moyen on a cognu le consentement de l'vne des parties à l'autre, ou bien la partie sur laquelle l'autre iettoit les rayōs de sa constellatiō. Il nous dōne encores vn autre exēple de la bource des genitoires, sous le nō de laquelle il ne cōprend pas seulemēt la peau qui est ainsi nōmee, ains aussi tout ce qu'elle contient, de laquelle la constellatiō a ses effects sur les parties voisines cōme sōt les aisnes. Quād dōc ceste cōstellation se corrōpt & met à mal faire, elle excite des Bubons venereiques, lesquels il cōpare assez proprement aux pestiferes. Car tout ainsi que les pestiferes sont contagieux, aussi sont les autres, voire en telle façō & ont tels effects, qu'ils sōt biē souuēt suiuis par la verolle q̃ ne se trouue pas tousiours de mesme, ains de diuerse nature, voires telle q̃ iusques à ceste heure on ne peut pas bien asseurer d'vn remede qui la guerisse biē asseuremēt, en quoy on cognoist assez que le mal est biē venimeux & contagieux, & que la cause & nature en est si mal cogneue, que pour la guerisō d'icelle on a plustost recours aux analogismes, qu'à bonnes & fermes indications, iaçoit qu'il se trouue des experiences profitables, mais elles sont plustost inuentées par analogisme que par indication. La raison encores pourquoy il appelle pestiferes les accidēs que faict la constellation de la bource estant effrenée & corrompue, est qu'elle retient la nature des cōstellations & estoiles pestiferes & ennemies de la vie, comme sont cellles de ♄ & ♂, & qu'elle enflamme & gaste les parties qui luy sont subiectes & cõme liées, tout ainsi que la celeste afflige la partie du corps, & la region de la terre qui luy est assubiectie & soubmise. Il dit puis apres q̃ telles constellations corporelles, sont quelque fois seules leurs effects: & qu'aussi celle des celestes & externes, se ioinct d'autre fois à elle, mais alors les maladies en sont beaucoup plus dangereuses, & plus dificilles à guerir: & aduient souuent, que les effects de la corporelle cessans ou commençans à cesser, ou bien que le mal n'ayant pas esté biẽ traicté par bons remedes & qui n'ont pas esté conuenablement appliquez, à cause dequoy le mal se tourne & conuertit en disposition fistuleuse, ceux de la celeste commencent à pulluler, & exciter par ce moyen vne autre cõstitution pestilentielle, qui sera contraire à le premiere, encores qu'elle prouienne de mesme cause.

Des vlceres qui sont faictes par Sorcelerie & enchantement.

CHAP. XVIII.

ENcores que le vulgaire ne veuille croire que les vlceres puissent estre faictes par l'enchantemẽt des Sorciers, ou que celles qui sont ia faictes, puissent estre rendues pires par ce moyen, & que cela soit tenu comme pour conte fabuleux: toutefois quelques sages ont eu opinion contraire. Car certainement il se peut faire par deux moyens, assauoir par le moyen des Esprits, ou par incredulité: desquels neantmoins aucun ne pourra proprement discourir naturellement veu qu'ils sont hors la lumiere de nature. Or touchant le moyen comment les esprits font ces operations, on scait assez que l'Escriture saincte nous en admoneste en l'histoire de Iob: Car auant qu'il fust tenté & assailli par le Diable, il estoit fort riche & en bonne santé, mais ayant esté soubmis à la puissance du Diable, il a esté tout vlceré par le corps, ayant esté frappé par Satan. Que si nous accordons cela (comme certes se seroit impieté de le nier) qui dira que telles tentations ayent cessé en Iob, & qu'elles n'ayent peu durer iusques à ce temps, voire dureront iusques à la fin du monde? Certainement il ne faut pas mespriser la puissance de Satan, d'autãt qu'il est fourni de mille moyens pour trõper & pour tanter, & ne cesse (comme l'escriture nous tesmoigne) de tournoyer, rugissant comme vn lion, & cerchant celuy qu'il pourra deuorer.

Parquoy

Parquoy il faut croire asseurement, qu'il n'attente & n'en veut pas seulemẽt à l'ame, ains aussi espie & cerche moyen de nuire au corps, qui est domicile de l'Ame, cõme l'experience le mõstre, & l'Euangile l'enseigne. Qu'il soit donc arresté que Satan peut trauailler & affliger le genre humain de toutes sortes de playes, par la permissiõ de Dieu. Et tout ainsi que les hõmes sõt sçauãs & ont la cognoissance de diuers ars, lesquels ils exercẽt, font & parfont tous, des choses q̃ Dieu a creées, & qui sont cognues par le sens & par la raison : ainsi il appert que les esprits surpassent les hõmes de beaucoup. Car ils prenẽt leurs simples & especes, non pas des choses corporelles, ains des incorporelles, celestes & firmamentales, qui ont aussi biẽ le feu, le Soufre & le Salpaitre, cõme il est es corps elementaires. Comme donc Dieu a donné la science aux hommes de cõposer, s'il la donne aussi à Satã, il est certain qu'il pourra exciter les vents, allumer du feu, & faire la gresse & les foudres du Salpaitre & de Soufre, par le moyen desquels, il nous oste les biens corporels & exterieurs : car il est vray-semblable que les arts reluisent & sont excellens au lieu où Dieu les a logez. Ainsi donc, Iob & les autres q̃ Dieu a permis de tomber en tentation, & estre mis à l'essay, ont esté affligez, frappez & battus par Satã. Or faut-il sçauoir que telle a esté la malice & peruersité de quelques hõmes, qu'au lieu qu'ils deuoyẽt aymer Dieu de tout leur cœur, de toute leur ame & entendemẽt ils ont eu recours au Diable auquel estans asseruis, ils ont cõmencé de hayr leur prochain. Puis apres, ceste inimitié & malueillance estant ioincte & alliée auec des malins esprits elle s'attribue leur science, & ainsi vomit & reiette la haine, qu'elle auoit cõceue contre son prochain, par le ministere des esprits. Toutefois, tous ceux-là receuront & porteront le salaire de leurs meschancetez egal à celuy de Iudas le traistre: & est chose asseurée, qu'ils se feront cognoistre par signes manifestes, à la fin de leurs iours, parce que le salaire est egal à leur labeur. La malueillance toutefois de l'ennemi ne sert de rien, & n'a point de pouuoir en ceux qui sont affligez par les esprits sans la permission diuine : mais celuy qui n'a point espargné son propre fils faict que la croix no[9] est posée sur les espaules, & que soyons affligez par nos prochains mesmes. Reste maintenant à declairer l'incredulité laquelle nous auõs dite estre l'autre cause : dequoy nostre Seigneur Iesus Christ parle clairement en l'Euangile quand il dit:

Comment l'imagination ou incantation blesse l'homme.

Incredulité cause des vlceres.

Si vous auiez de la foy aussi gros qu'vn grain de moustarde, & que vous dissiez à cest arbre, &c. De ceci s'ensuit que si nous auions la foy en Iesus Christ, que ce qu'il a promis aduiendroit : mais si nous l'auons en Satan, nous serons aussi participans de ses promesses : car la puissance diuine opere & trauaille en toutes les deux façons, tesmoin Iesus Christ quand il parle des faux prophetes & de l'Antechrist. Ils feront (dit-il) signes & miracles par Satan, & ie donneray puissance & science à Satan, afin que leurs miracles rendent tesmoignage d'eux. Car à cause de leur foy, Satan fera de tels miracles par eux. Parquoy qu'aucun ne soit trop incredule à affermer & recognoistre la puissance de Satan : car tout ainsi que Dieu rẽd tesmoignage aux bons par miracles, ainsi le Diable faict aux meschans. Parquoy nous n'auons pas immeritoirement & sans cause discouru en ce lieu des vlceres qui sont faictes par enchantement.

Des vlceres qui sont faictes par les deux Elemens, assauoir le Feu & la Glace.

CHAP. XIX.

PVis que les Vlceres qui sont faictes par les manifestes qualitez (c'est à dire l'intemperature) des Elemens, desirent vne guerison particuliere : il leur faut aussi à bon droit vne particuliere theorique. Notez donc qu'en ce qu'auons dit au commencement, que l'homme estoit composé de trois choses ou substances, desquelles l'vne estoit Soufre, que ceste sorte ici d'vlcere a en luy ses racines & son fondement. Car si le Soufre s'enflamme, il cõmence desia son œuure, en ce qu'en se tournant en nature ignée il produit toutes actions de feu, excitant des empoulles par sa vertu caustique & bruslante, voire brusle le membre & aucunefois tout le corps. Mais qu'aucũ ne s'esmerueille entendant que ie constitue du Soufre au corps humain. Car encores qu'il n'apparoisse pas, & se voye à l'œil, si est-ce pourtãt, qu'il y est auec ses puissances & vertus, cõme l'auõs dit & monstré des Sels, desquels cõbien que l'essence n'en soit pas visible & manifeste, pour cela leur action & vertu n'en peut estre cachée. Or d'autant que dés la premiere creation des choses, il fust ainsi disposé que le Soufre seroit quelquefois, chair, autrefois bois ou autre chose. Tout ce qui est consumé par

Inflammation du Soufre.

le feu

le feu doit estre prins pour Soufre: mais les autres deux substances (assauoir le Sel & le Mercure) resistêt au feu, toutefois elles ne laissent d'estre reduictes en leur derniere matiere. Puis dôc que nous auons dit, que le Soufre est en la chair & autre chose semblable, lequel estant enflambé faict des vlceres, sçachez aussi, que tout corps a esté Soufre au commẽcement, lequel a esté reduit en matiere moyenne puis apres en sorte qu'elle estoit ia chair, sang, membrane &c. d'où ces parties estans faictes corruptibles, elles ont suscité des incõmoderations ou intemperatures interieures, tellement que les substances mesmes de l'hõme, luy sont contraires & ennemies, de façon qu'elles desirent ordinairement d'estre derechef reduites en leur premiere matiere. Car la moyenne creation est totalement ennemie de la premiere, & toutes deux trauaillent à la corruption l'vne de l'autre, la premiere essayant de reduire l'autre en soy, quoy fait l'homme retourne derechef en terre & en poudre, de laquelle il auoit esté faict par la moyenne creation. Or combien que le Soufre ne se monstre pas manifestement ni aparemment en ceste poudre, cela n'importe: car le bois est aussi bien faict de la terre, combien que la terre ne soit pas bois, & n'est appellée bois. Parquoy il faut premierement, par tous les moyens possibles cognoistre le corps auquel le mal est attaché: puis apres il en faut encores diligemment contempler la cause, laquelle essaye & s'efforce de reduire le corps en sa premiere matiere. Ainsi nous sommes tous predestinez à ce que soyons corrompus en diuerses façons, & retournions à nostre premiere matiere, assauoir de corruption. Car au Soufre mesme, il y a quelque espece de cause semblable par le moyen de laquelle il tend de la moyenne creation à la premiere, & retire l'inflammation elementaire, tellement qu'en ce faict le feu est droitement nommé matiere ou cause de corruption. Or le feu par lequel ce Soufre est allumé, naist en beaucoup de façons, tout ainsi que l'exterieur est diuersement allumé, l'vn est secoué ou chassé hors de la pierre, l'autre est conceu & engendré, par le moyen d'vn mirouer bruslant, le troisiesme vient du mouuement (comme il appert es cordes agitées) autres le font par quelque autre art ignifere. Le feu donc (di-ie) interieur & inuisible sort & se faict par mesme moyen: car celuy qui est allumé par les impressions celestes, du Soleil interieur, qui allume le Soufre, represente celuy qui est secoué de la pierre.

Quel est le Soufre en l'hõme

Le corps a esté Soufre au commencement.

La chair & le sang sont la moyenne matiere du corps

Qu'il faut premierement cognoistre le mal & sa cause.

Le feu interieur est diuers.

Mais les Medecins Galenistes ne cognoissent & n'entendent pas ce Soleil, d'autant qu'il ne faict ni iour ni nuict, & n'ont iamais sceu ni aprins sa nature. Tout ainsi donc que le Soleil exterieur peut allumer le Soufre des bois, nous attribuons iustement & à bon droit pareille force à nostre Soleil interieur. D'auantage, il y a certains mouuemens en l'homme, lesquels peuuēt desseicher la liqueur de leur propre naturel, brusler les Sels, & les reduire en forme de chaux, par laquelle les mēbres sont reduits en nature de Soufre, lesquels puis apres sont allumez & enflāmez: par la force de la chaleur. Mais combien que le Soufre soit allumé en plusieurs façōs, toutefois les principales sont les deux premieres desquelles nous auons parlé, car elles contienent en elles toutes les autres. Maintenāt pour reduire en vn sommaire ce qu'auōs dit, ces deux façōs ou manieres allumēt premierement le corps, & s'efforcēt de le repousser & faire retrograder à sa premiere matiere, où puis apres il est rēdu apte à receuoir & cōceuoir la flāme. Et quant à ce q̄ ie suppose l'hōme deuoir estre consumé par le feu, il ne le faut pas trouuer fort estrange & inacoustumé, parce que la terre nous en dōne des enseignemens manifestes: cōbien de fois voit-on sortir des feus de la terre, lesquels admonestent tout certainement le Medecin du feu de l'homme? Et combien qu'il y ait diuerse raison de la premiere & moyenne creation, & de la matiere: assauoir de la terre & de l'homme, du feu terrestre au feu humain, toutefois l'experience mōstre que leurs operatiōs sont egales. Car combien que le feu terrestre qui est corporel & visible, ne soit pas egal au feu interne de l'homme qui est inuisible à tous, & cognu de celuy seul auquel il est s'ensible: toutefois il est facile de mesurer & cognoistre l'essence de tous deux, selon ceste difference: comme pour exemple. Il y a plusieurs montagnes qui bruslent & flamboyent continuellemēt, les autres ne bruslent pas perpetuellement, mais seulement iusques à ce qu'elles soyent reduites à la premiere matiere. Nous auons veu en Stirie vne grande campagne qui fust allumée & toute bruslée, par le mauuais soin que les bergers eurent de leur feu la nuit, encores que le peuple y accourut de toutes parts pour l'esteindre, mais en vain. Quant aux causes de ces feus exterieurs, nous en laissons la recerche aux Philosophes, mais qu'il suffise que ces choses ont quelque prefiguratiō à l'art de Medecine. Nous desirons aussi qu'on considere les operations ignées qui se font

Comment le Soufre de l'homme se allume d'vne autre façon.

Histoire.

en

en ceux qui sont adoptifs de la chymie, de laquelle nous voulõs que le Medecin aye cognoissance auant que de s'aprocher de l'art. A l'exemple de ces conflagrations, il aduient aucune fois au corps humain, qu'apres des lõgues vlceres les Sels se calcinent, & les corps Sulfurez se reduisent à la premiere matiere, s'allument en fin & s'enflãment. Nous voyons aussi aduenir le mesme pour auoir appliqué des mauuais remedes, mais principalement par le mauuais vsage de l'argent vif: parquoy i'exhorte les Medecins, à ce qu'ils aprennent de luy oster ses scintilles venimeuses, par le moyen de l'Alchymie. Telles inflãmations peuuẽt bien aussi aduenir apres les longues maladies; toutefois, si elles aduiennent à celuy qui n'a point esté malade, & ne l'est pas, & qu'on n'aye point failli en l'aplicatiõ des remedes, alors il faut estre asseuré, & sçauoir que la cause du mal est vne constellation qui darde son influence sur ceste partie, pour y faire son impression: car nous sommes assubiectis à receuoir les influences d'enhaut, tout ainsi qu'est le drap ou la patte brussée, pour receuoir le feu qu'on secoust de la pierre. Et n'est chose nouuelle, ce que ie dis, ni impossible: car si les arbres, les edifices & autres choses sont souuẽt touchées & frapées par la foudre du ciel, sçauoir-mon si nos corps ne pourront pas receuoir tels feux? Il y a seulemẽt ceste differẽce qu'au lieu que tout est apparent en l'exterieur, il se faict inuisiblement en l'homme.

Scintilles venimeuses de l'argent vif

Annotations Dariot.

NOSTRE autheur ayant traicté & discouru des vlceres qui sont faictes par les Sels du corps de l'homme, qui sont vne portion des fruicts de l'Elemẽt de l'eau humaine, puis apres de celles qui sont faictes & excitées tant par les constellatiõs externes, ou du grand monde, agissantes en l'homme, que par les internes qui sont en luymesme: en apres encores de celles qui sont faictes par les sorcelleries ou enchantemens & charmes: il vient en fin (afin de ne laisser aucun de ses principes) à parler de celles qui sont faictes par le Soufre enflãmé, sous le nom de l'vne des qualitez actiues, assauoir de la chaleur ou du feu. Et comme le moyẽ de guerir les maladies methodiquemẽt & par indicatiõ ou enseignemẽs, viẽt & procede de la cognoissãce de la nature du mal, de ses causes & effects, & de celle de la cõstitutiõ naturelle de la partie, des causes d'icelle constitutiõ ou cõpositiõ, & de ses effects. Pareillemẽt aussi il cõmence par telle demonstratiõ, qu'il nomme theorique. Mais il ne se faut pas arrester à considerer seulement ce qui est dit au commencement de ce chapitre: car on cuideroit de prime abordée qu'il y auroit peu de certitude en luy & que maintenant il nieroit vne chose, laquelle il affermeroit peu apres, & ne garderoit pas les principes & maximes: atte du qu'en l'onziesme chapitre du premier traicté de ceste seconde partie, où il traicte des Elemés & de leurs actiõs au corps humain, il dit là notamment, qu'il ne faut pas dire ni pẽser que les maladies soyent faictes par le chaut, ni par le froit ou autre qualité: & maintenant on diroit qu'il veut affermer tout le contraire, parlãt des Vlceres qui sont faites par le chaut ou par le froit. Car en passant plus outre on cognoistra comment il persiste & demeure ferme sur ses principes & fondemens, suiuant tousiours l'analogie & correspondance du grãd au petit monde. Il monstre donc & declaire en ce chapitre, comment les substances (qu'il nomme principes) desquelles l'homme est composé, & desquelles toutes les actions dependent, sont elles mesmes cause de la corruption & de la mort de l'homme, leur attribuant autãt, qu'on a coustume de faire aux qualitez & temperatures, qui naissent & dependent de la diuerse mixtion des Elemens, lesquels sont cause de la ruine & destruction du cõposé, à cause des contraires actions du chaut & du froit. Ainsi les diuerses actions de ces trois substances qui sont en chacune partie du corps, les ayant toutes diuerses, selon qu'elles estoyent propres à l'action d'vne chacune partie: excitent en elles mesmes des immoderations ou discrasies, qui sont causes du mal qui aduient esdites parties, & finalement de leur mort & ruine: ce qui a esté plus amplement deduit ci deuant, en traictant des Vlceres qui sont engendrées par la varieté & diuersité des Sels: & maintenant en celles qui le sont par le Soufre enflãmé par les causes & raisons qu'il deduit, lesquelles sõt tirées des façõs par lesquelles le feu est exterieurement allumé: c'est assauoir ou par les rayons du Soleil, moyennant le mirouer ardent, ou autre corps espais & diaphane, lequel recueille & amasse les rayons du Soleil en vn cone piramidal, comme seroit vne boulle de cristal, vne fiole ronde, & bien vuide, plaine d'eau claire ou autre liqueur, ou autre verre ayãt la circonference ou superfice plus large & conuexe d'vne part & d'autre: ou bien par le mouuement violent & continuel: ou bien estãt poussé & secoué violemment de la pierre, de l'acier ou autre substãce fort dure, ou par quelque autre art ignifere. Il dit doncques que les petites empoulles ou tumeurs bruslantes, telles que sont celles de nostre *herpes miliaris*, & autres pustules semblables, mais plus larges, que le vulgaire nõme feux volans, sont toutes faites & excitées par le Soufre enflammé: lequel brusle comme vn caustic, en quelque part qu'il soit allumé: soit vne partie ou tout le corps, en sorte qu'il est quelque fois cause de la ruine & destruction d'iceluy: voire mesme de sa propre consomption. Car il a aussi quelque cause en luy-mesme qui l'excite à se ruiner, d'autãt qu'il n'y a riẽ en ce mõde elementaire qui ne soit subiect à corruption: parce que la cause d'icelle y est mesme des le commencement de la creatiõ: en sorte que les actions contraires, taschent & essayẽt desia des le cõmencement, de reduire & faire retourner tout, au premier estre d'où il est issu & parti. Or il a esté cy deuãt dit, que le cœur de l'homme est son Soleil, lequel allume le Soufre par ses rayõs, Mais aussi ce qui seiche l'humidité aqueuse du corps, comme fait ce qui se met & entre dedãs le corps, c'est assauoir les viandes & bruuages qui offencent & seichent par leur qualité acre, austere, acerbe, salée, ou amere: ou par leur quantité amoindrie, cõme si les humiditez sõt en pl' petite quãtité qu'il n'est besoin, il faut par necessité que le corps soit deseiché auec le tẽps: ou bien si ce qui se prent est de telle qualité qu'il bouche les conduits par lesquels l'humidité doit passer: il faut aussi que les parties qui la deuroyent receuoir & ne le font pas soyent seichées. Les substances seiches aussi estans retenues dedans le corps, lors que les humiditez en sont reiettées & mises dehors, le desseichent pareillement, comme font aussi les actions immoderées tant du corps que de l'esprit: assauoir la grande tristesse, le souci & la ioye demesurez, les longues & fortes pensees, les veilles superflues, & le grand labeur principalement au temps que le corps est vuide de nourriture. Finalement ce qui est applicqué au corps exterieurement cõme l'air sec des estuues ou autre semblable, les bains frequẽs d'eau marine, nitreuse, & alumineuse: cela di-ie seiche les sels & parties terrestres du corps, les calcine & rend en nature de Soufre, lequel s'enflamme puis apres fort aisemẽt & fait ses effects. Voila donc comment il dit que les Vlceres sont faites par le chaut ou le feu, pour l'intelligence dequoy il allegue autres choses qui sont assez aisees à entendre.

Des causes de la generation de la lepre.

CHAP. XX.

Definition du corps lepreux.

POVR auoir plus ample intelligẽce de la ladrerie, il faut auant toute chose obseruer la differẽce qui est entre la putrefaction lepreuse & les autres. Car le corps ladre est pourry, priué de Baume & de sel: ayant neantmoins la vie auec le Soufre & la liqueur. Mais les autres pourritures aduienent sans la mort du Baume, ou du Sel, qui est cause qu'on les estime moins perilleuses. Il faut donc sçauoir que quãd le Baume n'a plus de vie, que le Sel est aussi perdu: ce qu'estant aduenu, les autres deux assauoir la liqueur & le Soufre: commencent d'ouurer, & trauailler selon leur naturel & condition, & engendrent ainsi sãs Sel, ce que nous nommons Lepre ou ladrerie. Or encores que son estre soit en putrefaction, elle est toutefois tant diuerse, qu'elle n'est iamais veuë semblable en deux personnes. La diuersité dõc est telle. L'artisant fait diuers ouurages de ses mains selon la diuersité des mesures & proportions qu'il a en son entendement, & suiuant sa science. Ainsi ceste putrefaction conçoit des venenositez de diuerses façons, selon la diuersité des complexions & conditions: car les causes de nostre corruption sont merueilleusement differentes l'vne de l'autre, d'autant que toute diuersité de venin se raporte à la disposition implãtée & innée, lesquelles venenositez n'ont toutefois qu'vne
cause, combien qu'elles se manifestent diuersement. Nous di-
I. sons donc, que la lepre se fait par putrefaction sans Sel & sans
Baume, par les œuures ou operatiõs du Soufre & de la liqueur:
car si ces deux sont destituez du troisiesme (assauoir du Sel) ils
ne peuuẽt faire autre chose que ladrerie. Toutefois elle ne s'en
II. gendre pas seulement en ceste façon, ains se fait aussi si le Sel
pert sa nature, ce qui aduient aucunefois par le moyen des influences celestes, alors il s'engendre vne lepre qui est pire que
III. toutes les autres. D'auantage elle se peut engendrer, quand le
Baume est corrompu, lors qu'il est congelé par les grandes
froidures: comme nous voyons que l'esprit du vin se perdant
par les grandes froidures, il s'y engendre vne corruption,
à laquelle il est impossible de remedier.

IIII. Il y a finalement vne ladrerie laquelle se fait es parties qui seruent à la generation, & qui sera du tout incurable, si elle

est

est replantée & prouignée iusques aux enfans & successeurs. Car tout & quantefois que le Baume est corrompu ou consumé, il n'y a plus aucune esperance de santé: d'autant que tout ainsi qu'il est impossible que la cendre retourne & soit reduite en substance de bois, ainsi le medecin ne pourra iamais remettre & restituer en santé, le corps duquel le Baume est consumé: parce que sans luy, la malice des trois substances du corps est telle, qu'elle corrompt le corps vif, tout ainsi qu'elle fait les corps des hommes apres leur mort. La malignité donc de ce mal & sa varieté ou ses differences sont diuerses, car elle surprent quelquefois & enuahit tout le corps vniuersellement, autrefois vn mẽbre seul, & souuẽt les Poulmõs seuls ou la maĩ. Sa malignité toutefois est telle, que combien que le mal soit en vne seule partie, il peut neantmoins infecter tout le corps, le stupefier & luy oster le sentiment. C'est donc signe infaillible, que la lepre veut venir en quelque partie, si ladicte partie est endormie, & que puis apres elle perde le sentiment petit à petit. Il faut toutefois notter, que le Baume (qui est comme a esté dit cause de la lepre) ne pert pas son corps, ains sa force seulement, c'est à dire que sa forme seule s'en va & se pert par putrefaction. Or puis qu'ainsi est que toute forme procede & est faite du corps du Sel, il est manifeste qu'il faut que le Sel se corrompe, d'où les Vlceres vienent puis apres, les empoulles, enflures, durtez & autres choses semblables, changeant chacune selon la diuersité du lieu & des temperatures. L'affection toutefois & maladie de lepre est telle, que combien qu'elle puisse de sa nature aduenir à tous les animaux & les apprehẽder, toutefois elle a coustume de s'attacquer à l'homme seul: ou parce que l'homme seul est destiné à telle corruption, ou parce que c'est l'effect de certaines viandes: d'où nous voyons que les pourceaux, lesquels entre tous les animaux aprochent l'humaine nature de plus pres en temperature, ne sont pas pour ceste occasion asseurez de ce mal. Or ie n'estendray pas d'auãtage ce discours touchãt la ladrerie de l'hõme, parce qu'õ ne l'ẽ peut preseruer ni la guerir, quãd elle est faite. Toutefois il semble que celle qui est faicte par frictions, attouchemens, & par influence celeste, peut receuoir guerison pour medecines celestes: mais celle qui viẽt des parẽs & qui est hereditaire, ou qui est enuoyée de Dieu (cõme nous ne doubtõs pas qu'il ne se face) accõpagnent le malade iusqs à la mort. Finalement il

Quelles est les lepres incurables.

Signes de la lepre future.

Les hõmes seuls demeuẽt lepreux

Lepre interieure. ne faut pas ignorer, qu'il y a encores quelque lepre cachée au dedans laquelle ne se manifeste & descouure à peine qu'apres la dix ou douziesme generation, mais alors qu'elle se descouure & se monstre, elle se guerit, tellement que les personnes retournent derechef en parfaicte santé: elle excite toutefois souuent l'enroueure, ou des galles & mauuaises vlceres, qui sont incurables, ou bien fort difficiles à guerir, parce qu'elles dependent de la lepre, encores qu'elle soit imparfaicte. Que le Medecin soit donc diligent à considerer l'incertitude du iugemẽt en ces maladies occultes, de peur qu'il ne predise que les maladies qui se peuuent guerir, soyent incurables, & au contraire: de laquelle faute, plusieurs occasions sont données par les escrits de la lepre, mal batis par les faux medecins, selon la difference de leurs humeurs. Parquoy ie suis d'aduis qu'on s'abstienne de la lecture d'iceux.

Annotations Dariot.

Au premier discours de la preparatiõ des medicamens. NOVS auons assez declaré ci deuant & ailleurs, comment le corps est composé de trois substãces, ou principes prochains, assauoir de liqueur aqueuse, liqueur oleagineuse & de substãce solide ou terrestre, que Paracelse nõme pour certaines raisons là alleguées, Mercure, Soufre & Sel: & qu'autant qu'il y a de parties dedans le corps, qui sont differẽtes l'vne de l'autre, qu'il y a autant de differens Soufres, Mercures & Sels, parce que l'action de l'vne des parties, n'est semblable à celle des autres, & qu'il estoit besoin que chacune d'icelles les eust propres à ses offices & actions. Or ces trois substances diuerses sont necessairement requises en la cõposition, parce que l'humidité aqueuse ne pourroit demeurer auec la partie terrestre, plus espesse & solide, sans l'aide de quelque graisse ou humeur gluante & grasse, qui les continst ensemble, telle qu'est la substãce oleagineuse: les deux humiditez aussi estans seules, ne pourroyent rendre aucune partie solide, ni forme & propre aux actions du corps: l'humeur oleagineuse aussi seroit tost dissipée auec la partie terrestre, sans l'aide & secours de l'aquée. Mais encores cesdictes substances ne sont pas mortes, desnuées d'esprit vital & sans vertu: car chacune d'icelle a son propre esprit ou principe vital, moyennant lequel elle faict son action, mesme en la composition de la partie du corps qu'elles composent, ce qu'elles qu'elles ont outre & par dessus la puissance ou Dinamc Hippocratique qui est cause de l'action principale, ou effect de tout le composé, laquelle est esparse en tout le corps ou en aucune de ses parties: comme la Diname du foye, procedant de la proprieté de ses principes ou substãces est de former le sãg, celle de l'estomach, le chyle &c. Bien est vray que ceste Diname ou vertu vitale & efficiente, encores qu'elle ait son siege en toutes les trois substances, est neantmoins quelquefois & le plus souuẽt plus manifeste en l'vne qu'es autres, & y a son siege principal: chose q̃ est apparẽte aux vegetaux & mineraux: car la Canelle & le Girofle l'ont en l'huyle, celle du Poiure est en l'huyle & au Sel, & les Semẽces d'Anis, de Fenoil & autres tant herbes que racines, l'ont aussi en l'huyle: les perles & pierres tant precieuses qu'autres l'ont au Sel: les herbes froides l'õt souuent en l'eau, ou en l'huyle. Il ne faut point douter que les vertus du corps de l'animal ne soyent telles, & que les substances n'ayent leur action en la composition, moyennant leur esprit vital qui est comme la vie & force d'icelles: en quoy l'office & proprieté du Sel est de coaguler & solider les corps, en sorte que la congelation du Cristal, la force des metaux, la durté du Diamant, la Solidité & stabilité des os, celle des cartilages, tendons, ligamens, membranes, veines, arteres & des chairs, luy sont deües & proprement raportees, cõme à la cause efficiente d'icelles: toutefois si les autres principes n'y eussent esté adioustez, les esprits (nommez mecaniques à raison de leur ouurage) qui sont princes & maistres des actions, seroyent tellement liez & arrestez par la solidité & endurcissement de ceste partie terrestre, faite par l'esprit du Sel, qu'ils ne pourroyẽt libremẽt exercer leur office. C'est pourquoy le Soufre ou la partie oleagineuse, (moyenne entre la partie terrestre & l'aqueuse) y a esté adioustée: pour temperer ceste durté & seicheresse, afin que les esprits eussent leur mouuement & passage plus libre, pour faire leurs actions. Mais aussi afin que la seicheresse & chaleur seule ne se consumassent tost, le Mercure ou humeur aqueuse y a esté adioustée, pour tousiours les arrouser & temperer. L'humeur aqueuse aussi fut tost perdue & exalée par l'action du Sel, sans l'aide & la temperature de l'oleagineuse, qui les tient tellement liez & attachez ensemble, que les parties ainsi cõposées, sont chacune propre à l'action qu'elles doiuent exercer, & y sont disposées moyennant leurs esprits(esprits dis-ie de chacun d'eux)estans soustenus & viuifiez par le Baume du corps ou de chacune partie, comme instrument commun & de tout le corps,& d'vne chacune partie d'iceluy. Si donc le corps, ou aucune de ses parties, en sont destituées,ou bien s'il pert sa vertu, les parties demeurent presques comme mortes:ou bien si l'esprit & vertu d'aucun de ses principes ou substances se pert ou diminue, celuy des autres deux ne demeure pas oisif,mais leur action ne tend à autre fin qu'à la ruine du corps entier. Tout ainsi donc qu'en nostre doctrine Galenique,nous disons que la santé (qui est vne composition naturelle tant des parties similaires, composées de leurs Elemens & premiere matiere proportionnement meslez, que des organiques composées des similaires, vnies & ioinctes ensemble en iuste nombre, bonne figure, decente grandeur & deuẽ situation)est bonne,& que le corps est aussi bien disposé quand toutes ses parties,auec la cause de leur composition,demeurent en ceste naturelle proportion & temperature:& que la chaleur innée ou celeste & diuine ioincte auec les esprits, fomente & entretient librement toutes les parties du corps, ayant le passage libre par tout. Ainsi nostre Paracelse dit, que l'homme est sain & en bonne santé,cependant que les substances desquelles toutes les parties du corps sont composées, demeurent en leur naturelle proportion & disposition, & que leurs esprits vitaux sont pareillement libres & bien disposez, & qu'aussi toutes les parties du corps, sont librement viuifiées & eschaufées par la chaleur celeste influente, & procedant du cœur (qui est le soleil de l'homme) laquelle est contenue au Baume,comme en son siege principal,& souuerain ouurier de toutes les actions naturelles,& conseruateur d'icelles. Et tout ainsi aussi que les grandes, dangereuses & venimeuses maladies,naissent & prouienent de la corruption de toute la substance,ou de quelque partie d'icelle: le pareil aussi aduient; si toutes les trois substances Paracelsiques ou l'vne d'icelles,sont gastées ou comme mortes & corrompues. S'il aduient donc que le Sel & Baume du corps,viennent à se corrompre, & perdre leur esprit vital: il faut que les autres deux principes c'est assauoir le Soufre & le Mercure, fassent leurs actiõs selon leur naturel,& la force de leur esprit,lesquelles,tant s'en faut qu'elles puissent estre bonnes, qu'au contraire elles ne peuuent estre que contre nature: parce qu'il est impossible qu'il puisse

rëussir

reussir quelque chose vtile & profitable de l'humidité iointe auec la chaleur, si le Sel n'y est pour temperer. Comme donc ces deux qualitez sont mere de putrefaction, elles n'engendrent que maladies semblables, perilleuses ou mortelles & incurables (si ce n'est par les remedes generaux qui seront cy apres declairez) telles qu'est la lepre. Pour ceste cause donc nostre autheur dit que le corps ladre est pourri, priué de Baume & de Sel, ayant neantmoins la vie, laquelle toutefois ne peut produire aucune chose b onne, d'autant qu'elle n'est plus contenue par principes bons fermes & entiers. Car puis que l'esprit du Sel est mort & perdu, le Sel ni le reste ne peut rien faire que mal. Or lesdicts Sels du corps sont corrompus, ou en substance ou en qualité, ou bien abondance d'iceux ou superfluité de leurs excremens. Quand donc ils se corrompent en qualité, & que nature les separe pour ceste occasion, de leur matrice, & les repousse & renuoye en autre partie du corps : là ils causent des Vlceres seulement : mais quand ils se corrõpent en toute leur substance, qu'ils perdent leur esprit, & demeurẽt priuez du Baume vital, alors se fait la putrefaction lepreuse, par l'ouurage & operation des autres deux substances ou principes : mais les autres pourritures aduiennent sans la mort du Baume ni du Sel, ains seulement à cause de la transpiration empeschée (comme en quelque fieure putride) & pour ceste cause il dit qu'elles sont estimées moins perilleuses, parce que les principes sont entiers & n'y a changement que de qualité seulement.

En combiẽ de façons les Sels se corrompent

Mais il dit que ceste putrefaction lepreuse n'est iamais semblable, & ne se trouue presque iamais ayant pareils effects en deux personnes : ce qu'il dit prouenir à raison de la diuersité des subiects qui sont bastis & composez de diuers principes & monstre la diuersité par comparaison d'vn architecte ou artisant qui a diuerses Idees en son entendement, selon la forme desquelles il faict & bastit son ouurage.

Ainsi ceste putrefaction conçoit des venenositez, qui sont toutes diuerses selon la diuersité des subiects, encores qu'elles n'ayent qu'vne cause, assauoir la perdition de la vertu du Sel & du Baume, toutefois elle se manifeste diuersement. Or ceste corruption du Baume & du Sel est generale & entiere, comme elle est quand tout le corps est ladre: ou particuliere, assauoir lors que la ladrerie attaque vne partie seule, comme les Poulmons ou la main : & quelquefois les parties qui seruent à la generation, & dit que ceste espece est du tout incurable si elle est trãsplãtée. La raison de ce est que ce qui est engendré par mauuais principes, ne peut estre bon, car vne mauuaise cause ne peut de soy-mesme faire de bons effects. Et telles putrefactions ou corruptions aduiennent ou par les influences celestes, & lors la lepre est fort mauuaise & pire que les autres : ou bien quand le Baume est corrompu & congelé par les grandes froidures; & lors il est impossible de remedier à telle corruption, parce que le Baume est entierement mort & esteint : & dit qu'il est autant impossible d'y remedier, qu'il est de faire reduire & retourner la cendre en bois duquel elle a esté faite en le bruslant. Ainsi quand le Baume du corps est consumé ou mort, la malice des trois substances demeure telle, qu'elle corrompt le corps vif, tout ainsi qu'elle faict apres sa mort. Telle est enco... ceste malice que combien que le mal soit en vne partie au dedãs du corps seulement, qu'il peut neantmoins infecter le corps entier, le stupefier & luy oster le sentiment. De tels effects donc, & autres propres au Sel, on peut colliger les signes tant de la lepre future, que de celle qui est ia faite & presente, & qui fait desia ses operations au corps. Car quand quelque partie du corps est stupide & endormie sans cause manifeste qui bouche le nerf, par lequel les esprits autheurs du sentiment sont portez à ceste partie: & que puis apres elle porte petit à petit le sentiment: c'est signe que la lepre commence en ceste partie. Puis aussi que le Sel est la substance la plus gastée & corrompue, & que c'est luy qui dõne la forme & figure apparẽte au corps, & à chacune de ses parties. Ce n'est pas de merueille, si diuerses parties du corps sont corrompues & contrefaites, en la forme & figure apparente d'icelle. Ce qui s'aperçoit plustost au visage & parties d'iceluy, sçauoir est es yeux, au nez ou naseaux, es sourcils, es leures, aux oreilles, es ioües & au front: puis aux cheueux de la teste & de la barbe, qui tombent à cause de la mort du Sel, qui leur donne l'estre & la forme. Puis apres les Vlceres malignes & venimeuses en la bouche, aux nez, & autres parties du corps, suiuent necessairement ceste grãde corruption: comme sont encores les empoulles, pustules, & autres durtez principalement au visage, & puis es autres parties du corps lesquelles

Signes de lepre.

quelles

quelles sont toutefois diuerses, selon la diuersité des subiects. Mais comme les animaux, aussi bien que les plantes & mineraux, sont subiects à diuerses maladies & corruptions, les vns à vne sorte, les autres à vne autre: ceste-ci est presque propre & peculiere à l'homme, sinon que les porceaux s'en trouuent quelquefois & bien souuent frappez, surprins & tachez, ce que ie coniecturerois prouenir de la similitude des substances, ou à cause de sa nourriture, parce qu'il se delecte à pourriture & souillure: le reste au texte est aisé.

Des vlceres qui sont faictes par le chaos, c'est à dire l'air qui est en nous.

CHAP. XXI.

LA theorique & speculation du grand monde nous enseigne que la retentiõ des vents & de l'air peut faire des vlceres. Or l'air est vn certain chaos qui contient en soy la cause de corruption. L'air donc exterieur qui est enuirõné par le firmamẽt, est reserré dedans sa circonference, & là en trauersant toutes choses qui y sont contenues, il agit en l'homme pareillement: car puis qu'il est cause de la corruptiõ, voire que luy mesme estant corrompu, conçoit vn venin, lequel il communique puis apres à tous les corps qu'il attouche: & de là, la pourriture vient es pommes, la vermolure au bois, & les Vlceres aux hommes. Ainsi la peau de l'homme est le firmament du petit monde, dedans lequel le chaos est contenu, qui est corruptible tant de soy-mesme que par celuy du grand monde: puis les Vlceres des parties interieures naissent de ceste corruptiõ, lesquelles sont plus frequẽtes & plus malignes que ne sont celles du dehors: car le sentiment y est plus aigu, ioinct que les excremẽs & immõdicitez s'y amassent plus aisemẽt. Or la generation de la putrefaction se faict quasi en ceste maniere. Aussi tost qu'vne partie a conceu ce venin, aussi tost elle commence à s'enflammer & à suppurer, & de là l'vlcere demeure puis apres, laquelle demeure tousiours dedans, sans soy manifester au dehors, qui faict que telles maladies sont perilleuses, & sont estimées estre incurables, & mortelles. Et le mal est [illegible] plus perilleux, que la partie offencée est plus noble, [illegible]

Chaos c'est l'air.

de communication auec le cœur : car les maladies sont faictes & rendues courtes ou longues, mortelles ou guerissables, selon la dignité de la partie. Il faut finalement ici raporter à l'hõme ce que nous auons dit ailleurs de la generation & force ou vertu des vents : car il s'en engendre en l'homme, qui s'accordent & ont familiarité auec ceux du grand monde : & de là s'ensuit que les vents exterieurs estans corrompus, communiquent leur corruption à ceux du dedans, & neantmoins nous n'attribuons pas aux vents exterieurs, la puissance de faire des Vlceres, ains seulement aux interieurs : mais si les interieurs n'estoyent irritez par les exterieurs, ils ne seroyent rien, non plus que si le feu de la pierre n'est ioint auec celuy qui est en la poudre à feu, ladicte poudre ne faict point de flamme : car le feu est en la pierre, aussi est il en la poudre à feu ou à canon, & toutefois si celuy de la pierre n'est poussé dedans la poudre, le sien ne se manifestera point. Il faut donc iuger le pareil des vents. Nottez donc, combien qu'il y ait plusieurs sortes de vents, qu'il n'y a toutefois qu'vne vlceration, de laquelle il faut prendre les differences, de ce que la substance & essence d'vne partie est differente de celle de l'autre. Mais la cause pour laquelle ce vent exterieur ne nuit & faict mal egalement à tous, n'est autre que la prouidence diuine, qui a mis la peau pour defence, laquelle est forte & membraneuse, ioinct que les regions & situation d'icelles sont fort differentes : & de telles s'en trouuera cent en nostre Alemagne, voire d'auantage, qui sont toutes subiectes aux constellations celestes & en dependent. Parquoy le Medecin doit diuiser le monde par raisons Astronomiques selon la diuersité des constellations, & faire vne description de tout le monde selon icelles. Car on peut manifestement remarquer es villes populeuses, l'accord & conspiratiõ du ciel auec les hõmes, tellement que quand certains vents souflent & passent par ces climats, ils infectent ceux contre lesquels est là conspiration : & si là il n'y a point d'accord & conspiration, le vent passe la region sans y mal faire & nuire à aucun. Mais c'est assez discouru des vlceres interieures, & du chaos qui en est la source & origine.

Les vents s'engẽdrẽt en l'hõme comme au monde.

Il faut diuiser le monde selõ les constellations.

Conclusion.

Conclusion.

IE n'ignore pas combië & auec quelles difficultez ce qu'auons discouru iusques ici des causes & de la generation des Vlceres, sera receu de plusieurs, d'autant qu'ils s'efforcent tant & de tout leur pouuoir, à retenir & defendre, ceste theorique & speculation des Vlceres, fondée sur les quatre humeurs, laquelle a esté cõfirmée par tant d'années, que ie ne me peus assez esmerueiller comment iusques à ceste heure il n'y a encores eu personne, qui ait diligemment pensé à ceste sophistique & fardée quaternité des humeurs. Mais la cause de ce mal est, que voyant que la philosophie est necessaire pour paruenir à la cognoissance de la Medecine, on croioit par tout qu'il failloit puiser ceste-dicte philosophie des liures d'Aristote: combien que toutesfois selon la façon accoustumée des Grecs, esquels le mensonge n'est pas tourné en d'eshonneur, Aristote n'aye escrit en ses liures touchant ceste philosophie, autre chose que pures fables & mensonges. Ioint que l'ignorance de l'Astronomie & Alchimie, ont presté la main à ceste faute. Car celuy qui voudroit entreprendre de faire la Medecine sans l'Alchimie, seroit comme l'architecte qui entreprendroit de dresser vn edifice sans plombée ou perpendicule, & sans reigle. Les fondements donc de nostre Medecine, sont desia confermez par experience, c'est assauoir, que la corruption des Sels, & la vertu & puissance corrosiue qui en depend est la cause des Vlceres: tellement que si l'homme estoit de fer, ou qu'il eust la durté du fer, dés que ceste corruption est faicte, il ne seroit point defendu ni asseuré des Vlceres. La malignité donc de ce Sel resolu est telle, ou du moins est presque semblable & n'est pas moindre, que celle de l'eau forte faicte d'Alun & de Sel nitré preparé, & n'y a Sel aucũ, qui puisse estre rẽdu plus vehement par calcination, preparation ou sublimation, qu'est celuy du corps humain: & de là vient vne si grande diuersité d'Vlceres, qui sont differentes & separées l'vne de l'autre par tant de distinctions, lesquelles neantmoins i'auois eu opinion qu'on pourroit facillement reduire à moins, & qu'on pourroit aussi retirer des anciens la façon de les guerir, mais ç'a esté en vain. Parquoy ce qu'on attribue

Aristote menteur à la façõ des Grecs.

La corruption des Sels cause des Vlceres.

tant de ſcience & doctrine aux anciens, cela di-ie n'eſt que folie: car ſi la ieuneſſe euſt eſté enſeignée, poſſible qu'on euſt iugé la vieilleſſe auoir eſté ſage & docte: mais chacun ſcait quelle peut auoir eſté la vieilleſſe qui a eſté ſuiuie par vne tãt ignorante & rude ieuneſſe: ie peux dire vrayement, que tous les anciens ont conſumé leur aage aux choſes qui ne ſont que les principes & premiers rudimens des ſciences. Parquoy ieunes & vieux taiſez vous, & m'eſcoutez diſcourant en ceſt œuure des cauſes & de la gueriſon des maladies.

Fin du Second traicté.

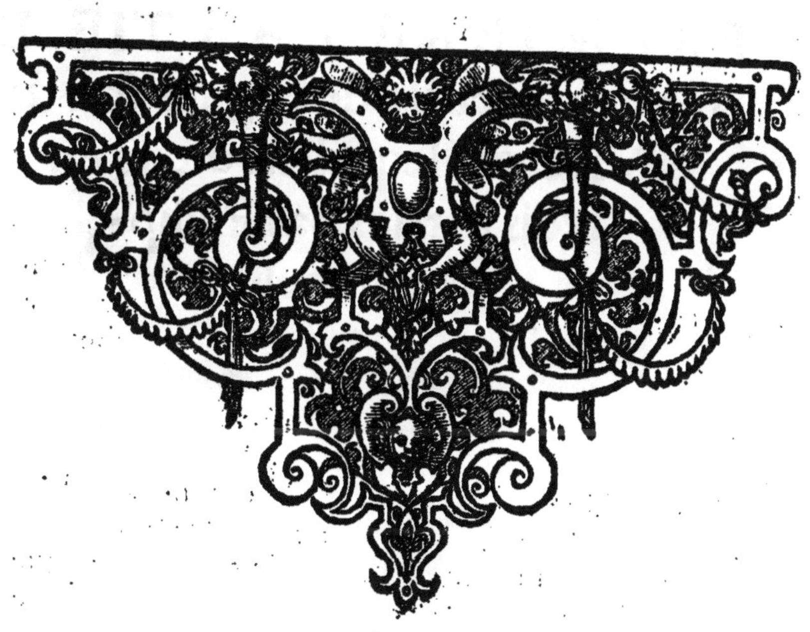

PREMIERE PARTIE DV troisieme traicté de la guerison des Vlceres : lequel est diuisé en trois parties par Philippe Paracelse.

DE LA RENOVATION OV RE-nouuellement vniuersel de tout le corps.

PREFACE.

La Medecine est vn tresor precieux.

IL est manifeste que la Medecine qui gist consiste & est creée de Dieu pour oster les maladies du corps humain, est vn grãd mistere & tresor precieux en ceste vie corruptible: ce qui appert en ce qu'il n'y a riẽ de plus grãd apres le souuerain biẽ (qui consiste en la dilectiõ de Dieu) que la dilection & amour du prochain. Car y a-il quelque chose en ce mõde, en quoy tu puisses plus gratifier & faire du bien à ton prochain, que si par le moyen de la Medecine, tu chasses les douleurs qui le faschent, ostes les maladies qui le trauaillent tant, qu'elles semblent ia luy vouloir oster la vie? Puisque donc Dieu nous admoneste de ceste dilection, voire que nous sommes créez pour ceste occasion, le Medecin doit trauailler & mettre toute la peine & diligence qu'il pourra, à ce qu'il face son deuoir, c'est à dire qu'il aprenne à chasser les maladies du corps des malades. Et que les malades mesurent & compassent bien la grandeur de ce don diuin, moyennant lequel il luy plait de permettre qu'ils soyent deliurez de la peine du peché: or que les maladies & les Ulceres soyent les peines du peché, la grosse verolle le demonstre, car nostre bon Dieu dissimulant la tache du peché a donné au genre humain la Medecine, afin de les retirer de la fosse & de la mort, presque comme le Lazare, qu'il a ressuscité: parquoy le Medecin sera pour ceste raison estimé le prochain des malades, comme Dieu est du medecin. Puis donc

Les maladies sont peines des pechez.

Les Medecins sont les prochains des malades.

que

que les malades sont les prochains des Medecins, & les Medecins ceux des malades, qu'ils les ayment comme eux-mesmes à l'exemple du Samaritain en Ierico, lequel ne mit pas seulement du vin & de l'huyle sur les playes de celuy qui estoit blessé, ains aussi le fournit de monture pour le porter, luy donna argent, & respondit à l'hoste pour luy. Que s'ils ne le font, il faudra qu'ils rendent compte au dernier iour, de ce qu'ils n'auront pas faict leur deuoir en leur estat.

PREMIERE PARTIE DU TROIsieme traicté de la guerison des vlceres : lequel est diuisé en trois parties par Philippe Paracelse.

Des teintures qui gouuernent & renouuellent le Sang.

CHAPITRE I.

L'estude des anciens philosophes

COMBIEN grande a esté la diligence & la peine que les anciens philosophes ont prinse à cercher les causes de la longue vie, on le peut voir & colliger au labeur qu'ils ont mis à cercher la nature des choses : par lequel ils ont trouué & descouuert, tant les remedes que le moyen d'en vser, tellement qu'ils ont esté appellez & nommez Philosophes pour ceste raison. Toutefois n'ayans pas la parfaicte & entiere cognissance de bien aprester & composer les medicamés, ils n'ont pas eu honte de la demander aux Alchymistes & l'aprendre d'eux : tellement qu'ayant conioinct ensemble les peines & labeurs des vns & des autres, la vraye science de bien aprester les medicamens a esté finalement cognue, laquelle a depuis esté merueilleusemẽt accreuë & augmentée par plusieurs & diuerses experiences chimiques, lesquelles ont esté transmises & transportees en la Medecine. Mais la teincture (qu'ils appellent) a reluit & flori auant tous les autres remedes, combien qu'elle aye esté fort diffamée, par les faiseurs d'or, qui ont creu & pensé qu'elle fust premierement vtile & necessaire pour transmuer les metaux : toutefois nous auons monstré ailleurs par la lumiere de nature : combiẽ & quoy chacun s'en peut promettre : parquoy nous passerons outre sans en parler plus auant pour ce regard.

La teincture est le souuerain remede.

Il est assez manifeste qu'ils ont faict vne teincture, par laquelle ils ont changé la couleur des metaux, & les ont tellement purgez, qu'il ont puis apres vsé en Medecine de ceste teincture, pour guerir les maladies & renouueller le corps : voyans aussi que la fleur des metaux auoit plus de vertu que les metaux mesme

De la fleur des metaux.

mesme, ils ont semblablement essaié d'en vser pour la santé du corps humain. En ces temps là donc, soit à raison de la benigne & douce conuersation du ciel & des influences, que cela soit aduenu, ou par la bonté des esprits, ces teinctures ont esté cerchées, trouuées & elabourées: desquelles, les anciēs liures qui en ont esté escrits, tesmoignent quelle a esté la vertu & efficace, lesquels ayans esté long temps supprimez & cachez par la multitude des faux Medecins, nous ne doutons point de publier & faire cognoistre : car nous sçauons & auons cognu par experience qu'elles ont vne vertu & puissance admirable, pour purger le sang. Parquoy puis que i'ay maintenant deliberé de traicter de la guerison des vlceres, ce ne sera outre raison si nous monstrons, d'où c'est que nous auons prins nos remedes. Ie ne doute donc point de confesser qu'ils sont sortis de l'escole des chimistes. Et toutesfois ie n'ay raporté de ce que i'ay trouué aux façons de faire l'or & l'argent, que ce que i'ay cognu estre vtile à la renouation du corps, ayant reietté tout le reste comme inutile. Mais parce que nous auons aussi cognu, que l'art chimique estoit rempli & farci d'infinies fautes, lesquelles s'y sont coulées par transposition ou enuieuse omission : d'où est aduenu que puis apres quand ceux qui veulent trauailler, suiuent ce qu'ils trouuent escrit, ayans esté seduits, & quitté leur premier chemin, ils ont esté contrains d'entrer en nouueaux sentiers, où ils ont rencontré diuerses choses, nuisibles & non nuisibles, vtiles & inutiles : nous auons aussi entreprins de repurger la centine de ces abus autant que pourrons. A quoy faire i'ay peu trauailler tant plus heureusement, que des ma ieunesse desirant fort d'aprendre, i'ay diligemment estudié sous des maistres excellens, qui estoyent exactement versez, en la plus retirée & secrette philosophie, qu'ils nomment Philosophie adepte ou aquise. Or mes maistres ont esté premierement Guillaume Hohenhemius mon pere, qui a eu tresdiligent soin de moy, & plusieurs autres, qui m'ont fidelement enseigné sans me rien cacher. Mais auec ce i'ay esté aidé par les escrits de plusieurs grands personnages, la lecture desquels m'a beaucoup profité, assauoir ceux de Scheyt Euesque de Sergach, d'Erard Lauantal, Nicolas Euesque d'Hypponense, Matthieu Schacht, le Suffragan de Phreysinge, l'Abbé Spanhain, & ceux de plusieurs autres grands chimistes. I'ay esté auec ce beaucoup entichi, par plusieurs & diuerses expe-

Les remedes de Paracelse sont chimiques.

La Medecine chimique repurgée par Paracelse.

Maistres de Paracelse.

riences, que i'ay aprins des chimistes, desquels pour honneur, ie nommeray le tresnoble Sigismond Fucger de Schvvak, lequel a beaucoup adiousté à la chimie, & la fort enrichie, ayant entretenu à grans frais plusieurs seruiteurs, qu'il y a fait trauailler, ie ne reciteray pas les autres, de peur que ie ne sois trop long. Parquoy puisque ie suis premierement fourni d'experiẽces, & que i'ay la cognoissance tant de la vraye philosophie, que de l'art vulcanique & du corps phisic: i'ay à bon droit entreprins de corriger les fautes. Nous proposons donc aux teinctures, comme les rudimens & eschantillon de nostre labeur.

S'ensuiuent les simples desquels on prepare la teincture.

L'or
Le Mercure
L'antimoine
Le Sel des philosophes
Le Baume
Le coral rouge
La mumie
La melisse
La chelidoine
La Valleriane
La germandrée
La chicorée
L'asclepias.

Nous enseignerons briefuement & methodiquement la façon comment on tirera les teinctures de ces choses, & commencerons par l'or. Si les anciens qui ont tousiours plus prins de plaisir à traicter des vanitez que choses serieuses, nous eussent deliurez dẽ ceste peine, nous leur fussions beaucoup obligez: mais puis qu'ils ne l'ont pas fait, nous essayerons de suppleer leur defaut.

Comment on pourra separer la teincture de l'or pour guerir les Vlceres.

CHAP. II.

TEINCTVRE de l'or, est la couleur de son corps, laquelle si nous separons de luy, tellement qu'il demeure blanc, l'œuure sera parfait. Car la couleur & le corps sont choses differẽtes l'vne de l'autre, & pour ceste raison peuuent estre separées, c'est à dire que le pur (qui est la couleur) peut estre separé de l'impur assauoir du corps. Si cela donc n'est fait auant toute œuure toute la peine qu'on prent est inutile. Ayant donc separé la couleur du corps, il la faut clarifier & esleuer iusques à son

Couleur est acidẽt qui se peut separer du corps.

à son plus haut degré. Or le degré iusques où ceste teincture ou couleur peut monter est cinq fois double, c'est à dire cinq fois en deux fois xxiiij. car elle ne monte pas plus haut. Ceste teincture contient vn bien grand secret & mistere, pour repurger, renouueler, & restituer ou restablir le sang, tant des membres que de tout le corps, de laquelle nous enseignerons l'vsage & la façon d'en vser cy apres, & suffit maintenant d'auoir declaré sa preparation. *Supreme degré de l'or.*

Practique.

IL faut premieremẽt oster à l'or sa maleation & nature metallique, c'est à dire qu'il le faut corrompre, ce qui se fera par l'eau de Sel, puis apres il faut lauer sa residance auec eau douce distillée, puis faut retirer la couleur par l'esprit du vin, finalement il faut faire enleuer ledict esprit de la couleur, & la teincture que tu desires demeurera au fond du vaisseau.

Composition de l'eau de Sel.

℞ du Sel le plus blãc qu'on pourra trouuer sans aucune preparation artificielle, lequel tu feras dissoudre ou fondras quelquefois, puis le coaguleras, apres l'ayãt mis & reduit en poudre bien deliée & subtile, tu le mesleras auec suc de raifort & les agitteras fort ensemble: & apres que le Sel y sera fondu & resolu, tu les distilleras: puis redistilleras ce qui est ia distillé & le repeteras par cinq fois, auec autant de suc de Culrage, ou *persicaria, vel sanguis aquaticus* ou *Sanguinaria.* On resoudra aisement en poudre dedans ceste eau, des lames d'or, qui aura esté premierement purgé, & affiné par l'antimoine. Il faudra puis apres lauer ceste poudre ainsi aprestée, auec eau douce distillée, ce qu'il faut faire tant de fois, qu'elle ne retienne plus aucun goust de Sel: car puis que le Sel ne penetre pas dedans la substance de l'or, il est aisement osté & retiré par lauement.

Composition de l'esprit de vin.

℞ Du vin le meilleur que pourrez trouuer, la quantité, d'vn sestier, lequel mettrez dedans vn vaisseau circulatoire assez grand dedans lequel le vin puisse estre agitté & remué, il le faut mettre dedans le bain si auant qu'il y soit iusques par dessus le vin, & là le faut faire cuire & digerer par l'espace de dix iours, les ioinctures du circulatoire estans si bien lutées, que les vapeurs ne puissent sortir du vaisseau, & qu'il ne s'exale ne respire aucunemẽt, apres il le faut verser en vn vaisseau distillatoire, pour en tirer l'esprit à douce chaleur, & à petit feu, & incontinẽt qu'il sera mõté (ce que tu cognoistras par ses signes) cesse le feu: car le reste n'est autre chose que vin sublimé. Verse dõc de cest esprit sur ta poudre d'or (laquelle doit estre si subtile qu'elle soit comme impalpable) en telle quantité qu'il surpasse d'vne palme, & ce dedans vn vaisseau de verre, lequel estãt biẽ couuert, doit estre mis au bain chaut par l'espace d'vn mois, pendant lequel temps la couleur se separera & se ioindra à l'esprit du vin, mais le corps demeurera au fond du vaisseau en forme de poudre blanche: ses choses estans separées, si tu fais fondre la poudre, elle se changera en eau metalique, puis fais euaporer l'esprit selon l'art & comme il t'enseigne, car la liqueur desirée demeurera au fond du vaisseau. Ce fait tu commenceras à la graduer par cinq fois, c'est à dire tu feras 2.4.0. Il se peut aussi faire par eleuation qui subtilie merueilleusement: toutefois, il ne faut point passer la cinquiesme fois, c'est à dire exceder la cinquiesme essence, craignant de tout gaster.

Annotations Dariot.

TOVTE la difficulté de ce chapitre, gist en trois poincts, assauoir la composition de l'eau de Sel, celle de l'esprit de vin, & en l'intelligence de ce que l'autheur veut entendre par ij.iiij.o, que nous auons ainsi marquez. 2.4.0. qui a mis & esmeu quelque diuorse ou querelle entre Leo Scauius autrement I.G.P. Maistre Pierre Hassard d'Armẽtieres, & Gerard Dorn. Quand au premier qui est l'eau de Sel, Hassard n'a point failli disant qu'il faut prẽdre du Sel puluerisé pour le resoudre quelque fois, & puis en fin il dit qu'il le faut derechef pulueriser pour le dissoudre auec suc de raifort. Car pour le resoudre, on le fera plustost si le Sel est puluerisé que s'il ne l'est pas. Il le faut dõc premierement resoudre en lieu froit & humide, puis apres le coaguler en lieu chaut & sec, puis en fin estant coagulé, il le faut derechef mettre en poudre pour le dissoudre plustost & plus aisement audict suc. Mais à la correction dudict Hassard, il se trompe pensant que *Bursa pastoris* soit ceste herbe que Paracelse

Paracelse nomme *Sanguinaria*, parce qu'elle n'a aucun Sel ni Mercure acre & fort, qui puisse aider à la dissolution de l'or, ains entend parler de l'herbe que nous nommons *Persicaria maculata* ou biẽ *Hydropiper* & Culrage en nostre langage: & apert que ce soit celle qu'il nomme sang aquatique, par le propre liure qu'il en a fait intitulé *de Persicaria vel sanguine aquatico.* Mais la difficulté de la façon de l'esprit du vin est plus grande, en ce que Suauius reprent ledict Hassard à tort & sans cause d'auoir dit qu'il failloit premierement circuler, & luy sẽble que la distillation doit preceder la circulation: toutesfois ensuiuant son maistre, à mon aduis qu'il n'a point failli: car il est notoire à ceux qui ont leu les autheurs, qui ont traicté des essences & extraction d'icelles, que pour tirer & separer l'esprit ou essence des herbes, fruicts, & autre chose plus aisemẽt & facillement: qu'il les faut mettre en vaisseau circulatoire apres les auoir bien pilées, & les ayant bien enfermées, les ont faict cuire, pourrir & digerer (qu'ils dient) au fien de cheual, ou bien au bain, afin que par le moyẽ de l'humidité aqueuse qui est au simple l'esprit se separast plus aisemẽt, quand on voudra distiller ladicte substance. Car par la decoction, les parties sont rendues plus subtiles, ioinct que les esprits se separent, pendant la decoction, des parties terrestres & plus crasses, de sorte que puis apres les esprits estans ainsi separez & subtiliez par le moyen de la chaleur putrefactiue, quand on les veut tirer par distillation, ils montent bien plus aisement, voire à vne chaleur plus lente: ce que ne fait pas l'humeur plus grossier. Mais ceste coction & attenuation ou subtiliation ne se peut faire, que les vapeurs qui s'esleuent & puis coagulent dedans le dessus du vaisseau ne se circulent en montant & descendant, & toutesfois on ne nomme pas circulation ceste premiere action, ains coction, putrefaction, attenuation & digestion. Ceste action toutefois se doit faire dedans vn vaisseau circulatoire, craignãt que si l'humidité se perdoit, on ne fit aussi perte des esprits. Et ne faut pas douter que la circulation ne se face encores apres la distillation, tant pour plus subtilier la matiere ia distillée, que pour faire separer l'impur & le terrestre, d'auec le pur & plus celeste. C'est la raison pourquoy nostre Paracelse veut qu'on face cuire ou digerer le vin dedãs vn vaisseau circulatoire le temps & espace de dix iours: mais quand bien il y demeurreroit d'auantage, comme il dit en son liure des contractures, où il commande qu'on le laisse en coction ou digestiō par 40. iours, autres aussi veulent qu'il y demeure quatre mois entiers qui sont 120. iours ce que ceux-ci veulent estre fait au fien de cheual. Il n'en vaudroit que mieux, pourueu que le vaisseau fust si bien bouché qu'il ne s'en peut exaler aucune chose, & que l'odeur du fien ne se peut communiquer au vin qui seroit dedans le vaisseau.

Puis apres il veut qu'on le distille à chaleur fort douce & lente, ce qu'il nomme froit autrepart, au regard de la chaleur, à laquelle on fait les autres distillations, & aussi tost que les signes qui enseignent que l'esprit est distillé se monstrent, il veut qu'on retire le vaisseau receptoire auquel l'esprit est distillé: parce (dit il) que ce qui monte est vin sublimé. Mais il n'enseigne pas ici quels sont ces signes: toutefois ceux qui ont aprins & sont accoustumez aux distillations, sçauent, que quand on tire les esprits d'vn bon vin à la façon qu'il dit que la chappe ou alembic est tousiours cler pendant que les esprits montent, mais quand ils sont passez, & que le vin commence à soy sublimer, alors on y voit comme des petites veines capilaires, ce qui aduient d'autant que ce qui distille alors, est plus corporel que les esprits. Le troisiesme qui est de l'interpretation de ces trois nombres ou caracteres ij.iiij.o. que nous auōs tournez ainsi 2.4.0.& qui doiuent estre (à mon aduis) ainsi escrits 240. sans poincts entredeux, sēble estre plus difficile. Toutesfois si on considere diligemment le fait, & qu'on remette en memoire, & qu'on regarde & pense bien à ce qui a esté dit au parauant, assauoir peu apres le commencement du chapitre, l'intelligence en sera claire, & n'y aura aucun enigme, qui desire & requiere vn Oedippe pour l'interpreter. Il est ici parlé des teinctures & veut enseigner la façon de les tirer, comment il les faut mettre en leur perfection, & iusques à quel degré elles peuuent mōter, sans les alterer ni offencer. Nous sçauons qu'on dit en prouerbe commun: que *Virtus vnita, fortior est quàm seipsa dispersa.*

Les forces & vertus assemblées & resserrées sont plus fortes que quand elles sont separées & esparses ou diuisées. Ceux qui ont quelquefois fait estat de tirer les teinctures & la vertu des medicamens sçauent bien, que quād elles sont esparses par dedans le vehicule, c'est à dire la liqueur auec laquelle on les a ti-

rées,

rées, que ladite liqueur en est collorée, aucunefois plus autrefois moins, que n'est le corps duquel elle a esté tirée, selon la grande ou moindre quantité du vehicule. Mais apres qu'on à circulé ladicte teincture, & qu'on en a separé la vehicule par distillation, alors la couleur croit & se hausse, parce que ceste teincture, qui estoit premierement esparse par tout vn corps, & depuis extraicte & tirée en grande quantité de liqueur, est lors reduite & amassée en petite quantité, mais elle est tellement haussée en couleur, qu'à la voir, la couleur sembleroit estre autre qu'elle n'est. Et si alors on prenoit vne bien petite quãtité & poi iõ de ceste teincture, puis qu'on la destrẽpast auec quelque liqueur, ce peu teindroit plus qu'vne grãde quantité de la substance de laquelle elle aura esté tirée. Ce qui est apparẽt en la teincture du Rhabarbe, de la Colocynte, du Saffran, de l'Ambre & autres semblables : pourueu toutefois que on ne brusle point lesdites teinctures en les haussant & graduant ainsi, tant pour en rendre l'vsage plus gracieux, en les donnant en bien petite quantité au regard de la substance, mais grande au regard de la vertu qu'aussi pour les garder & conseruer plus commodement.

Ainsi nostre autheur ayant enseigné les moyens & la façon pour tirer la teincture de l'or, & ce sommairement & en peu de paroles, il enseigne aussi briefuement à la clarifier & esleuer iusques à son supreme degré, declarant qu'il est cinq fois double, c'est à dire (dit-il) cinq fois en deux fois 24. & qu'elle ne monte pas plus haut sans soy gaster.

Il est tout certain que l'or le plus fin & repurgé qui se troue est au 24. degré en couleur, & qu'il s'en trouue de plus bas: mais non pas de plus haut, si ce n'est la seule teincture separée du corps, & ramassée en quelqu'autre liqueur, telle qu'est, ou pourroit estre l'esprit du vin, celuy du miel ou autre.

Il veut donc que le plus haut degré iusques auquel peut paruenir ceste teincture soit 240. lequel nombre reuient de la multiplication de deux fois 24. qui sont 48. en cinq: car cinq fois 48. font 240. ou bien dix fois 24. fait aussi le mesme nombre: voulant enseigner par ceci que ceste couleur est dix fois aussi haute, ou est decuple au meilleur & plus fin or qu'on puisse trouuer. Il ne se faut donc pas (à mon aduis) arrester sur les poincts qui sont posez entre les caracteres numeraux ou significatifs des nombres, car l'autheur n'a escrit le nombre (au moins selon qu'on le peut colliger & voir par les exemplaires tournez d'Alemand en Latin, qui retienent les caracteres de l'Alemād) en nottes d'Arithmetique, excepté la premiere selō l'ordre desdicts Arithmeticiēs, q. est vn o. qu'ils appelent cyphre, qui ne sert de rien que pour tenir lieu & faire valoir les autres, & le second & troisiesme nombre en lettre antique ainsi.ij.iiij.o.où les poincts estoyent necessaires, pour discerner les nombres l'vn de l'autre, ce qui n'eust esté s'il eust escrit en caracteres d'Arithmetique, ioint que la cyphre qui est au commencement donne à entendre qu'il a voulu entendre deux cens par ij.& quarante par iiij. Ie ne croy donc pas & n'y a aucune apparence qui puisse induire à croire, qu'il aye voulu cacher quelque secret sous ce nombre, ains a mis tout expres vn cyphre o. au commencement, pour monstrer qu'il falloit que les autres deux nombres ij. & iiij. fussent escrits en caracteres d'Arithmerique, ainsi 240. lesquels il n'est besoin de distinguer par poincts: & ne semble estre le vray sens & ce que l'autheur y a voulu entendre, d'autant qu'il accorde à son premier enseignement. Parquoy il n'est pas besoin d'y recercher aucun enigme.

Comment on tirera la teincture des coraux pour mondifier le sang.

CHAP. III.

La teincture de coral purge le sang.

LA couleur ou teincture des coraux, contient vne si grande & tant secrette faculté & vertu de mondifier le sang: que celuy qui en a cognoissance, & pareillement de son vsage, peut dire hardiment qu'il tient vn bien grand mistere, tant pour preseruer l'homme de ladrerie, que pour la guerir: car elle a tant de proprieté & vertu, qu'elle ne soufre pas qu'il s'engendre au corps vn petit Vlcere tant seulement: ains repurge le sang exactement de toutes les veines du corps. Or il faut essayer d'extraire tellement la teincture des coraux, que nous ne taschiōs qu'à retirer ce qui leur donne couleur: car nous l'appelons ou nommons teincture, non pas corps. Parquoy le medecin doit soigneusement considerer & prendre garde, à cercher la teincture des choses, desquelles la couleur est excellente: car elles ont vne grande force pour nettoyer le sang. La voulant donc retirer

retirer des coraux, tu procederas ainsi. Premierement les coraux estans reduits en poudre tressubtile, on en tirera la couleur par le moyen de l'esprit du vin, puis apres on la preparera & exaltera en son haut degré de bonté.

Practique.

QVE la couleur des coraux soit premierement tirée, cõme nous auõs tirée celle de l'or: puis apres il la faut faire monter iusques à seize fois, le fond du vaisseau estant posé nud & descouuert sur le feu: puis apres que l'huyle soit tirée de dessus les feces par six fois, au bain, & qu'on le garde apres pour en vser en temps de necessité: il se dõnera au pois d'vn denier ou scrupule, auec vne dragme d'eau Theriacale. *Dose.*

Eau Theriacale.

℞ esprit de vin ℥ v. Theriaque fine & bonne ℥ ij. ß. mirrhe romaine rouge ʒ x. Safran oriental ʒ ij. le tout estant meslé ensemble il le faut distiller par l'alembic &c. La teincture des coraux estant donnée en ceste façon guerit entierement & misterieusement toutes sortes de fistules, Chancres, Noli me tangere, & vlceres malignes.

Comment il faut aprester la teincture du Baulme.

CHAP. IIII.

IL aduient souuent que, quand quelqu'vn a esté long temps affligé d'vlceres, lesquelles ont esté mal gueries: que les parties qui ont esté malades, en retirent vne certaine disposition lepreuse, qui est cause que nous voyons apres qu'aucun remede soit renouuellant ou restaurãt, ne leur profite à cause de la grãde putrefactiõ qui y est, & en ce cas il faut mettre toute son esperãce au secret du Baulme: car c'est luy qui est puissant pour guerir ce mal & les autres vlceres corrosiues. Parquoy puis que le Baulme a vne si magnifique vertu, il ne faut point auoir de doute, pourueu qu'on la donne comme nous l'enseignerons.

Les vlceres se tournent quelque fois en lepre.

Secret du Baulme.

Practique.

℞ du Baume ℥ ß. esprit de vin ℥ xx. il les faut circuler l'espace d'vn mois dedans vn vaisseau circulatoire: puis apres il les faut distiller par l'alembic, (qui est meilleur que la cornue) puis il y faut encores adiouster ℥ ß. de Baulme, pour apres les digerer comme deuant, les ioinctures du vaisseau estans tousiours bien lutées. Et de là viendra vn corps mixte qui sera d'autre nature que le premier. Car c'est vne maxime generale en toutes graduations, que les choses perdent la nature de leur corps & leur essence. Et faudra reiterer cela quatre fois, quand il sera faict volatil. Ce medicament ici de Baume a telle vertu & force de penetrer, qu'il n'y a partie sur le corps qu'il ne perce, & maladie ni corruptiõ qu'il ne guerisse & remette en nature: car il est necessaire qu'il se face corruption, d'autant que c'est le subiect du Medecin & que Dieu a ordonné qu'elle se face, & que le Medecin la restablisse: & nous veut par ce moyen soliciter à cercher les secrets de nature.

De la teincture d'Antimoine, laquelle restaure les malades & les renouuelle.

CHAP. V.

L'Antimoine purge l'or.

CELVY qui voudra sçauoir la raison & façon de trouuer les remedes auec leurs vertus, il le fera facilement par le seul exemple de l'Antimoine. Car tout ainsi que par l'art chimique on a premierement cognu, que l'Antimoine seul auoit la puissance de repurger l'or sans y laisser aucunes impuritez. Ainsi les Medecins voulans experimenter ses forces à l'endroit du corps humain, n'ont pas craint de cercher ses secrets, quoy faisant, ils ont aprins qu'il failloit retirer sa teincture, pour faire au corps de l'homme, ce qu'il faict en l'or en le nettoyãt. Comme pour exemple. Les orties, les bassinets & les cantarides, sont cognues par experiẽce auoir vne vertu & force caustique & bruslante, par le moyen de laquelle elles excitent des empoulles, mais si elles estoyent preparées chimiquement, elles n'attireroyent pas seulemẽt de l'eau dedans ces empoulles, ains vn certain humeur. Ainsi l'aymant preparé chimiquement, attire les fers qui sont demeurez dedans les playes, d'où est aduenu, que nous en auons faict aprester des emplastres pour les poinctures. Et estions en deliberation d'orner la premiere partie de nostre Chirurgie de ses secrettes subtilitez: mais le mespris de l'Alchimie, & les sophismes des faux medecins ont faict chãger nostre deliberation: toutefois afin que ne laissions escouler quelque chose vtile dequoy n'ayons discouru, nous l'auons reserué pour la petite Chirurgie.

Les caustics sont meilleure operation, quand ils sont aprestez chimiquement.

D'auan-

D'auătage il faut sçauoir, que cōme l'Antimoine purge l'or seulement, & qu'il consume tous les autres metaux (tellement que si on en mesle auec l'argent, il diminue beaucoup de son poix) ainsi il est seulement propre pour purger le corps humain & non les autres. Car quant aux forces & à la perfection, l'homme a vne grande similitude auec l'or, d'où vient que l'Antimoine amene seulement l'or & l'homme, au supreme degré de perfection & purité, & gaste, consume & corrōpt tous les autres. La nature dōc de cest Antimoine est purgatrice: toutefois c'est sans faire reietter les feces ni autres excremens: car par dessus tous les autres secrets, il chasse seulement dehors, ce qui rend l'homme impur, & ayant purgé la cause des maladies, & Vlceres, il reduit l'homme au supreme degré de santé. Or les plus grans philosophes, ont fort trauaillé à le preparer, mais ç'a esté en vain: toutefois, il a esté finalement parfaitement elabouré de nostre temps, mais ie di par nostre labeur. C'est donc le secret par lequel il failloit commencer toutes les curations ou guerisons: parce que la ruine & perdition de plusieurs, pourroit par luy estre empeschée, laquelle est suscitée & aportée aux malades par les faux & opiniastres Medecins. Nous donnons la façon de le preparer à ceux qui sont exercez en la chimie, car elle ne se peut monstrer selon les reigles & preceptes vulgaires des Apoticaires.

L'Antimoine corrompt tous les metaux excepté l'or.

Nature purgatrice de l'Antimoine.

Practique.

℞ Antimoine reduit en tressubtile poudre quart. f. il le faut reuerberer en vn reuerberatoire clos par l'espace de xxx. iours & là il deuiendra volatil & leger, & sera premierement en couleur blanche, puis apres iaune, apres rouge, & finalement violet: quoy faict il faut tirer l'essence de sa fleur auec l'esprit du vin, lequel sera versé par dessus en vn vaisseau, tāt qu'il la surpasse de xx. doigts: apres qu'il aura esté circulé, il le faut separer car cest esprit de vin separé, contient la tresnoble, tresprecieuse & tant diuine essence de la fleur d'Antimoine pour guerir toutes maladies: à la recerche de laquelle tous les philosophes & artistes qui y ont trauaillé iusques à ceste heure, ont perdu leurs peines & consumé leur temps en vain.

Apprest de la teincture d'Antimoine.

Paracelse trouua le premier la teincture d'Antimoine.

De la teincture du Sel des Philosophes.

CHAP. VI.

IE croy qu'il n'y a personne qui ne sache bien, cõbien les anciens philosophes ont estudié, & incessament trauaillé à recercher les Secrets de nature, qui estoyent propres pour conseruer la santé: mais aussi il en y a plusieurs qui doutent, assauoir s'ils sont paruenus à la fin à laquelle ils tendoyent. Il est bien certain que l'ignorance de la preparation, les a contenus entre les limites: la fin dõc de la perfection est paruenue iusques à nous, parquoy il faut que nous trauaillions diligemment à parfaire ce qu'ils ont commencé: mais il ne faut pas qu'aucun pense & estime que ie parle des humoristes: parce que leur art (si art doit estre appelé) est inuenté & parfaict de long temps. Mais retournons à parler des premiers: nous ne sçauons pas assez cõbien ils ont prins de peine à edifier & cultiuer la Medecine, parce que la paresse de ce temps a esté cause qu'on ne l'a pas escrit. Toutefois nous auons es Sels, vn certain argumẽt de leurs labeurs. Car quand ils considererent que toutes choses estoyẽt preseruées de putrefactiõ par eux, en quelque lieu que ce fust: ils commencerent sagemẽt à ratiociner & iuger, qu'ils seroyẽt aussi vtiles pour garder & preseruer le corps humain de putrefaction. Parquoy ils preparerent des Sels de leurs premiers secrets assauoir des fleurs d'or, d'Antimoine, de coral & autres meslez ensemble auec le Sel cõmun, ils en preparerẽt vn qu'ils nomment Sel des philosophes, & le donnoyent aux malades auec la viande. Auec ce ils apprindrent encores peu de temps apres, à faire des Sels de toutes choses, desquels ils en mesloyẽt plusieurs ensemble (parce possible qu'ils ne cognoissoyent pas bien la speciale vertu d'vn chacun) & les donnoyent aux malades, & en obseruoyent diligemment les effects: & vsoyent entre autres de celuy de Valeriane, Melisse, Chelidoine ou Esclaire, Angelique, Panicaut ou Eringion, & d'autres desquels nous parlerons plus amplement.

Sel des anciens philosophes.

Or pource que les inuentions ont esté diuerses, il s'en est aussi trouué diuerses descriptions: il en faut donc faire le choix auec iugement exact & diligent: car il ne suffit pas pour recommander le remede, qu'il soit intitulé Sel des Philosophes. Salomon dit que celuy qui parle beaucoup

coup n'est point sans faute & peché, & n'entend par le peché en cest endroit, autre chose que menterie ou vanité. Parquoy s'il se presente quelque formule ou description qui soit fardée par ce macquerelage de parole, tu iugeras qu'elle est fauce & menteuse: parce que la simple parole est tesmoignage de verité. Toutesfois en ce qu'auons dit cy deuant, qu'ils auoyent composé leurs Sels des meilleurs & plus excellens remedes, & principalement des fleurs d'Antimoine: souuenez-vous cependant, que les fleurs d'Antimoine de la preparation vulgaire, ni la quinte essence de l'or, descrite par ce Moine grand babillard de Rochetaillée ou Rupecissa, ni celle qui est tirée de Remond Lulle, ne sont pas les vrayes: car pour en dire la verité, il n'y a vne seule description d'eux de laquelle i'aye eu cognoissance, que ie conseille de prendre, sinon que celle qu'auons trouuée, plaise d'auanture à aucun. Mais ie retourne aux Sels, desquels i'en propose deux formulaires selon nostre correction.

Le grand babil argument de menterie.

Exemple.

℞ Sel d'or, Sel d'antimoine & de melisse ana ℥.ß. Sel cōmun ℥ viij. il faut tout mesler ensemble & en vser le matin auec de la miette de pain rosti. Ne t'estōne pas de ce que ie dis Sel d'or & d'antimoine, cōbien qu'ils ne soyent point Sels, car si tu scauois ce que tu deurois scauoir, tu ne t'en esmerueillerois pas.

Autre.

℞ Sel de germandrée, de chicorée, & de valeriane ana .j. Sel d'absinte ʒ.ij. Sel de Vitriol. ʒ.j. Sel commun lib.j. meslez ensemble pour en vser comme a esté dit. Nous dirons ce qui reste en discourant de l'vsage & administration.

Pourquoy Paracelse a descouuert & escrit ses secrets.

CHAP. VII.

IL a ia esté dit quelquefois que les teinctures font raieunir, ce qu'aucuns entendans ainsi que les paroles sonnent, pensoyent que comme les plumes tombent aux poulles & autres oiseaux: qu'ainsi la peau, les cheueux & les ongles, deussent tomber aux hommes, & se renoueler par l'vsage d'icelles: mais il ne le failloit pas ainsi entendre, ains plustost qu'elles chassent de l'homme ce qui respond aux plumes des oiseaux, c'est assauoir les humeurs mauuaises & corrompues, qui sont causes des VI-

Comment les teinctures r'aieunissent.

ceres & autres maladies. Il faut donc croire que les reinctures chassent ces humeurs du corps, comme estans nuisibles, superflues & dommageables: car ce seroit vne moquerie de penser, qu'õ entẽde parler des parties qui ont quelque vsage au corps, comme sont la peau, le poil & les ongles: d'autant que nature mesme monstre & tesmoigne en plusieurs endroits, ce qu'elle peut faire en l'homme touchant cest affaire, comme il appert es serpẽs qui despouillent leur vieille peau: mais ce n'est pas ici qu'il faut traiter de ces choses. L'Alcion aussi ou oiseau velu duquel la peau produit chacun an des plumes nouuelles, voire mesme apres sa mort, nous peut estre vn argument de ceste renouation. Ainsi les merles, les griues & autres oiseaux mangẽt & deuorent les aragnes, pour leur renouation & restauration. Puis donc que sans doute il y a en l'homme (qui est quant à la matiere de mesme substance que les bestes) quelque chose qui respond à elles, & qui est dõpté par ces reinctures, cõme nous l'auons assez amplement demonstré, ie dis que c'est humidité restante qui prouient & est engẽdrée du Sel resolu: parce que nous parlons des vlceres; car ceste humeur est entieremẽt semblable à celle des plumes, ce qu'on peut iuger & cognoistre, en ce que ceste humidité de l'hõme est chassée par le mesme medicamẽt ou remede, que celuy qui faict choir & pousse dehors les plumes des oiseaux. Or cõbien q̃ telle chose pourroit sembler ridicule à aucuns, toutesfois parce qu'elles sont confirmées par le sens & par l'experience, on les doit croire. Car si la perfectiõ de Medecine gist & cõsiste aux effects, il est necessaire que le Medecin trouue la cause des choses, par ce qui se presente au dehors. Ayãt dõc esté grandemẽt enrichi par ces experiẽces, i'ay (pour establir & mettre en ordre la medecine) prins autre chemin q̃ celuy q̃'i'auois aprins en l'escole des Medecins, lequel ie pourray defendre aisemẽt, veu que le demãdeur & le defendeur sont cõtrains, deuãt le iuge-mesme, de defẽdre leurs faicts & proposez, du moins par effects & signes, nõ par paroles vaines & inutiles. Parquoy nous auõs à ce ordõné & adressé ceste premiere partie du III. traicté de ce present œuure, lequel est dedié à traicter les façõs de guerir: afin de mõstrer cõment on arrachera entierement les causes des vlceres de leur place, par la methode & façon vniuerselle de guerir, & qu'on engendrera d'autre substãce au lieu d'icelle: nous asseurans auoir faict chose q̃ sera agreable à tous les Medecins q̃ ont le cœur droit, car nous auons au reste peu de souci des meschans & ignorans.

PVIS que l'hõme seul est l'or entre les animaux, c'est à dire qu'il est semblable à l'or, c'est la raison qu'il soit traicté cõme l'or. Il s'ensuit donc que cõme l'or est repurgé de ses ordures & immõdicitez, qu'il faut pareillemẽt nettoyer & repurger l'hõme de tous ses excremẽts. Si dõc le Medecin quitte & delaisse ceste proportiõ & similitude & se delibere de purger le corps humain par clisteres seuls, sirops & potiõs, il tõbe desia en faute biẽ lourde: car il n'essaye pas à chasser la cause du mal, ains seulemẽt les excremẽts. Il faut dõc cõsiderer, que puis qu'il y a deux choses en l'hõme qui sont les maladies, c'est assauoir la corruptiõ, des trois premieres substãces, laquelle no⁹ nõmõs destructiõ & l'amas des excremẽts, il faudra vser d'exacte distinctiõ en tous deux: car to⁹ les liures des Medecins humoristes sont plains de la façon d'euacuer les excremẽs: mais tãt s'en faut qu'aucun d'eux aye dit ou escrit cõment on pourroit oster ceste destructiõ ou corruptiõ, qu'il n'y ont pas seulemẽt songé cõme ie croy, cõbien q̃ toutefois il soit tresbesoin de considerer cela en toute sorte de maladie. Et pour exẽple. Si aucũ est vlceré, q̃ profitera-il d'euacuer chacun iour les excremẽs? Que profite l'ordõnance de la sobrieté de viure & l'abstinẽce des viãdes? Assauoir si ce sont les excremens qui entretiennẽt le mal: les cruditez ou l'yurõgnerie a elle faict le mal: nõ. Le Medecin dõc doit auoir son recours ailleurs, c'est assauoir qu'il doit penser à repurger le corps par les teinctures: car c'est la guerison vtile & legitime. Puis dõc que la destructiõ est vne plus grãde & plus forte cause q̃ l'amas des excremens, le Medecin doit aussi plus trauailler & mettre peine à renouueller qu'à purger. C'est donc la principale cause qui m'a esmeu à traicter de toutes les destructions plus diligemment: d'où il appert aussi & est manifeste que la guerison legitime des vlceres n'est pas la purgation les clisteres ni l'abstinence: car si la renouation ne se faict par le moyen des teinctures, il ne faut pas nommer cela guerison, parce que telles guerisons sont faictes à l'aduenture non par methode. Comme si la guerison se faict au tẽps que nature de soy-mesme renouuelloit le corps, ou estoit disposée à le faire (comme il appert qu'il se faict au serpent & en l'estourneau) ie ne nie pas qu'alors la guerison ne soit plus soudainement faicte, si on purge les excremens: mais ie nie entierement qu'il faille attribuer la guerison à tel-

L'homme seul est l'or.

Destructiõ & amas des excremens, causes des maladies.

Renouatiõ est plus que purgation.

Le Mercure guerit toutes vlceres.

le purgation. Le Mercure nous peut seruir d'exemple en ceci, lequel guerit & arrache entierement toutes vlceres, encores qu'elles prouinssent de la verolle: car il purge, il raieunit, il change, réuerse, & renouuelle, & pour ces raisons nous disons qu'il guerit, nō pas qu'il aye en soy vne vertu incarnatiue, d'autant que nous disons que c'est le Baume de nature qui engendre la chair, mais parce qu'il purge le Baume & le purifie, il le renouuelle & repurge de toutes impuritez, lequel estant repurgé, purifié & renouuellé, est suiui par la vraye guerison, ce qui sera plus esclarci par la guerison de la verolle. La consideration donc des teinctures est necessaire: car elles font homme celuy qui ne l'estoit plus, c'est à dire qu'elles font sain celuy qui estoit malade: car celuy qui est farci d'excremens & mauuaises humeurs, n'est plus semblable à vn vray & naturel hōme. Tout ainsi donc que si l'or n'est fin, on le purge par l'Antimoine, iusques à ce qu'il soit paruenu au supreme degré de pureté & bōté: il faut ainsi q̄ le Medecin considere les corps des hommes, & qu'il distingue bien en quel degré de santé vn chacun d'eux sera constitué & establi: car l'ayant cognu, il pourra facilemēt esleuer l'hōme iusques au supreme degré de sāté par le moyē & par la vertu des teinctures antimoniales. Or n'y a-il encores aucun q̄ ait touché ne dit aucune chose de ces degrez: toutefois nous en auōs annoté ce qui est le pl⁹ remarquable, & digne d'estre sceu, en nos paragraphes archidoxiques: parce que ceste consideration est certainement vtile & fort necessaire, si nous ne voulons dire qu'il emporte peu de scauoir, de cōbien celuy qui est malade est esloigné de sa santé. Mais ces immondices & superfluitez excrementeuses desquelles nous auons parlé se trouuent en double difference: l'vne d'icelles vient de la pure & aurée nature ou composition de l'homme, & l'autre de la nourriture: car tout ainsi qu'il y a quelques ordures & superfluitez en l'or, lesquelles sont cause qu'il est vn peu esloigné de son supreme degré, & qui doiuent estre purgées par l'Antimoine: ainsi il y a des excremens & superfluitez en l'homme, qui sont de sa nature aurée. Toutefois puis que l'homme excede l'or, en ce qu'il a besoin de nourriture ordinaire, il est aussi besoin qu'il amasse & aye vne autre sorte de superfluitez. Ayant donc bien obserué & consideré ceste difference & diuersité d'excremens, il sera aisé de resoudre le doute proposé ci deuant: car si l'excrement est mineral, à peine la

Il faut que le Medecin considere le degré de santé.

cause

caufe du mal fera augmentée par l'iurongnerie. Parquoy la guerifon qu'on penfera faire par abftinence & purgation fe trouuera eftre inutile : car pour purger l'excrement mineral, il eft befoin d'auoir vne Medecine minerale, laquelle gift aux teinctures affauoir en l'or, au Mercure, en l'Antimoine & autres: puis cefte purgation eftant faicte les autres excremens s'euacuent & fe purgent d'eux-mefmes. Or les teinctures operent & font leurs actions en cefte forte: Tout ainfi que vous voyez que le feu confume entieremẽt le bois & autres corps q n'ont aucune fimilitude auec l'homme comme a l'or, il faut croire que les teinctures font le mefme. Ainfi donc que l'Antimoine repurge toutes les immondices de l'or, le rend parfaict, & en le cementant l'amene au plus haut degré de perfection : il eft pareillement manifefte que les teinctures ont vne femblable nature que le ciment, parce que leurs œuures font pareilles à celles du feu. Les anciens artiftes fe font fort trauaillez à conioindre les teinctures auec le feu : parce qu'ils voyoient que la Medecine deuoit entierement fortir de cefte facrée conionction, mais ils ont en tout trauaillé en vain.

Comment les teinctures befoignent en l'homme.

Annotations Dariot.

APRES que noftre autheur a efcrit & enfeigné, la nature, l'origine & la caufe des Vlceres, finalement il en traicte la guerifon, laquelle il fonde & eftablit toufiours fur fes maximes, y procedant en telle forte, que ceux qui n'auront point les yeux de l'entendement offufquez par paffions, iugeront & cognoiftront aifement, qu'il n'eftoit pas ignorant, ou emperic, & fans raifon ou methode comme aucuns l'eftimẽt : ains qu'il y procede par vn tresbon ordre. Et pour le monftrer & faire cognoiftre, nous premettrons l'ordre qu'on doit garder quand on veut guerir non feulement les Vlceres, mais auffi toute autre maladie telle qu'elle foit. Nous difons donc que l'office & deuoir du Medecin eft de Conferuer le corps fain ou la fanté, de garder qu'il ne tombe en maladie que nous difons autrement Preferuer, de le guerir quand il eft malade, en tout ou en partie, d'apaifer les accidens, qui font tels qu'ils empefchent la guerifon, ou affoibliffent les forces naturelles, & pour cefte caufe demandent & requierent l'œuure & fecours du Medecin, & de Reftaurer ceux qui releuent de maladie. Efquels offices le Medecin doit

L'office du Medecin diuifé en cinq. 1. 2. 3. 4. 5.

Neuf fins efquelles tend le Medecin.

1. tousiours auoir esgard & tendre à neuf buts ou limites. Le premier desquels est, Qu'il doit tousiours considerer s'il y a quel-
q̃ chose à faire qui soit hors la puissance de nature: sans aide de
2. l'art. Le second sera de sçauoir ce qu'il faut faire. Le troisiesme
3. cerche la matiere. Le quatriesme la qualité d'icelle. Le cinquie
4. 5. me la quantité. Le sixiesme demande le moyen d'en vser: assa-
6. uoir s'il faut vser de ceste matiere ou autre instrument medical, vne fois seulement ou plusieurs, & si autant à vne fois qu'à
7. l'autre. Au septiesme il demande le temps d'en vser. Au huictie
8. me le lieu par lequel on doit applicquer ladicte matiere. Le
9. neufiesme finalement considere quand il y a plusieurs choses
à faire, quel ordre on y doit garder & tenir, afin de ne mettre
deuant ce qui doit estre apres, ou premier ce qui doit estre der
nier ou au milieu, chose q̃ empescheroit l'actiõ & qu'õ seroit
cause qu'on ne paruiendroit pas aisement à la fin à laquelle on
tend. Et pour paruenir à cesdictes fins, il y a trois instrumens,
assauoir: Indication, es maladies desquelles la nature nous est
cognue: soubs lequel nõ on cõprent, Coindication, Cõtrindi-
1. cation & correpugnance. Et aux maladies desquelles la nature
2. nous est incognue, nous vsons D'experience, ou de Similitu-
3. de-analogie ou proportion. Or les indications sont prinses & puisées de l'estat de nostre corps, lequel est Naturel, Contre nature, ou Neutre, c'est à dire entredeux. D'auantage en chacun d'iceux il faut considerer la constitution en soy, les causes d'icelle, & ses effects & nommons Santé, la cõstitution Naturelle. Maladie celle qui est contre nature: & Neutre la troisiesme.

Trois instrumens pour atteindre lesdicts scopes.

Ces constitutions monstrent en deux sortes assauoir, generalement ou en particulier. Generalement elles monstrent ce qu'il faut faire auec la matiere propre à tel effect: car l'estat naturel enseigne & demande tousiours sa conseruation, & partant il monstre qu'il faut nourrir: car les semblables sont gardez & conseruez par les semblables: celuy qui est contre nature assauoir la maladie, enseigne qu'il faut vser de remedes pour le chasser: mais le Neutre ou moyen, enseigne qu'il faut guerir & conseruer: guerir par remedes contraires au mal, & conseruer par alimens semblables & propres à ce qui est sain.

En particulier elles enseignent la matiere propre & certaine: car tout ce qui est naturel en nous, assauoir la santé les causes d'icelle, & ses effects requiert & demande sa conseruation, mais ils ne monstrent pas tous les autres buts: parce

parce que les qualitez du corps qui prouienent de la temperature ne requierent & ne monstrent pas qu'il soit besoin d'vser de quelque matiere particuliere, non plus que font les autres effects de la santé, parce que celuy qui garde la temperature, garde aussi tout ce qui en depend, excepté toutesfois les facultez & puissances, qui requierent tousiours la nourriture pour leur conseruation. La structure aussi ou composition mesme & les causes d'icelle, monstrent & demãdent vne propre matiere, parce que ce qui conserue la temperature des parties, n'est pas tousiours propre aux humeurs, ains quelquefois vne mesme matiere fait tous les deux, autrefois non. L'estat aussi du corps qui est contre nature, requiert & monstre tousiours son changement, & tout ce qui est en luy de semblable, doit estre osté: comme la maladie desire guerison: les causes preseruation: & les trop grands & violens accidens, veulent estre appaisez ou adoucis: toutefois ils ne requierent pas tous, chacun son remede particulier: car les causes des maladies, soit qu'elles les excitent desia, ou qu'elles soyent prestes de ce faire, requierent tousiours des remedes. Mais quant aux maladies, celles seules requierent remedes particuliers, qui ont quelque arrest stable: autrement l'effect cesse cessant la cause. Les accidens aussi qui peuuent offencer les forces, ou empescher la guerison du mal, demandent d'estre ostez ou appaisez. Toutefois, puis qu'entre les causes tant de la santé, que de la maladie & moyenne constitution, aucunes le sont par effect, autres en puissance, & les autres ont ia cessé d'estre cause: les autres ont puissance d'engendrer, les autres d'aider ou secourir, & les autres de blesser: & d'icelles les vnes sont en nous-mesmes, les autres hors de nous: & de celles cy les vnes nous offencent fortuitemẽt, cõme les choses qui blessent, froissent, ou nous offencẽt, autremẽt les autres nous sõt du tout necessaires, & partant les nõmõs choses non naturelles: toutes ces choses ne sont pas demonstratiues, ains seulemẽt celles qui sont cause en puissance ou par effect: celles qui peuuent engendrer, celles qui sont en nous: & de celles de dehors, celles seules desquelles l'action & vsage nous est necessaire: mais toutes les autres ne monstrẽt aucune chose. Ce que nous rendrons plus clair par vn ou deux exemples. Vn homme aagé de trente ans estant de bonne habitude, noirastre en couleur, ayant la poictrine large, velue, & grosses veines, duquel les veines pres du siege, que nous nõmõs hemorrhoides,qui auoyẽt coustume de couler quelquefois estoyẽt suprimées des quelque tẽps, n'ayant pas le ventre fort libre à euacuer ses excremens,ains tardif,dur & stupide. Il est aduenu qu'alant par les champs à cheual sondict cheual a tellement trebusché qu'il est tombé à terre, & sa iambe s'est rencontrée dessous, en vn endroit où estoit vne pierre grosse, rude & trenchante,de sorte qu'il a eu la iambe rompue, & les deux os d'icelle froissez & rompus, la chair contuse, tallée & entammée,tellement que la playe a esté fort grande. Le Chirurgien estant incontinent appelé si tost qu'il a esté au logis, ne se doit pas arrester à cercher, & voir s'il faut faire quelque chose ou non:car la nature & grandeur du mal luy mõstre que il faut faire quelque chose,d'autant qu'il luy est impossible de remettre les os rompus & ostez hors de leur place: mais il faut qu'il considere que c'est qu'il faut faire:ce qui lui sera enseigné tant par la nature du corps,que par celle de la partie offencée, du mal,& des causes qui peuuent augmẽter,entretenir,ou empescher la guerison:car quant à celles qui ont fait le mal, elles ne peuuent rien mõstrer,parce qu'elles sont absentes. La nature donc du corps,de la partie,& le mal,enseignent & mõstrent qu'il faut conseruer ce qui est sain: preseruer & garder qu'aucuns accidens n'aduiennent,& guerir le mal qui est fait. Et au mal il faut considerer trois choses: assauoir la rompure des os, l'ouuerture en la chair, & la contusion, & quelquefois le flux de sang. Il y a donc plusieurs choses à faire. Parquoy en considerant le troisiesme but, & cerchant la matiere, & sa qualité & quantité pour les quatre & cinquiesme:puis le moyen pour le sixiesme,& le temps pour le septiesme:il faut auant toute autre chose considerer l'ordre de ce qu'il faut faire. En quoy nature veut & requiert,que ce soit fait le premier,sans lequel les autres ne peuuent estre faits:ou bien qui est tel, qu'estant fait, les autres suiuent & se font aisement. Or la playe en la chair doit estre vnie & consolidée,mais elle ne le peut estre, que la chair qui est contuse & froissée ne soit ostée ou bien remise en son naturel,puis apres que nature n'aye r'engendré d'autre bonne chair au lieu de la mauuaise qui a esté ostée & consumée,ce qui derechef ne se peut faire, que l'os ne soit remis en son lieu,pour estre relié & attaché par le moyẽ du callus. Cest ordre donc monstre,qu'il faut premierement remettre l'os en sa situation naturelle: mais il ne se peut encores faire sans extention,parce que les muscles se retirent à leur origine, aussi tost que l'os est rõpu & hors de sa place:parquoy ce mal monstre & demande vn remede qui puisse estendre le membre,assauoir la iambe,en la tirant de part & d'autre afin qu'on puisse remettre les os en leur place & naturelle situation, ce qui se pourra faire aisement & commodement par les anneaux de nostre autheur: desquels ie pense auoir trouué & escrit la forme qui se trouuera en nos Annotatiõs sur le IIII. chapitre du troisiesme traicté de la premiere partie de ceste Chirurgie. Apres que les os seront remis, il les faut contenir en leurdicte situation, chose qui se fera par le mesme instrument. Puis la chair contuse & froissée monstre qu'elle doit estre remise en son naturel & le sang meurtri dissipé, parquoy si la contusion est petite elle monstre legers remedes, tels qu'ils ont esté descrits au propre chapitre dudict troisiesme traicté de la premiere partie de cest œuure: mais si elle est grãde elle requiert d'estre ostée par medicamens pourrissans ou autremẽt:puis apres la partie doit estre nettoyée, telle contusion donc monstre le feu,le rasoir ou les putrefactifs.En apres l'os rompu monstre la coagulation par l'engendrement du callus,la perdition de substance,monstre la generation de chair, & puis finalement la consolidation ou cicatrisation.Mais la nature du malade, qui requiert sa conseruation,& les choses qui peuuent suruenir,& qui peuuent empescher ou retarder la guerison,monstrent aussi leurs remedes particuliers: parquoy le corps plain & chaut duquel l'euacuation naturelle par le flux hemorrhoidal est retenue,monstre la mixtion du sang,de la Basilique,ou Mediane du bras,respondant à la iambe blessée,tant pour retirer le sang & les humeurs qui pourroyent couler sur la partie & empescher la guerison,que pour garder qu'il ne suruienne aucun accident,au moyen des douleurs qui affligent ordinairement les parties ainsi blessées: laquelle occasion aussi monstre l'vsage des defensifs,ou repercussifs,tant sur la partie qu'à l'entour d'elle pour reprimer les defluxions qui se font ordinairement, quand nature voulant secourir la partie blessée y accourt auec ses instrumens communs, assauoir la chaleur naturelle & les esprits qui sont contenus au sang: à raison dequoy souuent elle s'offence au lieu de s'aider. Mais auant que de faire ouuerture de la veine,il faut s'il est possible, soliciter le ventre à soy descharger de ses excremens,par suppositoires ou clisteres,car

Comment les defluxions se fõt sur la partie blessée.

le ventre constipé & stupide le persuade ainsi. Ce n'est pas encores assez d'auoir remis les os en leur naturelle situation, s'ils n'y sont contenus, autrement on seroit tousiours à recommencer, & toutefois si la partie est liée & serrée pour le contenir, on ne pourra visiter la playe qui a besoin des susdicts remedes, parquoy ceste complication de maux, monstre vn remede & ligature qui n'empesche point que la partie ne soit visitée chacun iour, tant de fois qu'il sera besoin, sans que l'os se puisse remuer de sa place, & tel est nostre instrument duquel nous a-
Exēple 2. uons parlé cy deuant. L'autre exemple. Qu'vn homme de l'aage, temperature & complexion susdicte soit affligé d'vne Vlcere en la iambe, laquelle Vlcere soit creuse & plus longue que large, douloureuse, sale, & qui ait les bords durs & galleux & soit ladite iambe intemperée par exces de chaleur, dure & enflée. Le Chirurgien appelé par le malade qui requiert d'estre soudain secouru, tant à cause des douleurs qui le pressent que pour guerir l'Vlcere qui en est cause, n'a non plus à s'arrester au premier poinct pour sçauoir s'il faut faire quelque chose ou non, qu'au premier exemple : car encores que ce soit le propre de nature d'engendrer la chair & fermer l'Vlcere : si est ce que les douleurs & accidens, & la cause de l'Vlcere ont besoin d'aide : Parquoy il doit considerer que c'est qu'il faut faire, veu qu'il y a plusieurs choses à faire: ce qui luy sera monstré par l'estat du corps ou de la partie, non naturel, par ses causes, & par ses accidens.

Or est la iambe profondement Vlcerée en longueur & largeur, par le moyen d'vne defluxion d'humeurs acres & picquantes, qui luy coulent ordinairement sur la iambe, comme tesmoignent la supression des hemorrhoides, & est la partie dure enfle & intemperée, accompagnée de grandes douleurs, toutes lesquelles choses sont cause que nature ne peut faire aucune action bonne & entiere.

Il a donc six choses à faire c'est assauoir, remplir l'Vlcere de chair, consolider & cicatriser, oster les defluxions, appaiser les douleurs, corriger l'intemperature de la iambe, & oster l'enflure d'icelle. Qu'il considere donc lequel doit estre fait le premier, & que c'est qui doit suiure apres: ce qui luy sera monstré par l'ordre naturel des choses comme nous auons dit cy deuant.

Or est il ainsi que l'Vlcere veut estre seichée & cicatrisée qui

qui ne se peut faire qu'elle ne soit remplie de chair, & ne peut ce estre fait, que nature ne soit reduite, & remise en sa naturelle temperature, la iambe desenflée, les douleurs appaisées, & l'Vlcere mondifiée & nettoyée, ce qui finalement ne peut estre fait, cependant que les humeurs acres, picquantes & mordicantes tomberont sur la partie. L'ordre naturel donc mõstre qu'il faut retirer & diuertir les humeurs qui coulent sur la partie, les euacuant par lieux commodes & conuenables, ce qui se fera par la mission du sang de la Basilique ou Mediane, respondãt droit à la partie offencée: ce qui est mõstré par la plenitude du malade: ayãt premieremẽt fait dõner le clistere ou minoratif: cõme l'enseigne la durté du vẽtre: puis en purgeant le corps vniuersellemẽt par medicamẽs euacuãs les humeurs acres bruslees, & chaudes: apres auoir vsé de Iuleps tẽperãs & corrigeãs les humeurs, & ouurãs les voyes, par lesquelles elles doiuẽt passer: puis il faut apaiser les douleurs par les propres anodĩs: apres il faut nettoyer l'Vlcere & les bords d'icelle, & reduire par fomentations, la iambe, en sa naturelle temperature: puis faut rẽplir l'Vlcere de chair pour en fin la cicatriser. Maintenant voyons & considerons si nostre Paracelse obserue les indications ou non: en quoy si nous remettons en memoire, la façon qu'il a tenue & gardée, en traictant la guerison des playes & fractures, tant simples que composées, nous verrons qu'il n'y a rien oublié. Et quãt à la cure des Vlceres, il y est si methodic qu'on n'y peut requerir aucune chose: car soit en la conseruation des parties saines, preseruation, & ordre qu'on doit tenir en guerissant, il n'y oublie rien. Vray est qu'il constitue deux methodes ou formulaires de guerison, assauoir l'vn general & l'autre particulier, ce qu'il a commencé de declairer sur la fin du chapitre precedent, disant qu'il a dedié la premiere partie de ce troisiesme traicté pour monstrer comment on guerira entierement les Vlceres, par la methode & façon vniuerselle de guerir.

Puis apres il commence à monstrer en ce present chapitre, ceste façon vniuerselle par le moyen des teinctures: desquelles il enseigne la vertu & operation : & la poursuit iusques à la fin de ce traicté. Puis apres aux traictez suiuans, il enseignera la methode particuliere de les guerir sans les teinctures, tant parce que chacun ne peut pas auoir &

estre fourni de tels remedes generaux, que parce qu'il y a des Vlceres qui se peuuent guerir sans eux. Mais afin qu'on ne die qu'il ordonne & commande l'vsage des remedes incognus, & que par ce moyen on aye legitime occasiõ de le taxer: il a preuenu, ayant ordonné & enseigné la façon, auant que d'en traicter l'vsage. Or pour declairer plus facillement, & monstrer comment il ne laisse aucune indication, qu'il n'employe à la cure des Vlceres, puis qu'elles se prennent de l'estat & naturel du corps, de ses causes & de ses effects: de la nature du mal, & pareillement de ses causes & accidens: il faut tousiours auoir souuenance de la composition du corps, telle qu'il l'a demonstrée estre composée de trois substãces, qu'il a nommées Soufre, Sel & Mercure: lesquelles sont autant diuerses qu'il y a de parties au corps, differentes l'vne de l'autre, tant en composition qu'action. Puis apres il faut encores remettre en memoire ce qu'il a monstré au IX. chapitre du premier traicté de la seconde partie de ceste Chirurgie: où il enseigne que la cause des Vlceres est minerale. Où nous auons amplement discouru des raisons pourquoy l'homme est appelé Microcosme, & comment tout ce qui est au grãd mõde, se trouue (suo modo) au petit, chose qui est du tout necessaire, pour l'intelligence tant des chapitres suiuans, que de cestuy. Maintenant pour monstrer en general comment il faut guerir les Vlceres: il contemple en premier lieu le naturel & l'estat du corps, commençant ainsi par la premiere indicatiõ. Et poursuit toutes les autres necessaires comme il paroistra clairement es traictez suiuãs, & mesme en ce lieu cy: mais comme il enseigne vne methode generale, & qu'il vse d'vn remede general, il n'a pas besoin d'employer plusieurs & diuerses indications, puis qu'ainsi est, qu'en vain on employe plusieurs choses, à faire ce qu'on peut faire pour peu: pour ceste raison donc il n'a que faire ici de rememorer particulierement toutes les indications, puis qu'il enseigne à tout faire par vn seul & general remede. Retournant donc à nostre autheur, nous le verrons tousiours suiure ses maximes & similitudes: car contemplant le naturel de l'hõme, il le compare à l'or disant, que l'homme est l'or entre les animaux. En quoy il suit Hyppocrate qui compare l'homme bien temperé, à l'or qui est bien pur & net. Il faict donc cõparaison de l'homme à l'or, & pourquoy, sinon pour monstrer que comme l'or mesme des sa premiere creation & en ses principes, a souuent des

des impuritez meslées, qui l'empeschent d'estre au supreme degré de sa perfection, que l'homme en a aussi de tels des sa naissance mesme: toutesfois l'homme a encores quelque chose d'auantage que l'or. Car des qu'il est hors de sa miniere, il ne prent accroissemēt aucun & n'a besoin de nourriture pour s'en tretenir, au lieu que l'homme en a perpetuellement faute durant sa vie, parce que la chaleur qui est en luy, laquelle n'est iamais oisiue, dissipe tousiours sa substance, laquelle a besoin d'estre restaurée par nourriture. Or est-il plus que certain, qu'il n'y a nourriture aucune ni bruuage, qui ne soit excremēteuse, & qui ne contiēne & aye en soy quelque substance, qui est inutile au corps, partant puis qu'il est inutile & excrementeux, il doit estre chassé hors du corps, ce qui se faict par nature mesme durant le temps qu'elle est entiere, saine, forte & puissante. Mais si tost qu'il y a quelque foiblesse en elle, ses actions cessent, & demeurent en arriere & imparfaictes aussi tost: parquoy l'homme demeure tousiours chargé & pressé de deux excremens, assauoir de ceux qu'il a à cause de sa composition, ou comme dit nostre Paracelse de sa nature aurée, & de ceux qui restent en luy à raison de la nourriture. Pour ceste cause aussi il est subiect à deux sortes de maladies, l'vne desquelles prouient du desordre qui suruient naturellement entre les principes, ou de la corruption d'iceux, nomment destruction ceste sorte de maladie: l'autre procede des excremēs comme auons dit. Il a donc besoin de double purgation, l'vne qui purge & nettoye les superfluitez qui sont de la nature mesme c'est à dire de sa nature aurée, & l'autre qui purge les excremens prouenans de la nourriture. De ceste seconde purgatiõ, ont suffisamment parlé nos docteurs, car leurs liures en sont tous plains: mais ils ne dient pas vn mot de la premiere combien que ce soit la principale & plus necessaire: parce qu'elle estant faicte, nature faict & accõplit l'autre d'elle mesme. Ioint que puis que la cause des Vlceres est minerale, comme nous l'auons assez amplement demonstré au lieu predit: toutes nos purgations qui sont faictes par clisteres, sirops, bolus, potions, pillules, poudres, apozemes & tablettes, ne pourront guerir l'Vlcere ni en arracher la cause, si ce n'est comme il dit, au temps que nature tend de soy-mesme à regeneration ou renouuellement: car certainement [illegible] il ne faut pas nier que telles purgations ne soyēt profitables. Et ne faut pas encores nier qu'elles ne profitent aucunement, veu que la nourriture mesme des mineraux du corps est contenue es alimens, desquels les excremẽs pourroyent accroistre le mal & aider à l'entretenir. Mais entre autres purgations cõmunes, celle qui se faict par la seignée est la meilleure, parce que le sang est l'Element de l'eau en l'homme (auec les autres humeurs) qui est la source & matrice de tous les mineraux. Puis donc que nos purgations ordinaires ne sont celles qui ostent & desracinent la cause des vlceres comment faut-il repurger le corps impur? Il l'enseigne par la similitude de la purgation de l'or, auquel l'homme est comparé & semblable: en disant, que tout ainsi que l'or est purgé, cementé, & amené au supreme degré de perfection, par le feu & Antimoine, qu'il faut aussi repurger l'hõme par les teinctures, lesquelles estans temperées, representent le feu celeste & diuin, lesquelles fortifient tellement les puissances de l'homme, qu'elles repurgẽt mesme ses principes, & guerissent toutes maladies qui sont curables: ce qu'elles font non point en eschaufant ou en refroidissant, en humectant ni en deseichant, ains en fortifiant nature seulement, corrigeant les vices qui sont au corps, & corroborant ou viuifiant les instrumens communs, desquels elle se sert pour faire toutes ses actions, c'est assauoir le Baume de nature & les esprits. Tels remedes sont la teincture de l'or, celle de l'Antimoine, le Mercure vital & autres. Or qu'on puisse trouuer & donner telle Medecine vniuerselle, il a esté si bien & doctement prouué par Charle de la Pierre blanche en sa neufiesme question, qu'en dire d'auantage ne seroit que redite & chose superflue. Nous auons bien l'experience auec le tesmoignage de Matheol & autres grands personnages, que celuy qui a vsé de l'Antimoine vitrefié, & en a peu souffrir & suporter la purgation, a esté tellement purifié, qu'il a vescu sain puis apres par lõgues années. Toutefois ce n'est pas la purgation de laquelle parle ici nostre autheur, ains de la teincture fixe & rectifiée, laquelle ne purge pas le corps par euacuation aucune, soit par flux de ventre ou vomissement, mais si aucune se faict, se sera par sueurs ou insensible transpiratiõ, mais specialement par l'vlcere mesme cõme on verra es chapitres suiuãs. Et s'il en suruient quelqu'vne d'auenture, ce ne sera pas par la violence du medicament, ains par le mouuement de nature, laquelle estant fortifiée par ce medicament, & les conduits rendus libres, chasse les excremẽs qui luy sont contraires. Nous ne pou-

pouuons donc nier que nostre Paracelse ne soit bien methodique, & ne procede par indications & par bon ordre en la guerison des Vlceres, ostant & arrachant premierement la cause interne du mal, & fortifiant nature, laquelle seule guerit les maladies, car nous disons en cõmun prouerbe, Que l'effect cesse, la cause estant ostée, il n'oste pas seulement la cause, mais aussi il corrobore le guerisseur, assauoir le Baume de nature. Ce qu'il faict par vn seul remede moyennant lequel il embrasse toutes les indications. Mais parce que tous ne peuuent pas atteindre & paruenir à ceste methode generale, il enseigne au liure suiuãt la methode particuliere, de laquelle on pourra vser au lieu de la generale, où on verra qu'il n'a oublié aucune indication necessaire à la guerison desdictes Vlceres.

De l'vsage & administration des teinctures.

CHAP. IX.

Vsage de la teincture de l'Or.

LA façon de donner la teincture de l'or pour oster la racine des vlceres est présque tousiours telle. On en mesle vne dragme auec vne once de bonne theriaque: puis on donne vn scrupule (c'est à dire le poix de xxiiij. grains) de ceste composition auant que le malade aye mangé, puis on le faict tenir couché au lict, bien couuert, pour prouoquer la sueur. En ceste administration il faut obseruer, que quand on en vse, on voit incontinent couler les mauuaises humeurs, par l'Vlcere, ou par flux de sang, ou autre flux, tellement qu'on voit l'operation de la teincture en l'Vlcere mesme. Toutefois il faut notter & sçauoir, qu'il n'en faut pas vser plus longuement, que iusques à tant que les humeurs cessent de couler par l'Vlcére, ce qui aduient presque tousiours dans le dix ou douziesme iour: & lors on peut facilement guerir l'Vlcere auec vn fort leger remede.

Administration de la teincture des Coraux.

L'VSAGE du secret des Coraux est tel, assauoir. Il faut dissoudre vne once & demie de teincture de Coral dedans dix onces d'eau de Chicorée ou de Germãdrée: & quãd il sera besoin d'en vser, qu'on en donne deux dragmes au malade, cinq heures auant son disner & autant cinq heures † auant soupper, continuant

Autres dient 5. heures apres soupper, mais il me semble que ceste façon est plus propre.

ainsi par six ou sept iours. Durant ce temps il faut estre soigneux de nourrir diligemment le malade auec bonnes viandes, luy defendant entierement le boire : toutefois s'il est tant pressé d'alteration qu'il ne se puisse abstenir de boire, qu'on luy permette de boire de l'eau de Chicoree ou de fumeterre.

Au reste il faut notter que si l'humeur coule soudain de l'vlcere en abondance, & qu'incontinant apres l'Vlcere se seiche & cesse de faire douleur, lors il est temps de cesser l'vsage de ladicte teincture. Parquoy considere diligemment la grandeur du mal, afin de temperer la dose de la teincture selon sa grandeur.

Administration de la teincture du Baume.

LA teincture du Baume se donne en substãce au poix de cinq grains, ou autrement on la donne meslée auec vin blanc vieil, ce qui se faict chacun iour deux fois apres le repas & faut continuer d'en vser, iusques à ce qu'on voye que les Vlceres soyent du tout seichées : car la fontaine du mal estant ostée, il aduient tant de changemens aux vlceres, qu'elles semblent estre changées de nature en autre : & est apparent que son operation se faict du dedans au dehors. Chacun doit aussi scauoir & obseruer, que l'vsage de la seule teincture du Baume suffit pour guerir les Vlceres, & que la guerison se peut faire, appliquant seulement par dehors vn leger remede pour couurir l'Vlcere.

Administration de la teincture d'Antimoine.

℞ du bon moust au temps de vendange quart. f. & pour chasque xx. septiers iette dedãs demie once de teincture d'Antimoine, laisse les bouillir ensemble & refroidir au tonneau puis garde ce vin pour en vser. Quand il sera besoin d'en vser, tu en feras boire au malade, sans luy dõner autre bruuage. Car tu experimenteras sa vertu admirable à mondifier, incarner, & fermer les Vlceres : d'autant qu'il les consolide parfaictement comme il faict aussi les playes, tout ainsi que font les potions vulneraires, & n'est besoin d'appliquer aucun remede par dehors, sinõ qu'on peut vser de l'emplastre vulgaire. Ie desirerois certes, qu'on substituast ceste potion au lieu des compositions & receptes vulgaires, car possible que la medecine ne seroit tant blasmée, & si en iroit mieux pour les malades.

Admi-

Administration & vsage de la teincture du Sel des philosophes.

PARCE que ceste teincture est Sel, elle a merité le nom de Sel,& en doit-on vser comme de Sel,parquoy il faut confire & assaisonner auec ledict Sel toutes les viandes qu'on donne aux malades. Car la source & racine du mal est entierement arrachée par son vsage, & l'Vlcere aussi repurgée de tout venin,de façon que le sang nouueau,qui y ac court puis apres petit à petit,la peut consolider. Mais la gueri- son qui est faicte par ceste teincture,est vn peu plus lõgue,que n'est celle q̃ est faite par les autres teinctures: toutefois elle est si certaine que le Cancer ni la Fistule,le Noli me tãgere & au- tres,n'y peuuent long temps resister : ains si tost que la racine du mal est ostée,l'incarnation & consolidation suiuent tost a- pres sans peine.

Comment on pourra conseruer la santé apres que la cure est faicte.

CHAP. X.

PVIS que ceux qui sont en bonne santé tombent aisement en maladie : ceux sont beaucoup plus prests & disposez à y tomber, qui sont en l'estat neutre ou moyẽ,entre santé & maladie. Parquoy l'office & deuoir du medecin est de leur ordon- ner la façon comment ils se pourrõt preseruer & garder. Ceux donc qui sont,ou qui ont esté subiects aux Vlceres, seront gar dez en santé en ceste façon. Au temps que le Soleil entre au premier poinct du Belier, dõne de l'vne des teinctures (laquel le il te plaira de choisir) la quãtité prescrite, & en la façon qu'- auons enseigné, tout ainsi que s'il auoit desia des Vlceres que tu voulusses guerir:& repete cela chacun an, car il sera par ce moyen asseuré de toutes Vlceres. Or combien qu'il y ait plu- sieurs autres teinctures q̃ue celles qu'auõs racontées, comme celles d'Asclepias,de Mumie,de Germandrée, de Mercure & autres,toutefois pour certaines raisons nous ne les auons pas descrites : car la mumie se prepare de mesme q̃ le Baume:mais celles de Germandrée, d'Asclepias & de Melisse representent celle d'Antimoine ou du Sel des philosophes. Ioint que parce que leur operation n'est pas vertueuse, & n'a pas tant d'effect:

nous les auons tout expressement obmises & teües. Et toutesfois combien qu'il eust esté bien expedient de faire ici mention du grand secret de la teincture du Mercure pour raison des Vlceres: neantmoins nous auons trouué plus expediẽt de le raporter au traicté des Vlceres de la grosse verolle.

Conclusion.

L'Vsage des teinctures demonstre assez clairement, que tous les Medecins deuroyent cognoistre l'art & le fondement pour les tirer, de l'or, du Coral, du Baume, de l'Antimoine, & du Sel des philosophes, à cause dequoy nous l'auons proposé le plus clairemẽt qu'il nous a esté possible. Ie sçay bien qu'il y aura assez de gens, qui blasmeront & calomnieront nostre obscurité en ce faict: toutefois puis que nous auons escrit pour les Medecins, ils le doiuent entendre. Mais s'ils ne sçauent autre chose, que ce qu'ils ont aprins par-ci par-là aux escolles de Medecine, il ne se faut pas esmerueiller s'ils ne l'entendent pas, & si les Chirurgiens & Medecins de cheuaux, qui ont seulement aprins à orner & parer leurs boites de diuerses couleurs comme font les petis enfans, en font encores moins leur profit. En somme la creance qu'on a, que celuy qui a le titre de docteur est parfaict aux sciences, sera tousiours vne peste en Medecine: parce que la plus part de ceux qui portent ce titre, n'ont aprins autre chose en toute leur vie que des menteries: tout ainsi que le vulgaire pense & croit, qu'vn Chirurgien soit bien versé en son art, s'il a sa boite bien fournie d'onguens de diuerses couleurs. Si donc vn Medecin veut estre parfaict, il faut qu'il sçache & qu'il aye aprins & cognu beaucoup de choses, que ceux desquels il aura aprins, auront sceu & cognu. Or si cela se doit faire, ils doiuent premierement croire que l'Apoticairerie vulgaire, n'est que la seruante du vray art qui prepare les medicamens, & que tãt s'en faut qu'Auicenne mesme qui est le plus exact censeur, puisse estre estimé prince de Medecine, qu'à grand peine peut-il estre nommé Medecin. Mais plusieurs estimeront que, dire q̃ l'Apoticairerie ne soit le vray art de composer les medicamens, & qu'on appelle ces Sophistes faux Medecins, c'est vn paradoxe: toutefois que ceux-là se souuiennent, que la sciẽce n'a point d'ennemis que les ignorans. Ie dis les ignorans lesquels se glorifient en vain de la science:

L'Apoticairerie vulgaire n'est que seruante de l'Alchimie.

ce: car s'ils n'auoyẽt opinion d'eſtre ſcauans, & de biẽ entendre leur art, ils auroyẽt ſoin d'aprendre & ne prendroyent pas tant de peine, pour defendre leur fart & tromperie. I'eſpere toutefois & m'aſſeure, que le Magiſtrat prendra quelquefois garde de plus pres à ces compagnons. Mais auſſi ſi à l'aduenir toutes choſes ſont permiſes par ſa negligẽce, comme elles ont eſté iuſques à preſent: ce ſera merueille s'il n'aduient plus de mal aux malades. Quant à moy ie conſtitue le ſouuerain bien en ce, aſſauoir en purité & integrité de conſcience.

Fin de la premiere partie du troiſieſme traicté.

SECONDE PARTIE DV troiſieme Traiƈté de la gueriſon des Vlceres: par Philippe Paracelſe.

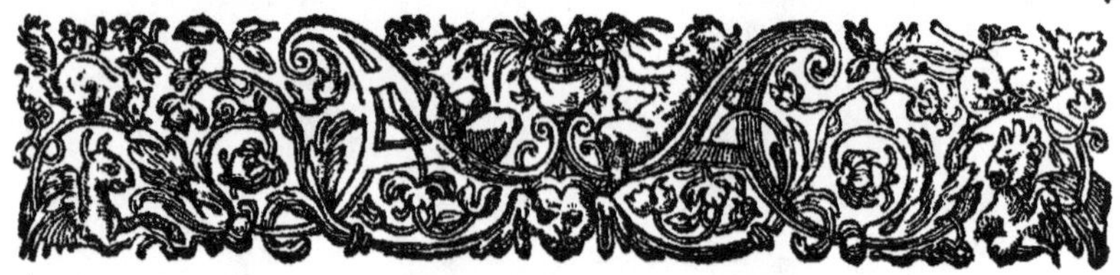

PREFACE.

COMBIEN qu'il ne soit pas permis ni loisible de fouruoyer ni se destourner en aucune façon, de ceste premiere façon & methode de guerir les vlceres par les teinctures, comme estant la plus seure & certaine de toutes: toutefois parce qu'elle est difficile, & cognue de peu de gens iusques à ceste heure, ioinct qu'il aduient souuẽt, que la racine de l'Vlcere n'est pas cachée dedans le corps ains est au mesme lieu de l'vlcere (qui seroit cause que l'vsage des teinctures pourroit estre inutile) nous proposerons maintenant la particuliere guerison de chacune d'icelles selon l'ordre que les auons nombrées & descrites au traicté precedent: mais parce que la guerison est inutile voire impossible, si on n'a premierement la cognoissance du mal, nous discourrons aussi briefuement des signes de chacune vlcere. Quoy faisant si quelquefois ie n'vse de mesme methode qu'ont faict les anciens, il importe peu: car vous me verrez traicter des choses, desquelles iamais ils n'ont touché vn mot, tant s'en faut qu'ils les ayent parfaictement descrites: ioint que puis qu'il n'y a aucune asseurance en leurs escrits, & que toutefois la Medecine est appuiée & fondée sur bõs, fermes & stables fondemens, i'ay faict ceste entreprinse iustement & à bon droit. Or combien que ie ne m'attribue, & ne m'asseure pas de tãt de forces, que de pouuoir supporter tel fardeau: toutefois, i'espere qu'il y aura quelques gens de bien, & bien zelez qui me tendront la main. Ie sçay bien qu'il est bien difficile, d'arracher l'opinion qu'on a conceue des faux Medecins de si long temps, veu principalement, qu'il faut tant de temps pour apprendre nostre medecine: car il est impossible qu'vn homme s'en puisse acquerir la cognoissance dans le vingt & quatriesme an de son aage, comme on fait en la leur: car il faut qu'on soit receu docteur en leur escolle dans ledict temps de 24. ans. Puis d'oc qu'il faut qu'on soit fait docteur en tel aage, il faut aussi que le docteur ne scache rien: car il est impossible de cognoistre toutes les parties de la medecine entierement, en trois quatre ni cinq ans, non pas à grand peine les discourir ou regarder en passant, parce que, comment est il possible qu'aucun puisse aprendre en si peu de temps la philosophie, l'Astronomie, l'Alchymie & la Phisique? afin que ie ne die que le medecin doit voyager & voir diuers pays pour cognoistre la diuersité des choses. Parquoy laissans ce discours, retournons à traicter nos experiences touchant la guerison des Vlceres.

SECONDE

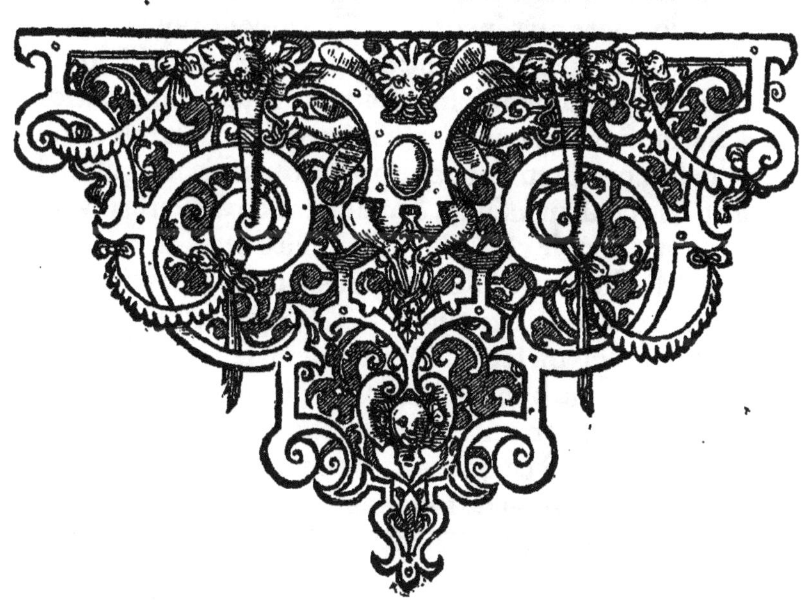

SECONDE PARTIE DV TROIsiesme Traicté de la guerison des Vlceres.

Comment il faut guerir les Vlceres qui sont faictes par l'alteration du temps, desquelles il est parlé au V. chapitre du ij. Traicté.

CHAPITRE I.

SI vn malade se presente à toy, & qu'il te monstre vne Vlcere ou plusieurs: auant toute chose, tu t'informeras de la façon cõment le mal luy est aduenu. S'il respond qu'il a premierement senti vne rigueur, laquelle l'a saisi plusieurs fois, & qu'apres il soit entré en chaleur, qui luy a causé des rougeurs tantost en vn lieu, tantost en l'autre, & qu'apres elle se soit arrestée en certain lieu, auquel elle a excité vn phlegmon, vne durté, & vne Vlcere: ayant ceste responce, iuge hardiment que c'est vne Vlcere florissãte ou tẽpestueuse. De laquelle nous diuisõs la guerison en trois parties. L'vne desquelles est pour l'ẽflure, l'autre pour l'Vlcere, la troisiesme est deputée à la conseruation. *Signes.* *Vlcere florissante.* *Cure.*

S'il suruient vne rigueur (cõbien qu'elle soit fort semblable à la pestilentielle) n'y touche point toutefois, mais atten iusques à ce q̃ la chaleur assaille, & cõsiderãt en q̃l lieu la matiere tõbera pour y faire le cẽtre du mal, tu l'estuueras de cest epitheme. 1.

℞ Mirrhe rouge ℥.ß. encẽs blãc, autant, il les faut reduire en poudre chacun particulieremẽt, & les mettre dedans deux sachets lesquels on fera cuire auec demi sestier de bon vin-aigre & vn sestier de bon vin blanc, puis qu'on trempe des linges dedans, lesquels on mettra chaudement sur la partie l'vn apres l'autre, iusques à ce que toute la chaleur soit esteincte.

C'est vn remede souuerain en toute efflorescence, qui peut seul guerir entierement: car il attire la chaleur, tellement qu'on n'a plus aucun soin du reste. Mais si la tumeur ou enflure estoit desia tournée en vlcere, & qu'il y reste quelque inflammation, tu la gueriras auec le mesme remede: puis apres tu considereras, assauoir si l'Vlcere est sordide ou non, 2.

afin que tu le nettoye & repurge s'il est besoin, à quoy faire le mondificatif suiuant sera tresconuenable.

Mõdificatif.

℞ Alun brusle esteint en vin-aigre ℥. j. ß. aloes hepatic ℥. j. miel ℥. v. il faut puluerisér l'alun & l'aloes, & mesler le tout ensemble en forme d'emplastre ou onguent, duquel on mettra sur le mal le soir & le matin. Mais si l'Vlcere est desia enuieillie tu y adiousteras vn peu de † calciné, & tu la verras incontinẽt nettoyée, & preste à estre consolidée : ce qui ce fera en ceste sorte:

† Calcine, c'est Mercure precipité ou calciné comme il est monstré au liure de natura rerũ, & en nostre second discours de l'aprest des remedes.

℞ De la masse de l'emplastre contre les picqueures l. j. auquel adiouste en le malaxant, du calcine ʒ. ß. Safran de fer ℥. j. ß Il faut traicter l'Vlcere chacũ iour deux fois iusques à ce qu'elle soit entierement guerie.

Finalement: l'Vlcere estant guerie, il faut auoir le soin, & tenir la main à ce qu'elle ne reuerdoye, ce qui se fera si on ouure quelquefois tous les ans les veines variqueuses, soit aux iãbes, aux cheuilles ou malcoles. Voire il sera bon de les ouurir souuent pẽdant la guerison, si elles se monstrẽt pleines de sang corrompu & pourri.

3. Precautiõ.

De la guerison des fistules.

CHAP. II.

Voy le VI. chap. du ij. traicté.

SI quelque malade te monstre vn petit pertuis ou vne estroite cauité en son corps, laquelle soit tousiours humide ou mouillée : au commencement tu la sonderas en mettant dedans l'esprouuette ou la sonde : car si tu trouues la cauité plus ample au dedans qu'elle ne paroist par dehors: tu interrogueras derechef le malade, assauoir si ce mal est premierement aduenu par vne petite Vlcere ouuerte: & s'il respond ouy, scaches pour vray que c'est vne fistule. Or puis qu'on ne trouue point que ceste maladie se soit iamais guerie d'elle mesme, il la faut guerir auec remedes, voire remedes des plus excellens. Nous diuiserons donc ces remedes en deux, scauoir est en ceux qui se donnent par la bouche, & en ceux qui s'applicquent par dehors : par la bouche on donne des bruuages, & par dehors on applicque des eaux, emplastres ou linimens & autres remedes. Nous auõs accoustumé de les guerir par la potion suiuãte, sans auoir grãd esgard à la façon de viure.

Fistule. Aucune fistule n'est guerie par nature.

℞ Ciclaminis. i. pain de pourceau, m. ij. saniculæ albæ, m. j.

consolidæ mediæ m. ß. il faut tout mettre dedans vn vaisseau de verre auec vin blanc, & l'ayant bien bouché à ce qu'il ne puisse respirer, il le faut faire cuire au bain : puis il faut adiouster à la decoction vne once & demie d'huyle de girofles tirée par l'alembic, & que le malade boiue trois fois le iour de ceste decoction, en diuisant l'huyle iustemẽt. Le seul vsage de ceste potion guerit les fistules recentes : mais il faudra applicquer le liniment qui suit en celles qui sont enuieillies. *Potion.*

℞ Huyle de bricques. i. huyle de philosophe escrit par Mesué. ℥. iij. huyle de Terebẽtine l. ß. huyle de girofle ℥. j. ß. encẽs, mastic, mirrhe, ana. ℥. ß. mumie ℥. iij. il faut mesler tout ensemble & les distiller à feu violent, & faut ietter dedans la fistule de l'huyle qui en distillera chacun iour deux fois, auec vne seringue: puis faut lauer par fois la cauité auec vin ou eau de sel. Et faut applicquer par dessus vn emplastre de celuy † qui est apresté auec le calciné. Il y a d'autres fort excellens & asseurez remedes pour guerir les fistules, assauoir l'huyle de plomb, celle de Mercure, auec l'eau mercuriale & plusieurs autres.

† Cest emplastre est escrit au chapitre precedent.

D'auantage il faut notter que quand l'incommodité du lieu ne permet pas qu'on y pose vn emplastre, comme es fistules qui viennent aux yeux & aux aureilles, il se faudra contenter de la potion & iniection, & ne se faut pas trauailler de cercher autre remede, car tout est cõtenu en ce chapitre, parquoi qui ne scait l'apprenne.

La guerison des escrouelles vlcerées, ou de plusieurs vlceres amassées ensemble, qui prouienent du Nitre.

CHAP. III.

S'IL se rencontre en vn malade plusieurs Vlceres amassées en vn monceau toutes en vn lieu, lesquelles soyent seiches & accompagnées de peu de matiere purulante, cerche l'origine : car si c'estoit premierement des petites pustules, lesquelquelles ayent esté puis apres changées & endurcies en schyrrhes, & se soyent peu à peu conuerties en Vlceres, tu les gueriras en ceste sorte. Toutesfois garde d'essaier à guerir les schirrhes, soit par digerans, ou en les ouurant, ou consumant auec medicamens corrosifs : car toutes ces deux guerisons ne sont pas sans peril, ou du moins sans danger de recheute: ains attens plustost iusques à ce que nature aye cuit ces durtez, & qu'elle

Voy le vii chap. du ij. traicté.

Signes.

Il ne faut pas irriter les Schyrres.

en aye fait des Vlceres. Ce qu'estant fait, il faut mondifier & consolider tout ensemble, par le moyen du remede qui suit.

† Cest onguent est prescrit au 3. chapitre du 2. traicté de la premiere partie de cest' œuure & au 6. chap. de la Chirurg. des playes.

℞ Onguent de † iaune dœufs quar. j. huyle de Mercure. ℥.j. meslez ensemble & en vsez de xij. en xij. heures, iusques à ce que la guerison soit du tout acheuée: ou mets si tu veux deux dragmes du grand calciné au lieu de l'huyle de Mercure. Et si d'auanture l'emplastre contre les poinctures t'est plus agreable, tu en pourras vser: car ils profitent tous egalement.

La forme & situatiõ de ces Vlceres est variable: car elles viennẽt aucunefois au vẽtre & l'enuirõnent comme vne ceinture, quelquefois elles s'amassent es ioinctures, toutefois cela ne change point la methode & façon de guerir, si elles sont toutes prouenues de scyrrhes: parce qu'il faut plustost auoir esgard à ceci, qu'à leur forme & figure, ou situatiõ. Au reste tout ce que les anciens ont escrit de ces Vlceres, doit estre tenu pour chose ridicule, friuole & puerile, mais s'ils eussent eu la cognoissance de nos remedes, ils ne se fussent pas tant trauaillez à les distinguer: car chacun d'eux en a autant conté d'especes, qu'il a prins plaisir à bastir des remedes inutiles.

Des Vlceres mortes sans douleur.

CHAP. IIII.

Voy le 8. chap. du ij. traicté.

Trois fins en ceste cure.

SI vn malade te monstre vne Vlcere, & te raconte sa generation & ses accidens, disant entre autre chose qu'il n'y a iamais senti, & n'y sent encores aucune douleur: tu la gueriras cõme s'ensuit. Premierement il la faut mondifier, puis apres incarner, & finalement la clorre & fermer. Tu la mõdifieras par les calcinez, incarneras par l'emplastre contre les poinctures, & la fermeras par le safran de fer: il n'y a Vlcere qui puisse resister à ces trois façons & moyens de guerir & à ces remedes. Mais afin que le tout soit mieux entendu, nous le declairerons plus specialement.

Mondification.

℞ Onguẽt de miel quar. s. auec vn peu de calciné meslez ensemble & en mettez sur l'Vlcere, continuant iusques à ce qu'il n'y apparoisse aucune puanteur ni pourriture, ce qui se fera & aduiẽdra presque en six iours. Ce fait tu commenceras l'incarnation

nation auec l'emplastre contre les poinctures assauoir celuy de Litarge ou de colofone, cõtinuant d'en vser iusques à ce qu'el le soit consolidée, renouuelant tousiours l'emplastre de cinq en cinq iours. Et si cependant il est besoin de mondifier d'auantage il faut suspendre la consolidation pour quelque tẽps & vser du mondificatif en son lieu. Finalement quãd il faudra fermer l'Vlcere.

℞ Du safran de fer preparé par reuerberation, duquel tu asp ergeras l'Vlcere chacun iour deux fois : mais auant que de l'insperger pour la seconde fois, il la faudra premierement lauer auec le lauement qui suit. 3.

℞ Eau de fontaine ℥.viij. alun ℥.j. sel commun ℥.ß. il faut tout mesler ensemble pour lauer l'Vlcere, puis apres il faudra derechef insperger, ou espandre dudit safran de fer par dessus, continuant ceste façon, iusques à la parfaite guerison. Il faudra finalement commander vne bonne façon de viure, la seignée & l'vsage des bains ou eaux minerales.

Des mauuaises iambes, ou des Vlceres qui s'arrestent aux pieds.

CHAP. V.

QVAND il apparoit en la iambe soubs le genoil vne enflure fort vaporeuse, accompagnée de plusieurs Vlceres corrosiues, qui s'estendent auec durtez, & autres effects en la figure : tu te dois enquerir quel a esté l'origine & le commencement du mal. Et si tu entens qu'il a esté de plusieurs pustules amassées & accreues petit à petit : tu commenceras la guerison en ceste façon, & la poursuiuras: parce que ce mal ne se guerit iamais de soy-mesme, ains va tousiours de mal en pis. Toute la façon donc de le guerir est diuisée & comprinse en cinq poincts assauoir à perfumer la partie, oster l'enflure, mondifier, consolider ou remplir, & cicatriser. Il ne faut pas ignorer toutefois ni oublier, que s'il suruient defluxion sur la partie offencée, à raison des fautes qui auront esté faictes en la façon de viure, qu'il faudra adiouster vne autre façon ou but duquel nous parlerõs cy apres, duquel il faudra vser.

Voy le ix. chap du ij. traicté.

Signes.

Buts de la cure.

Perfun.

℞ Racine d'asclepias ou vĩcetoxicõ ℥.ij. feuilles de sanicula de 1.

potamogeton, mousse qui vient sur les pierres, & fleurs de sambuc ou suseau ana.m.j. il les faut faire cuire en eau de fontaine & que le malade reçoiue la fumée de ceste decoctiõ en sa partie affligée: mais si tu desires que le remede soit plus vertueux, garde qu'il ne la laue & y adiouste deux poignées de fleurs de camomille, trois poignées de fiente de pigeons, & demie poignée de celle des poulles, & faut perfumer ladicte partie deux fois le iour auant que la penser.

Pour faire desenfler le pied.

2. ℞ Fleurs de bouillon blanc, de milpertuis, ana.m.ij. fleurs de suseau.m.iij. fleurs de camomille m. ij. faictes tout cuire en esgale partie de vin & de vin-aigre, puis il faut presser la matiere, pour apres la mettre sur la partie en forme de cataplasme, & continuer, iusques à ce qu'on voye qu'il soit temps de mondifier. Puis quand tu voudras mondifier l'Vlcere:

3. ℞ de l'onguent de iaunes d'œufs quar. s. il le faut mesler auec vn peu de calciné, & en mettre chacun iour deux fois sur l'Vlcere, & nettoyer diligemment l'ordure & sorditie d'icelle continuãt l'vsage dudict onguẽt iusques à ce qu'elle soit bien mondifiée, & que la chair nouuelle apparoisse au fond: ce faict tu commenceras à consolider ou remplir en ceste façon.

4. *Ces emplastres sont escrits au 6. chap. du ij. traicté de la 1. partie de cest œuure.*

℞ Masse de † l'emplastre stictic de colofone quart. j. masse de l'emplastre de litarge l. ß. resine mondée & nette ℥.j.ß. il les faut faire cuire à petit feu & lent, & les malaxer auec safran de fer pour en former des magdaleons: tu y pourras adiouster si bon te semble vn peu de calciné: il le faut renouueler chacun iour deux fois & laisser le perfun & les autres choses. Finalement quand on verra qu'il sera temps de fermer l'Vlcere.

5. *Il semble qu'il faut ʒ.j.ß. car la proportion seroit mieux gardée & n'y a doute que la similitude des caracteres ne aye esté cause qu'on a mis ℥. pour ʒ. Seignee.*

℞ des coquilles d'œufs bruslées ℥.ß. alun bruslé & esteint en vin-aigre. ʒ.j. safran de fer † ℥.j.ß. encens, mirrhe, mastic ana. ʒ.ß. il faut tout mettre en poudre bien subtile de laquelle il faut asperger l'Vlcere, iusques à ce qu'elle soit bien cicatrisée. Mais parce qu'il aduient souuent, que le pied ne laisse pas de demeurer enfle, en sorte qu'on l'estime estre malade de la maladie qu'on constitue en grandeur accreuë: ie suis toutefois d'aduis qu'on ne s'en trauaille pas beaucoup, d'autant que cela est aduenu par la grandeur du mal. Il faut toutefois admonester les malades, qu'ils se fassent tirer du sang quand le temps sera propre.

Finalement il faut obseruer & prendre garde, que s'il suruient

uient quelque defluxion (à cause du mauuais regime) qui se ioigne auec l'Vlcere, qu'il faudra vn peu changer la façon de guerir. Car alors il faudra donner de la † Theriaque des corallins, afin qu'ils se purgent par haut & par bas, puis apres il faut corroborer le malade par l'vsage de l'Electuaire Diacubebé. Quát à leur dose tu la mesureras par l'habitude, nature & temperature du malade. Et luy ordonneras auec ce, vne bonne façon de viure.

† C'est le Mercure preparé & adouci, cõme nous l'auons enseigné en nostre second discours de l'apresst des remedes.

Commemt il faut guerir les Vlceres puantes & pourries.

CHAP. VI.

S'IL se presente vn malade duquel le pied se pourrisse auec grande defluxion, sans aucun signe toutefois de matiere corrosiue, & qu'aussi il y ait phlegmon, enflure, puanteur & sorditie ou ordure: tu l'interrogueras, pour sçauoir de luy quel a esté le cõmencement de son mal, assauoir s'il est point venu de quelque cause violente, comme de playe, poincture, contusion ou autre: ce qu'ayant sceu tu commenceras ainsi la guerison. Premierement tu mondifieras, puis apres consolideras: car toute la methode de guerir telle Vlcere gist en ces deux poincts. Et se fera la mondification en ceste sorte.

Voy le 10. ch. du ij. traicté.

Signes.

Deux fins pour la guerison.

℞ des ieunes iettons ou des pommes de sapin lesquelles soyent cueillies au mois de May au temps qu'elles sont encores pleines de suc, le nombre de xxx. il les faut faire cuire & bouillir en l'eau iusques à ce que toute la resine soit sortie, alors il les faut exprimer, & ayãt reiecté ce qui est inutile, il faut cuire le reste de la resine, iusques à ce que toute l'eau soit consumée, puis il la faut reduire en forme d'onguent auec quelques iaunes d'œufs, auquel tu adiousteras du calciné selõ que la necessité le requerra, & en vseras ainsi pour mondificatif. L'Vlcere estant net, tu procederas à la consolidation. 1.

℞ de la cire l.j. de la colofone. l.ß. de la susdicte poix (c'est à dire de la poix de sapin) quar.j. poudre de racine de Sarrasine ou aristolochie rõde, & de racine de grãd cõsolde ou consire ana ℥ ß. du mastic ʒ ij. de la Mirrhe ʒ. vj. de l'Ambre ℥. j. ß. il faut faire onguẽt auec deux onces de vernis d'Alemagne, duquel on oindra chacun iour deux fois la partie malade. Mais s'il est encores besoin de mondifier les excremens qui s'amassent en consolidãt, il ne s'en faut pas oublier & les laisser: car si le fond de l'vl- 2.

Il faut garder net le fõ. de l'vlcere.

cere n'est bien net, c'est perdre temps de vouloir & pẽser consolider. Quand aussi il y aura d'autres Vlceres qui y seront cõioinctes, il en faudra faire distinction afin d'approprier, & accõmoder à chacune sa propre guerison, comme elle est escrite en son chapitre particulier. En fin apres que la guerison sera acheuée, il sera bon & profitable au malade de luy commander l'vsage des bains salez & nitreux, pour consumer le reste de la putrefaction, qui est prouenue de l'humidite alumineuse.

Comment se doiuent guerir les Vlceres malignes.

CHAP. VII.

Voy le xi. ch. du ij. traicté.

CESTE façon d'Vlcere ne se peut cognoistre par autres meilleurs signes que par le recit du malade. Parquoy si le malade se pleint, & dit qu'il endure des grandes & continuelles douleurs, cõme sont ceux qui ont des Vlceres phagedeniques & qui vont tousiours en empirãt, ou qui sont atteins par le chãcre & autres semblables. Il faudra commencer la guerison par vn remede qui appaise & adoucisse les douleurs : car puis que le mal n'endure & ne supporte aucuns remedes, à cause des grãdes & intolerables douleurs, il est tout euidẽt qu'il les faut appaiser, auãt que de faire autre chose : ce qu'aucuns ne considerans pas, prononcent & dient incontinent, que telles Vlceres sont incurables : ce qu'ils font d'autant que n'ayans la cognoissance des remedes, & ignorans d'ailleurs la cause de la douleur, ils n'ont point crainte (pour couurir leur ignorance) de grauer & imprimer ceste notte & marque en l'art de Medecine. Mais venons à la forme d'adoucir les douleurs.

Signes.

Mitigatif excellent.

℞ girofles quar. j. grains de geneure quar ß. soufre de Vitriol ℥. j. ß. il faut distiler l'huyle en vn vaisseau de verre bien bouché, puis il faut adiouster à ceste huyle de bricques. i. huyle de philosophe escrite par Mesué, la moitié, des trois † mitigatifs, de chacun la douziesme partie, il les faut derechef distiller ensemble, & retirer l'huyle, de laquelle si on oint le lieu de la douleur, ladite douleur cessera incontinent en quelque part que ce soit. Apres que la douleur est appaisée, il faut commencer à renouueller le fond de l'Vlcere, & pour ce faire.

† Ce sont l'Opion, le Hioschiame & la Mandragore.

℞ huyle † d'Arsenic fixe ℥. v. huyle de girofles ℥. iiij. Realgar cler trãsparẽt & Cristalin ʒ. j. il faut mesler tout ensẽble, & trẽper dedãs des petis drapeaux qu'on appliquera sur la partie malade, les renouuellans de douze en douze heures : ce qui soit repeté par

† Il se fixe auec le nitre comme nous l'auõs enseigné en nostre 2. discours de l'apprest des remedes

par trois fois,car tu verras que nature reiettera l'escarre, soubs laquelle tu trouueras la chair viue,mais parce qu'il se trouuera encores quelque ordure, tu y appliqueras trois ou quatre fois du mondificatif auec le calciné qui est escrit au chap. precedēt & paruiendras par ce moyē à la consolidation,laquelle tu pourras aisemēt faire auec le simple emplastre contre les pointures. Il faut toutefois bien obseruer & prendre garde aux accidens qui suruiennent quelquefois à ces Vlceres, lesquels sont tresmauuais:car les nerfs & les veines sont quelquefois mangez & rōgez,& les os cariez ou vermolus. Que si ce mal aduient aux os, garde toy bien de les limer ni raper auec fer ni autre instrumēt ni les rōpre cōme ont coustume de faire les barbiers vulgaires. Qu'il te suffise donc de les auoir nettoyez, & d'auoir esteint le feu,s'ils sont bruslez ou enflāmez,car puis apres tu engēdreras aisemēt la chair dessus,& les couuriras, & n'est besoin de tourmēter ainsi miserablemēt les malades.S'ensuit nostre remede auec lequel nous auons coustume de restituer & remettre les os enflammez & rongez. *Comment il faut traicter les os cariez.*

℞ huyle de Camphre preparé auec blanc d'œufs, huyle de girofles ana ℥.ß.estans meslez ensemble i'en vse heureusement comme des autres remedes.

Comment on guerira les Vlceres qui rongent la chair d'alentour,qu'on nomme depascentes ou ambulantes.

CHAP. VIII.

SI quelque malade te mōstre en son visage,ses espaules,sa poictrine, ses costez ou autre endroit de son corps,quelque Vlcere qui mange & rōge les parties charnues d'alentour,& qu'elle penetre iusques aux oreilles,aux dēts, aux machoires aux costes & aux espaules ou autre partie:dis hardimēt que c'est des plus mauuaises Vlceres qui se trouuent.Lesquelles neantmoins on peut veincre & surmonter par deux remedes principalement,assauoir par les huyles des metaux, & par la douceur du Mercure. Car si l'Vlcere est oincte de ces huyles chacun iour deux fois, nous auons obserué que le Sel qui est cause du mal en est entierement arraché. Mais la principale vertu est en l'huyle de plomb, puis apres en celle de l'argent, puis en celle du fer, apres en celle du Cuiure,& la derniere en celle de l'Estain: toutefois la douceur du Mercure les surpasse toutes de beaucoup, laquelle contient

Voy le xij. chap. du ij. traicté.

Signes.

Remedes.

& represente aussi la forme d'huyle. Il y a encores d'autres remedes qui guerissent aussi ces maux, cõme le secret royal, les eaux mercuriales & autres: mais cõme ils guerissent les nouuelles Vlceres, ainsi eux seuls ne sont pas suffisans pour guerir les vieilles, ains comme le mal est grand, il requiert aussi vn grand remede. Parquoy i'admonneste les Medecins à ce qu'ils trauaillent, & mettent peine pour les auoir. Toutefois la preparation est plus subtile, & partant requiert & desire vne grande industrie en l'ouurier, laquelle les medicastres dient deuoir estre chassée & bannie des escoles de Medecine, parce qu'elle est trop fascheuse, & crient aussi tost qu'ils entendent seulement nommer le remede, disans, cela est alchymistic, qu'on le reiette, comme s'il ne leur apartenoit pas de sçauoir cela. Toutefois ie laisse au iugement d'vn chacun assauoir s'ils meritent d'estre nommez Medecins ou non. Or i'enseigneray en peu de paroles la façon de les preparer. Le secret des metaux se faict, si leur essence est destruite & corrompue tout ainsi qu'il a esté dit cy dessus en parlant de la preparation de la teincture de l'or. Mais nous monstrerons es liures suiuans, comment il faudra tirer la douceur du Mercure, laquelle represente vne substance oleagineuse. Et quant à la preparation du Realgar, & à la composition des eaux Mercuriales, il n'est ia besoin d'en parler ici parce qu'elles sont assez vulgaires.

Secret des metaux.

Comment il faut guerir les Vlceres qui changent de forme.

CHAP. IX.

SI vn malade se plaint d'auoir vne Vlcere laquelle est tantost d'vne sorte, puis se chãge en vne autre & tãtost en vne autre, tellemẽt qu'elle change tousiours sans retourner à sa premiere forme, ains s'en faict & forme d'autres de iour en iour: cela suffit pour te faire cognoistre l'espece du mal. Parquoy il te faut penser à guerir ce que tu vois, sans t'arrester à ce qui est passé. Tu le gueriras donc auec le Mercure, la colofone, la litarge & les gõmes, car les derniers consolident parfaictement l'Vlcere, & le Mercure la mondifie iusques à la racine, & la rend apte à receuoir cõsolidation. Coagule donc le Mercure auec eau d'Alun, & quand il sera coagulé reduis le en poudre subtile, & le mesle auec l'onguẽt† brun, duquel tu oindras tout le dedans de l'Vlcere, iusques à ce qu'il apparoisse & se monstre beau & vif. Alors

Voyle xiij. chap. du v. traicté.

† Il est escrit au j. chap. du traicté [illegible]

[illegible] masse de l'emplastre de litarge, huyle commun, cire, colofone ana l.j.il faut fondre l'emplastre,l'huyle & la cire ensemble,puis y faut adiouster la colofone & ietter dedans vne once & demie de l'encens blanc en poudre & les malaxer auec deux onces & demie de vernis d'Allemagne, pour en faire des magdaleons,desquels il faut faire des emplastres à la façon accoustumée,les remuant deux fois le iour comme a esté dict, & n'aye point d'autre soin de la guerison,car ces choses bien applicquées,la feront facilement: parce aussi que ledict Vlcere reçoit aisement guerison de sa nature:mais comme ces Vlceres sont bien asseurées,& aisées à guerir, toutefois quand on les delaisse ainsi long temps changeans d'vne forme en autre,si on n'y pouruoit, il est impossible d'empescher qu'elle ne se tourne en lepre: parquoy en ceci le medecin doit estre fort soigneux de son deuoir.

Comment se guerissent les Vlceres qui prouiennent des influences celestes.

CHAP. X.

CEs Vlceres cy ne sont cognues que par le moyen de l'Astronomie:parquoy il faut sçauoir du malade l'an,le mois,le iour & l'heure,en laquelle il a esté surprins de ce mal, & dresser la figure celeste pour ledict tēps,car alors on verra si l'Vlcere a esté excitée & faicte par quelque celeste impression. Que s'il appert qu'ainsi soit,il faudra penser à la guerir. L'influence celeste donc qui a fait l'Vlcere par sa malice, ou elle est passée & ses actions cessées: ou bien elle dure encores. Si elle est passée, tu la gueriras comme vne simple Vlcere: mais si elle dure encores,il te faudra trouuer vn remede, qui aye esté aprestè selon les celestes impressions. Il y a donc deux façons pour les guerir,assauoir naturelle,& supernaturelle, la naturelle se faict en mondifiant & consolidant, parquoy tu refereras & rapporteras ceste Vlcere à l'vn des chapitres precedens,& la gueriras comme il a là esté monstré. Mais si l'impression & influence dure tousiours,il faut vser de remedes, lesquels font leurs operations par vne certaine puissance cachée, que le vulgaire cuide estre enchantement, comme sont la Culrage tachée(ou *persicaria maculata*)la serpentine sauuage,la moyēne cōsolde(qui est celle qu'il nomme Sophia) lesquelles s'applicquent en ceste façon. Premierement il les faut lauer en l'eau froide, & princi-

Voy le XIIII cha. du ij. traicté.

Cognoissance astronomique de l'Vlcere.

Deux façons de guerir.

Action supernaturelle de la Curage. palement eau courante, puis apres il les faut mettre sur l'Vlcere, puis finalement il les faut enterrer sous du fumier ou en terre grasse & les charger d'vne pierre afin qu'elles pourrissent plus soudainement: car aussi tost qu'elles commencēt de pourrir, l'Vlcere aussi commence à se guerir: & quand elles seront du tout pourries, l'Vlcere sera toute guerie. Il ne faut pas qu'aucun croye que cela se face par enchantemens, ains plustost par vne vertu celeste que Dieu a ainsi disposée. Toutefois les faux medecins ont esté cause qu'on a eu mauuaise opinion de ses gerisons, lesquels comme ainsi soit qu'ils soyent entierement ignorans de l'astronomie & de la magie comment pourroyent ils entendre ces choses?

Comment il faut guerir les defluxions du corps humain, & les Vlceres qui en prouienent.

CHAP. XI.

Voy le xv. chap. du ij. traicté. Signes. TV distingueras & cognoistras ainsi les Vlceres qui prouienent par defluxions: assauoir si aucun a raporté quelque mal de ses pere & mere, tu diras qu'il est fait par defluxion, & iugeras le mesme s'il a esté autrefois de complexion molle & humide: au contraire, si le contraire apparoist. Et quant à leur guerison, il en faut iuger tout autrement que des autres: car tout ainsi qu'aucun ne peut arrester vne fontaine si ce n'est en sa source, ainsi il est à croire en ce cas, que quelque chose nous defaut. Mais tout ainsi que nous voyons souuent les fontaines estre seichées par le Soleil, de façon que l'eau n'en coule plus, il y a pareillement quelque soleil exterieur, assauoir les medicamēs, qui ont pareille force que le Soleil à seicher ses fluxiōs. Ioint que la cōstitutiō de quelques hōmes est si seiche, qu'elle dissipe & cōsume aisement ses humiditez, & oste ainsi la cause des Vlceres. Les fluxiōs sōt seichées en deux sortes. Il y a dōc deux moyens de seicher les defluxions: l'vn par le soleil, l'autre par la propre nature, dequoy nous ne parlerons pas à ceste heure. Voulant donc guerir les Vlceres qui prouienent de ceste cause, auant toute chose, tu dois ordonner vne façon de viure, qui soit fort tenue & exacte: car que profitera-il que le soleil seiche, s'il pleut incontinent apres? Puis apres il faut seicher par le moyen du safran de fer: parce qu'il fait en l'homme la naturelle operation du Soleil, & outre luy, ie ne cognois rien qui puisse seicher ces fontaines: mais ie scay bien qu'il suffira, pourueu qu'on donne ordre que l'Vlcere soit incōtinēt apres conuertie en vn souspiral, lequel sera tenu net pour l'euacuation de la fluxion ſoit qu'elle coule ou non.

Reſte vne autre façon de guerir en diuertiſſant la fluxion en autres lieux, mais elle n'eſt gueres ſtable ni de longue durée: ains au cõtraire il ſuruiẽt q̃lquefois vn mal pire q̃ le premier. Ie n'ĩprouue pas auec ce les purgatiõs, pour deſeicher ces fluxiõs, ſinon qu'elles fiſſent ailleurs vn autre mal pire que le premier. *Deriuatiõ des fluxiõs*

Comment il faut guerir les Vlceres qui ſont ioinctes auec fracture ou bruſlure & autres accidens. CHAP. XII.

D'AVTANT que les cauſes de ces Vlceres ſont manifeſtes, on les cognoiſt facilemẽt par le raport du malade: toutefois la façon comment elles ont eſté engẽdrées, prouient preſque touſiours de l'ignorance des Chirurgiens, leſquels quand ils eſſayent à guerir les playes & les rompures, en y appliquant des remedes impropres & non conuenables, ils les font changer en Vlceres treſmauuaiſes. Or parce qui a eſté dit au traicté de la gueriſon des playes, tu pourras iuger, aſſauoir ſi le membre offencé, ou l'os rompu ſe pourra reſtituer & remettre en ſon entier, ou non: que ſi à raiſon de la grande corruption, il eſt impoſſible, alors tu ſepareras le malade du ſain, le corrompu & immonde de celuy qui eſt net, ſelon les preceptes de la premiere partie, & gueriras finalement telle impreſſion par l'herbe ſophia, ou par la Culrage comme a eſté dit cy deuant. *Voy le XVI chap. du ij. traicté.* *Cauſes.* *Prediction*

Comment il faut guerir les Vlceres qui ſont engendrées par propre conſtellation. CHAP. XIII.

C'EST cy le ſeul moyen pour cognoiſtre les Vlceres, aſſauoir ſi elles ne ſont point aidées ni ſoulagées par aucuns remedes naturels, & ne veulẽt obeir, ni ceder à aucun, ſoit la mumie, les cõſoldes, les emplaſtres, les onguẽs & autres remedes, tu iugeras qu'elles ſont conſtellées, & partant qu'elles deſirent remedes ſemblables. Or faut-il que ſes remedes ſoyent conſtellez de leur propre nature, cõme (pour exemple) la chelidoine, les fueilles de cheſne, le plantain & pluſieurs autres. Car ces remedes gueriſſent ſeurement & aſſeurement: & s'il aduient que ils ne profitent pas eſtans appliquez en ſubſtance. Alors: *Voy le XVII. cha. du ij. traicté.* *Remedes conſtellez.*

℞ de la chelidoine m. iij. feuilles de cheſne m. ij. il les faut piler & les mettre dedãs vn vaiſſeau de verre biẽ couuert, pour les laiſſer pourrir au fien, puis il faut diſtiller l'huyle, de laquelle on lauera l'Vlcere:& pour l'incarner, tu l'aspergeras de la poudre desdictes herbes seichées, continuant tousiours, iusques à ce qu'elles soyent entierement gueries.

Conclusion.

Quatre points pour guerir toutes Vlceres

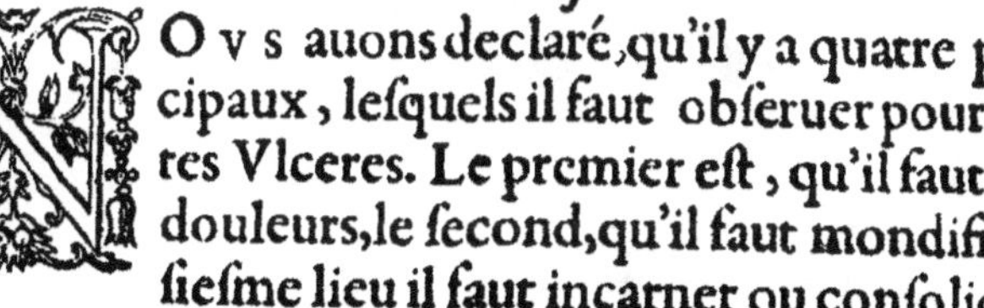

NOVS auons declaré, qu'il y a quatre points principaux, lesquels il faut obseruer pour guerir toutes Vlceres. Le premier est, qu'il faut appaiser les douleurs, le second, qu'il faut mondifier : en troisiesme lieu il faut incarner ou consolider, le quatriesme & dernier est qu'il faut fermer & cicatriser: ce q̃ nous auons enseigné iusques à maintenant, & qui estant bien conu du Chirurgien, il n'y aura Vlcere telle qu'elle soit (si elle ne venoit de la main de Dieu) qui n'obeisse à ces remedes & qu'elle ne guerisse. Mais nous n'entendons pas auoir escrit ceci pour eux: d'autant qu'il n'y a en eux qu'auarice, enuie, gloire & autres vices: ains pour les malades, lesquels i'ay biẽ aussi voulu admonester de ne se mettre pas aisement entre les mains de telles gens, pour receuoir tels remedes, encores qu'ils dient que ce sont des miens: car puis que leur preparation est artificielle & difficile, il faut scauoir, qu'ils ne sont pas aisement faicts, sinon par ceux qui y sont bien exercez. Qu'ils se souuienẽt dõc tous, que nous auons escrit ceci pour les doctes, & non pour les rudes & aprentis.

Fin de la Seconde partie du troisiesme traicté.

TROISIESME

TROISIEME TRAICTE de la derniere partie de la cure & guerison des Vlceres: par Philippe Paracelse.

PREFACE DE LA DERNIERE partie du troisiesme traicté de la cure & guerison des Vlceres par Philippe Paracelse.

COMBIEN *que nous ayons assez amplement declairé en la seconde partie de ce traicté, tout ce qui est necessaire pour guerir les Vlceres : toutesfois parce que les remedes sont plus subtils & difficiles, que les Medecins vulgaires ne pourroyent comprendre: ie me suis voulu accommoder à leur capacité, pour l'amitié que ie porte aux malades, & pour la crainte que i'ay des perils ausquels ils sont subiects, pour auoir esté & estre mal traictez, non pas que ie veuille nourrir & entretenir leur ignorance & paresse, mais parce que i'entens, que les esprits d'aucuns sont si lours & si rudes, qu'ils ne pourront comprendre ce qui a esté dit cy dessus. Parquoy s'il en y a aucuns de ceux qui font & exercent la Medecine, lesquels n'entendent pas ce qui a esté dit, qu'ils suiuent les reigles suiuantes: quoy faisant, si les malades ne sont entierement gueris, au moins ils seront soulagés & gueris pour la plus grande partie.*

Or scachez que i'ay par longue experience approuué les formules des remedes que ie veux descrire, lesquelles i'ay quelquefois empruntées des anciens, les ayant choisies auec grand iugement: & enrichies par mixtions artificielles: car m'ayans esté cõmuniquées par les anciens, ie, auec plusieurs autres, les ayans mises en vsage, les ay experimentées & trouuées tant perilleuses,

Paracelse a quelquefois vsé des remedes des anciẽs.

tant

tãt inutiles & desagreables, que i'ay esté cõtraint de penser à vne autre façon de composer les medicamens. Parquoy commençant à m'y adonner, ayant changé beaucoup de choses, i'ay tant trauaillé & approuué par experience, que les Medecins & malades remporteront grand profit de l'vsage d'iceux, pour la guerison de toute Ulcere. Mais parce que quelques grands maux comme le Cancer, la Fistule, le Noli me tangere, les Ulceres mordicantes & phagedeniques, requierent les grans & vniuersels secrets (car elles n'obeissent pas à ces particuliers) i'admoneste les Chirurgiens de s'abstenir de les traicter, ou bien qu'ils aprennent à preparer les remedes qui sont escrits en la seconde partie de ce traicté. Il faut donc noter & sçauoir, que ce que nous voulons descrire, que ce sont tous remedes particuliers, à quoy faire i'ay esté contraint par vostre ignorance. Or i'ay voulu vser de deux façons, la premiere desquelles est commune à guerir toutes Ulceres, l'autre est propre à quelques maux particuliers, comme au cancer, à la fistule & autres, desquels elle enseigne la guerison, desquels ie t'admonneste d'vser en telle sorte, que si tu ne veux, ou que tu ne puisses auoir la cognoissance des plus dificiles, au moins que tu suiues ces reigles, de peur que si tu suis le chemin cõmun des autres Medecins, tu n'ailles contre nature, au grand dommage & danger des malades.

Remedes particuliers.

TROISIESME TRAICTE DE la derniere partie de la cure & guerison des Vlceres.

Comment on guerira les Vlceres auec remedes nettoyans & mondifians.

CHAPITRE I.

AVANT que tu commences de guerir quelque Vlcere, auant toute chose il faut faire diligente distinction entre le mal & le remede, pour sçauoir s'il se doit guerir auec tel remede ou non, de peur que tu ne faces, cõme faict le vulgaire des Medecins : car si tu vses de diuers remedes qui te soyent incognus, & que tu portes dommage au malade, ou bien si tu le gueris, qu'on ne die que ce soit d'auanture. Si donc l'Vlcere n'a point de Sel corrosif qui l'aye engendré & l'entretienne, il sera bon d'y appliquer ce remede.

Onguent brun. ℞ Terebentine l.j. iaunes d'œufs. nu. xx. il les faut mesler ensemble au feu auec esgale portion de miel, & les cuire en les remuant, iusques à ce qu'ils soyent reduits en forme d'onguent brun, duquel tu traicteras l'Vlcere le soir & le matin, & tu la verras estre nette de toutes ses ordures. Mais parce qu'il ne faut pas seulement nettoyer ains aussi il faut parfaitement consolider l'Vlcere & la fermer, tu vseras aussi de ce remede pour cest effect.

℞ de l'onguent preordonné l.j. Terebentine lauée & fort agitée l.ß. il les faut faire cuire au feu (sans toutesfois les faire bouillir) & ietter dedans du galbanon, de l'oppopanax, & du bdellium, dissous dedans du vinaigre ana ℥.j. poudre d'Aristoloche ou sarrazine ronde ℥.j.ß. soit faict vne mistion, de laquelle on pourra guerir toutes les Vlceres qui sont sans corrosion.

Comment

Comment il faut guerir les Vlceres par les calcinez.

CHAP. II.

LEs medicamens calcinez (assauoir ceux qui n'ont point de force corrosiue) ont vne singuliere force & vertu pour guerir les Vlceres, iusques à leur source & racine. Et toutefois il n'en faut pas vser sans distin ction, car ils sont seulement profitables à celles qui ont esté faites par le Sel corrosif, mais qui est ia mort & les a abandonnées. D'autant que nous voyons souuent qu'il tombe quelque matiere en vn lieu, comme vne ondée de pluye froide, ou comme vne nuée, où elle fait incontinent vne Vlcere ample & large: laquelle si aucun entreprent de guerir, & y applicque des mauuais remedes, il sera en danger que le Sel du Baume ne s'ẽflamme & brusle, & qu'il ne s'y engendre vne Vlcere de lõgue durée. Quãt à toy, si telle chose se presente, tu la gueriras auec les calcinez en ceste façon.

A qu'lles Vlceres sõt propres les calcinez.

℞ iaunes d'œufs nu. x. terebentine ℥. vij. ß. il les faut mesler ensemble & les reduire en forme d'onguent, auquel il faut adiouster du calciné ℥. ß. & auec cest onguent il faut traicter l'Vlcere chacun iour deux fois, & on verra merueilles. Et quand le temps sera venu qu'il la faudra fermer, tu vseras de cest emplastre.

Onguẽt de calciné.

℞ Resine l. j. cire l. ß. poix grecque quar. j. estans fondus & meslez ensemble adioustez-y du calciné. ℥. j. & en vse.

Emplastre de calciné.

Toutes sortes d'Vlceres fraiches & qui ne sont pas fort profondes sont aisement gueries par cest emplastre: mais quand on voit qu'elles trainent, & rongent en longueur & profondité, il sera bon de mettre dedans de l'onguent prescrit, auec des plumaceaux. Car il faut notter qu'il n'est pas bon d'entreprendre la guerison, que la matiere n'aye premieremẽt cessé sa furie, & qu'elle ne soit arrestée: d'autãt que tu verras q̃ les vulgaires Medecins font des Vlceres tresdouloreuses & longues à guerir, quand ils essayent de les vouloir guerir tout au commencement. Que les medecins donc ayent souuenance de ceste reigle.

Il ne faut pas entreprendre la cure quand la matiere est en furie

Comment il faut guerir les Vlceres auec les Sels corrosifs calcinez.

CHAP. III.

IL y a encores vne autre troisiesme façon de guerir les Vlceres laquelle se faict par le moyen des Sels corrosifs calcinez, comme sont l'Alun, le Vitriol & autres, desquels on vse presque tousiours quand on veut restituer vne guerison qui aura esté mal faicte: car puis qu'aucune Vlcere ne se peut guerir que le fondement ne soit premierement bon & vital (d'autant que cela n'y estant pas, sur quoy croistroit la chair?) il le faut restituer par ces remedes, si ainsi est qu'il soit mauuais & corrompu. Il faut donc obseruer que telles Vlceres semblent quelquefois estre aisées à guerir, & toutefois elles n'obeissent à aucun remede, auquel cas il faut aussi prendre garde au fond d'icelle, parce qu'il est presque tousiours pourri, & pour ceste raison demande d'estre mondifié. Parquoy si tu ne l'as nettoyé, n'vse pas de ces remedes: car tant s'en faut que tu profites & faces quelque chose pendant que le fond sera ainsi ord & sale, qu'au contraire tu nuiras & feras dommage. Or c'est cy la forme du remede auec sa correction.

En quel temps il faut vser des corrosifs.

Il faut nettoyer le fond de l'Vlcere.

℞ Alun bruslé & esteint au vin-aigre, huyle d'arsenic faict par sa propre resolution ana quar. f. il les faut mesler ensemble en forme d'onguent de iaunes d'œufs meslez auec alun. ou,

℞ Du calciné du Vitriol, ana quar. f. il les faut mesler auec l'onguët de Ceruse & en vser. Mais parce qu'on n'est pas asseuré quelquefois qu'il y ait pourriture au fond de l'Vlcere, il sera bon de commencer la guerison, par l'vsage de l'onguent d'alun calciné: mais si on voit que l'Vlcere ne se dispose à guerison dans quatre iours, tu viendras à l'vsage de l'onguent d'huyle d'Arsenic & d'alun, & si d'auanture le mal ne veut encores obeir à ces remedes, en fin tu vseras de l'onguent de Vitriol.

Toutefois ne pense pas qu'il faille changer l'ordre de ces remedes, parce que la guerison qui se fait par les derniers remedes est plus soudaine, que celle qui se fait par les premiers: car pour guerir bien soudainement, auant toute chose il faut regarder de le faire bien seurement. Il faut donc notter, que si on est contraint d'vser du dernier remede, qu'il fera escarre: laquelle tu feras tomber, premierement auec huyle de bricques puis apres

Comment on fera to- [illegible] re.

pres auec beurre pour la dissoudre: mais encores qu'elle ne tõbe pas soudainement, toutefois il ne faut pas laisser d'vser du calciné, ains faut continuer, iusques à ce qu'elle tombe: quoy faict il ne restera plus rien à faire sinon de fermer & cicatriser. Il y a encores d'autres corrosifs, comme le Mercure sublimé, l'Arsenic & autres, i'admoneste neantmoins vn chacun de s'abstenir de leur vsage & bourrellerie.

Ie ne te peux aussi celer qu'il y a encores vne autre façon de guerir ces Vlceres, laquelle est plus seure, plus vtile, & plus artificielle que les autres: & que pour le desir que i'ay au bien public, ie ne la peux celer dauantage. La façõ donc est telle, qu'il faut que le fond de l'Vlcere s'en aille sans faire escarre, ce qui se fait en deux sortes: car ou il faut pourrir, ou s'il y a de la matiere, il la faut retirer sans offencer la chair. Tu pourriras donc en ceste façon:

℞ Alun bruslé & esteint au vin-aigre ℥. ß. Sel Armoniac ʒ. j. iaunes d'œufs nu. iiij. du miel vne cuillier, farine d'orge ℥. ß. il faut tout mesler ensemble en forme d'onguẽt, duquel on pensera l'Vlcere en xxiiij. heures vne fois, la rẽplissant bien, & mettant vn fort drappeau dessus de peur qu'il ne coule incontinẽt: ce qu'il faut faire par quatre fois, car tout ce qui sera pourri en l'Vlcere s'en ira, & la chair viue demeurera au fond, laquelle il faudra esgaler à la peau par le moyen des medicamens qui incarnent. L'autre moyen est tel: 1. Putrefactif.

℞ De l'Ambre reduit en poudre, quar. s. il le faut faire fondre en vn vaisseau bien couuert & à petit feu, & y faut adiouster la tierce partie de Terebẽtine en le fondant, & les bien mesler ensemble, repetant ceci tant de fois, que pour chacune demie once d'Ambre, il y ait deux onces de terebẽtine. Et y adiousteras vn peu d'huyle de lin, si ceste matiere te semble trop espesse, afin qu'il soit reduit en forme de liniment. Son vsage est qu'il en faut couurir des plumaceaux pour mettre dedans l'Vlcere, puis il la faut couurir par dessus auec l'emplastre contre les pointures composé auec colofone: & la gueriras par ce moyen dans quatorze iours: Apres le cinquiesme iour, tu y pourras adiouster si bon te semble, vn peu de calciné, mais nous remettons cela à ton industrie. 2.

Comment on guerit les Vlceres par le Baume de tartre.

CHAP. IIII.

L'vsage du Baume de tartre obscurci par deux fautes 1.

CEst excellent remede a esté diffamé & grandement soupçonné, par deux fautes principalement. L'vne est qu'il a esté vsurpé & mis en vsage par les ignorans, en temps & lieu non conuenable : car puis qu'il guerit les Vlceres seulement desquelles la cause & racine est au lieu mesme, & n'est pas cachée au profond du corps : celuy qui en vse quand la cause du mal s'est retirée autrepart, pert
2. son temps & sa peine. L'autre faute se fait en sa preparation: par ce que peu d'eux l'ont preparé comme nature le demande : d'autant qu'ils se sont contentez de le calciner & puis le resoudre en forme d'huyle, pensans que cela suffisoit. Certes la vertu & puissance de ce Baume legitimement preparé est admirable entre tous les autres remedes, pour consumer les humiditez superflues, les phlegmons & la chair surcroissante, &c. Mais c'est auant toutes choses vn excellẽt remede aux Vlceres des pieds, malignes & pourries : car encores qu'elles soyent enfles, pourries, vieilles, creuses & rongées, toutefois estans arrousées, & oinctes de ce remede, elles sont gueries du long & du large iusques à la racine, car il consume premierement l'enflure molle & large, & tue entieremẽt le mal par son admirable vertu desseichãte, de sorte qu'aucun Sel tant fort & vehemẽt soit-il ne luy peut resister, ains toutes choses sont desseichées par luy, tout ainsi que nous voyons le soleil desseicher souuent les grans lacs & estangs.

Vertus du Baume de tartre.

Pour les Vlceres malignes des pieds.

Or combiẽ que les anciens ayent redigé par escrit plusieurs remedes pour guerir ces Vlceres, lesquels, (selon l'opinion des hõmes & le recit de ceux qui les ont escrits) sont vtiles : toutefois parce que ie pense qu'il est assez cognu que ni eux & beaucoup moins leurs disciples, en ont ressenti & trouué aucun profit en les mettant en vsage, pour ceste raison, & qu'ils n'ont pas entendu la source & fontaine des choses, ains les ont seulemẽt voire faussement escrits, afin qu'on creust qu'ils auoyent parlé de toutes choses, ou bien qu'ils ont prins ceste peine parce que ils pensoyent qu'il failloit consulter de choses incertaines. Mais puis que se sont seulement consultations & non pas demonstrations, il nous sera permis de cercher choses meilleures en laissant leurs fables & menteries. I'afferme donc vrayement cecy

de nostre

de nostre Baume, que s'il y a Vlcere de Vitriol aux pieds (qu'õ dit Vlcere permanente) qu'il la guerit, non pas superficiellement seulement ains iusques à la racine, mais ie ne di pas le mesme des autres, parce que ie n'en ay pas si certaine experience. Or il se prepare presque tousiours en ceste façon.

℞ Salpaitre l.j. Arsenic ℥.j. chaux viue ℥.iij. tartre puluerisé ℥.xj.ʒ.ij. il faut tout reduire en poudre subtile, puis il les faut mettre dedans vn vaisseau de terre qui ne soit pas vitré, pour les calciner, estans calcinez il les faut dissoudre, & passer la dissolution par le Filtre, puis l'ayant derechef coagulé, il le faut brusler trois fois, & le calciner auec esgale portion de Salpaitre: à la derniere calcination tu verseras par dessus autant de vin-aigre distillé qu'il en faut pour le fondre, puis le retireras par distillation à feu fort & violent, en repetant tant de fois ceste distillation qu'il deuienne doux puis apres. *Baume de tartre.*

℞ De l'huyle susdict quar. s. alun calciné esteint en vin-aigre autãt: il les faut mesler ensemble & faire comme vne boullie, laquelle sera mise sur le pied, apres qu'on l'aura fomenté & estuué, puis on le bandera: ce faict xij. heures apres il le faut cõsiderer, & s'il est trouué fort rouge garde de te haster, ains contente toy de le traiter vne fois seulement en xxiiij. heures: toutefois tu en continueras l'vsage, iusques à ce que la rougeur & le phlegmon s'en retournent d'eux-mesmes: quoy fait.

℞ De l'huyle susdict quar. s. gomme tragacant dissout en eau rose ℥.ij. pour deux liures, Canfre ℥.ß. tout estant meslé ensemble, il en faut oindre les Vlceres & leurs cauitez, & tu verras le pied se remettre en sa premiere forme, & se seicher sans douleur & sans peril. S'il y a aussi des Vlceres caues qui semblent desirer d'estre incarnées, alors

℞ de l'huyle precedent ℥.v. mumie. ℥.j. safran de fer ℥.j.ß. huyle d'œufs ʒ. x. meslez le tout & en vsez iusques à ce que le Vlcere soit du tout guerie & fermée. Apres qu'elle sera du tout guerie, ie veux encores que tu oignes le pied dix iours durant, chacun iour dudit Baume sans y rien adiouster. D'auantage il seroit expediét pour precaution, de faire ouurir chacun an la veine sous le iarret, ou bien celle des cheuilles par l'aduis d'vn bon & expert medecin, & vser auec ce vne seule fois de l'onction de ce baume. *Comment il faut guerir les Vlceres creuses.*

Comment on guerira les Vlceres en couppant les nerfs ou les veines.

CHAP. V.

IL aduient souuent que les parties hautes se deschargent de leurs excremens & les enuoyent sur les basses, & de là aduient souuent qu'il se faict des Vlceres aux iambes, desquelles la cause est es parties d'enhaut. S'il aduient donc que les Sels ne nuisent & ne pechēt point par veneneuse qualité ains en quātité seulement, assauoir qu'ils soyent transportez en autre lieu par leur abondance trop grande: il est euidēt & manifeste que pour guerir le mal, il faudra auoir esgard à autre lieu qu'à celuy où ils sont arrestez. Or d'autant que le principal point de la guerison est de faire en sorte que les humeurs ne coulent plus sur la partie malade: les premiers inuenteurs des choses ayans consideré que la malice & venenosité qui estoit cause du mal, n'estoit pas telle en haut qu'elle est en bas, en la partie offencée, retrogradans selon les conduits par lesquels elle se porte, ils se sont aduisez non inutilement & sans profit, de couper les veines & les † nerfs au dessus de la partie malade, par lesquels ils ont cognu que la defluxion se faisoit. Mais il faut notter, qu'il n'est pas besoin & se faut bien garder d'vser de ceste façon de guerir, si les humeurs qui coulent sont veneneux, vicieux & corrompus, comme sont ceux qui sont en la partie offencée: car si on en vsoit autrement, que quād la corruption & vice du Sel, est en la partie offencée seulement, & non aux humeurs qui coulent, on tomberoit en double peril: parce que ceste matiere venimeuse & corrompue retomberoit en quelque autre lieu plus haut, & au dessus du lieu où la veine a esté coupée ou serrée, & en ce cas le mal (que nature estant la plus forte auoit reietté au loin) seroit plus proche du cœur: ou bien si le paroxisme de l'efflorescence du mal, venoit assaillir impetueusement le malade, le mettroit en vn tresperilleux danger pour le moins, s'il ne le faisoit mourir. Parquoy il faut diligemment prēdre garde à ceste distinction, craignant que ton guerir ne soit plustost nommé meurtre ou larrecin que guerison.

† Ou les arteres.

En quel temps on peut couper les veines.

Or les façons de ceste guerison sont diuerses, car les veines se monstrent presque tousiours commodement au dessus du

genoil

genoil ou ceux qui veulent couper chemin à la defluxion ont coustume de faire vne grande ouuerture auec le rasoir, ou cautere actuel, ou medicament corrosif: puis y font engendrer vn cal, lequel resserrant la veine arreste la defluxion. Mais il aduient souuent que les defluxions reprennent autres veines ou bien retournent d'vn autre costé, voire tiennent tous les deux bien souuent, ou bien estans chassées au dedans elles font & engendrent vne cachexie, & offencent l'estomach, le foye, & autres parties, & qui pis est elles aportent bien souuent la mort. Parquoy i'admoneste les Chirurgiens de soy souuenir, qu'ils se doiuent bien garder d'arrester les defluxions enuieillies, ou qui sont accoustumées, & de prendre garde diligemment à celles qui sont recentes, & ordonnent la seignée auant toute chose laquelle est fort vtile. Il n'est ia besoin que i'escriue la façon de faire l'incision, veu qu'elle se fait sans aucun artifice: non plus que la façon de brusler ou cauteriser, veu que les rustiques & paisans le sçauent: mais il faut aussi notter ceci qu'il se faut bien garder d'adiouster encores la paralisie du mẽbre auec l'autre mal, chose qu'il me souuient estre souuent aduenue par l'incision. Qu'est il aussi besoin de raconter les corrosifs auec lesquels ils font escarre entre lesquels le Mercure sublimé tient le premier rang? veu que ces brouilleries ne sont que trop cognues des chirurgiens, & qu'on n'en doit iamais vser qu'on ne soit bien pressé par vne grande necessité: par laquelle si tu es cõtraint, ie te cõseille que pour parfaire la guerison, tu vses d'vne potion vulneraire de celles qui sont en vsage commun, laquelle tu verras derechef sortir par l'Vlcere. Mais si tu la vois sortir par ladicte Vlcere sans estre corrompue, sçaches que la source n'est pas loin: parquoy il faudra trencher les veines pres du lieu: car & plus pres on les couppera, & mieux la guerison s'en fera, & vaut presque tousiours mieux de le faire au dessoubs du genoil qu'au dessus. Ce fait tu mettras de lõguent sur la partie blessée, cependant que le cal se fait, lequel sera acheué dans la quatriesme ou cinquiesme sepmaine.

Trois moyens d'arrester les veines.

Cela fait il faudra venir à la guerison de l'Vlcere, laquelle se fera aisement par le moyen de l'emplastre contre les poinctures, ou bien quelqu'autre vulgaire & commun. Car i'ay souuent veu qu'elles ont esté gueries sans vser d'aucun medicament, vray est qu'elles sont retournées derechef en autre lieu où elles ont esté aisement gueries par remedes martiaux. Mais les doctes & sçauans Medecins iugeront de toutes ces choses plus exactement, assauoir si ce sera prouenu de la benignité du mal ou bien de la vertu efficace de nature.

Comment on guerit les vlceres par bains aerez d'eau douce, & lauement des pieds.

CHAP. VI.

La nature particuliere de ce remede est telle, que si on l'applique aux Vlceres esquelles il n'est pas propre, il les faict beaucoup plus mauuaises quelles n'estoyent, & excite vne æmoragie beaucoup plus perilleuse. Parquoy il est besoin d'auoir vn bon iugement, afin qu'on ne faille en choisissant ce remede. Or du moins, les Vlceres qui sont larges, pourries, abondantes en chair superflue, qui seignent aussi souuent, & qui s'aigrissent aisement par leger attouchement, lesquelles sont au dessous du iarret, & non en la iābe seulemẽt, ains en quelque autre lieu q̃ ce soit, reçoiuẽt ce remede & façõ de guerir & doiuẽt estre cõprinses au nombre de celles qui le desirent. Cognoissant donc l'espece du mal, il faut sçauoir que faict ce remede, assauoir, qu'il retire toute la pourriture & le sang superflu, & rien d'auantage: quand donc on voit que le bon & vtile sang commence de sortir, alors il faut incontinent cesser l'vsage du bain, au lieu duquel il faut consolider. La forme du remede sera telle.

Qui sont les Vlceres qui endurent & se guerissent par le bain

Forme du bain.

℞ des pommes de sapin fraiches & pleines de suc m.ij. boutons tẽdres ou ieunes iettons de geneure, escorce de sau ou de fagus ana m.j. chelidoine, poramogeton ou espi d'eau, feuilles de chesne ana m.ß. racine d'asclepias & de Sarrasine ou aristoloche ana l.ß. il faut tout faire cuire en.s.q. d'eau, & faut lauer les pieds de ceste decoction chacun iour le soir & le matin.

Autre forme de bain.

℞ feuilles de Sanicula, de limonium, de langue de serpent & de chesne ana m. iij. feuilles & racines d'Asclepias m. j. grand consolde & Sarrasine ou aristoloche ana m. ß. põmes de Sapin m. j. ß. il faut faire decoction dans laquelle il faut lauer les pieds trois iours continuels. Le lauement estant faict & acheué, il faut recourir aux emplastres consolidatifs, pour acheuer la guerison: car le simple lauement ne peut suffire.

Mais

Mais durant le temps que nous vserons de lauemens,il faudra donner ordre,à ceque nous ayōs des remedes tous prests pour arrester le sang,& autres choses seruans à tel affaire.

Comment on guerira les Vlceres par huyle des gommes, & eaux distillées.

CHAP. VII.

IL y a vne certaine sorte d'Vlcere qui tourmente les malades merueilleusement par douleur poignante. Et pour les guerir, les corrosifs, ni les remedes calcinez assauoir le Vitriol,& l'Alū, & autres ne sont pas suffisans: car elles n'obeissent aux huyles,aux onguens,aux emplastres ni autres remedes semblables,ains empirent de iour à autre. Telles façons dōques d'Vlceres peuuent estre aidées & secourues par remedes distillez: mais non seulement par simples distillations, ains il y faut adiouster les plus excellens consolidatifs: parce que veu que les distillez seuls,rendent l'Vlcere propre à receuoir guerison, ils ne suffiront pas:& ayes souuenance, que les Vlceres qui n'obeissent point aux autres remedes ains affligent & tourmentent le corps de chaleur,de punctions & tresgrandes douleurs iour & nuict,apartienent à ce remede & le desirent.

Les remedes qu'on doit distiller sont en petit nombre, entre lesquels ceux-ci sont excellēs, assauoir, l'huyle commune, l'huyle petrolle ou la Naptete, la Terebentine, les girofles, le zizimbre,la noix muscade & autres. Tout ce aussi qui est propre à arrester le flux des glaires est aussi propre à ceci,& toutes les huyles qui sont distillées au soleil: car tous ces remedes appaisent merueilleusement les douleurs,& rendent la partie disposée à receuoir guerison.

Formes de distillations.

℞ Girofles ℥.v.zizimbre ℥.j.noix muscade ℥.ß.il les faut distiller par l'alembic & faire la separation par degrez, puis faut alterer la distillation selon la grandeur du mal.

Autre.

℞ Huyle d'oliue l. j.encens blanc ℥.ß.girofles ℥.ij.ß.il faut distiller par l'alembic,& separer la distillation par degrez.

Autre.

℞ Terebentine l.j. huyle petrole quar.ß il les faut distiller en alembic par degrez.

Autre, qui mondifie, incarne, consolide & ferme.

℞ encens, Mastic, ana ℥.j.ß. girofles ℥.j. mumie ℥.ij. ß. bdellium ʒ.ij. Galbanum ℥.j. il faut tout distiller ensemble, & separer la distillation par degrez, puis il faut semblablement distiller de l'huyle d'Oliue par degrez, & mesler les huyles de pareils degrez l'vne auec l'autre dedans des vaisseaux, lesquels il faudra apres rẽplir de fleurs de millepertuis & les garder pour en vser. Or la façon d'en vser est, qu'il faut, chascun iour frotter & oindre l'Vlcere, & les enuirons, auec vne plume trempée dedans l'huyle, le matin & le soir, s'il aduient que cependant la douleur & la chaleur recommencent, & croissent d'auantage, il n'y a rien qui empesche de reiterer le remede. Il faudra mettre l'emplastre de calciné par dessus, lequel a esté d'escrit au second chapitre: car cela suffit pour acheuer du tout la guerison. Il faut donc notter, que puis que ces Vlceres ne peuuent supporter & souffrir aucuns attractifs (non pas mesme la Terebentine) soyent emplastres, onguens, n'autres remedes lenitifs, doux ou forts, excepté ceux qui sont preparez par distillation: que ce n'est pas sans cause que ie requiers que le Medecin soit versé en la chymie: afin que si les coctions des Apoticaires ne suffisent, qu'il puisse racoustrer ce qui a esté gasté, & subuenir à leur defaut. Il y a aussi des collires, lesquels (encores qu'ils soyent aprestez pour les yeux) ont toutefois vn excellent vsage pour la guerison des Vlceres: car puis qu'ils sont gras & distillez (or ie demande ceux-là principalement) ils ont la force d'arrester & appaiser la corrosion du Sel. Certains Baumes aussi cõposez de la distillation des corrosifs, ont vne mesme force pour cest effect: car encores qu'ils ne perdent pas du tout leur vertu corrosiue, toutefois ils l'acquierent merueilleusement temperée par la longueur du temps.

Collires.

Baumes des corrosifs.

Comment les bains naturels gueriſſent les Vlceres.

CHAP. VIII.

IL n'y a perſonne qui doute que les bains ou eaux qui ſont chaudes de nature, n'ayent vne grande force & puiſſance pour aider, ſecourir & ſuſtanter nature humaine: car combiẽ que l'eau n'aye preſque point d'authorité, nous voyõs toutefois qu'on conſerue mieux toute choſe par ſon vſage que par le vin: ainſi le bruuage de ceruoiſe eſt eſtimé pl⁹ ſalubre que celuy du vin, d'autant qu'il n'excite pas ſi frequentement des maladies. Or ſi l'eau vulgaire a tant de force, combien plus grandes vertus donnerõs nous à celles eſquelles nature a imprimé vne qualité manifeſte: telles q̃ ſont les chaudes, les ſulfurées, les Vitriolées, aigrettes & autres. Certes l'experience nous a aprins, que comme il y a diuerſes natures & vertus es plantes, qui croiſſent de la terre, pour guerir les maladies du corps humain, qu'il y a auſſi diuerſes facultez es eaux & Sels qui y ſont, leſquelles reſpondent à celles des plantes. Mais la pareſſe des Medecins (qui meſpriſent, ce qu'ils deuroyent ſcauoir) a eſté cauſe que les vertus des eaux a eſté incognue. Nous parlerons donques des bains briefuement, & autant que beſoin ſera pour le preſent affaire. Nottez donc, que ceux doiuent ſeulement eſtre enuoyez aux bains, deſquels la ſource & racine de leurs Vlceres, n'eſt point cachée es entrailles, ains eſt en la partie meſme qui eſt Vlcerée, auec ceſte diſtinctiõ toutefois que nous gueriſſiõs l'Vlcere alumineuſe, par le bain alumineux: car ſi on ne garde ceſte conuenance, on perdra temps de penſer guerir le mal. Or ce remede ſera commodement appliqué & ordonné aux Vlceres tant nouuelles, (car il les guerit incontinent) q̃u'à celles qui ſont du tout enuiellies, principalement quand il n'y a defluxion ni autre accident violent.

Le boire de ceruoiſe eſt meilleur & plus ſalubre que le vin.

Qui ſont ceux qu'on doit enuoyer aux bains.

Mais puis que les bains meſme declairent aſſez leur faculté d'incarner, de conſolider, & autres vertus, il ne ſera pas difficile au Medecin de iuger & cognoiſtre ceux qui seront profitables & vtiles à vn chacun. Il faut auſſi ſcauoir que ſi quelqu'vn deſire deſtre gueri d'vne Vlcere de laquelle la ſource ne ſoit point en l'Vlcere meſme, ains qu'elle ſoit dedans le corps, qu'il luy faut defendre l'vſage du bain, s'il n'ayme mieux choiſir la mort que la vie. Toutefois afin qu'vn tel

Chois des bains.

ne demeure point sans remede, considere & regarde bien si le mal est point periodic, que si ainsi est, tu luy ordonneras des frequentes seignees en temps commode pour sa precaution.

Comment le temps (qui de soy-mesme est Medecin) guerit les Vlceres. CHAP. IX.

TOVT ainsi qu'apres la pluye (comme on dit en commun prouerbe) vient le beau temps, il y a ainsi quelquefois des Vlceres, desquelles l'aigreur finalement se remet, apres qu'elles ont long temps affligé & tourmeté le malade, mais non pas du tout toutefois: car combien que la longueur du temps oste la cause de l'Vlcere, toutefois il laisse au Medecin, à guerir entieremẽt l'Vlcere. Parquoy il ne reste qu'vne consideration en ce cas, assauoir comment se consolide l'Vlcere, car il ne se faut plus soucier de la cause. Quelques Medecins ont experimenté six cẽs remedes pour la guerison des Vlceres, mais sans fruict, & tout pour auoir ignoré ces choses: car le temps qu'on deuoit attendre n'estoit pas encores venu: mais d'autres sont suruenus apres eux aussi ignorãs qu'eux, lesquels les ont neantmoins gueries auec legers remedes, assauoir auec perfuns, onguens, lauemens, vsage du bois de Gaiat, & autres semblables remedes: de là nous voyons qu'il y a de bien petites Vlceres, lesquelles ne peuuent estre vaincues ni gueries par l'vsage mesme exact du Gaiat: puis apres nous auons veu des grandes maladies, lesquelles ont esté gueries par quelque remede de vieille, à raison du temps lequel permet ou empesche la guerison. Quand donc le temps qui est passé & escheu, nous donnera aduertissement de la guerison, tu [illegible]eras de legers remedes seulemẽt, assauoir d'onctiõ, de perfuns, ou du bois, mais les onguens & emplastres cõtre les poinctures sont recommandez auant toutes choses: car quand l'Vlcere a passé sa furie, ils sont suffisans pour la guerir telle qu'elle est. Or la cognoissance en ce faict est telle. Si tu rencontres vne Vlcere qui aye esté tresdouloureuse & tresrebelle auparauant, & qu'elle desiste subitement & tout à coup, de ses grandes douleurs & malices, alors il sera temps de commencer la guerison: car tu auras nature pour aide, mais s'il aduient que tu la guerisses, ne te glorifie point pourtant de pouuoir guerir toutes Vlceres: parce qu'il y a tousiours quelque chose de particulier en toutes.

Consideration des temps.

Cognoissance.

De la

De la guerison des Vlceres par toilles emplastrees ou sparadraps qu'on dit toille gantier.

CHAP. X.

LES Vlceres qui sont es iambes, desquelles la cause qui les entretient est cachée au dedans du corps, & coule neantmoins ordinairement sur elles, celles là dis-ie sont gueries par vne façon particuliere, laquelle respond aucunement au coupper ou resserrer des veines, dequoy il a esté parlé ci dessus: car on empesche & reprime les defluxions qui se font, & qui coulent ordinairement sur la partie affligée, par le moyen des ligatures artificielles, & ainsi on guerit les Vlceres. Toutesfois ceste façon de medeciner & guerir est fardée, & partant on n'en doit vser qu'en bien peu de gens: parce qu'il y a peril. d'autant qu'il est à craindre, que la defluxion ne retombe sur quelque autre partie, où elle sera vn pire mal que le premier. Parquoy il faut notter, que l'vsage de ceste toille emplastrée est seulement profitable, quand la defluxion est excitée par quelque cause exterieure & apparente, comme pour s'estre gratté, ou taillé, & meurtri contre quelque chose ou autrement, & qu'à ceste occasion les humeurs commencent d'y accourir. L'vsage desdictes toilles emplastrées, qui se faict de rubans ou simples bandes comme on en vse maintenant, a esté incognu aux anciens & est du tout sans artifice: car les anciens l'aprestoyent de remedes qui estoyent propres à arrester le sang & les glaires: dequoy nous en donnerons vne description pour seruir d'exemple & le remettre en vsage.

En qui il faut vser de toille emplastrée.

℞ Coquilles d'œufs bruslées, coquilles de limasson aussi bruslées, ana ℥.v. pierre sanguine ℥.j.ß. bol d'Armenie ℥.iij. terre scellée ℥.ij.ß. il faut mettre & reduire le tout en poudre, & le mesler auec la gomme tragacãt fondue en eau rose: pour les reduire en forme de bouillie dedans laquelle il faut tremper vne bande, puis d'icelle faut lier & bander la partie de bas en haut, car cela est merueilleusement profitable. La ligature estant faite il faut purger les humeurs, parce que necessairement elles s'amassent au dessus: elles se purgeront par euacuation ou par abstinence ou par l'vsage du bois de gaiat & autres remedes qui les seicherõt, car il ne faut point remuer la bande que l'humeur ne soit premierement tout desseiché, & que toutes choses ne soyent remises en leur premier estat : ce qu'il ne faut iamais esperer, si la defluxion vient de tout le corps : parquoy ie te conseille de penser diligemment à la cause nourrissante auant que commencer la guerison.

Conclusion.

NOVS auons escrit en ce troisiesme traicté, les remedes desquels les Medecins vulgaires abusent presques tousiours: ce qu'auõs faict, afin qu'ayans osté l'abus, nous en mõstrions l'vsage legitime, les admonnestãt de ne se persuader & n'entrer en opiniõ, qu'õ puisse guerir toutes Vlceres auec remede: & qu'ils aprennent à donner à chacune le sien propre, de peur qu'ils ne s'acquierent d'eshonneur & ignominie, & mettent le malade en danger, s'ils trauaillent ainsi à l'aduenture, & sans iugement ni discretion. De ces remedes particuliers, il en y a iusques au nombre de dix, ausquels, combien que quelqu'vn y en pourroit adiouster d'auantage, toutesfois parce qu'ils se peuuent plus commodement descrire en autre lieu, assauoir au quatriesme où nous traicterons de la grosse verolle, nous l'auons reserué pour ce lieu là. Ie desirerois certes que tous ceux qui veulent pratiquer la Medecine & Chirurgie, fussent diligemment exercés, en ces dix particularitez: car possible q̃ les malades s'ẽ trouueroyent mieux, & en seroyent les Medecins plus honorez. Ie veux aussi prier tous les Medecins, (si toutesfois ils veulent permettre qu'on impetre d'eux de n'estre point paresseux, & ne mespriser de lire & aprendre nos escrits : car nous les auons escrits pour ceste raison, afin d'arracher de leur entendement, les fausses opinions & fautes qu'ils y ont faucement imprimees.

Fin de la Chirurgie des Vlceres.

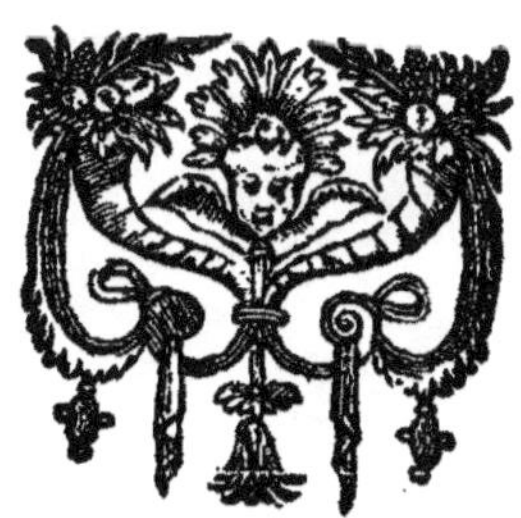

Sonnet.

Comme vne autre Hypolit la poure Iâtresine
Mise en quatre quartiers par ses propres cheuaux,
L'vn trainant la Carcasse, & l'autre les boiaux,
Que l'autre à leur plaizir habille en sa cuisine,
Est reiointe en vn cors par la Cure diuine
De ce docte Esculape, appliquant à tous maux
Tant forains qu'intestins secours medicinaux.
De l'esprit, de la main, de la drogue benine.
Vous petis Tiercelets du viellard Coïen,
Et le Therapeutic & le Chirurgien,
Et toy qui de tous deux les mandemens exerces:
Raliez vous en vn pratiquants ce bel art,
Sans le plus desmembrer par vos sectes diuerses:
Car quiconques n'a tout il n'y a point de part.

INDICE DES CHAPITRES DE LA premiere partie de la grand Chirurgie de Paracelse, traictant de la guerison des playes.

DV SECOND TRAICTE, CONTENANT la preparation des remedes, & guerison des playes.

DV TROISIESME ET DERNIER Traicté, contenant la guerison des morsures des animaux tant venimeux qu'autres, & des bruslures.

Maniere

DV PREMIER TRAICTE DE LA Seconde partie de la grand Chirurgie de Paracelse auquel il est traicté des Vlceres.

DV SECOND TRAICTE DE LA SEconde partie de la grand Chirurgie, contenant la cause & origine des Vlceres.

Dif-

DE LA PREMIERE PARTIE DV troisiesme Traicté de la guerison des vlceres.

DE LA SECONDE PARTIE DV troisiesme Traicté de la guerison des Vlceres.

DV TROISIESME TRAICTE DE LA derniere partie de la cure & guerison des Vlceres.

FIN.

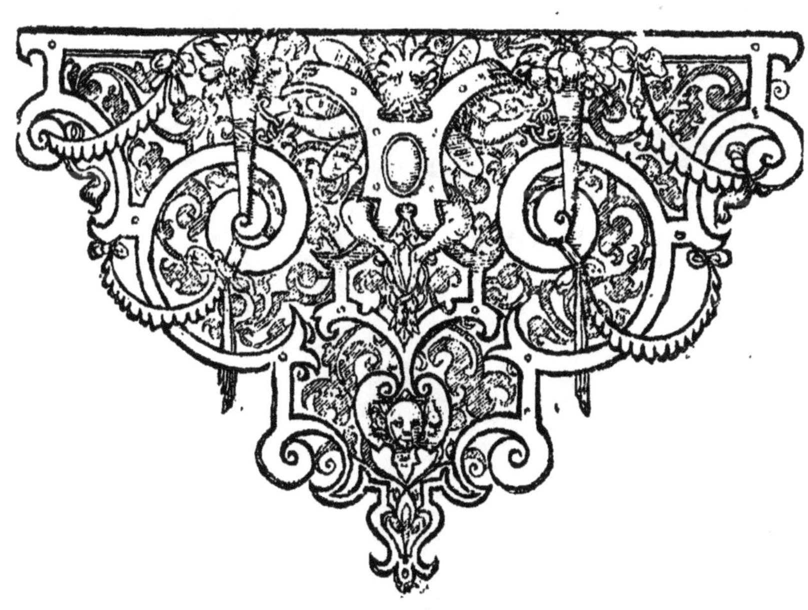

www.ingramcontent.com/pod-product-compliance
Lightning Source LLC
Chambersburg PA
CBHW061010220326
41599CB00023B/3892

9782013524339